凤凰医学
Phoenix MedPub

Guide to Periodontal Treatment Solutions for General Dentistry

实用牙周治疗指南

著　者　[美]托拜厄斯·肯·贝姆（Tobias K. Boehm）
　　　　美国加利福尼亚州波莫纳市
　　　　健康科学西部大学牙科医学院副教授
　　　　[美]萨姆·崔（Sam Chui）
　　　　美国加利福尼亚州波莫纳市
　　　　健康科学西部大学牙科医学院助理教授

主　译　闫福华　南京大学医学院附属口腔医院
　　　　葛少华　山东大学口腔医学院
　　　　张杨珩　南京大学医学院附属口腔医院

译　者（以姓氏笔画为序）
　　　　于　洋　马恺悦　王　兵　王　敏　乔　丹　刘　硕
　　　　李松莹　李凌俊　何莎莎　邹习宏　张　爽　陆江月
　　　　陈日新　陈畅行　邵金龙　罗彬艳　保　珺　钱　俊
　　　　黄悦臻　康文燕　章梦云　梁　晔

江苏凤凰科学技术出版社·南京

江苏省版权局著作合同登记号　图字：10-2021-392 号

图书在版编目（CIP）数据

　　实用牙周治疗指南 / (美) 托拜厄斯·肯·贝姆, (美) 萨姆·崔著; 闫福华, 葛少华, 张杨珩主译. —南京: 江苏凤凰科学技术出版社, 2023.3
　　ISBN 978-7-5713-3210-5

　　Ⅰ.①实… Ⅱ.①托… ②萨… ③闫… ④葛… ⑤张… Ⅲ.①牙周病—诊疗—指南 Ⅳ.①R781.4-62

　　中国版本图书馆 CIP 数据核字 (2022) 第 161415 号

实用牙周治疗指南

著　　者	［美］托拜厄斯·肯·贝姆（Tobias K. Boehm）
	［美］萨姆·崔（Sam Chui）
主　　译	闫福华　葛少华　张杨珩
责 任 编 辑	杨　淮　徐娅娴
责 任 校 对	仲　敏
责 任 监 制	刘文洋

出 版 发 行	江苏凤凰科学技术出版社
出版社地址	南京市湖南路 1 号 A 楼，邮编：210009
出版社网址	http://www.pspress.cn
印　　刷	江苏凤凰盐城印刷有限公司

开　　本	889 mm×1194 mm　1/16
印　　张	16.5
插　　页	4
字　　数	420 000
版　　次	2023 年 3 月第 1 版
印　　次	2023 年 3 月第 1 次印刷

标 准 书 号	ISBN 978-7-5713-3210-5
定　　价	198.00 元（精）

图书如有印装质量问题，可随时向我社印务部调换。

主译介绍

闫福华　南京大学医学院附属口腔医院副院长、教授、博士生导师。中华口腔医学会牙周病学专业委员会主任委员，中国医师协会口腔医师分会第五届副会长，江苏省口腔医学会副会长，享受国务院政府特殊津贴专家，江苏省特聘医学专家。主编（译）学术专著26部，曾任"十三五"规划教材《牙周病学》副主编，发表论文300余篇。主持省部级及以上科研项目18项，曾获省部级科技奖二等奖2项。

葛少华　山东大学口腔医学院（口腔医院）院长，教授，博士生导师，享受国务院政府特殊津贴专家，山东省泰山学者特聘专家，曾获宝钢教育基金优秀教师奖。兼任中华口腔医学会常务理事和牙周专委会副主任委员。主编学术专著2部，曾任Periodontology 2000等6本期刊编委或副主编。以第一或通讯作者在Science Advance等高水平期刊发表SCI收录论文70余篇。主持国家自然科学基金项目5项和省部级项目10项，获省教学成果奖二等奖2项和省科技进步奖二等奖2项。

张杨珩　南京大学医学院附属口腔医院在站博士后、牙周病科主治医师。中华口腔医学会牙周病学专业委员会青年委员兼工作秘书。主（参）译学术专著5部，以第一或通讯作者发表SCI论文20余篇。主持国家自然科学基金等5项课题，申请获批专利3项，参与获得省部级科技进步奖二等奖1项。

前　言

随着技术的进步、新的商业模式的出现和人文的发展，牙科学已经发生了变化。然而，人们对龋齿和牙周病仍然和以往一样重视。这要求当前的牙科学生应成为灵活、积极的学习者，能够独立处理临床病例，跨学科协作，并提出智能化解决方案来应对挑战。与此同时，牙科学生极有可能不在口腔专科医院执业，因此他们接触专科医生和其他能够指导他们应对临床挑战的专家的机会可能有限。

通常，这些挑战是由常见的牙周疾病引起的，这些疾病使修复性牙科治疗复杂化，并导致牙齿过早脱落。然而，牙周病的诊断和治疗通常比较复杂，不容易被牙科学生掌握。此外，对于学生而言，牙周专科医师的指导可能不容易获得，并且传统的牙周病学教科书过于厚重，难以提供参考。因此，我们打算提供一个简明的牙周治疗指南。

本书的重点是为刚开始学习牙科的二三年级学生和选修了牙周手术外科学的牙科学生提供牙周治疗的"操作方法"。本书也可以给刚开始博士后专业项目研究的住院医师作为更深入学习之前的快速入门指南。

在第1章中，我们总结了支撑牙周治疗的基础科学知识。这本书的其余部分按照逻辑顺序排列，反映了牙周病患者的治疗方式。第2章到第4章描述了如何评估患者，并阐述诊断、治疗计划、预后和拔牙决策的思维过程。第5章讨论了旨在减少牙周炎症的非手术治疗，第6章到第9章讨论了解决残留的深牙周袋、根分叉病变、膜龈异常和牙齿松动的手术方法。

每一章之前都有一个详细的临床病例和讨论，总结了这一章的关键点。这些既可以作为翻转课堂教学的课前作业，也可以在教师的主持下进行以病例为基础的小组学习。接下来是基础知识或详细的"怎么做"的指导，以加强临床教学。出于回顾的目的，我们在每一章的末尾总结了关键的临床知识点，以及详细的基于病例的美国执业牙科医师资料考试式问题和答案解析。我们还提供了可用于训练循证技能的牙科研究活动和最新文献。关键专业术语在章节中首次介绍时以粗体字突出显示。

总之，我们希望本书将成为牙科学生和初入临床的住院医师的参考书。虽然我们试图分享我们作为牙科学生时所希望拥有的知识，但我们也想鼓励学生继续从不同的教师和从业者那里寻求知识，因为不可能在一所学校学到所有知识。

安全警告：

- 牙周治疗中使用的药物和局部麻醉剂可能会在某些患者中引发严重的过敏反应或其他不良反应。

- 在患者的系统性疾病得到充分控制之前，不要对其进行牙周手术。如有必要，请咨询患者的专科医生，以制订满足患者医疗需求的术前和术后管理计划。

- 在没有进行预防性使用抗生素的情况下，不要对感染性细菌性心内膜炎或其他有严重感染风险的患者进行牙周手术。

- 对于接受双膦酸盐或其他影响骨科疾病治疗的患者，须考虑颌骨坏死的风险，并慎重权衡牙周手术的利弊。

托拜厄斯·肯·贝姆（Tobias K. Boehm）

牙科博士、哲学博士

萨姆·崔（Sam Chui）

牙科博士、美国牙医学院院士

致 谢

感谢本书的合著者，萨姆·崔（Sam Chui）博士，他作为一名资深牙医分享了他的观点，更新了关键信息，满足了牙科学生的求知。

感谢所有参与者，他们的工作极大地增加了本书的实用性。感谢哈德弗·辛格（Hardev Singh）博士在第4章"拔牙决策"中提供的观点，他是健康科学西部大学最杰出的拔牙专家之一，对学生和教职员工在拔牙过程中遇到的典型问题有着深刻的见解。杰弗里·埃洛（Jeffrey Elo）博士是口腔颌面外科的奠基者，感谢他在第9章中提供的关于咬合和修复的知识。特别感谢丹尼尔·梅尔克（Daniel Melker）博士，他提供并帮助我们掌握了生物塑形这个概念。我要向克拉格·金（Clara Kim）博士和约瑟芬·弗兰克（Josephine Franc）女士在整个工作过程中提供的数据和反馈表示衷心的感谢。

非常感谢健康科学西部大学普曼兰茨图书馆提供的科学期刊、古籍收藏和馆际互借服务，在本书策划过程中，我在那里研究、参考和阅读了数百篇文献。

我还要感谢 Thieme 出版社召集审稿人，以及在本书创作期间自愿充当"牙科测试学生"的以下各位：

- 明尼苏达州的斯科特·李（Scott Lee）博士，他现在是梅奥诊所的牙周住院医师。
- 加利福尼亚州的乌麦尔·阿迈德（Umair Ahmed）博士，他是一名正在进行博士后培训的国际牙医。

我要感谢 Thieme 出版社的丹尼尔·德·图恩斯（Delia DeTurris）女士，她最初找我编写本书，然后持续推动这个项目。同样，感谢参与本书制作的所有 Thieme 出版社员工。正是有了他们的不断合作，才使得本书出版成为可能。

我衷心感谢纳塔利娅·L. 贝姆（Natalie L. Boehm）女士，她在审阅这本书时也自愿成为一名"牙科测试学生"，从患者、法律或整体健康的角度寻找并提供各种外部视角，并在编写这本书的整个过程中给予我极大鼓励。

最后，我要感谢所有让编写这本书成为可能的人。尽管书中只列及了两位编辑和几位撰稿人，但在某种程度上为这本书做出贡献的人太多了：我的孩子、父母、老师、教授、朋友、同事和许多其他人。

托拜厄斯·肯·贝姆，牙科博士、哲学博士

目　录

1 背景：牙周病的发病机制与组织愈合

摘要

牙周病是成年人最常见的疾病之一。大多数成年人患有轻度牙周炎，10%~60%的中年人患有非常严重的牙周病，需要治疗。

了解健康的牙周组织形态有助于诊断，本章将从健康的牙周组织开始介绍，同时，回顾了微生物和免疫系统相互作用引起的组织病理变化导致的牙周病的症状和体征。此外，本章还介绍了牙周组织愈合和牙齿发育过程及其对牙周疾病发展和治疗的影响。

关键词：结构、微生物、细胞、发育

1.1 学习目标

- 认识牙周组织的正常解剖结构。
- 描述微生物在牙周病发病过程中的作用。
- 描述导致牙周病症状和体征的分子生物机制。
- 描述细菌或创伤导致的牙周组织损害的愈合过程。
- 描述牙齿发育如何影响牙周病的进展及治疗。

1.2 病例分析

在牙科学生的一对一临床练习中，对一名健康的25岁女性牙科学生进行牙周检查。临床表现如图1.1所示，影像学表现如图1.2所示。目前，她对自己的牙齿状况感到满意，有个别牙位的充填治疗史，并定期进行口腔卫生保健。每天至少刷牙和使用牙线2次。检查结果如下：

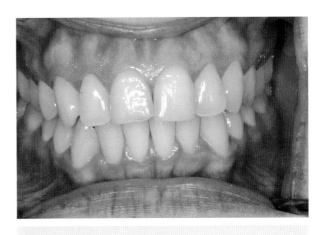

图 1.1　口内照

图 1.2　X 线片

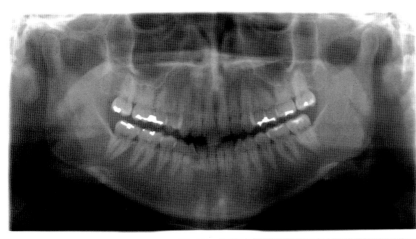

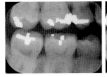 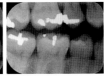 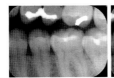 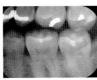

- 软组织检查：仅见小的舌隆突，没有其他病理性改变。
- 牙齿状况：咬合面和邻面有小面积银汞合金充填物，上颌切牙有轻微裂痕。
- 牙周检查：探诊深度小于 5mm，探诊无出血，无临床附着丧失、根分叉病变、牙齿松动和牙龈退缩。牙龈颜色为珊瑚样粉红色，上颌牙龈呈浅粉色，牢固地附着在下面的硬组织上，并有点彩。牙龈边缘呈扇贝状附着在牙颈部，未见明显的菌斑和牙石。

从这个案例中我们学到什么？

这位牙科学生向我们展示了健康的牙周情况（periodontal health）。其牙龈的表现符合牙周健康的特征。牙周健康最常见于年轻健康的成年人，他们经常接受预防性护理，并进行有效的口腔卫生措施。

牙周检查的结果如下表所示：

	牙位	1	2	3	4	5	6	7	8	9	10	11	12	13	14	15	16
颊侧	PD (mm)		323	323	323	323	323	312	222	212	212	312	212	212	313	334	
	BOP																
	CAL (mm)		000	000	000	000	000	000	000	000	000	000	000	000	000	000	
	GR (mm)																
	KGW (mm)		767	767	768	635	678	989	983	379	989	976	556	667	656	656	
	Furc																
	PLQ		0	0	0	0	0	0	0	0	0	0	0	0	0	0	
腭侧	PD (mm)		324	323	324	323	223	112	111	111	112	112	212	212	213	224	
	BOP (1/2)																
	CAL (mm)		000	000	000	000	000	000	000	000	000	000	000	000	000	000	
	GR (mm)																
	Furc																
	Mobil																
	PLQ		0	0	0	0	0	0	0	0	0	0	0	0	0	0	

	牙位	32	31	30	29	28	27	26	25	24	23	22	21	20	19	18	17
舌侧	PD (mm)		324	323	212	212	211	111	111	111	111	212	212	212	312	313	
	BOP																
	CAL (mm)		000	000	000	000	000	000	000	000	000	000	000	000	000	000	
	GR (mm)																
	KGW (mm)		999	999	876	765	656	656	656	656	656	656	667	888	999	999	
	Furc																
	PLQ																
颊侧	PD (mm)		324	223	212	212	211	112	212	212	213	212	212	313	323	323	
	BOP																
	CAL (mm)		000	000	000	000	000	000	000	000	000	000	000	000	000	000	
	GR (mm)																
	KGW (mm)		635	535	535	535	647	656	644	457	757	656	646	656	655	433	
	Furc																
	Mobil																
	PLQ		0	0	0	0	0	0	0	0	0	0	0	0	0	0	

注：PD 英文全称是 probing depths，表示探诊深度；BOP 英文全称是 bleeding on probing，表示探诊出血，1 代表出血，2 代表溢脓；CAL 英文全称是 clinical attachment level，表示临床附着水平；Furc 英文全称是 furcation involvement（Glickman class），表示根分叉病变（Glickman 分度）；GR 英文全称是 gingival recession，表示牙龈退缩；KGW 英文全称是 keratinized gingiva width，表示角化龈宽度；Mobil 英文全称是 tooth mobility，表示牙齿松动度；PLQ 英文全称是 plaque level，表示菌斑水平，0 代表无菌斑。

1.3 牙周健康

1.3.1 健康与病变牙周组织的特点

正如前面的案例所示，健康的牙周意味着没有牙周病的体征和症状。牙龈无炎症表现（图 1.1），

所有的牙龈标志正常且各部分的比例正常。牙龈和黏膜的标志和部位命名如图 1.3 所示。

该案例展示了牙周健康的情况，临床数据与多项牙周健康的指标相匹配，如表 1.1 所示。临床数据符合表 1.1 中所示的多项牙周健康的特征。

表 1.1 牙周健康 vs 牙周病的特征

		牙周健康	牙周病
症状		无	可能的主诉： 疼痛或酸痛 牙龈退缩 牙齿伸长 牙齿松动 牙龈组织红肿 刷牙 / 进食时出血
牙周病的牙龈外观 / 体征	颜色	珊瑚粉色 可能有种族相关性色素沉着	颜色加深（"红""牛血红"） 可能呈轻微的紫色 / 蓝色
	质地	致密	松软、缺乏弹性、脆弱
	外形	锥形的龈乳头 龈缘呈扇贝状 常有游离龈凹痕	圆钝、肿胀的龈乳头 龈乳头消失 龈缘呈扁平扇贝状 牙龈肿胀覆盖游离龈凹痕
	附着	平坦（"菲薄"）边缘 紧贴牙面	水肿 / 肿胀（"卷曲"）边缘 容易与牙面剥离
	其他	通常有橘皮样结构（"点彩"）	龈缘光滑有光泽 可能有瘘管 / 窦道 龈缘可能脆弱
牙周病的临床检查 / 表现	探诊深度	浅（通常为 1~3mm）	深（>4mm） 探诊可能会疼痛
	牙龈出血	无或不明显	有（≥10% 的位点）
	临床附着	完整（理想情况下为 0mm） 龈沟致密完整	附着丧失（>0mm，尤其是邻面）
	牙齿松动	无（或下颌切牙、过小牙、体型娇小的患者会有轻微牙松动）	容易出现
	退缩	理想情况下没有	常见
	牙龈量	大于探诊深度	可能小于探诊深度
	根分叉	理想情况下没有	常见
	菌斑	无或少	明显
	牙石	无或少	明显
影像学表现		无骨丧失	可能有骨丧失
病史		通常健康	经常有疾病情况
牙科病史		通常有定期的预防性护理 经常维护口腔卫生	可能很少行牙科护理和口腔卫生维护
年龄		通常更年轻	通常年龄更大

3

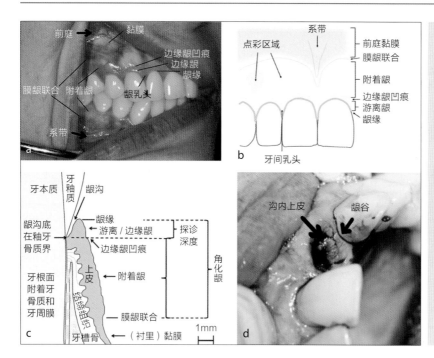

图 1.3 （a）前述案例中所见的侧面口内照，并标有不同的牙龈标志和部位。（b）牙龈标志示意图。健康的牙龈通常在附着龈上有点彩。（c）健康牙龈和牙周组织附着到釉牙骨质界（cemento-enamel junction，CEJ）的横截面示意图。（d）微创拔除一颗重度牙周炎患牙，可见牙间乳头中央存在凹陷，为"龈谷"，这种凹陷在宽大的邻面接触点周围形成。在拔除的牙周炎患牙上形成附着紧密、粗糙、呈卵石状的上皮结构，这种上皮表面结构通常是龈沟内与牙面紧密结合的沟内上皮

大多数患者介于完全的牙周健康和严重的牙周病之间，符合表 1.1 中列出的特征。临床医生面临的挑战是根据患者的症状和体征做出患者是否需要治疗的决策。

1.3.2　健康牙周组织减少

本章的病例展现了健康的牙周组织情况，即牙周组织完整，无牙龈退缩、附着丧失和骨丧失。此外，牙周病患者经过系统规范的牙周治疗后，可以恢复牙周健康，但治疗后的组织可能显示出既往牙周病活动的迹象。这种状态被称为"健康牙周组织减少"，具有以下特点：

- 探诊深度浅。
- 探诊出血很少（小于 10% 的位点或没有）。
- 存在临床附着水平 / 影像学骨丧失。
- 可能存在牙龈退缩。
- 可能存在牙齿松动。
- 通常有牙周治疗史。
- 可能需要定期的牙周维护治疗，以防止疾病复发。

"牙周健康"也可能存在于颌骨的无牙区（edentulous）。无牙区不存在牙齿 - 软组织界面，所以也可称为牙龈健康，即除了由于废用而发生渐进性牙槽骨吸收，无任何其他疾病活动的表现。

1.4　局部解剖学、组织学与临床意义

掌握牙周组织的解剖学和组织学对于诊断疾病的发生发展非常重要，相关内容如下所示。

1.4.1　临床标志与组织学的联系

牙龈标志与每个牙龈部位独特的组织学特征有关（图 1.3）。

- 边缘龈（marginal gingiva）或游离龈是位于角化的复层鳞状上皮顶端的小块结缔组织。游离龈下无纤维附着，具有弹性并可用牙周探针插入。边缘龈位于牙齿表面，通常最早表现出牙周炎症的迹象。在健康组织中，边缘龈凹痕通常对应于釉牙骨质界的水平。

- 附着龈（attached gingiva）由厚的角化的复层鳞状上皮组成，在上皮最表层通常无细胞核（正角化）。在硬腭的牙龈表层偶尔可见残留的细胞核（不全角化）。上皮层通过紧密连接的指状结构（上皮钉突）牢固地附着在下面的致密结缔组织上，下面的致密结缔组织通过牙龈纤维牢固地附着在牙槽骨和骨膜上。薄生物型（thin biotype）的牙龈具有牙龈薄、半透明、相对光滑的特征，且有细长、脆弱的龈乳头。厚生物型（thick biotype）的牙龈较厚，有大量的点彩和致密的纤维结缔组织，并且有短而粗的龈乳头。

- 腭侧牙龈（palatal gingiva）与颊侧附着龈相似，且除了致密的结缔组织，还可能包含小唾液腺和脂肪岛、松散的结缔组织、神经和血管。硬腭的上皮和致密的结缔组织也往往比颊侧牙龈更厚、更致密，这使得腭侧牙龈的颜色比颊侧牙龈浅，且在手术中进行腭侧的翻瓣比颊侧更难。

- 黏膜（mucosa）是一种柔软、有弹性且覆盖大部分口腔的组织，允许下颌、唇和舌的运动。黏膜组织由相对较薄的非角化复层鳞状上皮组成，上皮具有浅的上皮钉突并位于深层疏松的结缔组织上。临床上，由于黏膜上皮较薄，因此更透明。该组织看起来比牙龈更暗，包含许多清晰可见的表面小血管。

- 牙间乳头（interdental papilla）由光滑的角化复层鳞状上皮和邻近牙槽骨的致密结缔组织组成。对于前牙，牙间乳头通常呈金字塔状，而对于后牙，它在接触点周围呈鞍形。接触点周围的凹陷称为龈谷（gingival col）（图1.4）。牙周病通常始发于此，在牙周炎发展过程中，该组织通常遭受最严重的破坏。

- 沟内上皮（sulcular epithelium）是龈沟内朝向牙齿的组织，通常由薄的复层鳞状上皮组成。在没有牙周炎的情况下，它缺乏上皮钉突。在有牙周疾病时，这种组织增殖并形成粗糙的表面和上皮钉突，如图1.3d所示。

- 结合上皮（junctional epithelium）是指与根面相邻的位于龈沟底的上皮。与包含几个不同细胞层（基底细胞层、棘细胞层、颗粒细胞层和角化层）的沟内上皮和附着上皮不同，结合上皮只包含基底层和非角化的基底上层。在健康的情况下，结合上皮会形成紧密的屏障以抵御细菌的入侵或牙周探针的插入，因此它是牙周健康期间牙周探诊深度较浅的原因。

1.4.2 龈牙结合部与生物学宽度

龈牙结合部包括附着在牙上的结缔组织和结合上皮以及面向牙齿的沟内上皮。在牙周病新分类（2018年）中，附着在牙齿上的上皮和结缔组织也被定义为"牙槽嵴顶上附着组织"。对于患者的每颗牙齿，这种顶端附着的组织都有一个最小的宽度，这个宽度通常被称为"生物学宽度"。平均生物学宽度为2mm，最浅的龈沟约为1mm（图1.4）。根据患者的牙龈生物型、牙周病史和其他局部因素（如存在修复体），生物学宽度在不同患者和位点之间可能有所不同[1]。生物学宽度的重要意义如下：

- 用于修复目的：如果修复体边缘超过生物学宽度，更靠近牙槽骨，可能会引发该部位的炎症、骨丧失和牙龈退缩。为了防止骨丧失和牙龈退缩，修复体向龈沟底延伸不应该超过1mm。如果修复体需要延长而超过了这一宽度，可以通过"牙冠延长术"重建生物学宽

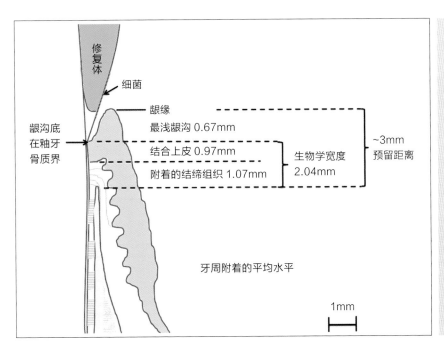

图1.4　健康的牙周在龈牙结合处的平均距离。对于大多数患者来说，修复体和牙槽嵴顶间至少需要3mm的距离，以防止慢性炎症、附着丧失、骨丧失和牙龈退缩

度。在这个过程中，医生通常会去除牙齿周围的牙槽骨，以使修复体边缘与牙齿上附着龈有足够的距离。

- 用于牙周诊断：可以预测是否存在附着丧失。通常而言，如果釉牙骨质界与牙槽嵴顶之间的影像学距离小于2mm，则可能没有附着丧失。
- 用于种植体治疗：在成像诊断之前可评估种植体放置的颊舌侧骨宽度。牙龈组织平均厚度为2mm。通过从临床可见的牙槽嵴宽度中减去2mm×2mm，可以从牙槽嵴宽度中估计出底层骨的宽度，然后预测是否有足够的牙槽骨用于种植。

1.4.3 上皮性附着

龈牙结合处含有附着在牙上的结合上皮。结合上皮非常特殊，因为它同时附着在牙齿和结缔组织上，所以它有两层基底膜。上皮细胞通过半桥粒附着在基底膜上。半桥粒是细胞膜上增厚的、胆固醇硬化的蛋白质平台，其锚定在细胞的角蛋白骨架上（图1.5），通常由五种常见蛋白质组成：

- 230千道尔顿（kilodalton，kD）的大疱性类天疱疮抗原（bullous pemphigoid antigen，BPAG）1和网蛋白，它们将半桥粒内部锚定在细胞骨架上。
- 180kD的BPAG2和ⅩⅦ型胶原（COL17A1）构成了半桥粒的跨膜部分。
- 整合素，如α6β4整合素，是结合上皮和沟内上皮所特有的，它将半桥粒附着在基底膜上。

基底膜由多种蛋白组成，关键蛋白包括：

- 层粘连蛋白是一种十字形的高分子，是半桥粒整合素的结合靶点。反过来，层粘连蛋白被其他蛋白质锚定，如Ⅳ型和Ⅶ型胶原链以及整合素、巢蛋白和基底膜聚糖分子。
- Ⅳ型和Ⅶ型胶原蛋白链，形成基底膜的致密蛋白边缘骨架（图1.5）。
- 层粘连蛋白、巢蛋白和基底膜聚糖使各种整合素、胶原和层粘连蛋白交联，在膜和底层结缔组织纤维内形成牢固的连接。基底膜也可以含有生长因子和其他控制附着细胞生长和分化的因子。

上皮细胞之间通过桥粒形成附着。桥粒在结构和功能上与半桥粒相似，但含有不同的蛋白质，这些蛋白质附着在相邻的上皮细胞上，而不是基底膜（图1.6）：

- 斑珠蛋白和斑菲素蛋白组成桥粒的内部组分，并结合桥粒斑蛋白，将桥粒锚定在细胞内部的细胞骨架上。
- 上皮钙黏素或癌胚抗原相关细胞黏附分子1（carcinombryonic antigen-related cell adhesion molecule 1，CEACAM-1）形成桥粒的跨膜蛋白平台。在附着龈中，平台主要由上皮钙黏素组成，而CEACAM-1是沟内上皮和结合上皮中主要的桥粒蛋白。
- 桥粒黏蛋白以尼龙搭扣似的方式通过与桥粒胶蛋白结合将一个细胞的桥粒平台与另一个细胞的桥粒平台连接起来。

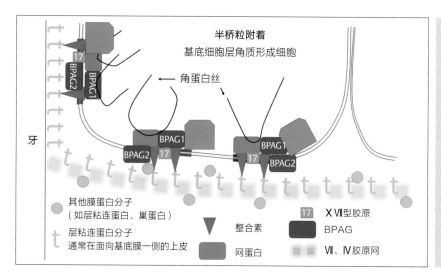

图1.5 结合上皮中基底细胞层角质形成细胞的半桥粒附着简图。请注意，尽管BPAG、ⅩⅦ型胶原和整合素是半桥粒的主要细胞膜支持成分，但许多其他蛋白（如kindlins）也可能与桥粒结合，以调节整合素结合活性和蛋白质复合物的稳定性。如果这些分子中的任何一个有缺陷或者因自身免疫性疾病遭到破坏，那么上皮性附着将受到损害，从而导致严重的水疱性黏膜病变

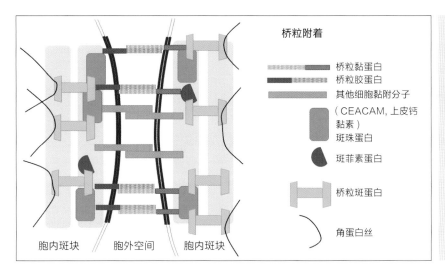

桥粒附着

||| 桥粒黏蛋白
桥粒胶蛋白
其他细胞黏附分子
（CEACAM，上皮钙黏素）
斑珠蛋白
斑菲素蛋白
桥粒斑蛋白
角蛋白丝

胞内斑块　胞外空间　胞内斑块

图 1.6　口腔上皮中最常见的附着结构是桥粒。波及这些蛋白的自身免疫和遗传缺陷，常常会导致严重的皮肤水疱性疾病和其他危及生命的疾病，这表明了附着蛋白的重要性

1.5　细胞间连接的临床意义

在任何以这些分子为靶点的自身免疫性疾病中，这些分子正常功能的重要性显而易见。例如寻常型天疱疮中针对桥粒黏蛋白的自身抗体，可影响桥粒正常附着并导致上皮内疱的形成。在黏膜类天疱疮中，针对大疱性类天疱疮抗原、层粘连蛋白或整合素的自身抗体，可导致上皮与底层结缔组织分离。任何干扰这些分子的情况都会导致"剥脱性龈炎"的临床表现，即牙龈有严重的炎症和溃烂。

细胞间连接对牙周病的发展也很重要。结合上皮层中的细胞仅与很少的桥粒松散连接，偶尔也有间隙连接。因此，能够引发牙周疾病的牙周致病菌可以相对容易地穿透结合上皮。当细菌侵入上皮时，在 CEACAM-1 分子表达的帮助下，中性粒细胞将被吸引并向结合上皮和沟内上皮迁移。由此产生的炎症使结合上皮变得疏松，临床上伴随探诊深度的增加，牙周探针可以很容易地穿透病变的结合上皮。结合上皮的松散组织也允许组织液渗出，形成稳定的龈沟液（gingival crevicular fluid，GCF）进入龈沟。

1.5.1　结缔组织附着

龈牙结合部还包括将牙龈附着到牙齿和下方骨骼上的结缔组织。成纤维细胞作为正常结缔组织功能的一部分，可以产生结缔组织基质并在机械力的作用下不断产生、摄取或降解大部分Ⅰ型和Ⅲ型胶原。同时，成牙骨质细胞在牙根表面缓慢沉积类牙骨质基质，成骨细胞在牙槽骨附近沉积类骨质基质，两种基质的主要蛋白成分均为Ⅰ型和Ⅲ型胶

原。来自周围组织的胶原纤维可能会被包裹在生长中的类骨质基质和类牙骨质基质中，然后钙化并部分截留这些胶原纤维。这些纤维被称为穿通纤维，它们将牙齿、结缔组织和牙槽骨锚定在一起。牙周成纤维细胞倾向于将胶原纤维重塑为离散的平行束，以抵抗牙齿上特定的机械力。这些纤维束分为牙槽窝内的牙槽纤维组（也叫牙周膜纤维组）和牙槽窝外的牙龈纤维组。牙槽纤维组由以下部分组成（图 1.7a）：

- 牙槽嵴纤维：连接牙根冠方 1/3 和牙槽嵴的一小组纤维，它们能抵抗咬合力和侧向力。
- 水平纤维：一组相对较小的纤维，将牙齿中部和冠方的 1/3 连接到牙槽嵴的两侧。它们能抵抗牙齿的横向移动。
- 斜纤维：将牙根的顶端和中部 1/3 连接到牙槽嵴侧面的大多数纤维。它们是咀嚼时抵抗牙齿根尖移动的主要纤维。
- 根尖纤维：将根尖连接到牙槽窝底部的一小组纤维，抵抗咀嚼黏性食物时将牙齿从牙槽窝中拉出的力量。
- 根间纤维：这些纤维只存在于多根牙上，连接牙槽间隔和根分叉区。就像根尖纤维一样，它们能抵抗咬合运动。

牙龈纤维组由以下部分组成（图 1.7b）：
- 越隔纤维（transseptal fibers）：将牙根沿冠方近远中方向连接到牙槽间隔，并保持邻面接触。这些纤维可能与正畸治疗后的复发有关。
- 牙槽龈纤维（alveologingival fibers）：将牙龈与下面的牙槽骨连接起来，防止附着龈移动。
- 龈牙纤维（dentogingival fibers）：将牙根的冠

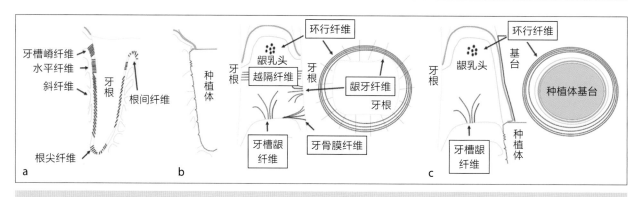

图1.7 纤维附着在牙齿和种植体上。（a）附着在牙齿上的牙周膜纤维组。牙种植体一般与骨直接接触，缺乏牙周膜。（b）牙齿周围的牙龈纤维组。（c）一般情况下，种植体上不会附着牙龈纤维。种植体周围的牙龈由环形纤维组和牙槽龈纤维组支撑

方大部分连接到上面的牙龈。

- 牙骨膜纤维（dentoperiosteal fibers）将牙根的冠方大部分连接到颊/舌侧骨膜，并增加了对牙齿横向移动的阻力。
- 环形纤维（circular fibers）是唯一一种既不会插入骨面也不会插入牙根的纤维。它们将牙齿包裹在边缘龈中，确保边缘龈与牙冠或种植体支持的牙冠紧密结合。这些纤维也是在牙种植体周围软组织中能观察到的唯一的纤维组（图1.7c）。

1.5.2 细胞、血管和神经

牙周膜和牙龈结缔组织是典型的致密结缔组织。它们的细胞成分和临床意义如下：

- 成纤维细胞（fibroblasts）是最常见的细胞，产生结缔组织基质，主要是Ⅰ型和Ⅲ型胶原。牙周膜成纤维细胞特别适合产生和维持牙周膜纤维。胶原蛋白的异常产生或分解会导致牙龈肥大，如遗传性牙龈纤维瘤病和某些形式的牙龈肥大。基质蛋白缺陷或缺乏的遗传性疾病易导致严重的牙周病或牙齿早失。
- 各种免疫细胞，如中性粒细胞、树突状细胞、T细胞和浆细胞，存在于结合上皮和沟内上皮顶端的结缔组织中。虽然它们在健康牙周中的数量很少，但菌斑的积累会导致中性粒细胞迅速增加，随后在慢性炎症区域会出现大量的浆细胞。中性粒细胞可能是胶原酶的重要来源，导致牙周病中胶原纤维的破坏和附着丧失。B细胞和浆细胞是NF-κB受体激活蛋白（receptor activator of NF-κB，RANK）配体

的重要来源，RANK配体会促进重度牙周病患者的骨丧失。T细胞产生各种炎性细胞因子，可能导致慢性炎症和组织损伤。

- 牙龈基底细胞层内的黑素细胞（melanocytes）可能会产生种族相关性色素沉着。
- 马拉瑟上皮剩余细胞（epithelial cell rests of Malassez）是上皮根鞘的残余，可能会导致牙周外侧囊肿或脓肿。
- 来自三叉神经末梢分支的神经纤维可以对咀嚼、食物质地和温度进行敏锐的感知。鲁菲尼末端是牙周膜的主要触觉感受器。牙龈中还含有可以检测触觉的梅克尔细胞。疼痛是通过牙龈和牙周膜中裸露的网状神经纤维末端感知的。牙槽骨本身含有很少的神经纤维，这通常允许在浸润麻醉下进行牙周手术或种植手术。
- 各种紧密相连的血管提供了丰富的血液供应。一般情况下，血液从前庭和根尖部流向牙槽嵴的冠方和邻面，并从远中流向近中。牙周膜由许多小血管提供营养，这些小血管从牙槽骨的中心松质部分通过筛状板进入牙槽窝。牙龈的血供来自颌骨中松质部分的血管分支，它们通过皮质致密骨进入牙龈。此外，在牙龈结缔组织部分的血管也为牙龈提供血供，这些血管来自前庭黏膜深处的较大血管（图1.8）。

牙周血供临床意义如下：由于牙龈和牙周膜中的血管很小，牙周手术中的出血很可能是由毛细血管被切断引起，使用稳定、持续的压力可以实现止血。因为血供来自前庭，所以牙周手术的切口通常设计成冠根向，以避免术后的组织坏死。血液供应的方式也解释了为什么前牙可以存在菲薄的唇侧

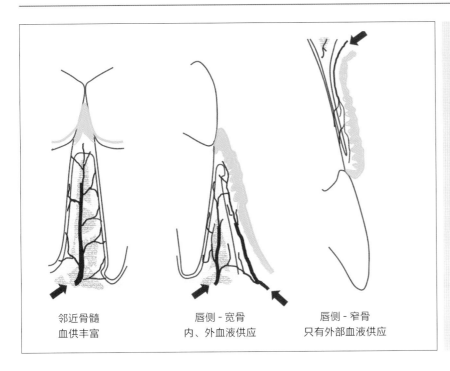

邻近骨髓
血供丰富

唇侧-宽骨
内、外血液供应

唇侧-窄骨
只有外部血液供应

图1.8 牙龈、牙槽骨和牙周膜的血供遵循根尖到冠方、远中到近中的模式。骨间隔、根尖区的骨髓中起源的血管、毛细血管为牙周膜提供足够的血供。如果前牙唇侧骨较厚，则可被来自牙槽骨内部和覆盖表面牙龈中的血管滋养。薄的前牙唇侧骨主要是通过覆盖在上面的牙龈中的血管所滋养，这可能会带来手术风险，使骨丧失和牙龈退缩的风险增加

骨，因为它是通过牙龈血液供应来滋养的。然而，如果在手术中切除覆盖在上面的牙龈，这种菲薄的骨头会失去血液供应，在愈合过程中可能逐渐吸收，从而导致骨丧失和软组织退缩。

1.6 微生物在牙周病中的作用

常见的牙周病是由微生物感染引起的。牙周治疗的主要手段是减少与牙周组织接触的牙齿表面的微生物污染。

1.6.1 菌斑、牙石与口腔卫生

在临床实践中，如果发现牙齿表面有沉积物，则认为存在微生物污染。表面附着物命名如下：

- 获得性膜是一层薄的半透明、略带灰色或棕色的蛋白质膜，一旦唾液接触到牙齿，在抛光后的牙釉质表面会立即形成获得性膜。获得性膜不含细菌，在临床上通常不易发现。
- 牙面着色是由烟草、咖啡、茶、漱口水或其他浓色食物中的有色有机分子沉积而成，在牙面形成的一种棕色或黑色的非蛋白质类薄膜。
- 细菌性着色是由细菌菌落形成的一种罕见的红色、橙色、绿色、黑色或棕色的表面斑点。
- 食物残渣由刚分解的食物颗粒组成，几乎没有细菌，可以被冲洗掉。
- 软垢是一种由唾液蛋白、细胞碎片、细菌和脱

颗粒的中性粒细胞组成的无结构、松散的白色颗粒膜。与牙菌斑不同的是，软垢可以被冲洗掉。

- 牙菌斑是一种有组织的、致密的、黏性的、白色或灰白色的生物膜，主要包含杆状、球状和丝状细菌（图1.9）。它不能被冲洗掉，但可以被口腔卫生措施去除。除了水，菌斑含有大约11%的无机物、11%的蛋白质、6%的碳水化合物，以及少量的脂质和其他物质。

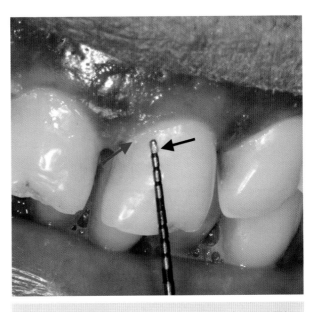

图1.9 牙龈缘附近的牙菌斑（红色箭头），在牙周探针的尖端处收集的灰白色黏性物质（黑色箭头）

- 牙石是一种深色、矿化、坚硬的菌斑，由70%~90%的磷酸钙盐组成（图1.10）。羟基磷灰石和八钙磷酸盐在成熟牙石中最常见，而含镁磷酸三钙和磷酸氢钙则在未成熟牙石中发现。牙石易于在唾液腺开口附近形成，口腔卫生措施不能将其去除。牙石可以在24小时内形成，其形成速度取决于局部唾液的流速、钙离子浓度、局部pH、菌斑堆积和是否存在产尿素或产氨细菌[2]。在牙周袋中形成的牙石通常是一种坚硬、致密且粗糙的根面沉积物，其因细菌色素沉着或血红蛋白分解而变成棕色、黑色或绿色。

在这些附着物中，与牙周炎关系密切的是龈缘和牙周袋内的菌斑和牙石。菌斑和牙石的堆积率取决于许多因素，例如：

- 食物的柔软度和黏性：由于营养供应时间延长，从而促进微生物生长。
- 食物蔗糖含量：蔗糖促进变形链球菌的生长，而变形链球菌可利用葡糖基转移酶产生黏性葡聚糖基质。
- 食物和唾液中的钙成分可促进菌斑矿化成牙石。
- 食物和唾液的碱度会加速菌斑的矿化，使其转变为牙石。
- 唾液蛋白成分可促进获得性膜和牙石形成。
- 唾液分泌通过提供额外的钙离子从而促进牙石形成。
- 软组织活动和咀嚼运动可防止菌斑堆积。
- 上皮细胞的脱落速率影响软垢形成速率。
- 可以去除菌斑的口腔卫生措施的频率和有效性。
- 可以去除表面沉积物的专业洁牙的频率和有效性。
- 局部解剖和修复性因素，如错位牙、根面凹陷、釉质缺陷、过大的修复体和正畸矫治器，创造了适合菌斑生长的环境。

这些因素共同决定了患者牙石是否快速堆积或口腔中的菌斑和牙石堆积的位置。患者通常可以有效地清洗牙齿唇面，因而在唇侧上很少出现菌斑、牙石和牙周炎症。而患者通常难以进行牙齿邻间隙的口腔卫生措施，从而导致邻间隙具有较高的菌斑水平。另外，这些部位的菌斑能够成熟，并且更有可能包含引起疾病的微生物群落。因此，牙周病通常从邻间隙开始，最严重的损害也出现在此。虽然邻间隙的菌斑可矿化为牙石，但龈上牙石通常较多出现在唾液腺导管开口附近（腮腺导管位于上颌第一磨牙的颊侧，下颌下腺导管位于下颌切牙的舌侧），因为这些部位的唾液流量和钙含量最高。

1.6.2 牙周病病因模型——没有任何一个模型适用于所有牙周病

一个多世纪以来，研究者们一直致力于探寻牙周病中引起牙龈炎症和牙齿脱落的原因，并提出了一些病因学模型以适用于某几类牙周病或解释牙周病的一些特点。

- 非特异性菌斑学说：菌斑或细菌的数量与炎症和牙周病的严重程度相关。这种模式最适用于年轻健康患者的菌斑相关性龈炎。在实验性龈炎中，健康的受试者在专业洁治后不再保持口腔卫生。在几天内，细菌的数量和多样性增加，趋向于更多的革兰氏阴性厌氧菌群，包括螺旋体、杆状菌、丝状菌和能动菌。在7~10天内牙龈出现明显的炎症。恢复口腔卫生可以减少细菌数量和多样性，牙龈恢复健康（图1.11）。
- 特异性菌斑学说：特异细菌引起的牙周病与医学感染性疾病相似。这适用于由全身性疾病的病原体引起的罕见牙周病，例如奈瑟氏菌、梅毒螺旋体、分枝杆菌、念珠菌和其他真菌或病毒感染。它也适用于某些重度牙周炎病例，表现为与伴放线聚集杆菌的白细胞毒素有关的特

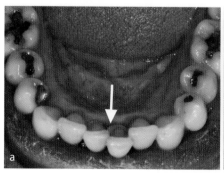
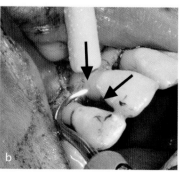

图1.10 牙石类型。（a）典型的灰白色、坚硬的龈上牙石，堆积在拥挤的下颌切牙舌侧，填满邻间隙（白色箭头）。（b）牙周手术中发现的典型黑色龈下牙石（黑色箭头）

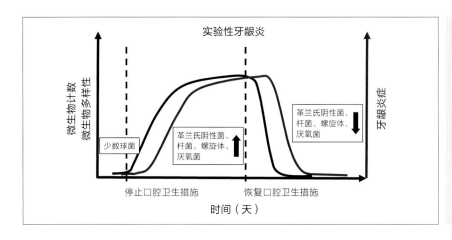

图 1.11 实验性牙龈炎模型。停止口腔卫生措施会导致菌斑积聚在先前清洁过的牙齿上。随着菌斑的堆积，细菌数量、多样性（包括革兰氏阴性菌、杆菌、螺旋体）都在增加。然后表现为牙龈炎症，停止口腔卫生措施 7~10 天后会引起严重的牙龈炎。恢复口腔卫生措施可以恢复牙龈健康的初始状态

征性磨牙／切牙损伤模式。在这些牙周病中，一旦通过适当的抗菌治疗消灭特定的微生物，疾病活动就会停止。

- 菌斑生态学：环境变化有利于致病菌的生长。该模型最初是用来解释龋病发展，但它也适用于牙周病。例如，修复体悬突为菌斑滞留创造了有利因素，使致病菌得以生长。
- 菌群失调：与健康相关的微生物群落组成发生变化，进而促进疾病的发展。在牙周炎中，人们认为牙菌斑中各种关键微生物是疾病发展的始动因素。其中一些关键的菌种（如牙龈卟啉单胞菌）可以调控局部免疫反应以维持慢性炎症。这种慢性炎症状态会产生持续的组织损伤，组织损伤产生的副产物又进一步促进了这些关键菌种和其他细菌[3]的生长。
- 综合模型：牙周微生物与局部免疫系统相互作用引起炎症。长期的炎症可干扰牙周组织的正常细胞功能，导致临床上的牙周病症状和体征。

牙周病发生的程度和速度受患者全身健康和遗传因素的影响，在全身免疫力低下、软组织功能受损的情况下牙周病的表现会更为严重。牙周破坏的局部差异是由有利于菌斑滞留或能引起慢性创伤的局部因素引起的（图 1.12）。

- 爆发模型：牙周病活动期发生在活动性疾病的反复短暂发作中。对于每个患者，疾病发生发展的变化在每个时间点不尽相同（图 1.13）。爆发模型适用于大多数病例，并强调了对患有牙周病的患者进行定期随访复查的重要性，因为这将增加观察和控制活动性疾病的机会。

1.6.3 牙周炎相关微生物群落的建立

菌斑相关性牙周病的发展取决于深部引起牙周组织炎症的微生物群落的发展。临床上，表现为菌斑的数量通常与牙龈炎症相对应，而与探诊深度、附着丧失或骨丧失无关。菌斑形成过程通常如下：

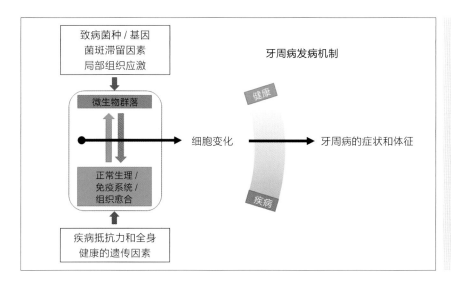

图 1.12 牙周病的临床症状和体征取决于致病微生物群落与牙周组织免疫系统之间的平衡，以及恢复牙周健康的组织愈合能力。如果平衡倾向于一致的、持续的细胞损伤，就会出现牙周病的临床表现。这种相互作用受到许多因素的影响，例如更具毒性的致病菌种的存在或来自不同微生物的基因产物，菌斑滞留因素以及局部组织应激（如咬合创伤、遗传因素和系统性疾病）

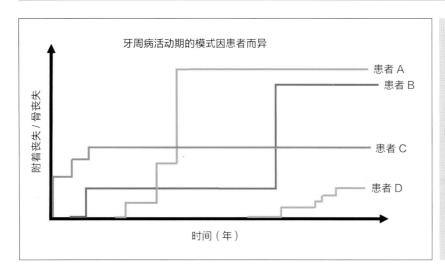

图 1.13 随着时间的推移，不同的患者会经历不同的疾病活动，并且疾病活动将可能发生在两次牙周复查之间，发生快速爆发导致组织破坏

- 获得性膜形成：唾液蛋白，例如富含酸性脯氨酸的蛋白，一旦涌入到口腔中或唾液接触到抛光的牙齿表面就会覆盖在牙齿上。
- 早期定植：包括口腔草绿色链球菌在内的大多数革兰氏阳性需氧球菌（如轻型链球菌和唾液链球菌）可在 24 小时内在获得性膜上形成稀疏的菌落。其他链球菌种类，如口腔链球菌、变形链球菌、咽峡炎链球菌、戈登链球菌和一些放线菌，会生长并取代早期的定植者。
- 中期定植：在菌斑形成几天后，以革兰氏阳性兼性厌氧菌为主的细菌（如内氏放线菌）可附着在早期定植的细菌上并在牙齿表面形成更复杂的生物膜。
- 晚期定植：1 周后，随着生物膜成熟和增厚，牙周袋内逐渐形成低氧环境，厌氧杆菌和梭形细菌如具核梭杆菌在其中生长。具核梭杆菌和拟杆菌可以结合许多其他细菌并产生代谢物，帮助早期和晚期定植者生长，因此在生物膜中具有重要作用。细菌也会产生组织破坏因子，如具核梭杆菌会产生孔道蛋白增强局部炎症，释放细菌生长所需的组织氨基酸。在这个阶段临床的牙龈炎症变得明显。
- 牙周致病菌感染：与重度牙周病相关的革兰氏阴性厌氧细菌，如牙龈卟啉单胞菌、福赛坦氏菌、齿垢密螺旋体和其他口腔螺旋体，会附着在其他细菌上并利用其他细菌的代谢产物。例如，牙龈卟啉单胞菌附着在内氏放线菌产生的菌毛和聚集因子上，并与福赛坦氏菌形成协同代谢关系。

早期定植者与牙周健康有关。它们甚至可能在一定程度上起到保护作用，因为它们与其他细菌竞争营养，产生过氧化氢来阻止许多革兰氏阴性细菌的生长并释放生物素，生物素是杀死其他细菌的抗菌蛋白。这些细菌中的大多数也会释放酸性代谢产物，如果局部保持持续较低的 pH 值，就会导致易感牙面发生龋坏。

晚期定植者与牙龈炎症和发生附着丧失或骨丧失的风险有关，而所谓的"红色复合体"的细菌，包括牙龈卟啉单胞菌、福赛坦氏菌、齿垢密螺旋体，与探诊深度和附着丧失有关。然而，即使在患有重度牙周病的部位，这些细菌也只占该部位所有细菌 DNA 含量的 3% 左右。早期和中期定植者持续存在并与生物膜内的其他细菌彼此依附进行附着，达到互惠互利。这正如牙菌斑 Kolenbrander 模型所描述的[4]，细菌利用彼此的代谢副产物来满足它们的营养需要（图 1.14）。

其他各种被称为"新型牙周致病菌"的细菌种类，以及病毒和肠道变形虫，也与重度牙周炎有关。除了"红色复合体"细菌，晚期定植者还可能包括与免疫抑制和遗传疾病相关的非典型牙周病或影响年轻健康患者的侵袭性牙周病有关的其他微生物。较晚的定植者伴放线聚集杆菌血清型 b 与年轻患者的侵袭性牙周病有关。

1.6.4 红色复合体的细菌促进牙周病进展

与通常的医学感染不同，红色复合体的细菌只占整个生物膜的一小部分。少数细菌之所以能诱发疾病，是因为它们能逃避宿主的免疫应答，使得整个微生物群落持续存在并不断刺激免疫系统产生免疫耐受。以下是一些关键致病菌，它们能产生多种

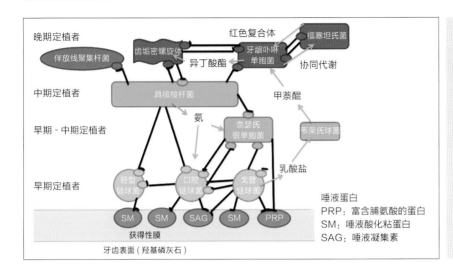

图1.14 在牙菌斑中中期和晚期定植者互相黏附，并利用副产物作为代谢物（蓝色）（增加了代谢通路的简化Kolenbrander模型）

毒力因子，导致牙周病的破坏性进展：

- 牙龈卟啉单胞菌是一种产黑色素的厌氧杆菌，通过引起炎症产生促进组织破坏的产物。牙龈卟啉单胞菌引起牙周病的主要机制如下：
  ◦ 主要菌毛和次要菌毛附着在其他细菌、牙齿表面和人体细胞上[5]。
  ◦ 牙龈素：消化组织和免疫蛋白的赖氨酸和精氨酸蛋白酶。
  ◦ 具有侵袭上皮细胞和内皮细胞以逃避免疫细胞的能力。
  ◦ 有毒的挥发性有机化合物会导致组织损伤并引起口臭。
  ◦ 脂多糖的非典型脂质A组分触发无效的免疫反应。
  ◦ 外膜囊泡引发的炎症会影响远隔细胞的功能。
- 齿垢密螺旋体是一种与重度牙周炎、坏死性牙周病和牙周脓肿有关的革兰氏阴性厌氧菌。它产生：
  ◦ 与人蛋白结合的鞘蛋白和具核梭杆菌；它还会损害中性粒细胞的迁移和巨噬细胞的功能。
  ◦ Cystalysin蛋白能溶解红细胞，而红细胞是口腔螺旋体的能量来源。
  ◦ Dentilisin是一种脯氨酰-苯丙氨酸特异性蛋白酶，可以消化组织基质和免疫蛋白。它还可以与牙龈卟啉单胞菌和福赛坦氏菌结合。
- 福赛坦氏菌是一种革兰氏阴性厌氧杆菌，生长需要氨基酸。它与其他红色复合体的细菌具有协同代谢作用并产生：
  ◦ 鞘蛋白BspA，它可以附着在上皮细胞和具

核梭杆菌上并刺激产生破坏性免疫反应。
  ◦ 能破坏组织基质和补体的多种蛋白酶，如karilysin、mirolysin和mirolase。
- 伴放线聚集杆菌不是红色复合体的成员，通常在口腔中数量较少并以无害的共生菌的形式存在。
  ◦ 然而，某些菌株会产生白细胞毒素，这是一种破坏中性粒细胞的穿孔毒素。这些菌株与病变部位局限于磨牙和切牙的重度局限型牙周炎有关，可导致年轻患者快速的骨丧失和牙齿脱落。此毒素的产生一定程度上是由Lux蛋白的群体感应系统调节的。
  ◦ 某些菌株（血清型b）产生脂多糖，其更有效地诱导炎症反应，并与重度牙周病相关。

上述是最广为人知的牙周病致病菌，但许多其他细菌和微生物也可能与牙周病有关，然而其中一些尚未被鉴定或研究。牙周病也可能不是由单个菌种导致的疾病，而是所有微生物及其表达基因总和导致的疾病。

1.6.5 牙周病的局部菌斑滞留因素

虽然不良的口腔卫生通常会导致菌斑水平升高，但在大多数患者中牙周病对牙齿的影响并不均衡，其中切牙的牙周病通常少发，而磨牙多发且组织破坏程度更大。牙齿之间牙周病发生和发展程度的不同很可能是由局部因素所致，这些局部因素导致常规口腔卫生措施或专业的洁治难以彻底去除菌斑（表1.2）。

这些因素的存在使某一区域的菌斑难以清除。其中一些因素，如牙齿松动降低了菌斑清除的效率；

表 1.2 促进菌斑滞留和成熟的因素

解剖因素	修复因素	牙周因素
根分叉入口	边缘过长	深牙周袋
牙根突起	边缘不密合	牙石沉积
釉珠和釉突	邻面接触不良	牙龈肥大
釉质缺陷	龈下修复体边缘	局部牙龈退缩
牙本质嵴和凹陷	龋坏	牙龈 / 组织敏感
异常牙尖	修复体过大	缺乏角化龈
牙齿内陷	未充分覆盖的修复体	牙齿松动
牙尖交错 / 牙列拥挤	桥体	
第三磨牙部分阻生	悬突	
牙齿萌出不均匀	冠外附着体	
前庭沟过浅 / 过紧	夹板	
	粗糙的修复材料	
	可摘局部义齿	
	正畸矫治器	
	暴露的种植体表面	
	深置式种植平台	
	松动的修复体	
	修复体飞边	
	受挤压的牙骨质	
	牙齿敏感	

缺乏角化龈可能会导致局部组织敏感并影响患者维护口腔卫生。无论其机制如何，这些因素造成菌斑长期滞留从而促进菌斑成熟，为牙周致病菌定植提供了有利条件。这些因素在特定部位的存在通常可以解释牙周病活动性和组织损伤位点的特异性。

1.7 宿主防御机制与牙周病

微生物试图在龈沟内定植并从周围组织和口腔中摄取尽可能多的营养，而机体试图防御这种定植。这对于控制轻度牙周炎的发展可能是有效的，但在较重的牙周炎中却适得其反，无效的免疫应答使得牙周破坏加重。

1.7.1 固有免疫：牙周感染的防御

对于许多人来说，成熟的菌斑可能在几个月后形成，但破坏性的牙周病需要几十年才能形成。这可能是因为个体从未接触过毒力强的晚期定植微生物，也可能是由于固有免疫通过以下机制将微生物群落限制在龈沟内：

- 物理屏障：牙龈上皮细胞通过桥粒形成紧密连接和间隙连接，进一步结合到由胶原和其他蛋白质组成的致密网络结构的基底膜上。唯一的例外是结合上皮，其中上皮细胞仅松散连接。
- 持续性上皮脱落：上皮中的基底细胞不断增殖、更新，在此过程中细胞与被附着的细菌一起脱落到口腔中。
- 龈沟液：组织液通过基底膜和上皮渗出。因为结合上皮没有紧密连接导致组织液从龈沟底持续流入口腔，这有助于将微生物从龈沟中排出。炎症增加了龈沟液的流出，有助于限制炎症的进一步进展。
- 由上皮细胞、中性粒细胞和唾液腺产生的抗菌肽和蛋白。这些物质可以通过以下几种方式发挥作用：
  - 诱导黏附分子，阻止细菌通过黏附分子附着到组织上。
  - 螯合剂分子，减少细菌获取铁等关键营养素。
  - 蛋白酶抑制剂，抑制牙龈蛋白酶和其他由细菌产生的组织降解酶的作用。
  - 过氧化物酶，例如髓过氧化物酶，可促进细菌的氧化损伤。
  - 阳离子多肽，如 LL-37、抗菌肽 Cathelicidin 的降解产物，可以破坏细菌细胞壁。

○ 抗菌蛋白，如溶菌酶能破坏革兰氏阳性菌[6]的细胞壁，β-防御素能对微生物膜进行穿孔。

临床意义：这些蛋白质的基因缺陷会导致重度牙周炎。例如，在掌跖角化-牙周病综合征（Papillon-Lefèvre 综合征）中组织蛋白酶 C 基因存在缺陷。该缺陷基因编码的蛋白质无法激活蛋白酶-3，从而导致无法产生功能性抗菌肽 Cathelicidin，受此综合征影响的患者会发生包括牙周炎在内的严重细菌感染。

- 中性粒细胞：在正常龈牙结合附近数量较少，当上皮细胞和成纤维细胞受到牙周致病菌感染后可释放趋化因子募集中性粒细胞。中性粒细胞能够有效杀伤牙周致病菌，这也是牙周病的组织破坏通常进展非常缓慢的原因。

上皮细胞、成纤维细胞和中性粒细胞识别和防御牙周致病菌的机制可能是通过微生物表面的功能相关分子，而这些分子在人类细胞中不表达。这些功能分子可以通过各种受体识别，称为"病原体相关分子模式"，如表 1.3 所示。

微生物分子与这些模式识别受体的结合激活了细胞内的级联信号。通常，这些途径包括核转录因子（nuclear factor kappa of activated B-cells，NFκB）、丝裂原激活蛋白激酶（mitogen-activated protein kinase，MAPK）和 Jun 氨基末端激酶/应激活化蛋白激酶（JNK/SAPK），它们与许多免疫激活相关的基因表达有关[7]。

在上皮细胞和成纤维细胞中，这通常会导致趋化因子，即白细胞介素（interleukin，IL）-8 或 CXL-8、巨噬细胞炎症蛋白（MIP-1α）和生长相关癌基因家族趋化因子的表达，从而招募中性粒细胞等免疫细胞。这些细胞还会释放激活免疫细胞的细胞因子，即 IL-1、IL-6 和肿瘤坏死因子 α（tumor necrosis factor-α，TNF-α）。

在有细胞因子存在的情况下，细菌蛋白与模式识别受体的结合导致中性粒细胞的完全激活。这将导致：

- 将充满抗菌物质的颗粒（如抗菌肽 cathelicidin、溶菌酶和髓过氧化物酶）转移到细胞膜上。
- 颗粒释放。
- 释放基质金属蛋白酶帮助中性粒细胞从结缔组织上皮进入龈沟并清除牙周组织纤维。
- 吞噬微生物。
- 破裂并释放出可捕获并杀死更多细菌的DNA网。

表 1.3 与微生物和细胞受体相关的分子模式

病原体相关分子模式（以及表达它的口腔微生物）	受体（模式识别受体）
细胞壁碎片（如在口腔细菌、酵母菌中）	TLR2
鞭毛蛋白（如能动菌，即螺旋体）	TLR5
甲酰化甲硫氨酸（fMLP）（任何口腔细菌）	fMLP 受体
胞内细菌（即细胞内牙龈卟啉单胞菌）	NOD-1，NOD-2
脂多糖、脂寡糖、脂质 A（革兰氏阴性菌）	CD14 与 TLR4
脂肽（细菌）	TLR2 和 TLR6 或 TLR1
含甘露糖支链的碳水化合物（口腔酵母菌，例如念珠菌）	各种清道夫受体
非甲基化 CpG 模式核苷酸（任何微生物）	TLR9
病毒 RNA/DNA 片段（即疱疹、龈沟中的巨细胞病毒）	各种 TLRs（TLR3，7，8）

CD: cluster of differentiation，分化簇；CpG: cytosine purine-guanosine，胞嘧啶-嘌呤-鸟苷；NOD: nucleotide-binding oligomerization domain-containing (protein)，核苷酸结合的寡聚化结构域（蛋白质）；TLR: toll-like receptor，Toll 样受体。

- 产生各种趋化因子和细胞因子，招募和激活更多的免疫细胞。

临床意义：如果这些模式识别受体/激活级联/趋化因子归巢系统存在遗传缺陷，则可能会在早期引起威胁生命的细菌感染和罹患破坏性重度牙周炎的风险。尽管有一些遗传冗余可以防止由于一个受体或信号分子的缺失而导致的致命免疫缺陷，但也有一些突变导致重度牙周病的例子：

- 白细胞异常色素减退综合征：调节蛋白质囊泡运输的突变导致中性粒细胞无法释放抗菌颗粒，从而导致反复发生的严重细菌感染和牙周病。
- 白细胞黏附缺陷综合征（leukocyte adhesion deficiency，LAD）（LAD-1、LAD-2，惰性中性粒细胞综合征）：中性粒细胞缺乏功能性受体，因此在感染的部位无法黏附血管，导致早期广泛的严重破坏性牙周病并有危及生命的感染风险。

- 先天性中性粒细胞减少症、周期性中性粒细胞减少症、粒细胞缺乏症、科斯特曼综合征、范科尼贫血、再生障碍性贫血和化学治疗：中性粒细胞缺乏会导致严重的牙周病和危及生命的细菌感染。

虽然这些情况表明中性粒细胞在很大程度上对牙周病有防御作用，但被过度激活的中性粒细胞会造成过度的组织损伤，因为它们释放的抗菌分子也会损害周围正常的牙周组织。一般来说，中性粒细胞和正常的固有免疫限制了龈沟内微生物的破坏作用，并有助于实现组织损伤和伤口愈合之间的稳定状态，这种状态仅限于龈沟周围组织（图 1.15）。

1.7.2 获得性免疫与慢性牙周炎

目前尚不清楚使牙龈炎发展为牙周炎的原因以及其何时发生，因为大多数成年人未必会从牙龈炎进展到牙周炎。红色复合体细菌如牙龈卟啉单胞菌的存在本身并不足以引起破坏性牙周病。从轻度牙龈炎症转变为破坏性牙周炎的一个关键可能是获得性免疫系统。虽然中性粒细胞对控制牙周病很重要，但在诊断为牙龈炎的患者牙龈中发现的大多数免疫细胞是淋巴细胞和浆细胞。尽管这些细胞与抗体产生有关，但它们产生免疫球蛋白 G2（IgG2）抗体并不能控制牙周病。在牙周微生物没有从龈沟中清除的情况下，下列细胞可能参与了组织破坏：

- 树突状细胞和巨噬细胞：识别、吞噬入侵的微生物并将其加工成小肽，以主要组织相容性复合体（major histocompatibility complex，MHC）

受体的形式存在于细胞表面。这些细胞迁移到局部淋巴结后，将这些充满多肽的受体呈递给淋巴细胞。这些细胞遇到识别多肽的淋巴细胞后会释放各种细胞因子，刺激淋巴细胞增殖并分化为功能性 B 细胞或 T 细胞。

- CD4⁺ T 细胞 / 辅助性 T 细胞（helphe T cell，Th cell）：巨噬细胞或树突状细胞释放的不同细胞因子诱导幼稚 Th 细胞发育成不同的 T 细胞亚群：
  ○ Th1 促进感染了病毒或细菌的细胞死亡。
  ○ Th2 刺激 B 细胞分化为浆细胞产生抗体。一般来说抗体可以中和入侵的微生物，这是机体对细菌和病毒感染的防御机制。抗体可以中和伴放线聚集杆菌使损伤局限于少数牙位，但其对牙龈卟啉单胞菌无效使得牙周炎受累组织持续丧失。
  ○ Treg 细胞是一组不同的 Th 细胞，可以限制炎症并促进伤口愈合。
  ○ Th9 细胞促进 Treg 细胞存活。
  ○ Th17 细胞会增强中性粒细胞对细菌感染的反应，甚至过度反应，从而导致组织损伤。
- B 细胞，其中一些分化为产生抗体的浆细胞。

获得性免疫反应对于控制牙周感染很重要，在第三、四咽囊综合征和湿疹 - 血小板减少 - 免疫缺陷综合征中，T 细胞的缺乏会导致重度牙周炎。长期感染病毒的艾滋病患者也会发生重度牙周炎。另一方面，获得性免疫细胞可能在促进牙周病发展中起着重要作用：

- 牙周炎累及的牙周组织中含有大量的 Th17

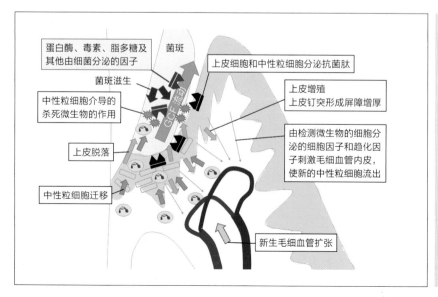

图 1.15 虽然细菌在龈沟内滋生，但由于上皮、中性粒细胞和支持性结缔组织可以抵抗微生物生长和毒力因子，炎症仍然局限于结合上皮和沟内上皮。上皮起着物理屏障作用并在细菌的作用下增殖，从而导致上皮钉突的伸长和增厚。细胞增殖还会增加上皮脱落速度，这也有助于清除附着的细菌以及排出含有松散微生物的龈沟液（GCF）。上皮细胞分泌的抗菌肽和信使分子有利于中性粒细胞的募集和增加，这也限制了微生物的生长

图中标注：
- 蛋白酶、毒素、脂多糖及其他由细菌分泌的因子
- 菌斑
- 菌斑滋生
- 中性粒细胞介导的杀死微生物的作用
- 上皮脱落
- 中性粒细胞迁移
- 上皮细胞和中性粒细胞分泌抗菌肽
- 上皮增殖 上皮钉突形成屏障增厚
- 由检测微生物的细胞分泌的细胞因子和趋化因子刺激毛细血管内皮，使新的中性粒细胞流出
- 新生毛细血管扩张
- GCF 流动

细胞。

- Th17 细胞促进中性粒细胞的激活，中性粒细胞释放基质金属蛋白酶，该酶降解牙周组织中的胶原纤维。胶原纤维的破坏促进附着丧失形成。
- 受牙周炎影响的组织可通过以下细胞产生的大量的 RANK 配体：
  - Th17 细胞。
  - B 细胞。
- RANK 配体可以诱导破骨细胞的发育和激活从而导致骨丧失。护骨因子（osteoprotegerin，OPG）可与 RANK 配体结合防止骨丧失，在牙周炎中 RANK 配体的产生多于 OPG。因此，此时骨代谢偏向于持续的骨丧失[8,9]（图 1.16）。

1.7.3 牙龈红肿出血的相关机制

牙周病的首发症状是牙龈充血发红。龈缘颜色取决于：

- 牙龈毛细血管内红细胞所含的血红蛋白（红色）。炎症导致血管内皮生长因子（vasoepithelial growth factor，VEGF）的产生，从而导致毛细血管增加。炎症还会导致毛细血管扩张，两者都是牙龈红肿的原因。
- 氧合血红蛋白（如果脱氧则呈暗红色）。炎症

严重时，血流量的减少会导致牙龈出现更暗、更"发绀"的外观。

- 角化上皮细胞的半透明性。牙龈上皮厚度的增加遮挡了下层组织的红色，导致牙龈呈现灰粉色。
- 黑素细胞（棕黑色）的存在。这是种族相关性色素沉着的原因。
- 牙龈中存在有色物质的情况并不常见。如果银汞合金或金属碎屑嵌入牙龈中则会导致牙龈变色，或者在环境中重金属暴露的情况下导致龈缘变色。

许多炎性调节因子如前列腺素 E_2 和由组织和细菌释放的蛋白水解酶，会削弱或破坏血管壁并增加血浆进入组织的流量，从而导致牙龈水肿或肿胀，并使得牙龈中的血管更加脆弱。炎症还会削弱上皮细胞的基底膜和桥粒附着，导致结合上皮因牙周病而从根面脱离或形成溃疡。将牙周探针探入感染的牙周袋很容易穿透结合上皮并使该区域的毛细血管破裂，导致出现牙龈探诊出血的临床症状。

1.7.4 牙周袋形成与附着丧失的相关机制

探诊深度是相对于龈沟 / 牙周袋底的软组织高度的测量，由以下因素决定：

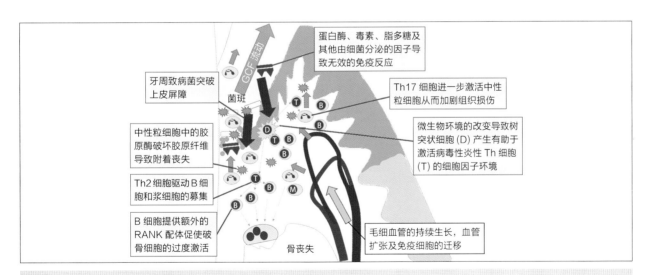

图 1.16 在牙周炎中随着微生物群落的变化，免疫防御和微生物生长之间的平衡被打破，微生物能够通过各种毒力因子入侵组织或逃避免疫系统。虽然机体的保护机制继续存在，如中性粒细胞迁移、细菌杀灭、上皮功能和龈沟液流动，但它们已不再有效。细菌的变化也引起了树突状细胞（D）和其他抗原提呈细胞产生的细胞因子的变化，这些细胞因子进而激活了各种炎性 Th 细胞（T）。例如，产生的 Th17 细胞可进一步激活中性粒细胞，而这些被过度激活的中性粒细胞会造成更严重的组织损伤。例如，中性粒细胞胶原酶的增加造成胶原纤维的进一步破坏并导致附着丧失。此外，Th2 细胞招募和激活 B 细胞和浆细胞（都标记为 B）产生无效抗体和 RANK 配体，并与炎性调节因子共同作用，打破 RANK-L/OPG 平衡，激活破骨细胞从而引起骨丧失

- 相对固定的上皮厚度约为 1mm。该厚度是上皮细胞分化的结果并受到营养物质扩散的限制。
- 结缔组织厚度可根据组织的细胞含量、基质含量和液体含量而变化。牙周炎增加了免疫细胞的浸润和毛细血管中的液体渗出，造成结缔组织增厚和龈缘肿胀。其他因素如药物使用（如钙离子通道阻断剂、苯妥英钠和环孢菌素）或遗传因素（如遗传性牙龈纤维瘤病）等，也会刺激成纤维细胞增殖或结缔组织基质沉积增加而产生类似的表现。与根方结缔组织附着增加相比，膨胀的边缘龈变厚更显著，因此，牙龈缘相对于牙齿的冠向增殖会使牙周袋的深度增加。
- 牙周探针探入结合上皮的程度。健康的沟内上皮连接紧密，在轻探诊压力下牙周探针不会探进结合上皮。而在炎症状况下上皮会被蛋白水解酶破坏，牙周探针可以探入，从而导致更大的探诊深度。

在牙根表面附着的胶原纤维的丧失会使牙周袋底向根方迁移。在牙龈表现出充血发红的临床症状之前，牙龈炎症会导致血管周围的胶原纤维改建。尽管牙龈炎中有一定程度的胶原纤维丧失，但还不足以在临床上表现出来。与此同时，成纤维细胞不断产生胶原蛋白，胶原蛋白的丢失和生成之间可能存在平衡。蛋白酶抑制剂如基质金属蛋白酶的组织抑制剂，一定程度上可防止胶原蛋白过度分解。

但是，这种平衡可能最终倾向于胶原蛋白的过度破坏，并且由于免疫细胞和细菌增加的蛋白水解作用超过了成纤维细胞维持组织附着的再生能力，因此胶原蛋白在牙齿上的附着能力逐渐丧失。虽然这在临床上的表现可能并不明显，因为组织学上的附着丧失总是先于临床附着丧失。当足够的组织附着丧失使得牙周探针能够探入并通过釉牙骨质界（CEJ）时，便可以检测到临床附着丧失水平。

1.7.5 牙槽骨丧失的相关机制

骨在成骨细胞的骨沉积和破骨细胞的骨吸收的作用下不断重塑。这同样适用于容纳牙齿的牙槽骨，咀嚼对牙齿产生轻微压力使其进入牙槽窝，并通过斜行纤维对牙槽窝侧面的牙槽骨施加拉力。牙槽骨的持续重塑过程可以维持骨的正常功能，并适应因牙齿磨损而发生的牙齿位置变化。调节和平衡骨吸收和骨沉积的主要机制是"受体激活的核因子 κB"配体或 RANK-L 分子和 OPG 之间的平衡。如果 RANK 配体（又名 TNSF11、TRANCE、OPGL 或 ODF）与 RANK 受体结合，便会触发一系列级联反应，导致 NF-κB 调控基因的表达，最终导致骨吸收。OPG 是一种与 RANK 配体结合的蛋白质。在骨骼中，成骨细胞产生大致等量的 OPG 和 RANK 配体，因此对破骨细胞的刺激作用有限，并在骨吸收和骨沉积之间保持平衡。在破坏性牙周病中，B 细胞和 Th17 细胞会产生额外的 RANK 配体，从而使平衡趋向于骨质流失[10]。

除了导致破骨细胞激活的受体激活剂——核因子 κ-B 配体（RANKL）水平增加，牙周炎产生的许多炎性细胞因子，如由牙周致病菌刺激巨噬细胞和中性粒细胞产生的 IL-1、IL-6、TNF-α，都可以替代 RANKL 并激活破骨细胞发生破骨。同样，细菌产物如牙龈卟啉单胞菌的脂多糖，可以直接诱导破骨细胞活化[11]。

1.7.6 牙齿松动和脱落的相关机制

牙齿通过牙周和牙龈纤维固定在牙槽窝中。除了骨丧失和附着丧失严重的牙齿，大多数牙齿的支撑都是由牙周纤维提供的。牙周炎会逐渐破坏附着纤维，牙周病造成的骨丧失会降低牙槽骨高度，从而增加剩余牙周纤维上的机械应力。纤维上应力的增加可能会形成持久的机械损伤，即超过成纤维细胞形成胶原纤维抵抗机械力增加的能力，进而导致纤维丧失、牙齿松动。

由于牙根表面积、解剖结构和骨密度在牙齿松动和脱落过程中都非常重要，因此没有特定的附着水平或骨丧失百分比来确定牙齿在哪些情况下会松动或脱落。一般来说，如果附着丧失大约为 8mm 或有超过牙根 60% 的附着丧失后，牙齿脱落的概率会显著增加。

1.7.7 遗传因素在牙周病中的作用

对于大多数患者来说，免疫反应可以平衡致病微生物群落的破坏作用。这种免疫反应本身具有多种平衡力，如适度激活中性粒细胞、辅助 T 细胞以及平衡 RANK 配体 /OPG 比例。任何免疫系统的紊乱都会增加严重牙周感染的可能性，这体现在一些免疫缺陷的遗传性疾病中，例如：

- 21 三体综合征（全身性免疫缺陷）。
- 掌跖角化牙周病综合征（中性粒细胞缺陷）。
- 先天性粒细胞缺乏症（中性粒细胞缺乏）。

- 惰性白细胞综合征（中性粒细胞缺陷）。
- 白细胞异常色素减退综合征（中性粒细胞缺陷）。
- 科恩综合征（中性粒细胞缺乏）。
- 先天性中性粒细胞减少症（中性粒细胞缺乏）。
- Zimmerman-Laband 综合征（中性粒细胞缺乏）。
- 糖原贮积症 I 型（全身性免疫缺陷）。
- 克兰费尔特综合征（全身性免疫缺陷）。

或结缔组织功能缺陷，如：

- 先天性结缔组织发育不全综合征（胶原蛋白组装缺陷）。
- 马方综合征（胶原组装缺陷）。
- 低碱性磷酸酶症（骨代谢缺陷）。

然而，即使在没有特定遗传背景的个体中，牙周病也具有明显的遗传因素。这种遗传因素是各种细微多态性的累积效应，如控制免疫蛋白产生和结缔组织功能的启动子和其他调节基因的遗传变异。

这方面的一个例子是 IL-1 基因型，它会导致机体在感染时产生更高水平的 IL-1。IL-1 具有多种功能，但在牙周病的背景下，它与炎症和骨质破坏有关。临床上，IL-1 基因型可用商业试剂盒进行检测。然而，这项检测只在吸烟者中有意义，检测结果呈阳性对应更高的牙周病风险[12]。

一般来说，单个基因的多态性与牙周炎的关联较弱，在临床上增加牙周病风险的意义可能不是特别显著。但是一系列基因多态性可能与牙周病临床风险关系密切。但目前商品化的只有 IL-1 基因型检测试剂盒，还没有其他基因的多态性检测产品，因此基因检测还未能被推广使用。

1.7.8 系统性疾病在牙周病中的作用

一般来说，促进炎症的系统性疾病会加重牙周病。同样，牙周病也可以通过释放炎性调节因子或在循环血液中传播细菌而导致全身炎症，从而影响系统性疾病（图 1.17）。

有牙周炎症时，炎性牙周组织表面积可达 $39cm^2$，因此对全身炎症有很大影响。大面积的炎症组织会释放大量的炎症因子进入体循环。这些炎症因子会加剧其他部位的炎症（如关节炎或心血管疾病），导致不良组织反应（如胰岛素抵抗或早产）。与牙周炎相关或相互作用的疾病不断增加，包括糖尿病、动脉粥样硬化、心血管疾病、脑卒中、肥胖、某些类型的肺炎、类风湿关节炎、生育并发症、肾脏疾病、口腔癌和勃起功能障碍等。

1.7.9 牙周炎、糖尿病和肥胖

糖尿病、肥胖和牙周炎之间的关系是上述循环关系的一个典型（图 1.18）：

- 炎症牙周组织向血液中释放炎症因子，如 TNF-α 和 IL-6。多余的脂肪组织也会释放这些介质。

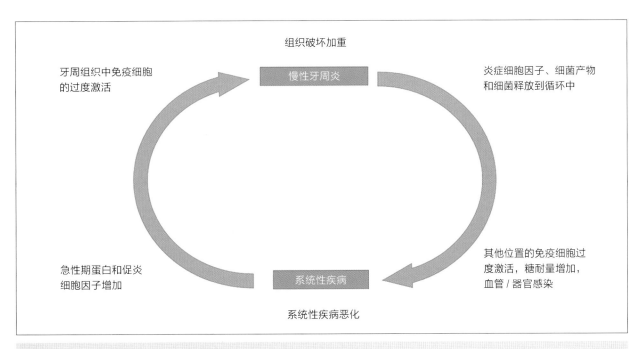

图 1.17 炎症是将牙周炎和系统性疾病联系起来的一般机制

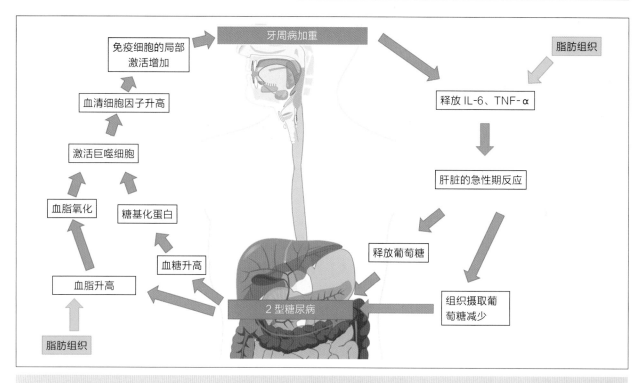

图 1.18 2 型糖尿病导致血糖和血脂水平升高，从而导致氧化应激增加和循环中巨噬细胞的激活，巨噬细胞激活清除受损的蛋白质会导致血清中细胞因子水平的普遍升高，引起牙周病中局部免疫细胞的激活，从而导致免疫过度激活和过度的组织损伤。细胞因子如 IL-6 和 TNF-α，会触发肝脏的急性期反应。这种反应一方面会促进肝脏葡萄糖水平的增加，另一方面会减少组织对葡萄糖的摄取，进而增加胰岛素抵抗

- 这些介质循环到其他器官。
- TNF-α 和 IL-6 促进急性期反应，并抵消胰岛素的作用。
- 这会导致血糖、血脂、纤维蛋白原和其他急性期蛋白的增加。
- 血糖升高产生晚期糖基化终末产物（advanced glycation end product，AGE）。血脂的增加也会导致血脂氧化水平更高。
- AGEs、血脂氧化、急性期蛋白增强了免疫细胞的激活。
- 在牙周组织中免疫细胞激活增加了组织损伤。

这种循环关系使糖化血红蛋白水平大于 9 的患者患重度牙周炎的概率增加了 3 倍，并降低了治疗成功率。然而，牙周治疗降低炎症反应后可使 2 型糖尿病患者的 HbA1c 水平减低 0.3%~0.5%[13]。

1.7.10 动脉粥样硬化、心脏病和脑卒中

动脉粥样硬化由光滑的血管内皮衬里受损引起，白细胞和血小板在血管壁上积聚以修复创伤，同时进一步损伤了内皮，最终导致血管变窄、血栓形成，进一步引起组织梗死。血栓波及不同器官则

会引起如脑卒中和心脏病等疾病发作。动脉粥样硬化的医学危险因素主要有久坐不动的生活方式、肥胖、高血脂水平、吸烟和糖尿病。牙周炎引起动脉粥样硬化的风险较小，但中重度牙周炎患者与其他个体相比患有脑卒中或心脏病发作的风险增加了约 1.2 倍。牙周炎和动脉粥样硬化之间也有直接联系，因为牙周致病菌如牙龈卟啉单胞菌可以在动脉粥样硬化斑块中被发现，并且可以在动物模型中通过激活局部免疫细胞而造成内皮损伤引起动脉粥样硬化。

1.7.11 生育并发症

早产是一个重要的公共卫生问题，将在妊娠期妇女不足 37 周就分娩的情况叫作早产。早产儿往往体重不足、器官不成熟且功能不全，通常需要数周的重症监护和护理才能存活。早产儿在婴儿期存活的可能性较小，发生神经系统疾病和发育疾病的风险较高。最相关的风险因素是缺乏产前护理、压力、家庭暴力、既往早产、子宫异常、先兆子痫、吸烟、整体健康状况不佳或全身感染。虽然牙周炎造成的风险较小但仍然值得关注，因为牙周炎与早

产、低出生体重和死产存在一定相关性。这可能是由于牙周致病菌经血源途径造成宫内感染，或由牙周组织炎症产生的炎性调节因子（即前列腺素 E_2）诱发易感子宫分娩所致。然而，目前尚不清楚妊娠期牙周治疗是否可以减少生育并发症。

1.7.12 肺炎

肺炎是一种严重的肺部感染，对住院、疗养院或老龄患者而言可能是致命的。重症监护病房的患者在连接呼吸机时感染肺炎的死亡率接近 40%。医学上相关的危险因素包括严重疾病、意识丧失、营养不良和住院时间。虽然牙周炎和不良的口腔卫生增加医院获得性肺炎和社区获得性肺炎的风险较小、但却是不可忽视的危险因素。其作用机制包括吸入了覆盖于牙面菌斑处的口腔细菌、吸入了破坏肺上皮的细菌酶，以及阻止了从口腔吸入细菌或炎性调节因子被清除，从而导致肺上皮更容易受到细菌感染。加强口腔卫生措施或多次使用抗菌漱口水浸透的海绵清洁口腔可显著降低医院或疗养院中获得性肺炎的发生率。

1.7.13 其他医学问题

随着相关研究的开展，人们认识到越来越多的系统性疾病会受到牙周炎的影响，虽然影响微小但统计学上仍有显著意义。这些疾病包括某些类型的口腔癌、高血压、骨质疏松症和勃起功能障碍等多种疾病。牙周治疗可能有助于改善如慢性肾病和类风湿关节炎等疾病，这表明牙周炎与系统疾病的临床相关性可能更高。

在慢性肾病中，通过检测肾小球滤过率发现功能性肾单位丧失使肾脏排泄功能受损，从而导致更高的心血管疾病和死亡风险。肾脏疾病的主要风险因素是发育中的肾脏异常、年龄增长、长期暴露于肾脏毒素以及全身性疾病，如肥胖和 2 型糖尿病。患有慢性肾病的患者罹患重度牙周炎的风险更高，并且牙周治疗可能通过减少造成肾脏损伤的全身性炎症进而改善肾脏功能。

同样，类风湿关节炎与严重的牙周病有关。口腔中的炎症因子可能会增强其他部位的炎症，导致关节表面破坏。在类风湿关节炎中，牙周治疗的作用虽然有限，但意义重大。牙周治疗可以降低全身炎症标志物进而改善关节总体功能。

1.7.14 衰老

随着年龄的增长，骨丧失和附着丧失变得更加普遍和严重。虽然衰老不会导致牙周病，但随着年龄的增长，患有慢性系统性疾病（如 2 型糖尿病）的人数增加，导致患牙周病的风险更高。根据自由基理论，持续的氧化应激在正常机体新陈代谢和免疫反应中，通过产生过量氧化分子导致分子和组织损伤。最终，组织损伤无法修复进而导致衰老。衰老后口腔组织会变得薄而脆弱、更易受到损伤、再生潜力降低导致伤口愈合变慢。

1.7.15 吸烟

吸烟会产生许多有害的影响，包括重度牙周炎的患病风险增加 5 倍以上。与非吸烟者相比，吸烟者进行包括种植体治疗在内的牙周治疗的成功率更低。尽管一些研究表明，牙龈卟啉单胞菌和伴放线聚集杆菌在吸烟的牙周炎患者有所增加，但总体而言烟草对牙周菌群的影响似乎很小。吸烟释放的各种分子会对免疫力和伤口愈合产生不利影响。例如，尼古丁是一种有效的血管收缩剂，导致牙龈组织血流减少。在烟草烟雾中发现的反应性分子，如一氧化碳、丙烯醛和醛，直接破坏组织导致牙龈纤维化程度更高，即便在牙周炎症的情况下也不易产生牙龈出血。吸烟还会改变牙周组织中的细胞因子环境，减少蛋白酶抑制剂的产生从而导致更严重的组织损伤，因为蛋白酶抑制剂通常可以抑制细菌和免疫细胞释放的蛋白酶。

1.8 组织愈合

牙周治疗的效果很大程度上取决于伤口愈合的情况。牙周治疗的主要目标是恢复牙周健康。通过牙周治疗清除组织刺激物为牙周愈合创造条件，如果愈合成功，则能恢复牙周健康。

1.8.1 组织愈合的阶段

伤口愈合分为以下四个阶段，同一伤口的不同部位可能处于不同的愈合阶段。

止血

愈合的第一步是出血。外科手术、细菌及免疫细胞破坏毛细血管壁后会使血液直接接触到含有激活血小板或凝血因子的结缔组织。组织受损后小动脉收缩，血液流动变缓，可以促进有效凝血。因此，牙周手术翻瓣术后通常 5~10 分钟出血就会减少。有创牙周治疗的出血最可能来自毛细血管床，因此通过用力按压出血部位可以在 5~10 分钟有效止血。血凝块通常在 24 小时后形成。

抗凝剂或遗传因素引起的凝血级联反应异常可能会导致出血时间延长。虽然这些患者最终也会产生凝血反应，但大块充满液体的血凝块会延缓愈合。对于临床上接受牙周手术并服用阿司匹林或其他非甾体消炎药的患者，这种影响通常比较小。口服抗血小板药物（如氯吡格雷）和抗凝药物（如华法林和利伐沙班）的患者可能会出现出血时间延长，但不建议在常规牙周手术中停止服用这些药物。除此以外，未经治疗的中重度静脉曲张或血友病患者可能会有出血时间延长。因此，患者需要在血液科医生的指导下在牙周手术前及手术后服用替代药物，以减轻出血风险。

炎症

炎症几乎与凝血同时发生，并在损伤后 12~24 小时达到高峰。炎症会清除伤口上的细菌和受损细胞，使伤口能够正常愈合。如果伤口发生感染会导致延迟愈合，因为炎症会影响细胞外基质的沉积和结缔组织细胞的正常功能。牙周手术的术后感染通常在术后前几天比较明显。疼痛加重是术后感染的一个早期症状，并且在术后第 1 天通常是最剧烈的。因此，术后 1~2 天打电话随访患者非常重要。

因为葡萄糖修饰蛋白的沉积会增强和延长炎症反应，所以糖尿病患者伤口愈合较慢。这可能会导致临床上再生手术和骨移植术后伤口愈合延迟和不完全骨再生。

肉芽组织

细胞会在伤口的细菌清除后，进入并覆盖伤口。

- 伤口边缘的角质形成细胞，主要受到唾液腺分泌的表皮生长因子的驱动，以每天 0.5~1.0mm 的速度向伤口表面迁移。这些细胞是伤口中移动最快的细胞，通常最先到达暴露的根面。
- 成纤维细胞主要在抗炎的调节性 T 细胞释放的转化生长因子和血小板释放的血小板衍生生长因子的驱动下迁移到伤口。在临床上可以用血小板衍生生长因子和血小板浓缩液促进软组织愈合，加快骨骼生长。成纤维细胞还分泌组织型纤溶酶原激活物，启动酶联反应溶解血凝块。
- 毛细血管内皮细胞在血凝块中心低氧环境和成

纤维细胞产生的血管内皮生长因子 VEGF 的刺激下生长。神经生长因子和胰岛素样生长因子促进成纤维细胞和内皮细胞的生长和分化。

- 成骨细胞是迁移最慢的细胞，需要在一个稳定的伤口环境中生长。因此，骨再生需要一段时间，而且硬组织的再生通常比软组织的再生更困难。临床上，可用一些骨形成蛋白来促进骨形成。

肉芽组织含有许多毛细血管且质地脆弱，所以通常是暗红色的。吸烟会限制血液流动从而降低前体细胞到达伤口的速度，并对该区域正在发育和成熟的细胞产生直接毒性作用，所以吸烟不利于伤口的愈合。

成熟

牙周软组织通常在 6~8 周成熟，随着血管数量的减少，上皮生长到了正常厚度，形成典型的粉红色牙龈。在成熟伤口的结缔组织内，成纤维细胞数量减少，原有的胶原纤维网格变得坚固，使伤口产生一定程度的收缩。

在拔牙窝或牙周缺损处植入材料后，移植材料释放的骨形成蛋白会募集邻近牙槽骨骨髓中的基质细胞浸润该区域。在术后 8 周内，基质细胞会分化为成骨细胞并开始沉积骨基质。术后 3 个月，骨基质完全矿化并可以通过 X 线片看到。术后 1 年内骨基质改建完成。

1.8.2 再生与修复

伤口愈合是防止出血和微生物感染的适应性生存策略。伤口愈合有两种类型：

- **修复**：伤口愈合后，新生组织与原组织组成不同，体积可能变小或功能变差。对人类来说，这是伤口愈合的经典模式。
- **再生**：创面愈合后，新生组织与原组织具有相同的组成和特征。对牙周治疗来说，这是理想的结果，但很少实现。

牙周治疗后，再生和修复产生不同的结果（图 1.19）：

- **长结合上皮愈合**：因为上皮细胞迁移速度最快，可以最先到达根面并沿根面生长至牙周韧带，形成一层与根面紧密结合、薄而长的上皮细胞。临床上表现为探诊深度减小，牙龈健康。牙菌斑存在时，上皮细胞脱落，再次形成牙周袋。这种愈合是有效的牙周刮治和根面平

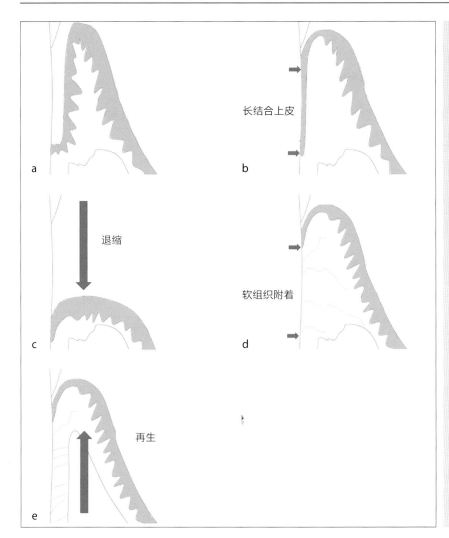

图1.19　牙周治疗后组织愈合的四种方式。（a）由于牙周病细菌感染造成直接或间接的损害，会形成深牙周袋、附着丧失和牙槽骨吸收。（b）牙周治疗去除菌斑和牙石后，牙根表面是干净的，上皮细胞接触根面并向根尖移动，形成长结合上皮。临床上表现为牙周袋深度减少和新附着形成，但如果上皮细胞由于新的牙周感染从根面脱落，这种现象可能会很快消失。（c）传统牙周袋切除手术通常会造成牙龈退缩，牙龈组织健康但退缩明显。（d）有时软组织重新附着到根面，偶尔会出现上皮细胞岛。（e）最理想的结果是牙周组织再生，牙槽骨、牙骨质、牙周膜和牙龈纤维重新附着。部分再生比较常见，但完全再生很少见且很难获得

整术后常见的愈合方式。

- 牙龈退缩：牙龈覆盖于牙槽骨上的正常结合上皮，形成一层紧密菲薄的软组织。临床表现为牙根暴露（牙龈退缩），探诊深度减小。这是传统牙周袋切除手术（即牙龈切除术、翻瓣术和骨手术）常见的预后。
- 软组织附着：成纤维细胞到达牙根表面后，胶原纤维进入发育中的牙骨质，形成软组织附着。牙根表面无骨形成，仅有成群的上皮细胞。临床表现为厚而健康的牙龈，探诊深度减小，但X线片上没有骨质增加。这是根面覆盖的一种预后。
- 牙周组织再生：完全恢复原有软组织和骨组织的结构。大多数情况下，再生手术后同时出现组织再生、软组织附着、长结合上皮和牙龈退缩等多种组织愈合形式。真正意义上的再生只能通过组织切片确定。

1.8.3　种植体周围组织愈合的特点

由于种植体是通过手术植入牙槽骨，伤口愈合具有一些特点：

- 骨-种植体界面。种植体周围没有类似牙周膜这样的软组织，这会产生一些重要的临床结果：
  ○ 一旦种植体和骨组织完全结合，只有当它周围的骨组织完全丧失时，种植体才会松动，种植体松动表明种植失败。
  ○ 与天然牙不同，不需要担心种植体和覆盖义齿之间的长度比例，短的种植体可以支撑长的牙冠。
  ○ 与天然牙不同，传统的正畸治疗无法移动种植体，种植体对面部生长的反应与天然牙不同。
  ○ 由于缺少含有免疫细胞和血管的牙周膜组织，种植体周围感染的治疗难度更大。
  ○ 与天然牙不同，由于没有血液营养供应和牙周膜的机械刺激，种植体缺少颊侧薄层骨壁。

- 由于经典的修复方法（比如楔子）无法分离种植体，种植体上的修复体很难与邻牙/修复体形成紧密的邻接关系。
- 缺少牙龈附着（尽管一些较新的种植系统可以产生附着）。相反，牙龈上皮细胞在种植体及基台周围形成一个紧缩的袖口，牙龈环形纤维可维持这种紧密接触。
  - 种植体周围牙菌斑引起的炎症会导致种植体周围迅速出现深牙周袋以及牙槽骨吸收。
  - 通常，种植基台周围的骨丧失一开始可达2mm，以容纳长结合上皮。

1.8.4 临床意义：术后医嘱

术后医嘱对伤口愈合非常重要：

- 最重要的医嘱是"术后24小时内，不要吐痰、漱口、刷牙、用牙线、用吸管吸液体；不要张口观察手术区域或用舌头舔舐手术区域；不要试图自己拆线"。以上医嘱对伤口的稳定很重要，因为血凝块在最初24小时内很脆弱且容易移位，血凝块脱落会影响伤口的愈合。缝合有利于伤口稳定，加速伤口愈合。
- "出血会在24小时内停止。如果发现出血，用湿纱布加压止血"。因为交联纤维蛋白会在最初24小时内形成，加压能够减缓血液流动并稳定血凝块，而纱布提供异物表面促进血凝块形成。
- "必要时可以通过冰敷和非甾体抗炎药缓解疼痛"。冰敷可以消肿，产生轻微麻醉效果，而非甾体抗炎药可以消肿并缓解前列腺素相关性疼痛。
- "明天我们会给你打电话，看看情况怎么样，从今天起，接下来一周我们都会检查伤口"。术后初期容易发生感染等并发症，如果第一周内没有发生任何并发症，则手术成功的可能性较大。

1.8.5 临床意义：牙科手术后的愈合时间

伤口愈合速度也决定了手术愈合时间：

- 软组织愈合：通常在6~8周完成。此时组织已经足够成熟，可以在牙周袋切除手术、冠延长术或种植二期手术后进行印模和修复。在前牙区，建议等待3个月以上以确保龈缘稳定，不会露出牙冠边缘。

- 硬组织愈合：通常在3~12个月完成，具体时间取决于需要形成骨组织的量和持续骨重建的耐受性。通常等待时间如下：
  - 3个月：上颌前牙冠延长术/牙周骨手术术后修复；简单种植体植入后二期手术达到30Ncm插入转矩（植入的同时可以即刻修复）；简单拔牙术/牙槽嵴顶保留术后种植体植入。
  - 6个月：复杂牙槽嵴顶保留术或牙槽嵴顶提升术后种植体植入；植骨术或上颌窦提升术后种植手术第二阶段或插入转矩低于30Ncm的种植体。
  - 8~12个月：上颌窦提升术后种植体植入；上颌窦提升术的同时进行种植体二期手术。
  - 12个月：此时可以对再生手术和根面覆盖手术长期稳定的结果进行测量。

1.9 发育性影响因素

虽然牙周病的症状出现于牙齿发育完成后，但牙齿发育异常可能会影响患者后期的牙周情况。

1.9.1 牙齿的发育

人类牙齿发育起源可以追溯到胚胎第4周神经嵴细胞发育阶段：

- 第4周：由于神经管前端快速生长，管状胚胎卷曲成C形，最终发育成大脑。进一步发育后，神经嵴细胞在心脏发育的上方卷曲并形成褶皱，最终发育成面部和颈部。
- 第5周：该区域组织凸起后形成下颌咽弓、上颌突、中鼻突和侧鼻突。其他咽弓形成一条导管，最终发育为食道、口咽以及颈部和中耳的其他部分。这条导管在下颌突底部的小部分组织逐渐增大并向前生长。随着第二、第三咽弓和颈部肌肉的细胞迁移、增大，最终形成舌头。
- 第6周：上颌突和中鼻突融合形成上颌和硬腭，下颌突在未来3周形成口底。神经嵴细胞迁移到未来颌骨上方并和中胚层组织融合形成外胚间充质。外胚间充质形成一条致密的上皮带，称为牙板。根据场论，不同蛋白质（如同源盒蛋白、Wnt蛋白和音猬因子基因家族蛋白）和生长因子（如肝脏生长因子、骨形成蛋白、成纤维细胞生长因子）的浓度梯度以及外胚层细胞可以形成不同类型的组织和牙齿。或者根据克隆理论，随着牙板向后生长，牙齿的数量、种类和位置可能由细胞分裂的数量决定。其他神经嵴细胞与外胚层基板细胞混合形成三叉神经节神经元，其轴突形成未来的三叉神经。

- 第7周：下颌骨开始在颏孔附近形成并包裹逐渐退化的梅克尔软骨（Meckel's cartilage），梅克尔软骨曾经是下颌弓的支撑部分。同时从这周开始，在鼻囊附近形成的骨质向后方生长形成上颌骨。

- 第8周：牙板进一步增厚并形成组织突起称为牙蕾，牙蕾所在部位未来会形成牙齿。牙蕾向发育的颌骨内生长，最终变大形成帽状结构，然后是钟状结构，即成釉器（成釉器将发育成牙齿的釉质）。当牙板细胞形成钟状结构时会包绕未来将发育成牙髓和牙本质的间充质细胞，被成釉器包围的区域叫作牙乳头。牙乳头顶端的成釉器中间细胞进一步分化，密度增大，形成前成釉细胞。前成釉细胞形成了一种叫作釉结的结构，这个结构决定了未来牙齿的形状。前成釉细胞还能诱导邻近的牙乳头细胞分化成牙本质细胞，进而刺激前成釉细胞分化为成釉细胞，沉积釉质。一旦牙釉质沉积，成牙本质细胞开始分泌牙本质基质，然后矿化形成牙本质，这一发育过程从牙尖开始。之后成釉器的边缘继续伸长，内层的内釉上皮细胞将发育为成釉细胞，中间层是星状网细胞，外层是外釉上皮细胞。整个过程沿着牙齿的边缘持续进行，直到牙冠形成。

- 第12~16周：牙齿开始矿化，这个过程一直持续到乳牙的牙冠完全形成。之后恒牙牙蕾也开始同样形成。

1.9.2 牙根发育和牙齿萌出

随着成釉器从牙尖开始向外生长，有一个部位内釉上皮细胞和外釉上皮细胞相互融合，没有星网状层。这个部位未来成为CEJ，因为这个部位的内釉上皮细胞不再形成成釉细胞，而会继续诱导成骨细胞形成牙根。成釉器从CEJ向下被称为上皮根鞘。

上皮根鞘继续伸长，细胞生长差异决定了牙根的生长方向。此外，上皮根鞘细胞生长的局部差异导致上皮根鞘向相反方向生长，产生根分叉分离牙根。如果生长中断，则导致上皮根鞘上出现小孔，

产生侧支根管孔。最终，上皮根鞘逐渐变细，向根尖方向收拢。

随着牙根生长，其周围牙槽骨也不断发育，神经轴突纤维埋入牙乳头内形成牙髓神经网。牙根形成后，上皮根鞘断裂，大部分消失。随着上皮根鞘逐渐消失，牙根周围的间充质细胞与牙本质接触后分化为成牙骨质细胞。成牙骨质细胞在牙根表面沉积牙骨质，同时发育中的成纤维细胞产生胶原纤维埋入牙根表面。随着牙齿周围的牙槽骨开始形成，胶原纤维另一端埋入牙槽骨形成束状骨。这种同时埋入到牙骨质和牙槽骨形成牙周韧带的胶原纤维被称为穿通纤维。

随着牙根逐渐发育并被牙槽骨包绕，牙根的生长使牙齿向口腔方向移动。在牙齿萌出到口腔中，牙蕾的上皮条索和成釉器被推入口腔上皮。最终，外釉细胞与口腔上皮融合形成牙齿萌出的通道。牙齿萌出后，内釉上皮细胞退化成缩余釉上皮，在萌出的牙冠表面形成一层薄膜。当牙齿暴露在口腔中时，薄膜便会脱落。

1.9.3 牙周治疗的临床意义

牙齿发育过程中受到任何干扰都会影响牙齿的形成、形态和位置。疾病或环境因素导致的牙囊破坏通常会引起牙缺失。

牙根的解剖结构及表面缺陷

上皮根鞘生长发育异常可能会导致异常的牙根解剖结构，如多余的牙根、过弯或过细的牙根、畸形牙根或牙根表面的嵴和沟。如果一些内釉上皮细胞仍然具有分化为成釉细胞的能力，就会形成釉珠。当周围细胞停止形成釉质时，舌状的内釉上皮却还在持续形成釉质，就会在颈部形成釉质突起。

CEJ的形态和大小取决于间充质细胞向CEJ迁移的距离和上皮根鞘断裂的程度。如果产生的牙骨质过多会覆盖部分的牙釉质。相反，如果CEJ附近的上皮根鞘一直存在，CEJ的牙骨质缺失后容易引起牙根敏感。

囊肿形成的可能

上皮根鞘大部分降解后，可能有一些上皮细胞残留，即马拉瑟上皮剩余。这些残余的细胞有时生长活跃，不断增殖变大，形成一个充满液体的上皮细胞团，引起发育性根侧囊肿。这些囊肿有时会在牙周病期间发生感染并形成牙周脓肿。

被动萌出异常

牙齿在牙根生长的时候会向口腔移动，这个过程称为主动萌出。此时牙龈上皮细胞和外釉上皮细胞融合，形成牙齿萌出的通道。一旦牙齿萌出，这些上皮细胞就会凋亡，减少了覆盖牙齿的牙龈数量，这一过程称为被动萌出。

如果细胞凋亡不足，多余的牙龈就会覆盖在牙齿表面，造成临床牙冠过短和患者露龈笑。同样，在 CEJ 处可能有过多的牙槽骨形成，这会影响牙齿完全萌出。无论哪种情况，牙齿都没有完全萌出，称为"被动萌出异常"。

釉质蛋白衍生物和生长因子的应用

由于牙齿发育可以促进牙骨质、牙周膜和牙槽骨的生长，因此临床医生很早就开始将各种促进牙齿发育的生长因子应用于牙周治疗。最典型的例子是釉基质蛋白（Emdogain），它来源于猪的牙胚，有证据表明其可通过使牙齿重新发育来促进牙周组织再生。其他与牙齿发育相关的分子如成纤维细胞生长因子和骨形成蛋白，也可用来促进组织新生。

- 宿主的固有免疫，如牙龈的物理屏障、细菌黏附的上皮细胞脱落、龈沟液的冲洗以及抗菌肽和蛋白质的产生，是由于菌斑中不同种类和数量的微生物群引起和改变的。
- 中性粒细胞和 T 细胞在伤口愈合、改变宿主固有免疫反应和引起牙周组织破坏中发挥重要作用。
- 牙周病以牙龈红肿、附着丧失、牙齿松动和牙槽骨吸收为主要表现。
- 遗传因素会影响疾病的严重程度。
- 炎症可能是疾病间的主要联系。
- 伤口愈合包括凝血、炎症、肉芽和成熟。清除细菌对愈合的每个阶段来说都是非常重要的。
- 组织再生是理想的结果，但手术后的愈合方式通常是组织修复。
- 与天然牙不同，种植体的术后愈合和整合没有牙周膜参与。
- 牙根的解剖形态在牙齿发育期间决定。一些再生手术的目的是模拟牙齿发育的过程。

1.10 关键要点

- 牙周病是一种常见疾病。当细菌入侵并损害正常的牙周组织且宿主的免疫系统发生改变时，就会产生疾病。
- 菌斑生物膜是一种由多种细菌组成的群落结构。早期微生物的定植有利于晚期革兰氏阴性厌氧菌的定植，比如"红色复合体"（牙龈卟啉单胞菌、福赛坦氏菌和齿垢密螺旋体），从而引起牙周病。

1.11 复习题

思考以下病例并回答相关问题：

在一次临床教学综合模拟考试中，一位 25 岁的口腔专业学生接受另一个同学的检查。两个人都很健康，没有牙疼或其他口腔疾病，没有过敏史，并定期接受口腔护理。他们都非常重视口腔卫生，每天用电动牙刷刷牙 3 次，定期使用牙线。患者的口内照和全景片如图 1.20 和图 1.21 所示。

7	8	9	10	11	牙齿	22	23	24	25	26
323	212	322	212	213	PD（颊侧）	212	212	212	212	213
					BOP（颊侧）					
323	323	323	323	323	PD（舌侧）	323	323	323	323	323
					BOP（舌侧）					
0	0	0		0	CAL 最高水平	0	0	0	0	0
					根分叉（舌侧）					
					根分叉（颊侧）					
0	0	0	0	0	牙齿松动度	0	0	0	0	0

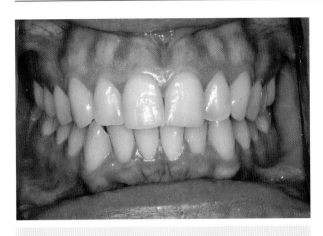

图 1.20 口内照

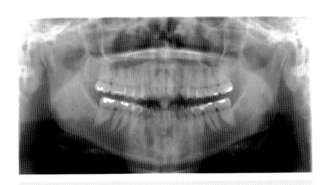

图 1.21 全景片

学习目标：认识健康牙周组织的正常解剖结构。

1. 判断以下关于患者切牙和尖牙的说法是否正确。

说法 1：牙周探查表说明牙周健康。

说法 2：临床表现和检查说明需要拍摄根尖片以进一步评估。

　　A. 两个说法均正确

　　B. 两个说法均错误

　　C. 说法 1 正确，说法 2 错误

　　D. 说法 1 错误，说法 2 正确

2. 这位口腔专业学生几年后就诊于一家私人口腔诊所。口内情况基本没有太大变化，但刷牙过度导致尖牙和前磨牙牙齿表面出现一些磨损（5 号、6 号、11 号、12 号牙），并导致 2~3mm 的牙龈退缩和 2mm 的附着丧失。探诊深度仍为 1~3mm，无探诊出血。除尖牙和前磨牙外的牙位不存在临床附着丧失。患者的牙周状况描述最恰当的是：

　　A. 牙周健康

　　B. 牙周健康，但牙周组织减少

　　C. 牙周组织不健康

　　D. 信息不全，无法确定

3. 一名 40 多岁的牙医在牙科会议期间吃三明治时把 12 号牙咬裂，曾经的同学打算帮她把 12 号牙进行高嵌体修复。牙周健康情况同第一次检查，远舌尖折裂至龈下约 1mm 处，探诊深度是 2~3mm，龈沟位于折裂处下方 1mm。X 线片显示，牙槽骨水平位于 CEJ 以下 2mm，无牙髓暴露，牙髓活力测试结果正常。关于这个病例，下列哪个说法正确的？

　　A. 修复会违背生物学宽度

　　B. 生物学宽度大于正常范围

　　C. 龈牙结合部的宽度是 3mm

　　D. 不需要进行牙冠延长

4. 这个学生在 50 岁左右患上了自身免疫性疾病，血清学检测显示有桥粒黏蛋白抗体。在牙周组织中，这将引起：

　　A. 上皮内疱形成

　　B. 快速附着丧失的可能

　　C. 严重的细菌感染

　　D. 黏膜脱离下层组织

学习目标：描述微生物在牙周疾病进程中的作用。

5. 自身免疫性疾病发病之前，该患者的菌斑指数较低，且无任何牙周病的症状。9 号牙颊侧的微生物样本的主要细菌是：

　　A. 放线菌属

　　B. 梭形杆菌属

　　C. 链球菌属

　　D. 葡萄球菌属

6. 9 号牙颊侧龈缘出现溃疡伴有刷牙敏感，因此这个部位一周没有刷牙。相对于其他种类的细菌，哪种细菌减少了？

　　A. 革兰氏阳性菌

　　B. 厌氧菌

　　C. 杆状菌

　　D. 能动菌属

学习目标：描述引起牙周病临床症状和体征的细胞和分子反应。

7. 为了治疗自身免疫性疾病，医生对患者进行糖皮质激素治疗和全血细胞计数，以监测治疗进展。检查发现白细胞，特别是中性粒细胞急剧减少到 $0.5 \times 10^9/L$（正常为 $2.5 \sim 7.5 \times 10^9/L$）。这造成细菌感染的风险 _____，这与附着水平丧失 _____。

　　A. 低，相关

　　B. 低，不相关

C. 高，相关

D. 高，不相关

8. 医生减少糖皮质激素的剂量后，中性粒细胞数量上升至正常水平，但会损失一部分自身抗体。患者 55 岁时，牙周探查情况基本没有变化，尖牙和第一前磨牙轻度附着丧失，探诊深度浅，少数位点在洁治时有牙龈出血。判断以下说法是否正确。

说法 1：牙龈出血是牙周病引起的。

说法 2：该患者可能有预防牙周病的遗传因素。

A. 两个说法均正确

B. 两个说法均错误

C. 说法 1 正确，说法 2 错误

D. 说法 1 错误，说法 2 正确

9. 考虑到这个病例的情况，您认为年龄增长会：

A. 增加患牙周病的风险

B. 导致更薄、更脆弱的口腔组织

C. 增加口腔微生物引起肺炎的风险

D. 导致更深的牙周袋

学习目标：描述牙周组织如何从细菌或外伤引起的损伤中修复。

10. 患者 65 岁时，12 号牙折裂且无法修复。从医 2 年的侄子帮她拔掉这颗牙后，让她咬住纱布的原因是？

A. 为成纤维细胞提供机械刺激

B. 防止细菌感染伤口

C. 扩大拔牙窝以防止伤口收缩

D. 有助于止血和凝血

11. 几个月后，在拔牙部位进行了种植修复。由于该部位靠近上颌窦，因此植入一个 8mm 的短种植体来支持上方 10mm 高的修复体。判断下列说法 / 对应原因是否正确。

说法：不良的种植体与牙冠比是一个问题。

原因：因为种植体上没有纤维附着。

A. 说法和原因均正确且相关

B. 说法和原因均正确但不相关

C. 说法是正确的，但原因错误

D. 说法是错误的，但原因正确

E. 说法和原因都不正确

学习目标：说明牙齿发育是如何影响牙周病及其治疗。

12. 拔除 12 号牙时发现它有近中和远中两个根，这是因为：

A. 每个牙尖都有一个对应的上皮根鞘

B. 上皮根鞘的不同部位生长速度不同

C. 根隔膜的两个部位的细胞发生凋亡

D. 成牙本质细胞在牙齿中心停止沉积牙本质

13. 判断下列说法是否正确：

说法 1：在 12 号牙种植部位加入釉基质蛋白有利于骨再生。

说法 2：如果考虑在 12 号牙的部位进行上颌窦手术，加入骨形成蛋白可能会促进骨组织再生。

A. 两个说法均正确

B. 两个说法均错误

C. 说法 1 正确，说法 2 错误

D. 说法 1 错误，说法 2 正确

1.12 参考答案

1. C. 说法 1 是正确的，因为探诊深度浅（1~3mm），没有出现探诊出血、牙齿松动或附着丧失。牙龈出血说明有牙龈炎，附着丧失说明有牙周炎。说法 2 是错误的，这个部位没有骨丧失，故不需要拍摄根尖片以进一步评估。没有明显的牙龈退缩、附着丧失或较深的探诊深度提示有牙槽骨吸收导致的牙周病。这个病例没有牙髓感染或其他情况。正如病例所示，对患者初步进行全面检查时，除了全景片，还可以使用𬌗翼片来检查后牙邻面是否龋坏。

2. B. 患者虽然存在附着丧失，但没有牙周病。与一开始的表述不同，现在有附着丧失，因此选项 A 是不正确的。然而，探诊深度浅、无出血以及没有其他症状或体征说明患者没有牙周病（C）。

3. D. 不需要进行冠延长，因为没有违背生物学宽度。选项 A 是不正确的，因为龈沟位于折裂部位根方 1mm，这将是修复体边缘的位置。因此，保留最小的龈沟可以不侵犯龈牙结合部位。选项 B 是不正确的，因为 X 线片显示生物学宽度为 2mm，没有证据表明患者是厚龈生物型。选项 C 不正确，因为 3mm 宽的龈牙结合部位比正常范围要厚很多，这可能使得牙槽嵴顶到 CEJ 的距离更宽。

4. A. 在连接上皮细胞的桥粒中发现桥粒黏蛋白抗体，这会损害细胞桥粒的功能。引起上皮内的细胞相互分离，导致上皮内疱的形成（A）。桥粒黏蛋白不是半桥粒的经典成分，半桥粒使细胞附着于下层基底膜，而且这种连接不受自身抗体影响（D）。快速的附着丧失是影响免疫或胶原蛋白功能疾病的典型症状，与桥粒黏蛋白无关。严重的细菌感染（C）通常提示中性粒细胞缺陷，与桥粒黏蛋白无关。

5. C. 干净的牙冠表面通常只含少量的口腔链球菌。如果菌斑继续堆积，牙面不干净，就会出现放线菌。具核梭杆菌很少出现在不成熟的菌斑里，所以它是菌斑成熟的标志。葡萄球菌在口腔中不常见。

6. A. 当口腔卫生差的时候，细菌的数量随着革兰氏阴性菌、厌氧菌、能动菌和杆状菌的数量增加而增加。因此，革兰氏阳性菌的数量相对于其他细菌就会减少。

7. C. 中性粒细胞的水平提示中至重度中性粒细胞减少症，患者容易受到细菌感染，患牙周病的风险增高，从而引起附着丧失。

8. D. 说法 1 可能是错误的，本病例患者牙周一直是健康的，点状出血最可能是洁治时器械造成的创伤。说法 2 可能是正确的，因为尽管患者有中性粒白细胞减少病史且年纪较大，但仍然没有明显牙周病的体征。

9. B. 选项 A 是错误的，因为年龄本身并不会导致附着丧失或牙周病。选项 C 可能是错误的，因为该患者没有牙周病，而且保持良好的口腔卫生，没有导致肺炎的微生物来源。选项 D 是错误的，牙周袋并不一定会随着年龄的增长而加深（因为牙周炎是可治疗的）。

10. D. 咬紧纱布是为了对拔牙窝进行加压，有助于止血，而且可以提供一个异物表面促进凝血。患者取出纱布后一段时间后伤口会形成肉芽组织，在这期间可能会对成纤维细胞产生机械刺激。纱布孔太多无法防止细菌进入拔牙窝。拔牙后不要碰伤口或不要扩大拔牙窝。

11. D. 这个陈述是错误的，因为冠根比例对天然牙和种植体的影响不一样。原因正确，因为种植体上没有牙周韧带或纤维附着。陈述和对应的理由适用于天然牙，而不适用于种植体。因为在天然牙中有附着纤维的数量，才需要考虑冠根比例。

12. B. 当上皮根鞘的一部分生长速度比其他部分快时，上皮根鞘内陷、融合，就会形成根分叉入口和多个牙根。选项 A 是错误的，因为这样会形成双生牙。选项 C 会形成副孔。选项 D 会导致牙本质缺损。

13. D. 釉基质蛋白衍生物可以使牙齿重新发育，获得新的临床附着。骨形成蛋白具有骨诱导的功能。因此，说法 1 是错误的，说法 2 是正确的。

1.13　循证活动

- 从网上搜索口腔照片并进行评分。判断照片显示的是健康还是病变的牙周组织，并说明原因。

- 选择一种微生物，并使用 PubMed 或 EMBase 数据库搜索它的毒力因子。在课堂上讨论这种细菌是否比其他人选的细菌更容易造成口腔疾病。

- 选择一种毒力因子，如牙龈卟啉单胞菌脂多糖，画一条分子通路图表示牙龈卟啉单胞菌脂多糖结合到模式识别受体上的所有途径，利用从 PubMed 或 EMBase 数据库上找到的文献或综述观察临床组织变化。

- 进入得克萨斯大学圣安东尼奥健康科学中心网站，网址为 https://cats.uthscsa.edu/，点击牙科学版块的批判性评价主题（critically appraised topics，CAT）搜索关于癌症和牙周病之间关系的综述。收集证据并进行严格评价，并讨论基于目前的文献这些结论是否正确。

- 按照 Sauve S. 等人在 "CAT：学习如何批判性评价" 中提供的大纲，新建一个关于牙周治疗预防心脏病（或者其他未能找到 CAT 的主题）的 CAT（Ann R Coll Physicians Surg Can 1995; 28: 396–398）。

参考文献

[1] Schmidt JC, Sahrmann P, Weiger R, Schmidlin PR, Walter C. Biologic width dimensions—a systematic review. J Clin Periodontol 2013;40(5):493–504

[2] Jin Y, Yip HK. Supragingival calculus: formation and control. Crit Rev Oral Biol Med 2002;13(5):426–441

[3] Hajishengallis G, Lamont RJ. Beyond the red complex and into more complexity: the polymicrobial synergy and dysbiosis (PSD) model of periodontal disease etiology. Mol Oral Microbiol 2012;27(6):409–419

[4] Kolenbrander PE, Palmer RJ Jr, Rickard AH, Jakubovics NS, Chalmers NI, Diaz PI. Bacterial interactions and successions during plaque development. Periodontol 2000 2006; 42:47–79

[5] Mysak J, Podzimek S, Sommerova P, et al. Porphyromonas gingivalis: major periodontopathic pathogen overview. J Immunol Res 2014:476068

[6] Bechinger B, Gorr SU. Antimicrobial Peptides: Mechanisms of Action and Resistance. J Dent Res 2016

[7] Ding PH, Wang CY, Darveau RP, Jin LJ. Nuclear factor-κB and p38 mitogen-activated protein kinase signaling pathways are critically involved in Porphyromonas gingivalis

lipopolysaccharide induction of lipopolysaccharide- binding protein expression in human oral keratinocytes. Mol Oral Microbiol 2013;28(2):129–141

[8] Raphael I, Nalawade S, Eagar TN, Forsthuber TG. T cell subsets and their signature cytokines in autoimmune and inflammatory diseases. Cytokine 2015;74(1):5–17

[9] Moutsopoulos NM, Kling HM, Angelov N, et al. Porphyromonas gingivalis promotes Th17 inducing pathways in chronic periodontitis. J Autoimmun 2012;39(4):294–303

[10] Belibasakis GN, Bostanci N. The RANKL-OPG system in clinical periodontology. J Clin Periodontol 2012;39(3):239–248

[11] Scheres N, de Vries TJ, Brunner J, Crielaard W, Laine ML, Everts V. Diverse effects of Porphyromonas gingivalis on human osteoclast formation. Microb Pathog 2011;51(3):149–155

[12] Huynh-Ba G, Lang NP, Tonetti MS, Salvi GE. The association of the composite IL-1 genotype with periodontitis progression and/or treatment outcomes: a systematic review. J Clin Periodontol 2007;34(4):305–317

[13] Engebretson S, Kocher T. Evidence that periodontal treatment improves diabetes outcomes: a systematic review and meta-analysis. J Periodontol 2013;84(4, Suppl): S153–S169

2 牙周数据的收集

摘要

　　牙周治疗最重要的是对患者进行全面的评估，否则难以做出全面的诊断并制订详尽的治疗计划。评估应包括了解牙周病患者的全身情况，并且探讨影响牙周病的局部因素。通过对现病史和既往史的详细回顾了解全身情况。详细检查患者口外和口内的情况以发现患者牙周病的局部促进因素。在一些情况下，还需要进行牙髓、影像、微生物、组织学检查和遗传学检测来研究某些罕见疾病。

关键词：病史、检查、影像学资料、问题列表

2.1　学习目标

- 评估牙周病患者的全身情况。
- 评估患者现阶段的临床牙周状况和局部促进因素。
- 利用影像学资料和辅助检查来验证牙周检查的结果并寻找病因。
- 准备一份用于制订病因学治疗计划的问题列表。

2.2　病例分析

　　一位 56 岁的白人女性患者，因多颗牙齿疼痛就诊，并期望"进行更好的牙齿护理"。患者主诉牙齿有可以忍受的轻度疼痛，疼痛反复发作，时轻时重且难以定位。患者发现疼痛通常由于进食冷或甜食（如饮用冰苏打水）引起，停止进食一段时间后疼痛症状缓解。因担心治疗费用，未针对主诉问题就诊。患者对治疗无任何顾虑。除了 5 年前做过口腔护理，近期未曾就诊。每天用软毛牙刷手动刷牙 2 次，每次大约 1 分钟，每天使用 1 次牙线和广谱抗生素漱口水。

　　患者定期内科就诊，每日服用 100mg 氯沙坦、50mg 左甲状腺素和 100mg 加巴喷丁，用以治疗高血压、甲状腺功能减退和臀部神经疼痛。否认有其他疾病，否认服用其他保健品、毒品，不吸烟。

　　口外检查仅发现左颞下颌关节（temporomandibular joint，TMJ）在张闭口过程中出现轻微的弹响，无其他问题。口内检查发现全口龈缘红肿，19号牙的深红色牙龈边缘少量溢脓，其他组织均正常。大部分牙齿存在磨耗，其中尖牙和第一前磨牙磨耗且伴有颊侧牙龈退缩。与 18 号牙和 15 号牙相比，19 号牙轻度下沉，14 号牙轻度伸长，19 号牙和 14 号牙在正中颌存在严重的咬合干扰。患者咬合关系为安氏 I 类，深覆𬌗，浅覆盖。

　　牙周检查发现磨牙的一些位点有 5mm 左右的浅牙周袋，19 号牙颊面有 9mm 的深牙周袋。探诊该部位会引起患者一定程度的不适，取出探针时，有少量脓性分泌物从袋口渗出。该部位也是之前发现龈缘红肿的位置，在 19 号牙中央可探及根分叉顶部。

　　X 线片显示牙槽骨轻度广泛型吸收，这与临床观察到的轻度广泛型附着丧失相一致。14 号牙根尖周有边界清楚的透射影，15 号牙近中面、29 号牙远中面有继发龋，19 号牙根分叉部位密度降低，所有磨牙牙槽嵴顶形态不规则。数颗牙齿的牙冠尤其是 3、14、31 号牙冠边缘不密合。患者的部分修复体有不良的影像学表现，如邻接关系不佳、表面粗糙、修复体悬突或粘接剂过厚。

　　再次问诊，患者主诉左上区域疼痛最明显。进一步检查发现 14 号牙牙冠稍松动。10 年前行 14 号牙冠修复及根管治疗，治疗期间和治疗后无明显不适。用冰棒对其 13、14、15 号牙进行牙髓活力测试。13 号牙、15 号牙均有一过性疼痛，但 15 号牙疼痛较明显。此外，14 号牙冷诊有明显的持续性疼痛，最接近患者主诉。13、14、15 号牙触诊或叩诊无疼痛。临床表现如图 2.1 所示，X 线片如图 2.2 所示。

牙周检查的结果如下表所示：

牙位	1	2	3	4	5	6	7	8	9	10	11	12	13	14	15	16
颊侧 PD (mm)		425	425	423	223	222	212	212	212	213	213	313	314	213	513	
BOP						1						1				
CAL (mm)		3	3	1	1		1		1	1	1	3	1	2	3	
GR (mm)		1									2		1	2		
KGW (mm)		323	434	434	434	434	434	545	545	544	422	423	433	433	434	
Furc																
PLQ		0	0	1	1	0	0	2	2	1	1	1	1	1	2	
腭侧 PD (mm)		424	523	212	313	311	212	211	312	212	212	212	212	424	513	
BOP (1/2)		1			1										11	
CAL (mm)				2											2	
GR (mm)		1	2											1		
Furc																
Mobil									1					2		
PLQ		0	2	0	0	0	0	0	0	0	0	0	0	1	2	

牙位	32	31	30	29	28	27	26	25	24	23	22	21	20	19	18	17
舌侧 PD (mm)		213	514	313	222	223	212	212	213	312	212	223	313	521	333	
BOP		1 1	1													
CAL (mm)		1									2	3	2		2	
GR (mm)		1														
KGW (mm)		323	222	212	223	212	212	212	212	222	223	333	334	334	444	
Furc														2		
PLQ		2	1	1	1	1	1	1	1	1	1	1	1	2	0	
颊侧 PD (mm)		213	412	212	212	213	413	213	313	313	313	313	224	593	324	
BOP				1											1	
CAL (mm)			1	2	2	1					1	1		9		
GR (mm)			1	2	1								1	1		
KGW (mm)		223	212	222	323	000	655	554	555	655	433	000	101	222	122	
Furc														2		
Mobil																
PLQ		1	1	1	2	2	2	2	1	1	1	1	1	2	1	

注：PD 英文全称是 probing depths，表示探诊深度；BOP 英文全称是 bleeding on probing，表示探诊出血，1 代表出血，2 代表溢脓；CAL 英文全称是 clinical attachment level，表示临床附着丧失水平；Furc 英文全称是 furcation involvement（Glickman class），表示根分叉病变（Glickman 分度）；GR 英文全称是 gingival recession，表示牙龈退缩；KGW 英文全称是 keratinized gingiva width，表示角化龈宽度；Mobil 英文全称是 tooth mobility，表示牙齿松动度；PLQ 英文全称是 plaque level，表示菌斑水平，0 代表无菌斑，5 代表大量菌斑。

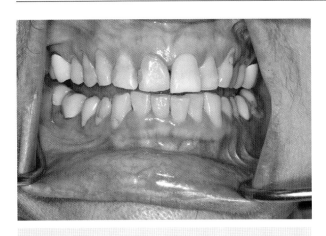

图 2.1 口内照

从这个病例可以学到什么?

与第 1 章的病例不同,该患者有明确的牙周病症状,比如牙周袋、探诊出血和溢脓、牙龈退缩、根分叉病变和牙槽骨吸收。此外,该患者有牙痛症状。

首先应该解决疼痛问题。考虑疼痛可能的来源并根据临床表现逐一排除是诊断口腔疼痛的方法之一。

- 排除非牙源性疼痛。无神经系统疾病史(牵涉性疼痛、头痛、偏头痛和神经痛)或侵袭性肿瘤的症状或体征(肿胀和不明原因的体重减轻)。检查未发现明显的颞下颌关节疾病的体征,如关节盘移位或关节炎(触诊无疼痛,临床检查 / 影像学表现正常)。
- 排除咬合痛。因为咬诊或叩诊无疼痛。
- 19 号牙溢脓和深牙周袋表明有牙周感染和严重的炎症,导致探诊不适。
- 3 号牙和 31 号牙表面存在裂隙,15 号牙有继发龋。当空气与暴露的裂隙或龋损接触时,牙齿可能会产生一过性的剧烈疼痛,但牙髓活力测试正常。患者吃甜食后疼痛明显,因此疼痛很可能来自有继发龋的 15 号牙。
- 根据临床检查,患者疼痛的主要来源可能是 14 号牙。14 号牙经根管治疗后根尖周仍有透射影,牙髓活力测试疼痛剧烈,表明牙髓组织存在不可逆性损伤。结合 X 线片结果考虑,以上表现可能由于根管治疗失败或治疗时遗漏根管。

其次是治疗急性感染,19 号牙溢脓提示感染处于活动期。通过改变数字 X 线片上的对比度和亮度或调整 X 线片的电压和曝光时间可以看到严重的牙周病导致的大面积牙槽骨吸收(图 2.3)。

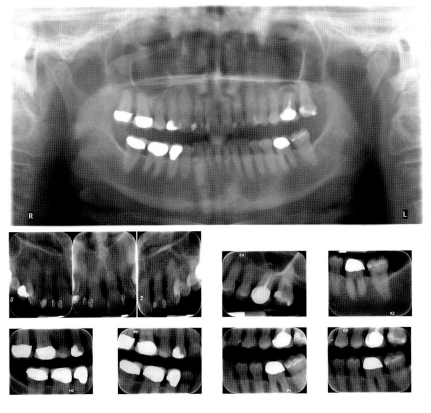

图 2.2 X 线片

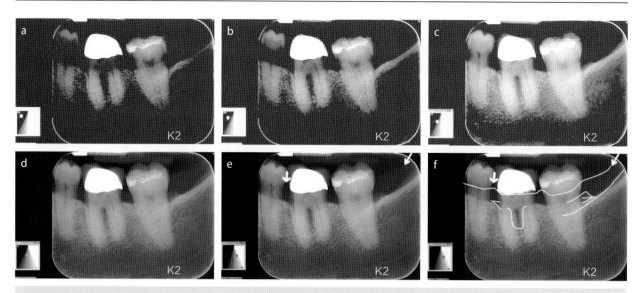

图 2.3 改变数字 X 线片上的密度和对比度可以看到骨缺损周围骨壁的形状和数量。其过程如下：（a）调整对比度显示骨结构的最大值，降低亮度使放射密度最高的物体如牙本质、牙釉质、外斜嵴和修复体显影。（b）增加亮度使密度最高的牙槽嵴顶显影，由此也可勾勒出骨缺损的顶部。（c）进一步增加亮度使剩余的牙槽嵴显影，以此显示出骨缺损的所有骨壁，比如 18 号牙远中面的骨突、骨突和外斜嵴之间浅的垂直缺损，甚至是 19 号牙根分叉处潜在的颊侧骨吸收。（d，e）继续增加亮度来显示牙龈的微弱阴影（如 e 中箭头所示），用来估计软组织的厚度。（f）勾勒出牙龈和骨缺损的轮廓。注意 19 号牙的根分叉处有 U 形骨吸收，19 号牙近中浅的一壁骨缺损，18 号牙远中由部分外斜嵴覆盖形成的浅而复杂的多壁骨缺损。厚的组织阴影显示增厚的软组织覆盖在多壁骨缺损上（白线，箭头）

部分位点出现牙槽骨吸收，要寻找牙周病的局部促进因素。在这个病例中，局部因素是根分叉病变和 14 号牙、19 号牙之间的异常咬合关系。14 号牙相对于 15 号牙轻度伸长，19 号牙相对于 18 号牙轻度下沉。两颗牙齿牙面都有磨损且在牙尖交错位和侧方咬合的时候咬合很紧。因为根分叉处已经存在牙周感染，紧咬牙引起的长期、过重的𬌗力可能加重 19 号牙牙槽骨吸收和附着丧失。对 14 号牙来说，过度的𬌗力可能会破坏牙冠下方的牙骨质，导致冠松动和根管的细菌再感染。

磨牙周围 5mm 深的牙周袋、个别位点探诊出血也与局部因素有关：2 号牙、3 号牙龈下邻面接触区冠边缘不密合；14 号牙、15 号牙龈下邻面接触区冠边缘不密合，邻面无接触且表面粗糙；29 号牙有继发龋；30 号牙外形过大。

由于牙菌斑较少，同时也没有明确的全身促进因素，总的来说，这位患者牙周病病情较轻，典型的牙周病表现主要还是因为患者的年龄因素和牙科病史中较少进行口腔专业护理。

这个病例中出现的折裂和颊面牙龈退缩最可能与咬合创伤和牙面磨损有关，尽管患者的牙科病史中没有提及，但磨耗和折裂表明患者有磨牙习惯，

在治疗过程中应该考虑这个问题。

最后，角化龈宽度（keratinized gingiva width，KGW）代表膜龈联合相对于龈缘的位置，且尖牙缺少角化龈可能与舌侧前庭较浅和系带在下颌颊侧牙槽嵴附着位置过高有关。角化龈缺少会增加下颌牙齿的刷牙难度，并会在特定时间内促使牙周病进入活动期。但目前患者的菌斑量较少，所以角化龈缺乏可能不是该患者牙周病的主要促进因素。

2.3 牙周病患者的全身情况评估

2.3.1 主诉和现病史

在准备进行全面的牙周检查时，向患者问诊最重要的内容之一是引导他们说出自己的担忧及治疗目标。医生应鼓励患者说明症状并熟练地使用恰当的开放式提问来了解患者的顾虑，这种方法通常可以为快速诊断提供重要线索。为了提高效率，应该从一个开放式的问题开始对患者进行评估，比如"今天为什么来这里？"患者的答案即主诉，医生应该逐字记录下来，通常为患者最迫切关心的问题。接下来应该是开放但有针对性地提问，以了解患者主诉的细节，即"现病史"。尽管大多数患

者在全科诊所就诊时会提到一些与牙周病无关的问题，但仍有小部分患者是因为他们觉得牙齿需要"清洁"，或确实有与牙周病相关的症状而就诊。

与牙周疾病相关的主诉通常分为以下几类，应通过以下问题进行检查：

- "想要洁牙／想要检查牙龈"：为什么需要洁牙／检查？牙龈有什么问题吗？上次洁牙／检查是什么时候？
- 转诊／"转诊到此处"：谁转诊了患者？为什么？本次就诊前做了哪些治疗？
- "牙齿松动"／牙动度／移位：哪些牙齿松动／移位？程度如何？对吃饭、喝水、说话和吞咽有什么影响？什么时候发现的？以前牙龈有过问题吗？
- 疼痛：疼痛有多严重？（使用可视化类比标准）哪里疼痛？什么样的疼痛感？什么时候发生的？第一次疼痛是什么时候？从第一次疼痛到现在，疼痛有变化吗？什么因素会导致疼痛加重？什么情况下疼痛减轻？你如何处理疼痛？疼痛对你有什么影响？见过其他人有这种疼痛吗？
- 牙龈出血／肿胀：在哪里？什么因素引发的？程度如何？第一次发生是什么时候？什么情况下会减轻？之前有过治疗吗？
- 牙龈退缩：牙位？什么时候发现的？最近有什么变化吗？之前有过治疗吗？
  ◦ 以下问诊有助于发现牙龈退缩的相关诱因：有人告诉过你你有牙龈疾病吗？你如何清洁牙齿？你戴过矫治器吗？你使用无烟烟草吗？牙龈有过破溃吗？有磨牙或紧咬牙的习惯吗？

由于症状通常与临床表现或牙周病相对应，因此患者的回答通常与疾病诊断有关。如果主诉是：

- 想要"洁牙"或"检查"，那么可能会有明显的牙石和菌斑，这也可能表明没有定期进行牙周护理。
- 被"分诊至此"或"转诊至此"，通常意味着深牙周袋、严重的附着丧失／骨吸收、牙齿松动以及广泛存在的龈下牙石。

如果主诉反映了以下任何牙周病症状，如：

- "牙齿松动"，这很可能与严重的附着丧失和牙槽骨吸收引起的牙齿松动有关。这些患者可能会说，最近感觉牙齿有"浮出"或"移位"，

而且由于牙齿咬合关系错乱或牙齿活动引起疼痛，患者可能在进食或说话方面受到影响。根据我们的经验，"牙齿松动"的主诉很可能与广泛型重度牙周炎有关，或者与牙周牙髓联合病变有关（见第 3 章）。以下情况较为少见但仍需重点关注，即牙齿移动也可能由咬合创伤、牙根解剖结构异常（牙根短、牙根吸收、正畸相关的牙根吸收和过小牙）、罕见的遗传综合征和罕见的恶性肿瘤（如朗格汉斯细胞组织细胞增多症）引起。

- "牙龈出血"，通常意味着牙龈炎症严重。刷牙、使用牙线或食用硬的食物后，患者会出现牙龈出血。以下情况较为罕见但值得口腔医生重点关注，在坏死性牙周病、严重凝血功能缺陷、血小板异常和急性髓细胞性白血病患者口腔中可表现为自发性牙龈出血。
- "疼痛"，如果疼痛源于牙周组织，通常表明患者患有严重的牙周疾病。大多数患者的牙周病几乎不会引起疼痛，但严重的牙周组织炎症会引起持续的"钝痛""酸痛"以及可能出现"瘙痒"类型的疼痛。牙龈疼痛的患者经常提到，抓挠或刷牙龈可以有效缓解疼痛。咀嚼可能会加重疼痛。剧痛与咬合（咀嚼过程中产生或加剧疼痛）或牙髓疾病（可通过寒冷或其他类型的刺激反复出现）有关。
- "牙龈退缩"或"牙齿伸长"，与牙龈退缩有关，牙龈退缩可由严重的牙周病引起，其他局部刺激因素也可引起唇侧或舌侧个别位点的牙龈退缩。患者可能会抱怨暴露的褐色或黄色的牙根、金属冠边缘、牙缝或"牙龈退缩"。如果不仅有牙龈广泛退缩，同时伴有邻面牙周组织的丧失，那么患者很可能患有牙周炎。如果牙龈退缩仅限于几颗牙齿，那么上述问题所探讨的局部因素更可能是造成退缩的原因。

2.3.2 既往史

了解患者的系统病史和全身检查结果对于安全治疗至关重要，也有助于发现与牙周病相关的危险因素或治疗的并发症。因此，获得以下信息非常重要。

医生的通讯信息

对于有复杂病史的患者，口腔医生通常需要与患者相关疾病的主治医生和专科医生合作。因此，

在检查前或患者初诊结束前，应记录和核实患者的主治医生和专科医生的姓名、电话号码和传真号码。

药物治疗

病史中最重要的是询问患者的用药史，这提示患者可能患有一些疾病，并可能会影响牙周治疗的效果[1]。保健品和软性毒品可能会影响牙科麻醉和牙周病治疗，应被视为"药物"。应对照 Lexicomp 数据库、药物参考书核对药物及其用途、作用机制、药物潜在的相互作用，以及口腔相关副作用。以下类型的药物与牙周治疗相关：

- 安非他明与牙龈肿大有关。
- 抗抑郁药（三环类药物和单胺氧化酶抑制剂）与肾上腺素合用有严重的致高血压风险[2]。
- 抗获得性免疫缺陷病毒（HIV）药物可能有口腔副作用，如口干和牙龈变色。抗 HIV 药物往往具有肾毒性，应避免与非甾体抗炎药同时使用。
- 抗凝药物在侵入性手术中有引发出血的风险[3]。在手术前应咨询专科医生以降低出血风险或达到小于 2.5 的国际标准化比值（international normalized ratio，INR）。
- 抗血小板药物可能会在外科手术中造成出血风险。通常情况下，如出血风险不大，不应停止用药[4]。
- β 受体阻滞剂和非选择性受体阻滞剂可能产生直立性（体位性）低血压。肾上腺素在降低脉搏的同时会升高血压。
- 在牙周手术、洁刮治和根面平整术、甚至牙周病控制后，使用双膦酸盐可能增加骨坏死的风险（口服双膦酸盐为 0.1%~4%，静脉注射双膦酸盐为 10%）[5]。
- 钙离子通道阻断剂与牙龈肥大相关（<10% 的使用者）。
- 钙补充剂会影响四环素类药物的疗效（如多西环素）。
- 皮质类固醇药物会导致感染和肾上腺危象。应咨询专科医生，并考虑在手术当天将皮质类固醇剂量加倍，同时预防性使用抗生素。
- 环孢菌素可导致牙龈肥大（使用环孢菌素导致牙龈肥大的概率可高达 60%，西罗莫司和他克莫司概率较低），并增加术后感染的风险，可考虑预防性使用抗生素。
- 去铁酮（一种铁螯合剂）可能导致中性粒细胞

减少症和严重的牙周病。

- 地高辛与肾上腺素合用有导致重度高血压的风险。
- 大仑丁/苯妥英钠可导致牙龈肿大（40% 的使用者出现）。
- 雌激素替代物/避孕药物会加重牙龈炎症，此类药物可能与化脓性肉芽肿有关。
- 氨甲蝶呤和免疫抑制剂有增加术后感染的风险，应考虑预防性使用抗生素。
- 米诺环素会导致牙龈变色。
- 非甾体抗炎药可能会增加出血风险，此外，它们还与苔藓样病变和肾毒性有关。
- 苯巴比妥与牙龈增生关联性较小。
- 大蒜、银杏、生姜、洋甘菊、维生素 E 等补充剂和大剂量（几克）鱼油补充剂可能会增加出血风险。
- 甲状腺激素替代激素（即左甲状腺素钠制剂）可能会导致肾上腺素上升而引起高血压，还可能会引起后天获得性血管性血友病患者的出血症状。
- 丙戊酸几乎不会导致牙龈过度增生。
- 与口干症相关的药：有 400 多种药物与口干症有关，这增加了龋病和牙周病的患病风险。

既往病史和全身检查

患者的全身健康状况对牙周治疗影响较大，因为健康状况不佳可能影响牙周治疗效果或促进牙周病进展。因此，牙周评估需要进行全面的病史询问和全身检查。一般来说，牙周治疗需要注意以下五种状况：

- 牙周检查需要预防性使用抗生素的情况：牙周探诊可能引起菌血症，这会增加某些身体状况较差的患者严重感染的风险，如患有细菌性心内膜炎[6]或植入医疗设备（如全关节置换[7]、导管、输液泵、支架和腔静脉过滤器）的患者。通常需要咨询患者的医生，并且可能需要在牙周检查前 1 小时服一剂抗生素（2g 阿莫西林或 600mg 克林霉素）。
- 应用抗生素预防侵入性治疗后感染的情况：牙周治疗如洁刮治和手术等会使细菌进入口腔组织并导致菌血症。除了植入医疗器械的患者或患有细菌性心内膜炎风险的患者，免疫力较低的患者也存在治疗后感染的风险。一般来说，这类患者的医生应在术前评估感染风险，并考虑在术中或术后使用抗生素。

- 牙科手术过程中出现医疗紧急情况的风险：牙周手术可能会让患者觉得时间漫长、紧张和不适，而且通常需要进行局部麻醉，这些都增加了治疗期间发生医疗紧急情况的风险。为了患者的安全，要事先预判和发现可能发生医疗紧急事件的情况，并做好应对这些紧急情况的准备[8]。
- 必要的治疗方案的调整：对于某些身体状况较差的患者，调整治疗方式可能会提高患者的舒适度或降低医疗紧急情况的风险。
- 牙周与系统性疾病的关系：某些系统性疾病会影响牙周病，反之亦然。这些疾病可能会加重牙周病或降低治疗成功的概率。牙周治疗也有助于改善全身状况，了解它们之间的关联可以促进一些患者进行积极的牙周治疗。

与牙周治疗相关的身体状况如表 2.1 所示。

对于患有严重系统性疾病的患者，最好缩短治疗时间，除了伴有心血管疾病的患者，多数患者往往在早上能更好地耐受牙科手术。通过鼻插管补充氧气通常对患有贫血、呼吸系统疾病和心血管疾病的患者有益。虽然肾上腺素在牙周手术中是一种有用的血管收缩剂，但它对于患有镰状细胞贫血症、严重心血管疾病或甲状腺疾病的患者，可能会引起不适或增加医疗紧急情况发生的风险。

对于患有白血病和淋巴瘤在内的癌症患者，牙周治疗取决于癌症治疗的阶段。在癌症治疗之前，应尽快治疗口腔疾病，拔除所有已患病或有患病风险的牙齿。在癌症治疗过程中，口腔治疗应侧重于预防感染和处理癌症治疗引起的口腔副作用。癌症治疗后，应继续预防疾病，并监测所有预示癌症复发的口腔指征。

需要收集的信息

需要询问患有全身疾病的患者及其内科医生以了解更多信息从而评估疾病的严重性。对于影响牙周病的全身性疾病，以下信息将有助于评估患者全身状况的影响（表 2.2）。

与牙周病相关的软性毒品

软性毒品对口腔有多种影响，完整的病史应包括软性毒品的使用情况（表 2.3）。

与重度牙周病相关的遗传疾病

许多遗传性疾病都与重度牙周病相关（表 2.4）。

与重度牙周病相关的自身免疫性疾病

影响软组织的自身免疫性疾病可产生"剥脱性龈炎"的临床症状，表现为囊泡形成和上皮脱落产生溃疡。通常，这可能由以下自身免疫性疾病引起，这些疾病在许多口腔病理学教材中有所描述[9]：

- 寻常型天疱疮。
- 黏膜类天疱疮。
- 扁平苔藓 / 苔藓样反应。
- 多形性红斑。
- 红斑狼疮。
- 线性 IgA 病。
- 慢性溃疡性龈炎。

对于这些情况，咨询和转诊免疫学专家是解决口腔疾病的关键。

人口统计学因素

人口统计学因素虽然与诊断和治疗的相关性有限，但在评估牙周病的总体风险时很有用。在评估患者或描述病例时，应考虑以下人口因素：

- 社会环境：一般来说，它包含成年患者的就业状况以及对儿童和特殊需求患者的护理。较低的社会经济地位与较差的全身健康、口腔健康（包括牙周病）相关[10]。
- 年龄：牙周病导致的损害随着年龄的增长而积累[11]。年轻时有严重牙周病的患者，牙周病持续进展和牙齿脱落的风险较高。一般来说，40 岁以下的人除影像学上轻度的骨吸收外无明显的其他症状。
- 性别：与全身健康状况相似的女性相比，男性通常有更严重的牙周病。
- 族裔 / 种族 / 籍贯：不同人群和不同国家的牙周病状况各不相同。在美国，西班牙裔患牙周炎的比例最高，其次是非西班牙裔黑人、亚裔美国人和非西班牙裔白人。

牙科病史

虽然缺乏预防性口腔保健并不能预测患者一定患牙周炎，但口腔病史能够提供关于患者口腔卫生习惯、既往治疗依从性和治疗成功可能性的线索。患者需要回答以下关于口腔卫生和既往牙齿治疗的问题：

- 口腔卫生：如何刷牙？多久一次？牙齿之间的间隙是怎么清理的？多久清理一次牙缝？用的是什么牙刷、牙膏、牙线、漱口水？

表 2.1 （a）影响牙周治疗的全身状况（第一部分）

疾病	AE	AT	医疗紧急风险
艾滋病	X	X	
严重性贫血		?	使用镇静剂可导致缺氧
心绞痛			心肌梗死（尤其是不稳定型心绞痛）
焦虑			焦虑发作症状可能类似心肌梗死
哮喘			哮喘发作，患者应携带吸入器
动脉粥样硬化			心肌梗死，脑卒中
既往心内膜炎病史	X	X	
出血性疾病	?	?	内部／缝合处出血，手术出血时间延长
支气管炎，COPD			使用镇静剂可导致缺氧
癌症		?	
心律失常			心脏骤停，脑卒中（取决于节律障碍）
CHF			心力衰竭，缺氧
痴呆症			脑卒中（如果痴呆症是由既往脑卒中引起）
糖尿病		X	低糖血症（尤其 1 型）
癫痫			癫痫发作
胃食管反流病			可能类似于心肌梗死
高血压			心肌梗死、脑卒中（长期风险）
甲状腺功能减退症			肾上腺素引发高血压危象（可能性小）
白血病／淋巴瘤	?	X	
肝硬化		?	出血风险，药物不良反应
医疗植入物	?	?	
心肌梗死	?		（新近）心肌梗死
肥胖			心肌梗死，脑卒中（长期风险）
器官移植	X	X	
骨质疏松症，严重			骨／髋部骨折
起搏器	?	?	心律失常（如果起搏器出现故障）
妊娠			低血压，早产（可能性小）
人工心脏瓣膜	X	X	
肾病	?	?	药物不良反应
类风湿关节炎		?	
镰状细胞贫血症		X	镰状细胞危象
脑卒中			（新近）脑卒中
全关节置换术	X	X	

AE：need for antibiotic prophylaxis for exam，检查前需要预防性使用抗生素；AT：need for antibiotic prophylaxis for treatment，治疗时需要预防性使用抗生素；CHF：congestive heart failure，充血性心力衰竭；COPD：chronic obstructive pulmonary disease，慢性阻塞性肺疾病；X：likely need，可能需要；？：may need or consult with treating physician，可能需要咨询专科医师或与之合作。

表 2.1 （b）影响牙周治疗的全身状况（第二部分）

疾病	完善治疗	牙周 - 全身关系
艾滋病	PT 前咨询内科医生	严重、异常的 PD
贫血，严重	监测血氧饱和度，吸氧，为再生障碍性贫血患者准备抗生素	贫血的口腔表征，再生障碍性贫血患者有患重度牙周炎的风险
心绞痛	保守治疗	
焦虑	考虑抗焦虑治疗	
动脉粥样硬化	避免颈部悸动，可能有出血风险	C 反应蛋白低于 0.7mg/L，甘油三酯和胆固醇低于 0.2mmol/L，糖化血红蛋白低于 0.4% 时，可进行 PT
出血性疾病	咨询血液科专家，注重疾病预防	
支气管炎，COPD	监测血氧饱和度，吸氧	患牙周炎的风险增加 1.3 倍
癌症	咨询肿瘤学专家，PT 取决于（肿瘤）治疗阶段	口腔转移风险，长期影响
充血性心力衰竭	监测心电图、生命体征；吸氧	更有可能患 CP
痴呆症	保守治疗，确保知情同意	与痴呆症相关的牙齿缺失
糖尿病，严重	保守治疗，短时上午治疗	患 CP 风险增加 2~3 倍，糖化血红蛋白低于 0.3%~0.4% 时可进行 PT
胃食管反流病	避免平卧	
高血压	短时治疗，慎用肾上腺素	患 CP 风险增加 1.5 倍
甲状腺功能减退症	慎用肾上腺素	
白血病 / 淋巴瘤	咨询血液学 / 肿瘤专家，PT 取决于治疗阶段	有患严重牙周病的风险
肝硬化	降低药物剂量	
医疗植入物	咨询放置植入物的外科医生	
心肌梗死	近期心肌梗死后延迟 PT，短时下午治疗	患 CP 的风险增加 1.2~1.5 倍
肥胖	短时治疗	患 CP 的风险增加 1.3~1.8 倍
器官移植	咨询医学专家	有患严重牙周病的风险
骨质疏松症，严重	防止摔倒	加剧 CP，CP 增加髋部骨折的风险
起搏器	避免电外科手术、磁致伸缩式超声洁牙机	
妊娠	避免致畸剂、辐射（妊娠早期）、非甾体抗炎药（妊娠晚期）、跌倒	加剧牙龈炎症，PD 可能会增加妊娠并发症的风险
前列腺增大	避免阿片类药物	
精神疾病	保守 PT	
肾病	避免使用非甾体消炎药，降低药物剂量	PT 改善肾小球滤过率
类风湿关节炎	保守 PT，预防疾病	患 CP 的风险增加 1.1 倍，PT 可改善 DAS 28 评分
镰状细胞贫血症	监测血氧饱和度，吸氧；慎用肾上腺素	
脑卒中	近期脑卒中后避免 PT，保守 PT；简化口腔卫生保健措施	患 CP 的风险增加 1.2~2 倍
肺结核，活动期	肺结核治疗后进行 PT	

CP: chronic periodontitis (as reported in prior to 2018)，慢性牙周炎（2018 年以前的研究报道）；PD: periodontal disease，牙周病；PT: periodontal treatment，牙周治疗。"保守 PT"：疾病预防；手术 PT 倾向于拔牙、切除性手术；DAS 28: 28-joint disease activity score，28 处关节疾病活动度。

表2.2　应获取影响牙周治疗的疾病的其他信息

疾病	评估影响的因素	主要可能的影响
艾滋病，HIV 病毒	CD4+ 细胞计数，HIV 病毒载量检测	CD4+ 细胞数小于 200/μL，高病毒滴度
严重贫血	贫血类型，当前贫血对生活的影响 全血细胞计数的实验室结果	范科尼贫血，先天性纯红细胞再生障碍性贫血，中度 / 重度地中海贫血 血红蛋白、红细胞计数低
心绞痛	何时发生（稳定 / 不稳定）	自发型（不稳定型心绞痛）
焦虑	何时发生，严重程度	口腔相关症状；严重的恐慌心理
动脉粥样硬化	如何确诊？部位？用了哪些药物？	影响头颈部动脉
出血性疾病	• 类型 • 用于抗凝治疗的 INR/PT • 血友病因子水平，vWD • 由当前疾病导致的问题	中重度血友病 /vWD，INR > 3.5 无影响的大范围淤青，关节病
支气管炎，COPD	严重程度，对生活的影响	需吸氧
癌症	部位，类型，阶段，治疗	目前的放 / 化疗
充血性心力衰竭	严重程度，对生活的影响	不能平躺，需要补充氧气，射血分数小于 70%
痴呆症	严重程度，对护理者的依赖性	需要提供生活帮助
糖尿病，严重	类型，程度，对生活的影响，葡萄糖水平，糖化血红蛋白水平	器官损坏指征，葡萄糖大于 150mg/dL，糖化血红蛋白大于 9%
胃食管反流病	严重程度，能平卧多久	不能平卧
高血压	严重程度，高血压的影响？	头痛，视力模糊
甲状腺功能减退症	严重程度？	
白血病 / 淋巴瘤	类型，阶段，到目前为止癌症的影响？	晚期、侵袭性或不可治愈类型的癌症。疾病进展的症状
肝硬化	严重程度，是否需要肝移植？	肝衰竭的症状和体征
医疗植入物	类型，口腔治疗是否需要使用抗生素？	
心肌梗死	何时？有多严重？做了哪些检查和治疗？	近 6 个月内发生
肥胖	如何确认？潜在的身体状况？BMI 是多少	甲状腺 / 遗传原因，BMI > 40Kg/m²
器官移植	哪种器官？成功与否？对生活的影响？	
骨质疏松症，严重	如何确诊？哪些骨骼受到影响？骨折过吗？T- 评分	既往髋部、脊椎骨折，T 评分小于 −2.5
起搏器	何时置入？因何置入？既往牙科治疗时的情况？	牙科设备导致起搏器故障
妊娠	怀孕多久？现在是坐着、躺着还是站起来舒适？	妊娠早期、晚期。起身、躺着有困难
精神疾病	对生活的影响 / 对看护人的依赖性	
肾病	严重程度？是否需要透析 / 移植？GFR 是多少	已接受 / 等待透析，GFR < 30mL/min
类风湿关节炎	什么关节受影响？严重程度？	手部、TMJ 受影响
镰状细胞贫血症	之前有镰状细胞过少危象吗？对生活的影响	口腔治疗风险，接受输血治疗
脑卒中	严重程度？对生活的影响？	说话无条理，需要护理员
肺结核	何时确诊？有症状吗？	有频繁的排痰咳嗽

BMI: body mass index，体重指数；GFR: glomerular filtration rate，肾小球滤过率；INR/PT: international normalized ratio/prothrombin time，国际标准化比值 / 凝血酶原时间；TMJ: temporomandibular joint，颞下颌关节；vWD: von Willebrand factor deficiency，血管性血友病因子缺乏。

表2.3 与牙周病相关的软性毒品

药物	需要的信息	影响	对牙周的影响
酒精	类型？饮用量？频率？	口腔癌风险、肝硬化、营养不良、神经疾病、如果过量可能引起的社会问题	酒精与慢性牙周炎呈线性剂量关系
可卡因，晶体／粉末	如何使用？频率？	牙腐蚀，有组织坏死的风险。可卡因使用者也倾向于使用烟草、大麻或酒精	未知影响
游离基可卡因及"克洛克"（Crack）	频率？	吸食克洛克时的高温引起的口腔水泡和烧伤。吸食克洛克者通常也吸食烟草、大麻	加重牙周病
大麻／印度大麻	如何食用？一天多少量？持续几年了？何时开始？	吸食大麻可能与烟草有相似的口腔癌风险。一些大麻使用者也可能食用其他软性毒品	患牙周病风险增加与烟草类似
烟草	什么类型？一天多少量？多少年了？何时开始？怎么用？	重度吸烟者1包／天，每天吸的香烟数量乘以年数与癌症、脑卒中、慢性阻塞性肺病风险有关	患慢性牙周炎的风险增加5~20倍，牙周治疗疗效不佳

表2.4 与重度牙周病相关的遗传疾病

疾病	典型特征导致	牙周病的原因
先天性白细胞颗粒异常综合征	眼皮肤白化病、凝血缺陷、共济失调、癫痫	LYST基因缺陷导致溶酶体功能缺陷，干扰免疫细胞功能
科恩综合征	发育迟缓、小头畸形、近视、视网膜发育不良、浓密的头发和眉毛、长睫毛、异常形状的眼睛、人中短小、8号牙和9号牙突出	未知
先天性粒细胞缺乏症／科斯特曼综合征	反复感染、贫血	Bcl-2基因表达缺陷导致骨髓干细胞过度凋亡
先天性中性粒细胞减少症	反复感染、骨质疏松和白血病风险	各种突变（即ELANE基因）导致骨髓中正在发育的中性粒细胞过早死亡
先天性结缔组织发育不全综合征，牙周型／Ⅷ型（periodontal type/type Ⅷ）	关节伸展过度，皮肤过度活动，组织脆弱；缺少附着龈	C1R、C1S基因缺陷导致补体途径缺陷
糖原贮积症Ⅰ型／von Gierke病	低血糖、乳酸性酸中毒、高尿酸血症、高脂血症、手臂及腿细，身材矮小，以及骨质疏松症、肾病和腺瘤的风险	导致中性粒细胞减少（机制未知）
低磷酸酯酶症	立克次氏体、早期牙齿缺失和牙齿发育异常	ALPL基因缺陷导致骨／牙齿矿化异常
精曲小管发育不全（克氏综合征）	睾酮水平低、青春期延迟、男性乳房发育症、面部毛发减少和不孕	未知
白细胞黏附缺陷	脐带延迟脱落和严重的细菌／真菌感染	β_2整合素缺陷阻止白细胞向感染部位迁移
马方综合征	视力问题（晶状体脱位，早期青光眼）；心脏瓣膜缺陷，胸部凹陷／突出；身材高大；主动脉夹层风险	原纤维蛋白缺陷导致组织过度生长和不稳定
掌趾角化综合征	掌趾角化病、重度牙周炎	组织蛋白酶C基因缺陷导致机体吞噬破坏细菌能力障碍
21三体综合征／唐氏综合征	智力低下、典型的面部特征、肌张力减退、心脏病和甲状腺功能减退、腹腔疾病的风险	未知
Zimmerman-Laband综合征	牙龈增生，面部外观狭窄，舌头过度生长，手指细长	未知

- 既往牙科治疗史 / 既往牙医的信息：多久做一次口腔治疗？做了什么？治疗计划是什么？放弃治疗的原因是什么？之前牙科治疗的问题？既往是否接受过牙周治疗？是否由专家治疗？

2.4 牙周状况评估

牙周状况应该在检查时进行评估。虽然对有经验的医生来说，给新患者进行详细的口腔检查可能需要 1 小时，但收集牙周数据（如探诊深度和探诊出血）通常可以在不到 15 分钟内完成。通常情况下，牙周检查需要口镜、龋齿探测仪、牙周探针、纱布、咬合纸和关节钳。根分叉探针（即 Nabers 探针）有助于根分叉的检查。对于新患者或患有新疾病的患者的影像学检查，需要一套 X 线片固定器套件［即 Rinn（R）套件］和用于拍摄 X 线片的射线传感器或胶片。如果有根管感染的迹象，如牙根尖周骨质吸收、牙齿疼痛或瘘管，则需要牙髓冷测用小冰棒、牙髓电活力测试、纸尖和牙胶尖。

2.4.1 头部、颈部、口腔黏膜和硬组织的一般检查

头部、颈部和口腔的一般检查应作为牙周检查的一部分。虽然检查结果可能是简短的，但对重要的临床表现应进行检查。

头颈部检查

头颈部检查较简短。它依赖于医生仔细地观察，检查患者是否具有影响口腔健康的重要身体疾病的相关体征：

- 患者步态、行走和交流能力：
  - 受损：脑卒中或其他严重的神经系统疾病（如帕金森）。
- 手：
  - 指甲翘起：严重贫血。
  - 甲床颜色变深：药物或环境毒素（即重金属）。
  - 点状甲床挫伤，大块挫伤：出血性疾病或抗凝治疗。
  - 关节肿胀：关节炎或痛风。
- 面部：
  - 一侧面部肌肉松弛 / 下垂：脑卒中病史。
  - 面部不对称：可能与颞下颌关节紊乱病有关。
  - 局部肿胀、组织发红：通常是组织感染的迹象。

- 局部肿胀，逐渐增大：可能是肿瘤的征兆。
  - 颞肌和咬肌增大：通常是磨牙症的征兆。
  - 肤色异常：嘴唇、黏膜苍白——贫血。皮肤长期发红可能暗示多种疾病，例如重度高血压、肺气肿、真性红细胞增多症。
  - 蛛网状血管病 / 毛细血管扩张症、日光弹性纤维变性症：癌症风险。
  - 溃疡：如果不愈合，可能出现鳞状细胞癌和基底细胞癌。
  - 大小异常或不规则、边界不清的痣：可能是黑色素瘤。
  - 区域性麻木：三叉神经损伤。
- 应定期触诊淋巴结。
  触诊结果：
  - 无：这是最常见的结果。健康的淋巴结按压时几乎感受不到。
  - 肿胀、发热、触诊柔软、有面团感的淋巴结：表明局部感染。
  - 固定在周围组织上的质硬大"肿块"：不常见，是癌症的征兆。
- 甲状腺：应触诊，肿大或形状异常可能是甲状腺肿瘤的标志。
- TMJ：应在开口和闭口时触诊。检查结果：
  - 疼痛：关节盘移位的迹象。牙周手术可能会加重疼痛。
  - 不同位置的弹响声和爆裂声：提示关节盘移位。
  - 同一位置弹响：是关节面解剖结构不规则的常见征兆。

口腔黏膜检查

牙周病与口腔肿瘤风险增加有关，每次检查时都应进行口腔黏膜肿瘤筛查，包括以下两个部分：

- 颜色变化及溃疡的口腔检查：上唇和下唇、口角；唇和颊前庭；舌前庭；口腔底部；舌腹；舌缘；舌背；硬腭；软腭；舌腭弓和咽腭弓以及口咽、上颌结节和磨牙后垫。
- 唾液腺扪诊：双手进行触诊，一只手在口内，一只手在口外，以触摸柔软的唾液腺，并检查颌下腺、舌下腺和腮腺的唾液分泌。

应注意是否有口腔疼痛，因为它们与牙龈退缩有关。

硬组织检查

在硬组织检查过程中，某些牙位上会发现一些

加重牙周病的局部因素。应通过临床检查、影像学检查来评估是否存在以下因素：

- 龋齿表面粗糙、菌斑附着，会促进牙周病的发生和发展。探针检查龋齿表面，有卡滞感或感觉牙面粗糙和凹陷。邻面龋在 X 线片上表现为邻接点附近的低密度影。
- 牙齿表面的牙石，类似于粗糙斑块、楔形物或突出物。牙石严重时在 X 线片上表现为牙根表面不透光的钉状物。
- 开放的邻接点会导致食物嵌塞，并会加深牙周袋和促进骨质吸收。牙线很容易穿过接触点，X 线片上可能会有缝隙样的透射影。
- 修复体边缘不密合与探诊出血增加和牙周袋形成有关。边缘不密合表现为锐利的探针在冠根向探诊修复体边缘时会卡入同一部位。
- 修复体悬突会增加患牙周病的风险，通常可以在 X 线片上观察到。当用尖头探针探及修复体边缘时，有"台阶"感，并且仅在一个方向被其阻挡。
- 粗糙的修复体表面和修复体破损促进了菌斑堆积，并会导致探诊深度增加，探针探查时会感到修复体表面粗糙。
- 龈下修复体边缘易堆积更多菌斑，并与牙龈炎症增加相关。
- 理论上，过厚的充填体或修复体可能会促进菌斑堆积，但一项研究表明这种影响非常轻微。
- 根分叉病变[12] 使牙周治疗难度增大，并会降低牙齿的长期存活率。
- 牙列拥挤以及正畸固定矫治器会影响实施口腔卫生措施。
- 牙齿扭转／倾斜会影响口腔卫生。
- 根面上的釉突会影响龈下刮治和根面平整术的操作。
- 根面凹陷会影响龈下刮治和根面平整术。一个典型的例子是上颌第一前磨牙的邻面根面凹陷较深，难以进行牙周治疗。
- 釉珠最有可能出现在上颌第一和第二磨牙的远中颊根和腭根间，常与此处磨牙的深牙周袋形成有关。
- 部分萌出的牙齿／部分阻生的第三磨牙可能会产生深牙周袋。拔除第三磨牙可能会残留牙周袋。

咬合评估

咬合因素可能对某些患者的牙周病的严重程度具有很大的影响[13]，但尚不清楚它们对大部分患者是起主要作用，还是起次要作用。一般来说，应评估以下因素：

- 安氏分类：严重的安氏 Ⅱ 类和Ⅲ 类错𬌗畸形可能与牙龈退缩有关。
- 覆𬌗和覆盖：严重的深覆𬌗和深覆盖会加重牙槽骨吸收。
- 息止颌间隙：闭合时的垂直距离与磨牙症有关。评估方法是让患者做吞咽动作或假装说字母 N 几秒钟。这两种方法都使患者的下颌骨处于息止位置，正常情况下后牙不应与对颌牙相接触。
- 不良习惯的迹象：
  - 严重磨损：提示磨牙症。
  - 牙齿或修复体折裂：首先考虑紧咬牙，其次为磨牙症。
  - 龈缘增厚、质地变韧：磨牙症或紧咬牙。
  - 广泛性牙齿松动：磨牙症或紧咬牙。
  - 在没有系统性疾病的情况下，牙周膜间隙普遍增宽。
  - 舌部齿痕：提示紧咬牙。
  - 指甲缺失，前牙缺口：提示咬指甲。
  - 与雪茄使用者的烟斗柄形状匹配的明显的过度磨耗区域。
- 早接触、𬌗干扰：可能引起几年内探诊深度增加，并且可能与角形骨缺损有关。吹干牙齿，让患者轻咬牙，使用咬合纸来评估。咬合接触点应均匀地分布在后牙之间，没有过重的咬合接触点。侧方运动应该均匀地出现在后牙，滑动接触，最后终止于尖牙。
- 𬌗创伤的迹象：𬌗创伤最有可能与牙周病加重有关。𬌗创伤的迹象包括以下几点：
  - 牙齿震颤与牙龈开裂和退缩有关。将手指轻轻放在上颌牙齿的颊侧，让患者整体轻叩牙，并在咬合接触时感觉牙齿的异常动度，即可确诊牙齿震颤。
  - 过度的咬合磨损和大面积的磨损面。
  - 在没有严重骨质吸收的情况下牙齿松动。
  - 牙／修复体折断。
  - 放射片上的漏斗形或增宽的牙周膜影像。

○ 在没有解剖或修复体因素的情况下出现垂直性骨吸收。

○ 与咬合干扰相关的隐裂。

○ 咬合疼痛

2.4.2 牙周状况评估

患者安全：牙周检查可能会给免疫功能低下、植入医疗器械或患有感染性心内膜炎的患者带来较高的感染风险。在这种情况下，应咨询患者的主治医生，并考虑在检查前1小时内预防性使用抗生素。

对患者头部、颈部、口腔黏膜和口内硬组织等局部和全身因素的检查会影响牙周治疗，其中对牙周组织的评估是牙周病诊断和治疗的基础。这一部分的评估过程须检查以下内容：

牙龈外观

- 方法：观察上颌骨和下颌骨区域（包括无牙区）颊面和舌面的黏膜和牙龈（牙龈外观示例见图2.4）。
- 评估内容如下：
  ○ 颜色：
    - 通常情况：浅粉色、珊瑚粉色、褐色或棕色/黑色。
    - 牙龈变色：较淡的粉色、黄色、白色、棕色/黑色/蓝色斑块。
    - 牙龈透明度：组织是薄而半透明还是厚而不透明？

  - 发红区域。
  - 红肿部位：龈乳头区、边缘性或弥漫性。
  - 发红的程度：轻度、重度（深红色）或发绀。
  ○ 纹理：
    - 表面纹理：斑点状还是光滑？
    - 表面粗糙程度：粗糙、颗粒状还是光滑？
  ○ 形状：
    - 扇贝状牙龈的大小：龈乳头相对于唇/舌侧龈缘高或低？
    - 龈缘厚度：刃状还是卷边状？
    - 前庭深度：深还是浅？
    - 牙龈退缩：是否存在牙龈退缩？
  ○ 异常表现：
    - McCall's牙龈点彩？与𬌗创伤有关。
    - Stillman's裂与下方的骨开裂有关。
    - 脓性分泌物？有瘘管吗？与局部感染有关。
    - 局部肿胀/增生？与局部感染、反应或肿瘤生长有关。
    - 牙龈表面可见血管？与牙龈出血有关。
  ○ 意义：
    - 有发红、光滑和卷状边缘的区域可能有深牙周袋；粉红色、斑点状和刃状牙龈区域可能有浅牙周袋。
    - 有瘘管和脓性分泌物时应对附近的牙齿进行牙髓活力测试。
    - 厚的、不透明的低扇贝状牙龈是厚龈生物型。薄的、半透明的高扇贝状牙龈是薄龈生物型。

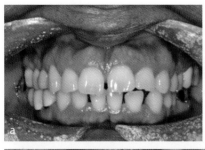
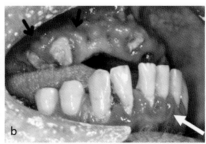
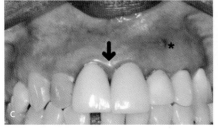
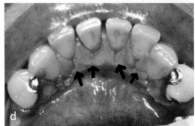

图2.4 （a）厚龈生物型患者的粉红色、有点彩的扇贝状正常牙龈和暗粉色黏膜外观。（b）上腭根尖周围的McCall's牙龈点彩（黑色箭头）和下颌牙齿周围严重发炎的发绀肿胀海绵状龈乳头（白色箭头）。（c）乳头状发红水肿（箭头）和瘘管（星形）。（d）Stillman's裂，很可能是由牙龈边缘附近脓肿导致的（箭头）

牙周袋 / 探诊深度

- 方法（图 2.5）
  - 手法：
    - 探针在远中轴角处沿牙根长轴轻轻插入，直至触及橡皮条样阻力。如果探针碰到坚硬的表面，则将其倾斜或沿组织侧移动，直到探针进一步伸入龈沟内。记录龈缘处探针标志的位置，并记录所标刻度，将其作为局部探诊深度。
    - 将探针伸入远中接触点，使其相对于牙齿倾斜约 45° 角，感觉龈沟表面是否有下降。记录最深的探诊深度。
    - 将探针移回唇面 / 舌面和近中线角处，使其平行于根面。找到最深的探诊位点，并记录此处的探诊深度。
    - 将探针移至近中接触点，使其相对于牙齿成 45° 角，并感觉探针是否更深入，记录最深处刻度。
    - 在检查探诊深度时，须评估：①龈沟底的硬度。触感类似于触碰到橡皮条。②根表面的粗糙度。干净的牙根表面触感光滑。

③轻探诊时是否产生疼痛。④探诊后出血情况。

  - 一致性：
    - 所有检查都应使用相同类型的牙周探针。
    - 应使用一致、温和的压力（约 25 克）。尽管压力过大患者也可以忍受，但这会引起患者的不适。
  - 效率：
    - 所有测试都应使用一致的测量模式。
    - 探诊深度应以三个数值为一组（即 3-2-3）进行读取和记录。
    - 测量模式应与 HER 软件设置的模式相匹配（如果使用）。
    - 键盘快捷键和数据输入设备［即登录器（DentalRat）、语音识别］非常有用。
- 特殊情况：
  - 牙石影响探查：用超声洁治器或手工洁治器清除过多的牙石，直到超声工作尖尖端到达龈沟底部，这称为"清创术"。
  - 第二或第三磨牙颊面：将口镜放置在紧邻磨牙的颊侧前庭，使口镜背面紧贴颊黏膜，并

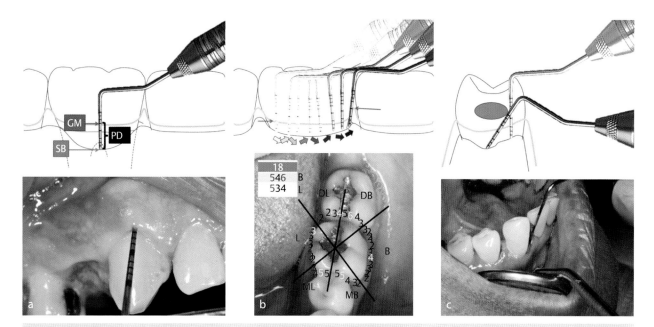

图 2.5 如何探诊：（a）从唇侧 / 舌侧中央开始，将探针平行于牙齿轻轻插入龈沟内，通过测量牙龈边缘到龈沟底的距离来确定探诊深度。如果探诊深度不是整数，则取整到更高的毫米值（即如果探诊深度在 4~5mm，则记录为 5mm）。（b）如图所示，使用轻探诊力将探针沿着龈沟呈提插式行走，感觉整个龈沟区域是否有下降和其他不规则物。注意这一过程中的探诊深度，并在表中记录最大探诊深度。（c）当接近邻间接触点时，为了检测邻面牙周袋，探针在接触点下方应倾斜，这样就不会遗漏接触点下方的牙周袋（如图所示）。读取和记录探诊深度时，应注意是否伴有探诊出血。在测量探诊深度时需要考虑探针有不同的毫米标识设计，如图所示（左下角：UNC-15；第一行：密歇根"O"型探针；右下角：WHO 探针）

请患者张口，使下颌远离待测牙齿。

◦ 前牙舌面：借助头枕使患者头部后仰，下巴朝上，仅在必要时使用口镜。

◦ 种植体：可以使用塑料牙周探针来检测探诊深度。如果种植体周围组织呈现粉红色且健康，请使用最小的力量进行探查。

◦ 薄龈生物型或敏感、紧致的牙龈：考虑使用细的或扁平的探针（即 Goldman-Fox）。

• 意义：

◦ 探诊深度较深的位置伴有附着丧失，以至于牙齿有脱落的风险。深牙周袋一般与影像学检查显示的局部牙槽骨吸收有关。

◦ 探诊深度大于 5mm 的区域更有可能含有致病菌。对于这些深牙周袋而言，仅通过非手术等方法完全清除牙石是不太可能的。

◦ 牙周手术的牙科保险报销需要一份完整的探诊深度图，显示至少 4~5mm 的牙周袋。

探诊出血

• 方法：

◦ 探诊时注意龈沟出血情况。

◦ 使用常规的牙龈出血定义（即接触时牙龈大量出血）。

◦ 为了提高效率，探查袋深时应同时记录（即出血 5-2-3）。

◦ 在纸质表上，出血位点通常在其探诊深度数值上方标记一个点。

• 意义：

◦ 探诊出血通常发生在探诊深度较深或存在明显炎症的情况下。

◦ 探诊出血意味着疾病处于活动期，如果牙齿周围出现探诊出血，则一年内发生附着丧失的概率为 30%。相反，如果没有出血则表明近期内不会产生附着丧失的概率为 98%。

临床附着水平

• 方法：根据是否存在牙龈退缩，主要有两种方法（图 2.6）。

◦ 无牙龈退缩：在牙周袋最深位点使用牙周探针识别釉牙骨质界（CEJ）。找到光滑的釉质终点、粗糙的牙骨质起点的位置。注意牙龈缘在牙周探针的位置，并确定探针需要插入多深才能到达龈沟底部。这一差值就是临床附着水平（CAL）。

◦ 有牙龈退缩：将白色釉质和颜色更深、呈黄白色的牙本质的连接位置确定为 CEJ。用牙周探针测量从 CEJ 到牙周袋底的距离。

• 何时需要确定临床附着水平？

◦ 通常检查时很少进行：附着丧失通常是依据影像学骨质丧失推断的。

◦ 科学研究中通常使用特制的带有角度和刻度的支架测量临床附着水平。

◦ 附着水平测量可能有助于检测牙龈退缩。

• 特殊情况：

◦ 如果无法检测到 CEJ，可以用从龈沟到另一个标志点（即修复体边缘、牙尖或支架边缘）的距离来测量"相对附着水平"。

• 意义：

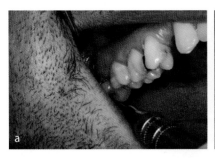
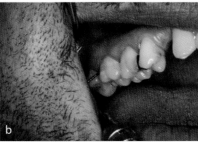
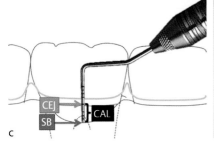
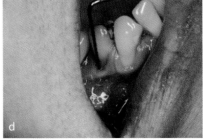

图 2.6 确定 CAL 或附着丧失。（a）用牙周探针的尖端感受 CEJ，并注意探针的位置。（b）沿着根面向根尖滑动探针，直至尖端接触到龈沟底（sulcus base，SB）。注意探针尖端从 CEJ 滑入龈沟底的距离有多深；这是牙齿萌出后的 CAL 或附着丧失。与探诊深度一样，CAL 总是取整到更高的毫米值。（c）CAL 是从 CEJ 到龈沟底的距离。（d）如果 CEJ 因牙龈退缩而暴露，则从 CEJ 到牙周袋底部的深度很容易测量，如图所示：用 UNC-15 探针测量的探诊深度为 2mm，退缩为 2mm，CAL 为 4mm

- CAL 等于牙齿萌出后的附着丧失。
- 牙周病分类系统以有无临床附着丧失来区分"牙龈炎"和"牙周炎"。
- 附着丧失大于 8mm 后，牙齿脱落的风险将显著增加。

牙龈退缩

- 方法：仅记录暴露的牙根表面区域的牙龈退缩（图 2.7）。
  - 测量暴露的 CEJ 从根向到龈缘的距离。
  - 如果 CEJ 因磨损或修复体遮盖而消失，则使用修复体或磨损边缘（abfraction margin）作为标志测量牙龈退缩。
- 特殊情况：唇侧 / 舌侧釉质延伸过长时，可与牙龈退缩相似。

- 意义：
  - 在颊侧和舌侧，牙龈退缩程度和探诊深度的总和应等于 CAL，因为观测矢量方向一致。
  - 牙龈退缩是附着丧失的结果，但并不都是由牙周炎引起。
  - 牙龈退缩预示着牙齿存在附着丧失和根面龋的风险。
  - 牙龈肥大也可以采用相似方法测量。在这种情况下，需要用探针找到 CEJ 的位置，并确定其相对于龈缘的深度。在健康的牙周组织中，CEJ 位于龈缘根方 1~3mm 处。

牙龈 / 角化龈宽度 / 附着龈不足

- 方法（图 2.8）：只有在牙龈宽度不足的区域才会记录这一参数。

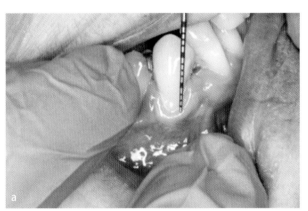
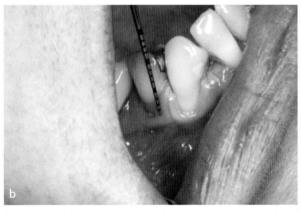

图 2.7　测量牙龈退缩。（a）尖牙经常出现牙龈退缩，由于磨损或颈部修复体，CEJ 变得难以辨认。为了便于记录和监测，可以确定一个容易识别的标志，如修复体的根方边缘，测量从该标志到牙龈边缘的距离作为牙龈退缩。在这种情况下，真正的牙龈退缩程度只能通过牙齿的解剖结构确定初始 CEJ 来进行估计。（b）如果通过较暗的牙根和较亮的釉质对比可以轻易识别 CEJ，进而更容易测量牙龈退缩。在这里，牙龈退缩是 CEJ 和牙龈边缘之间的距离，取整到更高的毫米值

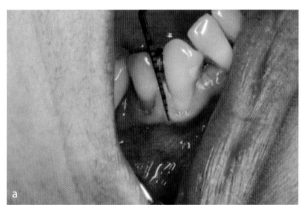
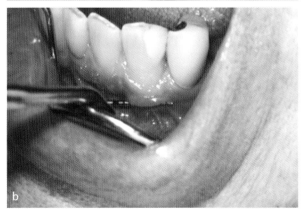

图 2.8　确定膜龈联合的位置，并测量除上颌牙齿舌面以外的所有部位的角化龈宽度。（a）通常，膜龈联合的位置清晰可见，因为此处上皮颜色从粉红色变为深粉红色。角化龈宽度是龈缘到膜龈联合之间的距离，取整到更高的毫米值。（b）如果膜龈联合的位置不明显，推动试验可以帮助确定其位置。在黏膜上放置一个钝的器械，将黏膜轻轻推向牙齿，组织会聚拢，组织停止折叠的那条线就是膜龈联合的位置

○ 通过视诊（粉红色牙龈与深色黏膜相接处）或推动试验（用手指或牙周探针侧面移动来确定黏膜停止移动的点）来识别膜龈联合处。科学研究时，膜龈联合的位置也可以用 Schiller's 碘来识别，Schiller's 碘使黏膜染色更深。

○ 角化龈宽度（keratinized gingiva width，KGW）是龈缘和膜龈联合交界处之间的距离。附着龈是 KGW 和探诊深度之差。

- 意义：

○ 虽然不是必需的，但大于 2mm 的附着龈有利于龈下边缘修复体的牙周牙龈组织的健康和美观。

○ 种植体周围至少 2mm 的角化龈有利于牙龈组织健康和种植体支持的修复体周围的美观。

根分叉病变区域

- 方法（图 2.9）：

○ 用 Nabers 弯探针轻轻探测牙齿的分叉区域，并通过施加轻压力和进行轻微的旋转来确定插入的深度。

○ 多根牙应评估根分叉入口区域。如上颌磨牙（颊侧、远中舌侧和近中舌侧）、下颌磨牙（颊侧和舌侧）以及上颌前磨牙（近中和远中）。

○ 在各种根分叉病变分类系统中，最常用的是 Glickman 分类（图 2.9）。

  – Ⅰ度：可以探及根分叉入口，但无法水平探入。

  – Ⅱ度：探针滑入分叉区，并可以水平探入。如果回拉探针，则其头部将被"钩住"，这与Ⅰ度不同。

  – Ⅲ度：根分叉区域贯通，形成隧道。最可能的是至少有两个分叉入口，探针在牙冠下滑动超过牙冠宽度的一半。

  – Ⅳ度：可见一清晰的外露分叉隧道。

- 特殊情况：

○ Ⅰ度根分叉病变的典型标记是在纸质表牙面描记图旁画一个楔形符号，Ⅱ度以空心三角形标记，Ⅲ度则以实心三角形标记。

- 意义：

○ 根分叉入口暴露的牙齿难以清洁和维护，因此预后比不伴根分叉病变的牙齿差。

○ 深Ⅱ度根分叉病变使牙齿脱落的概率增加 3 倍，而Ⅲ度根分叉病变使未来牙齿脱落的概率增加 7 倍[14]。

牙齿松动度

- 方法（图 2.10）：

○ 将钝器尖端分别置于牙齿颊、舌侧以将其夹住，并尝试做颊舌方向摇动。观察牙齿相对于相邻牙尖的移动情况，并通过器械手柄感觉。如果被检查的牙齿松动，须尝试旋转牙齿并将其压入牙槽内，同时避免做侧向移动。

○ 使用最广泛的牙齿松动度分类是 Miller 分类。

  – Ⅰ度：任何可观察到的轻微移动。

  – Ⅱ度：从静止位置到小于 1mm 的显著水平移动。

  – Ⅲ度：从静止位置到大于 1mm 的移动，或者能够旋转牙齿或将其压入牙槽内。

- 特殊情况：

○ 大多数患者的下颌切牙有轻微的牙齿松动。

○ 即使基牙不松动，冠修复体和局部固定义齿也可能有松动的情况。

○ 有任何松动度的种植修复体均意味着种植修复失败。

- 意义：

○ 牙齿松动度可以预测附着丧失和牙齿脱落。

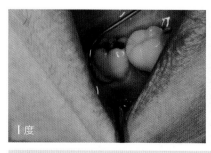
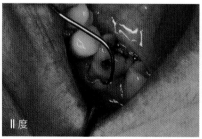
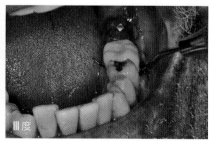

Ⅰ度　Ⅱ度　Ⅲ度

图 2.9　Glickman 根分叉病变Ⅰ度、Ⅱ度、Ⅲ度

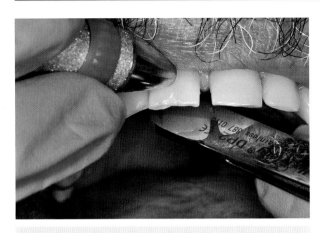

图 2.10 通过使用两个器械的钝端，检查牙齿是否有明显的相对于周围牙齿的移动来评估牙齿的松动度

- 松动的牙齿一般不能进行间接修复，更不应作为可摘局部义齿的基牙。
- 一般来说，Ⅲ度松动的牙齿在治疗开始时就应拔除。
- 严重的牙齿松动通常是由严重的牙周病或外伤导致的骨支持丧失而引起的。𬌗创伤、牙根短/吸收、牙周/根尖周炎和正畸治疗通常会导致轻到中度的牙齿松动。

菌斑水平

- 方法：
  - 在口腔癌筛查和拍摄临床照片之前，不应进行菌斑显示。
  - 吹干牙面并寻找灰白色、粗糙的牙菌斑，或在用显示剂暴露牙菌斑后，通过目测对牙面进行评估（图 2.11a、b）。

- 对于牙周病，只有牙龈缘和牙周袋中的菌斑是与之相关的。
- 有多种菌斑评分方法，如 Green-Vermillion 简化口腔卫生指数，由 Turesky、Gilmore 和 Glickman 改良的 Quigley-Hein 指数，以及 Navy 牙菌斑指数等多种版本。

- 意义：
  - 菌斑是细菌定植的临床标志。
  - 菌斑水平与探诊出血密切相关，但其不能预测附着丧失。
  - 维持低水平菌斑与长期修复的成功有关。

牙石水平

- 方法：
  - 临床观察到的坚硬的灰白色或黄色龈上牙石，大多出现在与唾液腺导管开口相对的牙面。棕黑色或深绿色的牙石则在牙龈下方形成（图 2.11c、d）。
  - 用精细的牙石探针的尖端侧面感受牙根表面的粗糙度、台阶感、咔嗒声，也可以用精度较低的牙周探针来完成。
  - 在 X 线片上，大块牙石表现为相邻牙根表面尖锐的不规则物（图 2.12、图 2.13）。唇侧或舌侧的大量坚硬牙石表现为覆盖在 CEJ 附近牙根表面的不规则阻射影。

- 意义：
  - 牙石覆盖的牙根表面非常粗糙，当探针滑过时会发出咔嗒声。内毒素污染的牙根表面有些黏或类似砂纸的颗粒质地，而清洁的牙

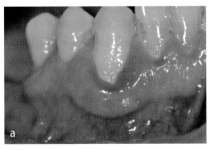
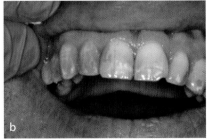
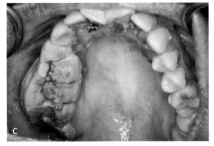
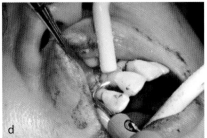

图 2.11 菌斑和牙石。（a）如果菌斑很多，则在牙根表面表现为明显的颗粒状、黄白色沉积物，不能用水漱掉，通常会导致邻近的牙龈边缘发红、肿胀。（b）菌斑显示液可有效显示更细微的菌斑堆积。从牙周病诊断的角度，只有龈缘附近的菌斑被认为是牙周病的致病因素。（c）相对较软的灰白色龈上牙石有时会大量出现。（d）龈下牙石的体积通常要小得多，且不易发现（如图所示，牙周手术中可见刮匙尖端附近暴露的牙石），通常是棕黑色或深绿色，在牙根表面形成致密的硬团块

根表面应是像玻璃一样光滑或有绸缎般的质感。

- 牙周治疗旨在彻底清除牙根表面所有牙石和受污染的牙骨质。

- 通常，临床执业考试时，理想的患者需要有一定量的牙石，考生只有清除所有牙石使牙面光滑才能通过考试。

2.5 影像学及其他辅助检查

临床检查应与影像学检查相结合，以发现临床检查中可能被遗漏的隐藏的硬组织情况。辅助检查对于不常见的牙周病或对先前治疗无反应的牙周病的诊断很有效。

2.5.1 影像学检查

详细的影像学评估对于全面的牙周检查至关重要，因为它可以反映支持骨组织和牙周膜的信息。对于牙周健康或轻度牙周病患者，只要 X 线片能清楚地显示牙齿近远中骨水平即可满足需要，如𬌗翼片。对于有明显的附着丧失或牙龈退缩的患者，则需要拍摄能清楚显示受累牙齿整个牙根和周围支持骨组织的根尖片。X 线片应在环境光线低以及配有高品质显示器的安静区域（或传统 X 线片的观片灯）查看。在重点检查牙齿之前，应通过近期拍摄的 X 线片初步评估口腔的病理学表现。可通过以下指标对牙周情况进行评估。

牙槽嵴轮廓

- 方法：评估相邻两牙之间的牙槽嵴。在全景片和𬌗翼片上，牙槽嵴轮廓应平行于釉牙骨质界和咬合平面。

- 意义：牙槽嵴轮廓的改变表明有某些特定的局部促进因素加重牙周病。

水平型骨吸收

- 方法：评估釉牙骨质界到牙槽嵴顶的距离（图 2.12a）。

- 特殊情况：牙龈生物型为厚型的患者，在从未出现过牙周病临床症状的情况下，也可能会有轻度骨吸收。

- 意义：
  - 当釉牙骨质界到牙槽嵴顶的距离不超过 2mm 时，可认为无骨吸收或附着丧失。

- 根据 X 线片上的骨吸收可能会低估附着丧失的水平，因为附着丧失一般先于牙槽骨吸收 6~8 个月。

垂直型骨吸收

- 方法：通过调整亮度和对比度，评估牙槽嵴处楔形骨邻面边缘的 X 线透射率。底壁和近 / 远中壁的阻射性最高，其次是颊侧壁和舌侧壁。根据壁的数量命名骨缺损的类型（0、1、2 和 3 壁骨缺损）。弹坑状或火山口状缺损是由颊壁和舌壁组成的 2 壁骨缺损，临床上表现为两个放射状嵴顶，相邻两牙的邻面都有相应的深牙周袋。沿着骨壁，可以看到每种缺损的深度和宽度（图 2.12）。

- 特殊情况：𬌗创伤和异常的牙根解剖因素也可能导致狭窄的骨缺损。

- 意义：
  - 垂直型骨缺损提示某些局部因素加重了牙周病。
  - 壁的数目越多、缺损越深，再生治疗可能越有效。

牙槽骨质量

- 方法：通过与牙釉质、骨小梁密度、牙槽嵴骨厚度的比较，可主观判断牙槽骨阻射性。

- 意义：含有少量骨小梁的黑色透射骨是一种容易发生快速骨丧失的松质骨。下颌骨的骨密度与患者的全身骨密度有良好的相关性。

牙周膜 / 硬骨板

- 方法：观察位于硬骨板间的黑色透射带，它应薄且均匀地围绕每颗牙齿。

- 意义：
  - 在成年患者中，增宽的或呈漏斗状的牙周膜间隙通常提示有𬌗创伤（图 2.13a）
  - 正畸治疗通常会导致牙周膜间隙增宽。
  - 系统性硬化症可引起广泛性牙周膜间隙增宽，鳞状细胞癌可引起个别位点牙周膜间隙增宽。

冠根比

- 方法：计算牙槽骨外的牙长度与根尖至冠方牙槽嵴最高水平的牙长度的比值（图 2.13b）。

- 特殊情况：冠根比不适用于种植体。

- 意义：冠根比小于 1∶1 的牙齿不适合做桥基牙和义齿基牙。

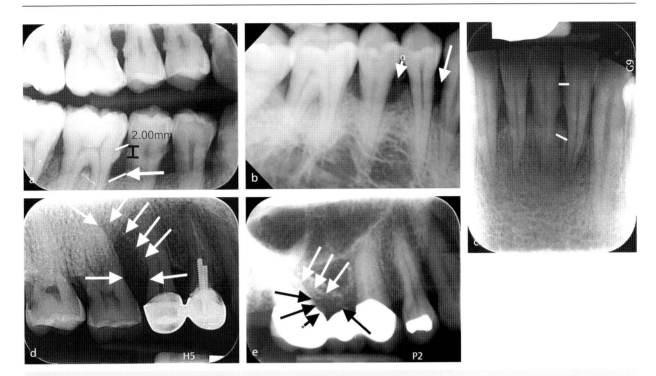

图 2.12　牙周病引起的骨缺损的影像学表现。（a）30 号牙近中及前磨牙近远中水平型骨吸收。为了明确水平型骨吸收的程度，标记并连接相邻两牙间的 CEJ（顶部白线）。将此线与应与之平行的牙槽嵴顶骨水平（底部白线）进行比较。如果 CEJ 和牙槽嵴顶之间的距离大于 2.0mm（红色线条），则有牙槽骨吸收。另外，可以看到大块牙石的影像学表现（红色线条旁）。（b）显著的骨吸收，或 "0 壁骨缺损"（单个白色箭头），以及围绕前磨牙四周的骨缺损（标有 "O" 的白色箭头）。（c）浅的 1 壁骨缺损。相邻两牙的 CEJ 连线和骨水平连线不平行。（d）类似于深 2 壁骨缺损：骨缺损的深 J 形邻面壁（白色箭头），以及模糊的、平坦的剩余牙槽嵴顶轮廓。（e）类似于中等深度的 3 壁骨缺损：骨缺损的斜坡状邻面壁（白色箭头），缺损的颊侧壁和舌侧壁的两个模糊轮廓在邻面壁顶端汇聚（黑色箭头）。同时可见骨缺损开口处的牙石影像（带 "*" 号箭头）

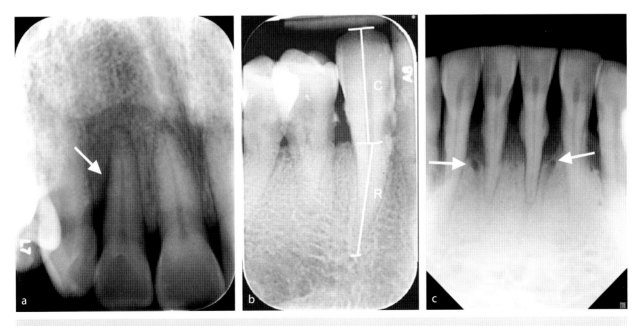

图 2.13　其他类型骨缺损。（a）漏斗状牙周膜间隙增宽，很可能与𬌗创伤有关。（b）测量冠根比。骨内牙根 "R" 的长度应大于骨外牙冠 "C" 的长度。（c）与重度炎症相关的营养管（白色箭头）。注意附着在牙根周围的大块牙石影像

牙根质量/牙根解剖形态

- 方法：对牙根进行主观评估。检查牙齿是否有异常的牙根解剖形态，如弯曲牙、双生牙、牙内陷、牛牙症、过小牙以及是否存在牙骨质、牙本质或牙釉质过度发育/发育不良的情况，并判断这些异常是否因牙周病而外露或加重。
- 意义：
  - 牙根短、单根、锥形的牙齿更有可能出现牙齿松动。
  - 牙根细、呈带状的牙齿在拔牙过程中很有可能折断。
  - 具有明显根柱、长根和弯曲根的多根牙一般需要近乎完全的骨质丧失才会出现牙齿松动。

营养管

- 方法：在牙槽嵴顶附近寻找小的圆形透射性"孔"，这些孔与骨质中模糊的深色线性结构相连（图2.13c）。
- 意义：营养管通常是进入重度炎症组织区域的血管，但也可能是正常解剖结构的变异。如果它与重度炎症组织有关，那么刮治和根面平整术可能会引起大量出血。在手术过程中，当切除上方覆盖的组织时，营养管会导致更严重的出血，因此在术前预先考虑这一点是很有意义的。

牙周病的局部促进因素

- 方法：检查每颗牙齿是否有以下表现（图2.14）。
  - 残留牙石：楔状或刺形根面突起物。
  - 根分叉病变：颊侧和舌侧根分叉区的根间牙槽骨变暗。较暗的"分叉箭头"影像提示可能有Ⅱ度或Ⅲ度根分叉病变，通常在临床检查出根分叉病变后出现。
  - 根面凹陷：最常见于邻面，一般在牙根凹陷处有两条硬骨板线分别代表颊侧和舌侧边缘。
  - 釉珠是一种圆形的突出物，通常出现在上颌第一和第二磨牙，具有类似釉质的阻射性帽状影像。
  - 在下颌磨牙，颈部釉突可能表现为微小的阻射三角形，尖端指向根分叉，并可能与牙齿颊、舌侧U形骨丧失区有关。

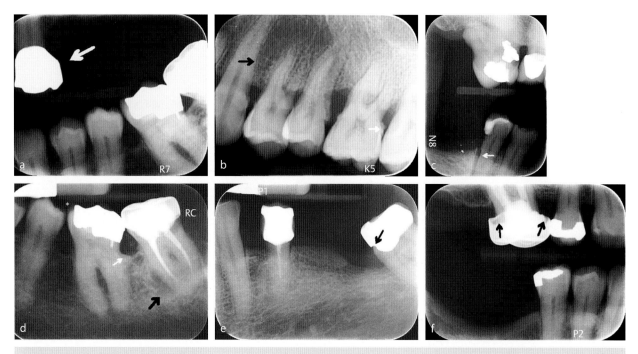

图2.14 牙周病的各种局部促进因素。（a）体积庞大的修复体，如用于局部义齿固位的冠外固位沟（箭头所示）难以清洁，并可导致牙龈炎症。（b）平坦、稍凹的尖牙远中根面（黑色箭头），大块牙石的放射学影像（白色箭头旁边显示的楔形区域），与严重骨丧失有关的多处根分叉病变（前磨牙和磨牙）。（c）牙骨质撕脱（白色箭头）和形态异常的磨牙牙根。（d）与轻度缺损相关的间隙（＊）、磨牙牙本质嵴（白色箭头）、金属冠下的继发龋（recurrent caries，RC）、失败的根管治疗所致的根尖周病变（黑色箭头）。（e）边缘不密合（黑色箭头）和（f）与骨丢失增加相关的金属冠外悬突。根尖片显示该牙有严重的骨丧失

◦ 牙齿拥挤 / 倾斜。

◦ 龋齿：原发性邻面龋在 X 线片上表现为三角形透射影，其尖端指向髓室，位于邻面接触点和釉牙骨质界之间。颊侧或舌侧的 V 类洞常表现为牙颈部附近轻微的卵圆形透射影，咬合面龋可表现为咬合面下方牙釉质 - 牙本质交界处有轻微的透射影。

◦ 悬突：突出于牙齿表面呈高密度影的修复材料。

◦ 粗糙边缘：有时在 X 线片上表现为不规则的牙齿表面。

◦ 边缘不密合：修复体边缘与牙体组织之间存在影像学间隙或暗区。

◦ 过大的牙冠外形。

◦ 根折：可表现为一条沿牙齿表面水平向或垂直向延伸的黑线。如果水平型根折靠近根尖，并且周围没有扩大的透射区，则可能对牙齿保留没有影响。垂直型根折通常会产生感染，并产生大面积透射区和导致临床骨丧失。

◦ 牙骨质撕脱：表现为可在 X 线片上观察到的牙根表面与牙齿主体分离的条状物。

◦ 生物学宽度的破坏：影像学上显示修复材料接近牙槽嵴顶（小于 2mm）。临床上，表现为相应部位与局部菌斑量不相匹配的持续的炎症反应。

◦ 牙髓感染：表现为根尖部小面积的牙周膜增宽和以根尖孔为中心的圆形根尖周透射影，或整个牙根周围广泛的弥漫性骨吸收。所有的这些影像学检查结果都应与反映患牙牙髓坏死的牙髓活力测试结果相结合。如果牙齿活力正常，则应怀疑其他口腔病变。

◦ 咬合面不一致：表现为咬合面上的台阶或相邻牙齿边缘嵴高度的不一致。

◦ 充填式牙尖是指过高的牙尖正对着对颌的邻间隙，这种情况下的邻间隙通常接触不良。

◦ 种植牙：通常表现为骨支持式修复体的螺钉状高密度阻射影。种植体与修复体之间的细线表示种植体基台。以下因素值得注意：

  – 种植体附近的骨组织：高密度的骨组织应与种植体紧密接触。如果种植体周围的骨密度降低表明骨结合不足，植入失败。

  – 种植体基台附近的骨水平：种植体基台周围的轻微骨丧失（小于 2mm）是常见和正常的。大量骨丧失则提示种植体周围炎。

  – 种植体基台相当于天然牙的 CEJ：如果距离过大（大于 5mm），则可能与较深的探诊深度相关。

  – 与邻牙 / 种植体的位置关系：位置接近（与种植体之间小于 3mm，与邻牙之间小于 1.5mm）可能会导致邻面骨丧失和牙龈退缩。

  – 与邻牙的角度：过大的角度（大于 30°）可能会导致骨吸收增加。

• 意义：局部因素通常可以解释局限性加重的牙周病（探诊时显著出血，深的探诊深度，附着丧失，牙龈退缩或骨丧失增加）。

2.5.2 牙周病的微生物学、基因检测和其他检测

虽然临床和放射学检查足以诊断和治疗常见的牙周病，但在某些情况下，可能还需要进行其他辅助检查来帮助诊断不常见的牙周病。

微生物学检测

对于患有不常见的、严重的牙周病且没有明显的遗传或其他疾病的年轻患者，微生物检测有助于检测出侵袭性极强的微生物。对于先前已尝试接受完善的牙周治疗但病情仍未能获得控制的患者，微生物检测也可能有用，此外其作为一种风险评估工具，可对患者起到宣教作用。微生物检测由来已久，其目的是教育和激励患者积极控制口腔微生物。微生物检测作为历史悠久的 Keyes 技术的一部分，医师可通过使用暗场显微镜向患者展示活的口腔微生物，使患者遵从医嘱使用特定的口腔卫生维护措施来控制牙周感染。

DNA 检测也可以起到宣教作用，它包括将样本送往商业化基因实验室（MyPerioPath，Oral DNA 实验室，伊登普雷利，明尼苏达州）以确定样本中是否存在已知的牙周致病菌。这也可以通过椅旁的免疫试验（Evalusite，伊士曼柯达公司，罗切斯特，纽约州）、生化实验（Perioscan，西诺德，夏洛特，北卡罗来纳州）或基因测试（Omnigene DMDx，Omnigene 公司，剑桥，马萨诸塞州；IAI Pado test 4.5，IAI，楚赫维尔，瑞士）完成[15]。这些检测的缺点是，它们不能提供微生物抗生素敏感性的相关信息，要想获得此类信息只能通过培养患

者样本中的细菌来完成。

不幸的是，由于这些服务的高成本和低营利性，很少有实验室（目前美国只有宾夕法尼亚州费城坦普尔大学口腔微生物学测试服务实验室）提供这项服务。有了抗生素敏感性试验，医生就可以使用能够有效控制严重牙周感染的抗生素，并通过重复该试验确认治疗的有效性。

对于大多数微生物检测来说，最大的问题是样本误差，如果没有在正确的区域取样，可能会遗漏重要的微生物。关于培养方法，另一个问题是牙周病原体通常对空气和温度敏感，样本处理和运输不当可能会杀死牙周病原体，从而导致错误的实验室结果。因此，必须仔细遵循每个检测试剂盒的说明，并对获得的所有结果进行批判性解释。临床上，除了受限于抗生素的选择和复诊间隔时间的确定，由于牙周治疗方案尚未针对特定微生物和致病微生物基因，因此微生物检测结果的价值相当有限。

基因检测

虽然明尼苏达州的双胞胎研究表明牙周病有很强的遗传性，但其遗传倾向可能是许多遗传因素相互作用的结果。启动子突变可导致炎症信号分子表达增加，如常见的致炎细胞因子 IL-1α/β 和 IL-6 的表达增加，而这似乎与患者是否易于发生早发性和侵袭性牙周炎密切相关。研究最多的遗传因素是与患牙周病的高风险相关的 IL-1β 多态性，IL-1α 或 IL-1β 多态性使人群患牙周炎的概率增加约 1.5 倍[16]。这种多态性在吸烟者中与牙周炎高风险更为相关，比如携带 IL-1 基因多态性的吸烟者牙周炎的发病率与 IL-1 基因型阴性的非吸烟者相比增加了 5 倍，而与 IL-1 基因型阴性吸烟者相比增加了 2 倍。在高加索人和巴西人中，携带 IL-6 基因多态性似乎会使牙周炎的发病率增加约 1.4 倍。在美国，唯一可用于检测多态性的商业化检测是 MyPerioID PST 试验（Oral DNA 实验室，伊登普雷利，明尼苏达州），该试验检测了 IL-1 和 IL-6 多态性并为患者提供牙周风险评估。该试验虽然有助于牙周风险评估和患者宣教，但由于这些多态性对牙周病的影响因种族和地理群体而异，其临床价值受到了一定程度的影响，并且对于大多数非白种人而言，尚无足够的数据来评估其有效性。由于目前的牙周治疗不包含调整细胞因子表达水平，因此除了缩短复诊间隔，炎症因子基因检测对现阶段治疗计划几乎无任何作用。

其他检测

全面的牙周诊断可能还需要其他检查，如锥形束 CT 图像、牙髓活力测试和咬合检查。例如，牙髓病的诊断通常需要触诊牙齿和叩诊牙齿以检查根尖周状况，以及使用冷、热或电刺激进行各种牙髓活力测试。锥形束 CT 图像通常是种植体治疗必不可少的，并且可以为顽固性牙痛和隐匿性骨疾病提供线索。虽然在初诊和定期检查中对咬合情况进行常规评估必不可少，但为了充分解决咬合问题需要通过颌位关系记录和在可调型殆架上进行颌位关系转移以进行更详细的咬合评估。此外，还需要对患者行为和心理进行评估以发现影响牙周病活动性的不良口腔习惯，而对健康状况不佳的患者可能需要进行全面的医学评估。

2.6 创建用于诊断和制订治疗计划的问题列表

2.6.1 诊断依据

出于风险评估和保险报销的需要，将患者的牙周状况恰当地匹配于目前公认的牙周病分类系统中非常重要。完成这项任务的一种方法是判定患者在以下六个维度的牙周状况（表 2.5）：

表 2.5　牙周病诊断需要考虑的信息

炎症的严重 程度	没有 牙龈发红 牙龈出血 组织剥脱／溃疡 组织坏死
炎症的深度	没有 局限于牙龈／结缔组织 累及牙槽嵴顶（骨吸收／附着丧失） 深部组织破坏 破坏扩展到颌面部组织
炎症的范围	波及的牙位／牙齿数量，如果是个别 牙位，列出具体牙位 _____
微生物促进 因素	牙菌斑（靠近牙龈边缘：无、散在、 窄带状、严重） 特定微生物鉴定 _____
全身性促进 因素	列出因素：
局部促进因素	按牙齿列出因素：

- 炎症的严重程度。
- 炎症的深度。
- 炎症的范围。
- 牙周病的局部促进因素。
- 牙周病的微生物促进因素（如果已知）。
- 牙周病的全身性促进因素。

之后，将患者的牙周状况与最新牙周疾病分类系统中最合适的疾病或表现相匹配（表 2.5）。

2.6.2 制订风险评估的问题列表

除了收集牙周诊断所需的信息，牙周评估的目的是列出牙周治疗需要解决的问题。一般来说，这些问题可分为两类：

- 针对治疗过程中存在风险的问题，调整治疗方案。
- 消除牙周病的促进因素以控制疾病进展。

第一个问题列表确定了潜在的治疗风险，可通过对患者的病情进行安全管理，从而降低医疗紧急情况和职业责任的风险。该问题列表还可以作为请其他医疗人员进行会诊的工具（表 2.6）。

2.6.3 制订治疗计划的问题列表

第二个问题列表对于制订治疗计划是十分重要的，因为该列表包含了影响牙周病发展的因素。如果治疗能够解决和消除所有这些因素，则很有希望恢复牙周健康。这份问题列表也可作为预防牙周病的指南，因为确保消除这些因素可以防止牙周病的发展。通常，这些因素是全身性的（表 2.7a）或局部的（表 2.7b）。

全身性因素的管理常需要与医生和其他医疗保健人员合作，并且如果必要的话，治疗将需要在牙科诊所外进行。关于烟草使用情况的咨询可以在牙科诊所完成。虽然肥胖症治疗的有关营养和生活方式的咨询也可在牙科诊所完成，但最佳的方式是转诊给专业的人员，如注册营养师。

与全身性因素不同，局部因素通常可以通过牙科治疗来解决，一般来说，每个局部因素有解决它的特定牙科操作。

2.7 关键要点

- 需要对患者进行全面评估，以制订恰当的诊断和治疗计划。全面检查包括既往病史和口腔病

表 2.6　存在治疗风险或需要特殊考虑的患者管理因素

肾上腺功能不全	胃食管反流病
贫血症	肝炎
心绞痛	HIV 合并 $CD4^+$ 细胞计数低
抗凝治疗	高血压
抗抑郁药（三环类，单胺氧化酶抑制剂）	免疫抑制剂
抗血小板药	植入医疗器械
人工/人工心脏瓣膜	白血病/淋巴瘤
哮喘，重度	心肌梗死史
动脉粥样硬化	非甾体抗炎药的使用
β 受体阻滞剂	器官移植史
双膦酸盐	心脏起搏器
出血性疾病（即血友病，血管性血友病）	妊娠
钙补充剂	既往感染性细菌性心内膜炎
癌症/化疗/放疗	前列腺肿大
心律失常	功能障碍性精神病
充血性心力衰竭	镰状细胞性贫血
慢性阻塞性肺疾病/肺气肿	脑卒中
皮质类固醇的使用	保健品（大蒜、银杏、生姜、鱼油、维生素 E）
心脏瓣膜受损	甲状腺疾病
功能损伤性老年痴呆症/阿尔茨海默病	甲状腺激素替代疗法
糖尿病	烟草使用
地高辛	全关节置换术
癫痫	肺结核
	患者不切实际的期望

史回顾、全身检查、口外和口内检查、牙周检查和影像学检查。

- 缓解疼痛是首要任务；之后是控制急性感染。全身病史和口腔病史回顾有助于确定治疗的危险因素或并发症（即是否需要预防性使用抗生素）。
- 牙周因素包括牙龈的基本外观和其他黏膜的异常与否。指标包括探诊深度、BOP、CAL、牙龈退缩、根分叉病变、牙齿松动度、菌斑和牙石水平。咬合情况也需要进行检查和评估。

- X 线片应与临床表现相关联并与之相印证。从增强视觉效果方面来说，垂直向拾翼片优于传统水平向拾翼片。
- 微生物学和基因检测有限，但对于不常见或顽固性牙周病患者可能有价值。
- 可以通过检查获得的炎症的严重程度、深度和范围对牙周疾病进行分类。此外，还应考虑微生物、全身性和局部因素。

表 2.7 （a）影响牙周病发展的全身性因素

具体因素	因素	类别
安非他明	与牙龈过度增生（gingival overgrowth，GO）相关的药物	全身性因素
钙离子通道阻滞剂		
环孢素、他克莫司和西罗莫司		
地兰汀 / 苯妥英钠		
苯巴比妥		
丙戊酸钠		
抗艾滋病药物（某些）和牙龈变灰	与牙龈变色（gingival discoloration，GD）相关的药物	
米诺环素和牙龈变灰		
雌激素替代疗法	雌激素替代疗法	
口干症药物和口干症	口干症药物	
引起苔藓样反应的药物和实际苔藓样病变	苔藓样反应诱导性药物	
艾滋病	免疫抑制疗法	
白血病 / 淋巴瘤		
化疗		
放疗与口腔黏膜炎	放射性黏膜炎	
癌症（包括口腔癌）	癌症	
妊娠与激素变化	激素变化	
性传播疾病和口腔溃疡 / 增生物	性传播疾病	
脑卒中和手部灵活性下降	手部灵活性问题	
老年痴呆 / 阿尔茨海默病和手部灵活性下降		
类风湿 / 骨关节炎和手部灵活性下降		
手部灵活性下降		
类风湿关节炎	类风湿关节炎	
糖尿病	糖尿病	
肥胖症	肥胖症	
营养不良	营养	
基因疾病	基因疾病	
IL-1 基因型		
自身免疫性疾病	自身免疫	
烟草使用	自行用药	
软性毒品使用		
酒精使用		

表 2.7 （b）影响牙周病发展的局部因素

具体因素	因素	类别
菌斑	菌斑	微生物因素
牙石	牙石	
特异性微生物感染	微生物	
龋病	龋病	修复因素
牙髓感染	牙髓感染	
不可修复的牙齿（即残根）	不可修复的牙齿	
开放式接触／间隙和食物嵌塞	不良修复	
边缘不密合		
修复体悬突		
粗糙的修复体表面／断裂的修复体／冠折		
过大／轮廓过凸的修复体外形		
修复体龈下边缘和牙龈炎症		
深牙周袋，牙龈炎症	深牙周袋，牙龈炎症	牙周因素
根分叉病变和牙龈炎症	根分叉病变	
牙齿松动	牙齿松动	
牙龈退缩，其他膜龈缺损	膜龈缺损	
种植体疾病	种植体疾病	
拥挤，正畸矫治器	牙齿位置问题	解剖因素
扭转／倾斜的牙齿		
严重的安氏Ⅱ类和Ⅲ类错𬌗		
深覆盖、覆𬌗		
边缘不一致／向下／向上伸长的牙		
釉嵴，釉质突起	解剖异常	
根面凹陷		
釉珠		
颈部釉突		
牙本质突、嵴		
牙根形态／牙齿解剖异常		
部分阻生的第三磨牙（和其他牙齿）	阻生牙	
牙骨质撕脱	牙骨质撕脱	
𬌗创伤	𬌗创伤	𬌗因素
磨牙症	机能异常的习惯	机能异常
紧咬牙		
咬指甲		
嚼烟斗		
口腔内用于佩戴饰品的穿孔		
其他机能异常的习惯		

2.8 复习题

病例描述用于以下所有问题：

一名 49 岁的男性在通过其雇主（当地一家卡车运输公司）获得医疗和牙科保险后，接受了全面的口腔检查。他没有反映任何口腔问题，但说他过去 25 年中没有接受过口腔护理，并且最近 10 年也没看过医生。他不知道自己有无全身疾病或过敏状况，但他说，他经常因炎热而感到口渴时会喝很多牛奶，"据说可以补水，并保持骨骼和牙齿的健康。"他本打算接受医学检查，但由于预约人数过多，他的预约被排到了下个月。在患者同意接受口腔检查后，牙医助理记录了他的生命体征：体重 122.5kg，身高 1.57 米，血压 159/92mmHg 和脉搏 74 次 / 分钟。之后他找借口去了趟洗手间，因为他对看牙医感到紧张。这已经是患者第三次去洗手间了，牙医助理开始对此感到恼火。

一个月后，可从患者的医生处获得以下实验室结果：

- 空腹血糖：139mg/dL（正常值小于 100）。
- 糖化血红蛋白：8%（正常值小于 5%）。
- 血小板 230 000/μL（正常范围是 150~300 000）。
- 白细胞 5000/μL（正常范围是 4500~10 000）。
- 血细胞比容：45%（正常范围是 40%~45%）。
- 肌酐：1.2mg/dL（正常范围是 0.6~1.2）。
- 前列腺特异性抗原：2ng/mL（正常值小于 4）。

临床表现见图 2.15，影像学表现见图 2.16。

学习目的：评估牙周病患者的全身情况。

1. 根据患者的口腔病史和主诉，可能会发现以下哪些口腔问题？

A. 重度龋病

B. 牙石堆积

C. 牙齿缺失

D. 牙折

2. 本病例中，对患者口腔和全身健康会造成风险的可能性最小的疾病是下列哪一项？

A. 高血压

B. 糖尿病

C. 肥胖症

D. 泌尿生殖系统问题

3. 评估以下说法。

说法 1：糖尿病和肥胖症增加了患者患严重牙周疾病的可能性。

说法 2：本例患者的 HbA1c 水平表明患牙周病的风险较低。

A. 两个说法均正确

B. 两个说法均错误

C. 说法 1 正确，说法 2 错误

D. 说法 1 错误，说法 2 正确

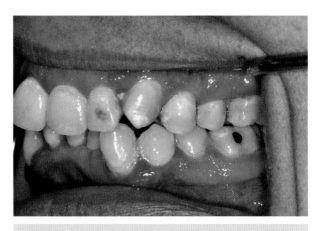

图 2.15 病例的初诊照片

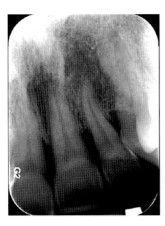
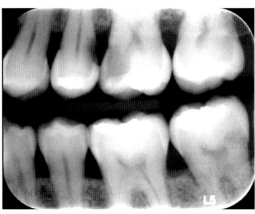

图 2.16 病例的 X 线片

病变区域的牙周检查记录表如下：

	牙位	9	10	11	12	13	14	15	16
颊侧	PD (mm)	839	837	827	725	626	648	645	
	BOP (1/2)	11	111	11	1		1		
	CAL (mm)	67	5	5	5		6		
	GR (mm)								
	KGW (mm)								
	Furc								
	PLQ	3	3	3	3	3	3	3	
腭侧	PD (mm)	435	535	556	638	725	625	767	
	BOP (1/2)	111		111	1			1	
	CAL (mm)				6	5		55	
	GR (mm)								
	Furc								
	Mobil		1						
	PLQ	3	3	3	3	3	3	3	

注：PD 英文全称是 probing depths，表示探诊深度；BOP 英文全称是 bleeding on probing，表示探诊出血，1 代表出血，2 代表溢脓；CAL 英文全称是 clinical attachment level，表示临床附着水平，Furc 英文全称是 furcation involvement（Glickman class），表示根分叉病变（Glickman 分度）；GR 英文全称是 gingival recession，表示牙龈退缩；KGW 英文全称是 keratinized gingiva width，表示角化龈宽度；Mobil 英文全称是 tooth mobility，表示牙齿松动度；PLQ 英文全称是 plaque level，表示菌斑水平，0 代表无菌斑。

学习目的：评估患者的临床牙周状况，了解当前状况和局部促进因素。

4. 评估以下说法。

说法 1：本例患者，13 号牙和 14 号牙有深龋。

说法 2：龋齿可能会导致在该区域形成牙周袋。

A. 两个说法均正确

B. 两个说法均错误

C. 说法 1 正确，说法 2 错误

D. 说法 1 错误，说法 2 正确

5. 关于松动的 10 号牙，以下哪一项是不正确？

A. 观察到的牙齿松动度小于 1mm（在一个方向上）

B. 牙齿松动度能预测未来的附着丧失

C. Miller Ⅰ度松动的牙齿需要拔除

D. 观察到的牙齿松动可能与冠根比失调有关

6. 评估以下说法。

说法 1：牙周袋应在线角和颊/舌侧中间测量。

说法 2：探诊时，应施加约 25g 的轻微力，以免引起患者强烈不适。

A. 两个说法均正确

B. 两个说法均错误

C. 说法 1 正确，说法 2 错误

D. 说法 1 错误，说法 2 正确

学习目的：利用 X 线片和其他辅助检查来确认临床牙周检查并探究其影响因素。

7. 对于本例患者，最好通过以下哪种影像学检查观察骨水平：

A. 𬌗翼片

B. 全景片

C. 根尖片

D. 咬合片

8. 以下哪些牙周病的影像学表现最直接地表明影响牙周病的局部因素？

A. 广泛型水平骨吸收

B. 局部的垂直型骨缺损

C. 冠根比

D. 粗壮的骨小梁

9. 以下商业化检测方法中最适合确定治疗重度牙周病的有效抗生素使用方案是什么？

A. 基因检测

B. 细菌培养

C. 酶检测法

D. 抗体相关检测

学习目的：准备一份问题列表，以便根据病因制订治疗计划。

10. 在下一次口腔复诊时，如果您在检查前测量患者的血糖值为 122mg/dL。患者的糖尿病很可能会造成下列哪种情况。

A. 复诊期间的低血糖风险

B. 检查后的感染风险

C. 侵入性牙周治疗后的感染风险

D. 治疗后牙周病复发的风险

11. 以下哪一项不是导致该牙位牙周病的局部因素？

A. 10 号牙的骨丧失

B. 14 号牙近中面的继发龋

C. 临床可见的菌斑

D. 11 号牙倾斜

12. 以下哪项信息对确定患者的牙周病最没有帮助？

A. 老年男性，患有 2 型糖尿病

B. 中至重度的广泛性附着丧失和骨吸收

C. 探诊出血，但未见牙龈组织溃疡

D. 所有 X 线片上均无牙石的影像

2.9 参考答案

1. B. 患者已经几十年没有接受过口腔保健治疗，但似乎有高钙饮食。因此，患者可能有大量的牙石沉积。患者主诉没有提到任何可能由重度龋齿造成的不适，如疼痛或牙齿断裂等问题。此外，大多数患者会因牙齿松动而抱怨，因为这会影响其说话和咀嚼功能以及容貌外观。但该患者主诉没有此类问题。

2. D. 虽然不能否认泌尿生殖系统疾病与牙周病间的关系，但与糖尿病、高血压和肥胖症相比，泌尿生殖系统疾病的影响可能最小。从病例描述中我们知道，患者患有 I 期高血压（收缩压 140~160mmHg），并且患者的体重指数可能大于 30，这表明其可能肥胖。考虑到肥胖的可能性和糖尿病的症状（口渴和尿频），患者可能患有未被确诊的 2 型糖尿病。

3. C. 许多研究表明，糖尿病和肥胖会显著增加患更严重和更广泛牙周病的风险，并且有明确的机制可以解释糖尿病如何影响牙周病。HbA1c 水平用来衡量糖化血红蛋白的百分比，当持续高浓度的血糖与血红蛋白发生席夫碱反应时，就会产生糖化血红蛋白。血糖水平越高，可用于反应的葡萄糖越多，HbA1c 的水平就越高。一般来说，糖尿病患者的目标是使糖化血红蛋白水平达到或低于 7%，在本病例中，糖化血红蛋白水平有所升高，提示患牙周病的风险略有增加。

4. A. 𬌗翼片显示了 2 颗牙齿上存在深龋，因为其邻面有低密度透射影。由于龋损中的细菌会引起牙周炎症，结合该区域有 5~6mm 的深牙周袋，并且龋洞的表面是一个粗糙的区域，可促进牙菌斑聚集成熟。这有利于后期牙龈卟啉单胞菌等微生物的定植，从而建立一个更可能引起牙周破坏的微生物生态系统，正如在该区域看到的显著的骨丧失影像所示。

5. C. 轻度松动的牙齿（Miller I 度）可以保留，特别是如果去除咬合创伤并且通过牙周治疗可以防止进一步骨/附着丧失的患牙。研究表明，牙齿松动度与将可能产生的附着丧失之间存在很小但重要的关联，因为牙齿松动可能与当前的附着丧失有关。牙齿松动是由于牙周组织支持力丧失或牙周韧带纤维受损引起的，此处观察到的活动度可能是由薄而短的牙根和显著的骨/附着丧失造成的。

6. D. 在线角和颊/舌侧中央位点进行袋内探查可能会遗漏发生在邻面的牙周袋及牙周病。探诊力量稍大所得到的探诊结果可能是更准确的，但对患者而言却是痛苦的，而且没有必要造成这种程度的不适。探诊的关键不是将探针强行插入袋内，而是在牙石和其他狭窄的部位轻柔地进行探查。

7. A. 在𬌗翼片中，X 射线几何形状的失真程度是最小的，因此骨水平的测量最为准确。在根尖片中，由于 X 射线不垂直于牙槽嵴，这会在后牙区扁平的邻间骨的颊舌侧形成阴影，从而不利于骨水平的评估。全景片有时可以显示良好的邻面骨图像，但容易在成像过程中失真。咬合片不能显示牙槽骨全部影像。

8. B. 局部的垂直骨吸收通常是由与牙齿相关的局部因素引起的，例如根分叉病变、局部牙齿解剖形态异常或咬合因素。广泛的骨吸收通常是由影响整个口腔的因素，如不良的口腔卫生和全身疾病状况造成的。冠根比可能受局部因素影响，但尚无证据表明水平或垂直型骨吸收是否影响了牙齿的冠根比。尚不清楚粗壮的骨小梁是患者正常的骨解剖结构的典型特征还是特定牙齿机械应力作用的结果。

9. B. 发现细菌抗生素耐药性的最佳方法是在实验室用含有不同浓度抗生素的培养基培养微生物。虽然 DNA 测试理论上可以检测出抗生素耐药基因，但这不是用于商业化的口腔微生物测试。酶检测法可以确定某些细菌的抗生素耐药性，例如 β - 内酰胺酶，但商业性实验室也不会进行该项检测。相反，酶检测法通常通过鉴定细菌代谢能力，例如 N α - 苯甲酰 -DL- 精氨酸对硝基苯酰胺盐酸盐（ N α -Benzoyl-DL-Arginine-p-Nitroanilide，BAPNA）与过氧化氢作用会分解，并与抗体试验一起用于鉴定某些细菌群。

10. D. 患者患有轻度的 2 型糖尿病，血糖水平处于临界水平。患者有低血糖的可能较小，因为当前和过去的血糖水平均表明患者血糖水平轻度升高，并没有迹象表明过去发生过低血糖。从病史上看，患者的免疫系统受到感染的风险的可能性较小，但是患者的糖尿病可能会是其牙周病的重要促进因素。

11. A. 骨丧失是牙周炎的结果而不是直接原因。骨丧失可能会增加牙龈退缩的程度，使患者难以清洁和维护牙齿。但其他因素会直接导致牙周疾病。表中显示患者存在广泛性牙菌斑（PLQ-3），提示牙齿周围有广泛的细菌定植，这可能是本例患者牙周病的根本原因。牙齿倾斜和龋病会形成一个有利于牙菌斑堆积、成熟和生存的环境。

12. D. 牙周病的分类通常使用炎症及组织损伤的程度和范围作为区分疾病的标准，因此牙石的存在与否对疾病诊断的价值最小。相反，对于该患者牙周病的诊断，最重要的信息是其患有全身性疾病（2 型糖尿病），年龄较大，存在广泛的骨吸收影像（3~4mm）和约 5mm 的附着丧失，这些信息表明其患重度牙周病的风险较高。探诊出血提示疾病的活动性，而检查未见牙龈组织溃疡则排除了其他少见的牙周疾病。

2.10 循证活动

- 在网上搜索口腔照片，并找出导致牙周病的局

部促进因素。

- 使用 PubMed 或 EMBASE 数据库，选择一种全身性疾病并探究其是否与牙周病相关。在课堂上讨论发现的疾病关联是否是危险标志或危险因素。

- 利用 PubMed 或 EMBASE 数据库中的文献和综述，选择一个促进因素，并提出一种可能导致临床牙周病的机制。

- 进入得克萨斯大学圣安东尼奥健康科学中心网站，网址是 https://cats.uthscsa.edu/，点击牙科学版块的 CAT，搜索一篇关于妊娠结局和牙周病治疗之间联系的综述。阅读任何你能找到的 CAT，并根据当前的文献讨论其结论是否仍然正确。

- 按照 Sauve S. 等人在"CAT：学习如何批判性评价"中提供的大纲，新建一个关于牙周治疗预防心脏病（或者其他未能找到 CAT 的主题）的 CAT（Ann R Coll Physicians Surg Can 1995; 28: 396−398）。

参考文献

[1] Ciancio SG. Medications: a risk factor for periodontal disease diagnosis and treatment. J Periodontol 2005;76(11, Suppl):2061–2065

[2] Becker DE, Reed KL. Local anesthetics: review of pharmacological considerations. Anesth Prog 2012;59(2):90–101, quiz 102–103

[3] Shi Q, Xu J, Zhang T, Zhang B, Liu H. Post-operative bleeding risk in dental surgery for patients on oral anticoagulant therapy: a meta-analysis of observational studies. Front Pharmacol 2017;8:58

[4] Napeñas JJ, Oost FC, DeGroot A, et al. Review of postoperative bleeding risk in dental patients on antiplatelet therapy. Oral Surg Oral Med Oral Pathol Oral Radiol 2013;115(4):491–499

[5] Krimmel M, Ripperger J, Hairass M, Hoefert S, Kluba S, Reinert S. Does dental and oral health influence the development and course of bisphosphonate-related osteonecrosis of the jaws (BRONJ)? Oral Maxillofac Surg 2014;18(2):213–218

[6] Infective Endocarditis. 2016; http://www.heart.org/HEARTORG/Conditions/CongenitalHeartDefects/TheImpactofCongenitalHeartDefects/Infective-Endocarditis_UCM_307108_Article.jsp#.WGrkhtIrJQI. Accessed 1/2/2017, 2017

[7] Sollecito TP, Abt E, Lockhart PB, et al. The use of prophylactic antibiotics prior to dental procedures in patients with prosthetic joints: evidence-based clinical practice guideline for dental practitioners—a report of the American Dental Association Council on Scientific Affairs. J Am Dent Assoc 2015;146(1):11–16.e8

[8] Little JW, Falace DA, Miller CS, Rhodus NL. Dental management of the medically compromised patient. 8 ed. St. Louis, Missouri: Elsevier Mosby; 2013

[9] Regezi J, Sciubba J, Jordan R. Oral pathology: clinical pathologic correlations. 7th ed. St. Louis, Missouri: Saunders; 2017

[10] Sheiham A, Nicolau B. Evaluation of social and psychological factors in periodontal disease. Periodontol 2000. 2005;39:118–131

[11] Albandar JM. Epidemiology and risk factors of periodontal diseases. Dent Clin North Am 2005;49(3):517–532, v–vi

[12] Pihlstrom BL. Periodontal risk assessment, diagnosis and treatment planning. Periodontol 2000. 2001;25:37–58

[13] Harrel SK, Nunn ME. The association of occlusal contacts with the presence of increased periodontal probing depth. J Clin Periodontol 2009;36(12):1035–1042

[14] Salvi GE, Mischler DC, Schmidlin K, et al. Risk factors associated with the longevity of multi-rooted teeth. Long-term outcomes after active and supportive periodontal therapy. J Clin Periodontol 2014;41(7):701–707

[15] Mani A, Anarthe R, Marawar PP, Mustilwar RG, Bhosale A. Diagnostic kits: an aid to periodontal diagnosis. J Dent Res Rev. 2016;3(3):107–113

[16] Karimbux NY, Saraiya VM, Elangovan S, et al. Interleukin-1 gene polymorphisms and chronic periodontitis in adult whites: a systematic review and meta-analysis. J Periodontol 2012;83(11):1407–1419

3 牙周病的诊断

摘要

牙周数据收集后的下一步是进行牙周诊断，诊断患者现有的牙周病并进一步了解导致患者现有牙周状况的影响因素。疾病的诊断对于病历记录、制订治疗计划、收费和保险赔付十分重要。了解患者的牙周情况是制订治疗计划的关键，而忽视牙周病的任何一个促进因素都可能导致治疗的失败。本章将介绍牙周病的诊断、常见和罕见的牙周病的鉴别诊断及排除牙周病引起的疼痛或病变原因，并制订基于病因的治疗计划。

关键词：诊断，病因学，治疗计划

3.1 学习目标

- 诊断常见牙周病。
- 制订基于病因的治疗计划。
- 诊断罕见牙周病。

3.2 病例分析

一位 62 岁的白人女性患者来诊所要求检查。患者曾定期进行口腔检查，2 年前行冠修复。今日复查口腔的情况。患者无任何急症主诉，但诉牙龈会在使用牙线时出血，一些牙齿在咬合时轻度敏感。患者使用中等大小的牙刷，一天刷牙 2 次，因为使用牙线时牙龈出血，所以现在停止使用牙线。

患者自觉"健康"，在病史的表格上登记了"胃食管反流病"。患者诉每日服用 40mg 的奥美拉唑来缓解胃食管反流病症状。患者还每日服用 10mg 辛伐他汀，偶尔服用 500mg 萘普生治疗膝关节或者手关节发炎偶尔引起肌肉或头部疼痛。4 年前患者因为一个"囊肿"切除了胆囊，5 年前戒烟，之前有 40 年的吸烟史（约 3 包 / 周）。10 年前戒酒，之前每日饮酒。患者身高 1.52m，体重 72.57kg，血压 138/87mmHg，脉搏 77 次 / 分钟，

呼吸 15 次 / 分钟。

除面部皮肤因年龄增长导致呈苍白色外，口外检查未发现其他异常。颞下颌关节功能正常，无疼痛，张口度正常。唾液腺形态正常，但唾液量有所减少。除了龈缘和龈乳头红肿（如在 24 号牙和 25 号牙之间），其余口腔黏膜无明显异常。5 号、9 号、11 号、12 号、21 号、23 号和 29 号的牙齿有磨损，5 号牙远中边缘嵴和 29 号牙近中边缘嵴间存在𬌗干扰。同时，29 号牙似乎在咬合接触时存在轻微移动，但是无法通过轻触诊进行确认。患者咬合关系是安氏 I 类，大约有 3mm 的深覆𬌗和深覆盖。

牙周检查发现大量的深牙周袋，广泛性探诊出血（BOP），附着丧失，多颗牙齿唇侧牙龈退缩。每颗牙齿的龈缘上都有薄的菌斑堆积，大多数牙齿的邻面和舌面可发现龈下牙石。多颗牙齿有龋齿，6 号、24 号、29 号和 32 号牙齿有轻微的松动。临床表现见图 3.1，影像学检查见图 3.2。

我们可以从这个案例中学到什么？

如第 2 章所述，主动要求"口腔检查"的患者可能从最后一次口腔维护后逐渐出现了各种各样的口腔问题，如该病例所示。

我们总结了牙周诊断需要的关键信息（表 3.1）。

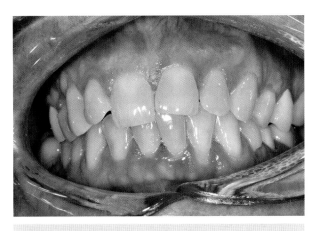

图 3.1 口内照

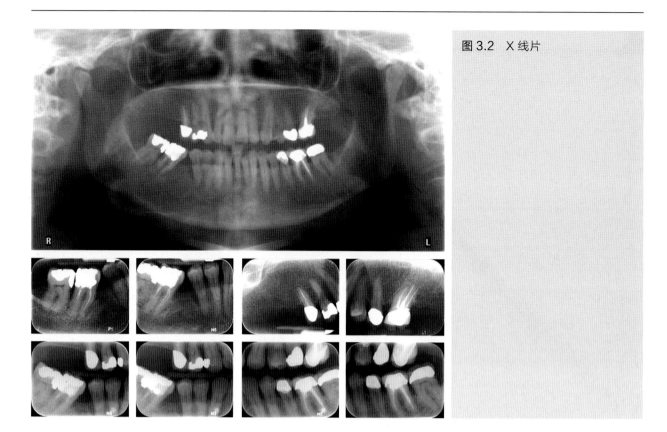

图 3.2　X 线片

牙周检查的结果如下表所示：

	牙位	1	2	3	4	5	6	7	8	9	10	11	12	13	14	15	16
颊侧	PD (mm)				672	434	524	324	323	323	423	423	524	435	636		
	BOP				1	1	1	1	1	1	1						
	CAL (mm)				7	2	3	4	3	3	4	4	4	4	6		
	GR (mm)				232	231	1	1	121								
	KGW (mm)				333	333	323	323	444	444	323	323	3333	222	222		
	Furc																
	PLQ				4	3	3	3	1	1	1	1	1	1	2		
腭侧	PD (mm)				434	436	645	534	443	324	425	524	434	546	546		
	BOP (1/2)				1	1	1	1			1	1	1	1	1		
	CAL (mm)					6	6	5	4	4	5	5		5	6		
	GR (mm)						1				1	1		21	22		
	Furc																
	Mobil							1									
	PLQ				1	1	2	2	1	1	1	2	2	1	1		

	牙位	32	31	30	29	28	27	26	25	24	23	22	21	20	19	18
舌侧	PD (mm)	646	748		645	424	434	434	434	424	425	424	424	435	537	647
	BOP	1	1		1	1	1	1	1	1	1	1	1	1	1	1
	CAL (mm)	4	6		6	4	4	3	3	4	5	4	4	5	7	6
	GR (mm)	222	222		1			121	121	121	121	1	2	222		121
	KGW (mm)	444	444		444	444	444	444	434	434	434	444	444	444	444	444
	Furc	2	2												1	1
	PLQ	4	3		2	3	3	3	3	3	3	3	3	3	2	3

颊侧	PD (mm)	636	1037		954	425	424	424	524	423	425	424	423	424	436	637
	BOP	11			1	1	1	1	1	1	1	1	1	1	1	1
	CAL (mm)	6	6		9	5	4	4	5	4	5	4	4	4	6	7
	GR (mm)	2	421		21	1			1	11	131	11	31			
	KGW (mm)	999	999		888	777	655	555	555	555	555	557	777	888	999	999
	Furc	2													1	1
	Mobil				1				1							
	PLQ	2	3		1	1	2	2	2	2	2	2	2	2	2	1

注：PD 英文全称是 probing depths，表示探诊深度；BOP 英文全称是 bleeding on probing，表示探诊出血，1 代表出血，2 代表溢脓；CAL 英文全称是 clinical attachment level，表示临床附着水平；Furc 英文全称是 furcation involvement（Glickman class），表示根分叉病变（Glickman 分度）；GR 英文全称是 gingival recession，表示牙龈退缩；KGW 英文全称是 keratinized gingiva width，表示角化龈宽度；Mobil 英文全称是 tooth mobility，表示牙齿松动度；PLQ 英文全称是 plaque level，表示菌斑水平，0 代表无菌斑。

表 3.1 本病例在进行牙周诊断时需要考虑的信息

炎症严重程度	红肿 牙龈出血（大于 10% 的位点）
炎症深度	涉及牙槽嵴（大多数牙齿牙槽骨吸收 / 附着丧失少于根长的 1/3，但 29 号牙的牙槽骨吸收 / 附着丧失超过根长的 2/3）
炎症范围	所有的磨牙、前磨牙
微生物因素	菌斑（未进行微生物学检测）
全身因素	灵活性下降、肥胖，曾经有吸烟和饮酒史
局部因素	按牙齿编号列出因素： 广泛的牙菌斑、牙石、牙周袋和炎症； 4 号牙——生物学宽度问题 5 号牙——龋齿、磨损和牙龈退缩 6 号牙——龋齿、磨损和牙龈退缩 13 号牙——冠边缘不密合 14 号牙——冠边缘不密合 18 号牙——龋齿 21 号牙——牙龈退缩和磨损 23 号牙——牙龈退缩 29 号牙——磨损，咬合紧，无邻接关系和重度骨丧失 31 号牙——牙面粗糙，接触不佳，边缘或继发龋，根管充填不良，扭转，根分叉病变，可能无法修复 32 号牙——牙面粗糙，接触不佳，伸长，龋齿，扭转，根分叉病变，可能无法修复

牙周病是一类受微生物、全身和局部因素共同影响的炎症性疾病。牙周病不仅影响牙龈，也波及深层骨组织，导致健康的牙周组织受到炎症影响变性坏死，作为局部病变更是影响到全身健康。根据临床表现，该患者诊断为中度牙周炎。根据目前国际研讨会的牙周病新分类，该患者的牙周病符合牙周炎 III 期 B 级的诊断。

疾病的诊断对于病历记录和治疗方案的选择至关重要。但对大多数患者来说，正确的诊断是为了确定疾病的诱因以便制订有效的治疗计划。在该病例中，牙周病的影响因素有：

- 灵活性下降：患者手部的关节炎会影响口腔卫生的维护。
- 肥胖：患者的体重指数（BMI）提示肥胖，需要进一步体检来证实。肥胖与严重的牙周炎有关。
- 患者过去有吸烟和饮酒史，但这不再是目前的危险因素。
- 大多数牙齿上可见牙菌斑。牙菌斑是定植于牙齿表面的微生物，需要清除牙菌斑以控制牙龈炎症。

- 下颌切牙舌侧可见牙石，影像学检查显示后牙根面的牙石，存在患者无法清洁的菌斑滞留区。
- 龋齿是一种细菌引起的牙面脱矿粗糙，不利于清洁：
  ◦ 5 号牙：在近远中邻𬌗面（mesio-occlusal-distal，MOD）银汞合金充填物下可见继发龋，伴有骨丧失加重。
  ◦ 6 号牙：远中银汞合金充填物下可见继发龋，伴有骨丧失加重。
  ◦ 18 号牙：远中冠边缘下方可见继发龋，伴有骨丧失和牙周袋。
- 31 号牙和 32 号牙无法修复：重度缺损，不良修复体超过了根分叉水平而且冠根比例失调，因此无法修复。
- 可能存在食物嵌塞，因为许多位点无邻接关系，存在间隙，但患者并未说明有"食物嵌塞"。考虑到食物嵌塞的不确定性，目前还不知道食物嵌塞在 29 号牙的牙周病进展中发挥了多大的作用。
- 13 号牙和 14 号牙的修复体边缘不密合：不密合的边缘会有牙菌斑滞留，引起牙龈炎症，在本病例中还伴有牙槽骨吸收增加。
- 4 号牙的生物学宽度可能受到破坏：牙冠靠近牙槽嵴顶伴有局部骨丧失。
- 主要在后牙区域的多个深牙周袋，伴有广泛的探诊出血。
- 6 号牙有轻度松动，因为骨水平正常很可能与咬合有关。29 号牙和 32 号牙的轻度松动是由于存在严重的骨丧失。
- 5、6、12、21 和 23 号牙牙龈退缩：与磨损及龈缘菌斑堆积的炎症刺激有关。
- 31 号牙的扭转可能利于局部的菌斑滞留并导致根分叉暴露。
- 5 号牙和 12 号牙的近中根面凹陷形成了与牙周袋相关的菌斑滞留区。
- 29 号牙的牙面磨损及牙震颤提示有咬合创伤。

这些影响因素的相应处理措施如下：

- 灵活性下降：口腔卫生指导患者最好使用一个宽手柄的电动牙刷替代手动牙刷，并考虑使用电动水牙线和抗菌漱口水来降低菌斑水平。
- 肥胖：鼓励患者减肥。

- 不能修复的牙齿：拔除 31 号牙和 32 号牙。
- 牙菌斑：口腔卫生指导（见上文）。
- 牙石：对 4 个象限的牙齿行龈下刮治和根面平整。
- 龋齿：5、6、18 号牙行冠修复以改善邻接关系和外观。
- 边缘不密合：13 号牙和 14 号牙重行冠修复。
- 4 号牙的生物学宽度受到破坏：考虑进行骨手术（见下文）。
- 深牙周袋／炎症：如果刮治和根面平整效果有限，可能需要对所有象限进行手术治疗。再生手术可能会改善 29 号牙的牙周状况。
- 松动的牙齿：继续观察松动度是否增加。29 号牙可能需要拔除。
- 5、6、12、21、23 号牙牙龈退缩：须行结缔组织移植术。
- 牙扭转：拔除 31 号牙和 32 号牙可以解决这个问题。
- 5 号牙根面凹陷：修复前进行根面外形修整可以使牙齿更容易清洁。
- 咬合创伤：对必要的牙位进行咬合分析和咬合调整。

缺牙部位需要进行修复并需要患者进行维护：

- 缺牙：选择可摘局部义齿还是种植支持式义齿修复，取决于患者是否有接受昂贵而漫长的治疗意愿和能力。
- 每 3~4 个月进行一次牙周维护。

以下是一些可能影响治疗的患者本身因素：

- 萘普生的使用：虽然该药物可能会增加出血倾向，但考虑到患者不经常服用，故它可能不是一个危险因素。
- 高血压：存在脑卒中、心脏病和痴呆的风险。建议患者要尽力降低血压。有创治疗前进行血压监测，出现严重的高血压症状时应推迟治疗。
- 动脉粥样硬化：患者长期存在住院的紧急医疗风险。
- 胃食管反流：患者仰卧时可能感到不舒服。

3.3 诊断常见的牙周病

全面评估的下一步是进行牙周诊断，即明确疾病诊断和病因。牙周诊断有助于：

- 保险报销的治疗依据。

- 制订治疗计划，因为治疗程序往往与特定的疾病和情况有关。
- 预测未来的疾病活动性（预后）及决定长期的口腔治疗计划。

3.3.1 牙周病的六个方面

进行牙周诊断前，需要考虑牙周检查的结果，将其整理成以下六个方面来描述牙周病：

- 炎症的严重程度。
- 炎症的深度。
- 炎症的范围。
- 微生物学因素。
- 系统性因素。
- 局部因素。

考虑到患者牙周病的个性化特征，先从以下几个方面总结临床数据：

炎症的严重程度

牙周病的第一个维度是炎症的严重程度。牙周炎症存在不同程度的临床表现，从正常的、健康的、粉红色的、牢固的、紧密的牙龈可发展为不同程度的牙龈发红，最后发生牙龈组织坏死。在临床上牙周检查中，将牙龈炎症最严重的位点记录为该位点的炎症水平（表 3.2）。

炎症的深度

牙周病的第二个维度是组织受损的深度。轻度牙周病只影响浅层组织，一般可治愈且无深部组织的破坏，而重度牙周病会造成包括牙齿脱落在内的持续性组织损伤。根据临床检查，对最严重部位的炎症和组织损伤深度按照表 3.3 进行分级。

需要考虑的是，牙周病的分级是否可以代表全口的牙周情况，另外是否体现如牙折或根管治疗失败等局部因素。还要注意组织损伤的深度是均匀分布于所有牙齿，还是仅影响个别牙齿或牙齿类型。参考过去 5 年内附着丧失的水平或每年骨丧失的百分比可进行最终的疾病分级。

炎症的范围

牙周病的第三个维度是炎症的范围和随后的组织损伤。广泛的组织损伤提示全口范围内的局部影响因素，如口腔卫生不佳或全身状况（如吸烟），局部组织损伤通常提示存在加剧牙周病的局部因素。分析牙周袋深度、附着丧失或骨丧失的程度并注意它们是否只涉及了磨牙（不包括第三磨牙）和切牙。如果不是，则通过计算附着 / 骨丧失牙齿的百分比来描述疾病是局限型还是广泛型（表 3.4）。

表 3.2　牙周病的第一个维度：炎症的严重程度

根据这个表格评估龈缘最严重的炎症程度　→

完全无炎症，轻度泛红（发红），很少的探诊出血	明显的泛红（发红），非常明显的探诊出血，发绀，组织轻微溢脓	牙龈乳头剥脱、溃疡、组织坏死形成灰色薄膜、牙龈退缩至骨水平、骨坏死
健康	炎症（牙龈炎 / 牙周炎）	坏死（坏死性牙周炎）

探诊出血：用钝头牙周探针轻探（0.25N）龈沟即可引起出血，即为探诊出血。

发绀：边缘组织呈深红色 / 紫色 / 浅蓝色的外观。

剥脱：牙龈乳头尖端出现增多的白细胞碎片。

表 3.3　牙周病的第二个维度：炎症和组织损伤的深度

评估临床和影像学上最严重的组织损伤区域　→

无 / 最浅的牙周袋	深牙周袋（≥5mm）			
无附着丧失（CAL = 0）	可能 / 早期的附着丧失（CAL = 1~2mm）	明确的附着丧失（CAL = 3~4mm）	严重的附着丧失（CAL ≥ 5mm）	严重的附着丧失（CAL ≥ 5mm）
无骨丧失	骨丧失小于 15%	骨丧失小于 33%	骨吸收大于 33%	
无牙齿脱落			牙齿脱落少于 5 颗*	牙齿脱落超过 5 颗*
健康	Ⅰ期	Ⅱ期	Ⅲ期	Ⅳ期
牙龈炎	牙周炎	牙周炎	牙周炎	牙周炎

注：CAL，临床附着丧失水平。

*牙周病导致的牙齿脱落，应该包括即将脱落的牙齿。

表3.4　牙周病的第三个维度：炎症的范围

通过多少颗牙有附着/骨丧失来评估疾病的范围	
只包括切牙或磨牙	涉及大多数/所有牙齿类型
如果不是磨牙/切牙模式，计算受累牙齿的百分比	
累及牙齿小于30%	累及牙齿超过30%（即在完整牙列中，不包括第三磨牙在内，累及牙齿超过9颗）
局限型	广泛型

表3.5　牙周病的第四个维度：微生物毒力

严重的菌斑/牙石，但疾病活动性低	菌斑/牙石水平与疾病活跃度匹配	无明显菌斑/牙石时，组织破坏明显；虽然菌斑/牙石被去除，但是组织持续性破坏
参照以下评估毒力等级：		
口腔链球菌、放线菌细菌计数低	具核梭杆菌普雷沃氏菌牙龈卟啉单胞菌比例较低（1%~2%）	伴放线聚集杆菌大量螺旋体牙龈卟啉单胞菌+福塞坦氏菌肠球菌或葡萄球菌大量酵母菌（念珠菌）大量内阿米巴属寄生虫大量病毒
A级：慢速	B级：中速	C级：快速

尽管牙周病的前三个维度主要在牙周病的诊断中发挥作用，后三个维度说明了制订治疗计划的依据并对牙周病的复杂性进行分级。

微生物

牙周病的第四个维度是引起牙周病的微生物群落的组成。大多数情况下没有进行微生物测试，只能主观地判断微生物群落的毒力（表3.5）。

当患者出现的附着/骨丧失比年龄预期情况更严重且没有已知的局部因素解释所观察到的疾病进展时，应进行微生物检测。这通常包括：

- 儿童、青少年和30岁以下的成年人有明显的附着/骨丧失。
- 尽管进行了完善的牙周治疗，但仍然发生持续附着/骨丧失的成年患者。

如果有微生物检测结果，可按表3.5评估微生物对疾病活动性的影响（表3.5底部一行）。

系统性因素

牙周病的第五个维度是系统背景和可能的影响因素（系统性因素及其与牙周炎分级的关系见表3.6）。与微生物因素一样，对于大多数患者来说，当没有特定的检测结果作为支撑时，系统性因素对患者牙周病的影响则需要从病史进行评估。需要进一步收集的关键信息包括：

- 吸烟史：多少支/天。
- 糖尿病史：HbA1c水平。

如果患者的附着/骨丧失的严重程度不能用局部因素或微生物的异常来解释，而且没有已知的系统性因素可以解释所观察到的牙周病水平，那么患者应该去做全面的体检。

局部因素

牙周病的第六个维度是局部因素，其可以用来解释局部加深的牙周袋、附着丧失或骨丧失。一般

表3.6　牙周病的第五个维度：系统因素影响

不吸烟HbA1c水平正常	每天少于10支HbA1c＜7.0%（有糖尿病史）	每天超过10支HbA1c≥7.0%（有糖尿病史）
A级：慢速	B级：中速	C级：快速
参照以下评估系统性疾病的影响程度：		
不需要用于牙周病分级，但可能加重或减轻牙周病的其他系统性因素，包括：		
整体健康、良好的生活方式、营养、良好的自我保健		肥胖骨质疏松症类风湿关节炎情绪压力、抑郁营养不良服用软性毒品免疫抑制药物艾滋病毒感染白血病镰状细胞性贫血症激素的改变（妊娠）遗传多态性（如IL-1）

来说，导致牙周病局部加重的因素要么是有利于菌斑滞留的，要么是会诱发慢性组织损伤的。

随着局部因素的增加，病例的复杂性和治疗难度也随之增加（表3.7）。

表3.7 第六个维度：导致牙周病的局部因素

细菌	修复相关	牙周	解剖	创伤
牙石 **	龋齿	深牙周袋	拥挤	咬合创伤
	牙髓感染	炎症	正畸矫治器应用	磨牙症
	不可修复患牙	根分叉	牙齿扭转	紧咬牙
	食物嵌塞	牙齿松动度	冠修复的牙齿	咬指甲
	边缘不密合	牙龈退缩	严重的安氏Ⅱ类	咬吸管
	悬突	膜龈缺损	严重的安氏Ⅲ类	穿洞
	龈下边缘	种植体情况	深覆盖	其他不良习惯
	修复体表面粗糙		深覆𬌗	其他损伤
	折裂		冠边缘不密合	
	修复体外形过大		萌出不全/过度萌出	
	生物学宽度的问题		牙釉质嵴	
	唾液过少		釉突	
			根面凹陷	
			釉珠	
			颈部突起	
			牙本质嵴	
			解剖异常	
			不完全阻生牙	
			牙骨质撕裂	
			牙齿缺失 *	

* 牙齿缺失对牙周病产生影响尚无定论。拔除牙齿或许可以消除局部牙周病，但也可能导致相邻牙齿错位和咬合损伤，导致组织破坏。

** 不接触牙龈的龈上牙石可能不会对牙龈产生刺激，因为距龈缘太远而不能起作用。

3.3.2　牙周病的常见诊断

尽管有多种牙周病的分类，但临床实践中牙周病的诊断需要从以下四个选项中选择：

- 健康。
- 牙龈炎。
- 牙周炎。
- 其他疾病。

一个初诊的患者如果在过去一年内没有接受过牙周治疗，那么诊断的决策可以按照图3.3进行。

一般来说，如果没有明显的BOP，那么患者的牙周状况很可能是健康的。如果有明显的BOP，那么患者很有可能存在牙龈炎、牙周炎或牙周病引起附着/骨丧失的症状，这是牙周病典型的症状和体征。如果症状和体征罕见（如疼痛、组织溃烂、口腔卫生维护效果不佳）或者存在与严重牙周病相关的疾病，那么患者很可能患有除牙周炎或牙龈炎以外的其他牙周病。

如果患者最近接受过牙周治疗并显著改善了BOP和牙周袋深度，那么患者可能处于"牙周病的缓解期"。相反，如果牙周病的症状和体征自治疗开始没有太大的改变，那么该患者可能仍患有牙周病，诊断同未经治疗的患者。

健康

初诊时患者的牙周组织很少是健康的，让牙周健康是牙周治疗的目标。牙周治疗有四种可能的健康结果（表3.8）[1]：

- 原生牙周健康：没有任何炎症表现，也没有证据表明过去有组织损伤，如牙周袋增加、附着丧失或骨丧失。这种情况非常罕见。
- 临床牙周健康：有轻微炎症（轻微红肿或轻度的BOP），没有更深的组织损伤如牙周袋、附着丧失或骨丧失。
- 牙周病稳定期（健康牙周组织减少）：最多有轻微炎症，但有附着/骨丧失的证据表明过去曾有疾病活动期。

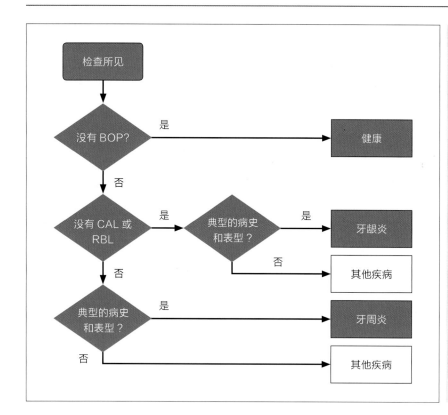

图 3.3 常见牙周病诊断的决策流程。明显的 BOP（大于 10% 的位点）；邻面 CAL 大于 0，患者患有牙周病。影像学所示的骨丧失（radiographic bone loss, RBL）通常为釉牙骨质界（CEJ）与牙槽骨嵴之间的距离大于 2mm

表 3.8 牙周健康的各种形式

炎症程度	炎症深度	诊断	除预防外是否需要治疗?
完全没有炎症	无牙周袋，无附着丧失，无骨丧失	原生牙周健康	否
没有 / 轻度红肿 最轻度的 BOP	无牙周袋，无附着丧失，无骨丧失	临床牙周健康	否
没有 / 轻度红肿 最轻度的 BOP（减少）	无牙周袋，有附着丧失	稳定的牙周病	否
红肿（减少）BOP（减少）	牙周袋（减少） 有附着丧失	牙周疾病缓解	可能要

- 牙周病缓解（得到控制的牙周病）：治疗显著减少了炎症、牙周袋的深度和范围，但局部影响因素、微生物或系统性因素尚未得到完全控制。

临床意义

临床或原生牙周健康的患者患牙周病的风险较低，治疗主要包括每 6~12 个月定期复查，以确保没有疾病并尽可能去除任何的刺激因素。

牙周病稳定和缓解的患者有更高的复发风险，需要每 3~4 个月复查评估（高危病例须更早复查），以发现疾病进展和控制可能重新引起疾病活动性的因素。

牙龈炎

牙龈炎常由牙菌斑引起 [2]，是健康儿童、青少年和年轻人中最常见的牙周病。对于牙龈炎的诊断，必须有明显的 BOP 存在，但没有牙周病引起的附着丧失或影像学骨丧失的表现 [3]，溃疡或剧烈疼痛不是牙龈炎的特征。菌斑引起的牙龈炎在控制菌斑和局部及全身因素后得以缓解。单纯的牙龈炎可以通过治疗得到改善，而其他牙龈状况如色素沉着或增生可表现为除了炎症外的症状，见表 3.9。如果探诊出血的部位少于 30%，这可能是局部因素造成的，即局限型牙龈炎。

表3.9　牙龈炎

炎症程度	炎症深度	系统性因素 局部因素	诊断
红肿 探诊出血	无牙周袋 无附着丧失 无骨丧失	无	菌斑诱导的牙龈炎 +…
红肿 探诊出血（两者都比较严重，与菌斑水平不成正比）		局部因素： • 唾液分泌不足 • 牙龈下修复边缘缺损	+ 口腔局部促进因素
		系统性因素： • 激素变化（妊娠） • 口服避孕药 • 糖尿病 • 白血病 • 吸烟 • 营养不良	+ 全身系统性促进因素
红肿 探诊出血	加深的牙周袋 龈乳头肥大（可能伴有牙周炎引起的附着丧失和骨质丧失）	系统性因素： • 与牙龈增生有关的药物 *	+ 药物引起的牙龈增生

* 典型药物有：钙通道阻滞剂、环孢菌素、苯妥英钠、丙戊酸衍生物和甲基苯丙胺。

创伤（如暴力刷牙、牙齿磨损和吸烟）、正畸治疗或牙齿错位可能会引起附着／骨丧失。在这些情况下，通常在牙龈退缩的颊面可以发现骨丧失和附着丧失。牙齿的脱落也会导致邻牙的骨丧失、牙龈退缩以及附着丧失。

临床意义

牙龈炎的症状和体征在去除局部和全身刺激因素后可完全消失。一般来说，对于菌斑引起的单纯性牙龈炎，需要每3~6个月（取决于每次复诊菌斑／牙石堆积的水平）定期进行口腔卫生指导和牙周预防性治疗。如果牙龈炎在2周的基础菌斑控制和预防性治疗后无明显缓解，并且无法找到局部或全身的因素，应考虑诊断其他疾病（如过敏反应、自身免疫性疾病、系统性感染或肿瘤性疾病）。

牙周炎

在成年人中接近一半人群患有牙周炎，在老年人中更为普遍。牙周炎诊断的关键是至少有两颗非相邻牙齿因牙周病而出现邻面附着丧失。与以下特定情况相关的附着丧失不能算入牙周炎的诊断：

• 与创伤有关的牙龈退缩（如暴力刷牙）。
• 根面龋。

• 第二磨牙靠近错位或已拔除的第三磨牙的远中面。
• 根管感染通过牙周袋引流。
• 牙根纵裂。

牙龈及深层组织的溃疡或坏死不是牙周炎的特征，而是"坏死性牙周病"的典型特征。单纯的牙周炎患者没有以下罕见疾病的病史（表3.10），这些疾病也会造成严重的附着丧失[4]。

如表3.11所示，牙周炎也根据炎症的严重程度、深度和范围进行分期[5]。

根据治疗的复杂性可以增加分期。将第Ⅰ期和第Ⅱ期的病例调整到第Ⅲ期的理由如下：

• 探诊深度超过6mm。
• 涉及Ⅱ度或Ⅲ度根分叉病变。
• 垂直性骨吸收超过3mm。

同样地，如果修复缺损的牙列难度较高，第Ⅲ期可调整到第Ⅳ期，如：

• 咬合紊乱或漂移／外移的牙齿。
• Ⅱ或Ⅲ度牙松动。
• 咀嚼功能障碍（如紧咬牙和磨牙症）。
• 剩余的牙齿数量少于20颗（或10对），缺乏合适的基牙。

表 3.10　可能导致严重附着丧失的疾病 / 综合征

遗传病	遗传病（获得性）	肿瘤
唐氏综合征 白细胞黏附缺陷症 掌趾角化 - 牙周破坏综合征 Haim-Munk 综合征 白细胞异常色素减退综合征 先天性中性粒细胞减少症（科斯特曼综合征） 周期性中性粒细胞减少症 慢性肉芽肿性疾病 高免疫球蛋白 E 综合征 科恩综合征 营养不良性大疱性表皮松解症 金德勒综合征 纤溶酶原缺乏症 先天性结缔组织发育不全综合征（Ⅳ、Ⅷ型）	血管性水肿 糖原贮积症 Gauscher 病 低碱性磷酸酶症 哈伊杜 - 切尼综合征 再生障碍性贫血 获得性疾病 艾滋病 获得性中性粒减少症 获得性大疱性表皮松解症	牙龈鳞状细胞癌 牙源性肿瘤 牙周组织肿瘤 转移瘤 肉芽肿性多血管炎 朗格汉斯组织细胞增多症 巨细胞肉芽肿 甲状旁腺功能亢进 系统性硬化病 破坏性骨病

表 3.11　牙周炎分期

炎症程度	炎症深度	炎症范围	诊断
红肿 探诊出血	CAL＝1~2mm 骨丧失小于 15% 没有牙缺失	少于 30% 的牙或磨牙 / 切牙型	牙周炎，Ⅰ期，局限型
		超过 30% 的牙	牙周炎，Ⅰ期，广泛型
	CAL＝3~4mm 15%~33% 骨丧失 没有牙缺失	少于 30% 的牙或磨牙 / 切牙型	牙周炎，Ⅱ期，局限型
		超过 30% 的牙	牙周炎，Ⅱ期，广泛型
	CAL＞5mm 骨丧失大于 33% 牙缺失少于 5 颗	少于 30% 的牙或磨牙 / 切牙型	牙周炎，Ⅲ期，局限型
		超过 30% 的牙	牙周炎，Ⅲ期，广泛型
	CAL＞5mm 骨丧失大于 33% 牙缺失超过 5 颗	少于 30% 的牙或磨牙 / 切牙型	牙周炎，Ⅳ期，局限型
		超过 30% 的牙	牙周炎，Ⅳ期，广泛型

- 无牙区严重的牙槽嵴缺损。

患者的牙周炎也需要分级，以判断疾病进展的速度。最好通过近 5 年的附着 / 骨丧失情况确定疾病的进展。然而，由于这对大多数新的患者来说是不切实际的，疾病进展可以通过计算每年的骨丧失（骨丧失百分比除以患者年龄）或通过微生物、系统和局部因素来评估风险。牙周炎默认分级为"B"，建议根据下表（表 3.12）进行分级的调整。

临床意义

确定牙周炎患者的分期和分级有助于判断预后，并决定最终治疗方案。例如，C 级可能意味着在龈下刮治和根面平整治疗过程中需要全身应用抗生素以提高疗效。C 级也意味着比 A 级和 B 级更快进入牙周手术阶段，需要更频繁的复查和增加抗生素治疗。

牙周病的分期也会影响治疗方案的选择。例如，Ⅰ期和Ⅱ期的牙周炎患者的临床症状仅通过牙周治疗就可以得到改善，如牙周袋切除术。而Ⅳ期牙周炎患者很可能需要义齿修复。由于缺少骨组织，对Ⅲ期或Ⅳ期牙周炎的患者进行种植体修复可能相对比较困难。

表 3.12　牙周炎分级

等级	A	B= 默认的等级	C
疾病进展	慢速	中速	快速
过去 5 年（首选）	无丧失	不超过 2mm	超过 2mm
影像学骨丧失（%）/ 年龄（间接测量）	<0.25%/ 岁	0.25%~1.0%/ 岁	>1.0%/ 岁 儿童 / 青少年的磨牙，切牙型
微生物	菌斑 / 牙石多，但炎症水平低	典型的菌斑 / 牙石水平	• 破坏严重，与菌斑水平不成正比 • 存在伴放线聚集杆菌 • 非典型菌群 • 对菌斑控制无反应
全身	不吸烟 无糖尿病	吸烟者：每天 10 支以下 HbA1c <7.0%	吸烟者：每天 10 支以上 HbA1c ≥7.0%
其他可考虑的影响疾病分级的因素			
全身	全身健康 健康的生活方式	疾病得到控制	肥胖 骨质疏松症 风湿性关节炎 压力 特定的基因型 血清 / 唾液标记
局部	牙齿 / 修复体光滑或呈凸面	正常的牙齿 / 修复体解剖形态	严重的龋齿 咬合创伤 畸形根

注：评分由本表最右边一列的因素决定。

侵袭性牙周炎

早期的分类系统将其称为"侵袭性牙周炎""早发性牙周炎"或"局限性青少年牙周炎"。这些牙周炎会造成健康的儿童和青少年早期发生快速的附着丧失、牙槽骨吸收以及牙齿脱落。最典型的表现是形成与伴放线聚集杆菌有关的磨牙 / 切牙吸收模式，在非洲或地中海裔的患者中更常见（图 3.4）。然而，研究人员和临床医生对这些疾病的诊断标准尚不能达成一致[6]，故目前诊断为"牙周炎，C 级"。

其他疾病

一般来说，牙周健康、牙龈炎和牙周炎的诊断适用于所有患者，但有必要警惕其他类型的牙周病。有些患者除患有牙龈炎和牙周炎外，可能在某个位点、牙齿或种植体患有其他牙周病：

• 牙周组织脓肿：
  ○ 表现为局部肿胀或排出乳白色脓性液体的瘘管。
  ○ 脓肿的来源不是根管系统，患牙牙髓活力正

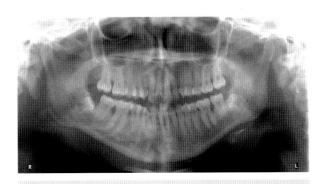

图 3.4　一名健康的 17 岁西班牙裔高中运动员的 X 线片，磨牙和切牙区可见骨丧失。微生物学检查无伴放线聚集杆菌定植的证据，但在典型的牙周病中不常见的葡萄球菌和肠道杆菌的比例很高

常或无根管治疗失败的表现。
  ○ 根据脓肿的位置诊断：
    − 在牙龈内，无骨丧失的迹象：牙龈脓肿。
    − 在牙槽骨内，有骨丧失的表现：牙周脓肿，通常发生在磨牙的根分叉区。
• 牙周 - 牙髓联合病变：

○ 可能有局部肿胀或排出乳白色脓性液体的瘘管。

○ 可能在牙齿的一侧有大面积的 J 形骨丧失。

○ 牙髓坏死或根管治疗失效。

○ 常有深达根尖的牙周袋。

- 种植体周围疾病：

○ 种植体周围的牙龈炎症。如果种植体的牙槽骨水平稳定，这称为种植体周围黏膜炎。

○ 可能显示出进行性骨丧失和种植体暴露。这叫作种植体周围炎。

- 造成牙龈溃疡或裂口的创伤。

还有一些非常罕见的牙周病具有独特的症状和体征：

- 坏死性牙周病：

○ 从牙乳头边缘开始出现严重的、极其疼痛的炎症，导致组织进行性坏死。

- 以非常严重的牙周病为表现的全身疾病（表3.10）。

- 口腔内形成牙龈溃疡或非常严重的红肿：

○ 微生物感染（如疱疹、水痘、柯萨奇病毒、肺结核和组织胞浆菌病）。

○ 自身免疫性疾病（如寻常型类天疱疮、类天疱疮、糜烂型扁平苔藓）。

○ 过敏反应。

○ 口腔肿瘤（如鳞状细胞癌）。

3.3.3 牙周病的分类系统

不同年代的牙医使用不同的牙周病分类系统。因此，当与其他牙医交流或阅读牙周研究的文献时，知道牙周病和牙周状态的别名是非常有用的。牙周病的名称在 20 世纪 70 年代末开始统一，分类方案得到了美国牙周病学会的认可，并按制定的年份命名：

- 牙周炎（2018 年分类）包括以下几种：

○ 常见的牙周病，会造成老年人逐渐的骨 / 附着丧失，或称为：

－ 慢性牙周炎（1999 年分类）。

－ 成人牙周炎（1986 年、1989 年分类）。

－ 慢性边缘性牙周炎（1977 年分类）。

○ 快速进展型（牙周炎，C 级）导致儿童、青少年和青壮年的附着 / 骨丧失，命名如下：

－ 侵袭性牙周炎（1999 年分类）。

－ 青少年牙周炎（1977 年、1986 年分类）。

－ 早发性牙周炎（1989 年分类）。

- 坏死性牙周病也被称为：

○ 坏死性溃疡性龈炎、牙周炎（1999 年分类）。

○ 急性坏死性溃疡性牙周炎（1989 年分类）。

○ 坏死性溃疡性龈口炎（1986 年分类）。

- 难治性牙周炎（1986 年、1989 年分类）是一种即使经过有效的治疗，但仍然导致组织持续破坏的牙周疾病。它已不再被认为是一种独立的疾病。

3.4 基于病因学制订治疗方案

对于大多数患有牙龈炎和牙周炎的患者来说，诊断最重要的方面是确定影响因素和制订试图解决所有因素的治疗计划。

3.4.1 牙周病的影响因素

牙周检查的最重要的一个方面是找出导致患者牙周病的所有影响因素。这必须通过全面的牙周检查来完成，包括回顾病史、检查口腔内外组织、发现系统性和口腔疾病的症状，记录当前牙周状态并检查所有可能导致牙周病的局部因素（见第 2 章）。这涉及对导致牙周病的三个维度进行仔细的评估，从微生物学、全身和局部的角度来解释当前疾病的进展。

为了确定导致患者当前牙周病的因素，首先要确定炎症、牙周袋和骨 / 附着丧失的模式，然后根据以下顺序判断它们是如何关联的：

- 系统性因素。

- 口腔中的整体因素（整体的牙菌斑和牙石水平）。

- 特定位点的局部因素。

3.4.2 评估系统性因素的影响

全身因素影响口腔内所有部位疾病进展的整体速度。按如下评估全身因素：

- 考虑以下可能导致牙周病的因素（表 3.13），并将其与患者的健康史相匹配。

- 考虑牙周病的平均疾病进展，判断患者的平均骨 / 附着丧失是否比患者年龄预期的更严重（图 3.5）。

- 如果比患者年龄预期的更严重，则患者的全身因素可能对患者的牙周病有重要的影响，应作为治疗计划的一部分加以解决。

表3.13 导致牙龈炎/牙周炎的全身因素

常见因素	罕见因素	需要检测
吸烟	风湿性关节炎	IL-1 基因型
糖尿病（糖化血红	免疫抑制药物	血清 C 反应蛋
蛋白大于 7%）	慢性肾脏疾病	白升高
肥胖	HIV 感染	
压力和焦虑	克罗恩病	
骨质疏松症（t 指	白血病	
数小于 2.5）	中性粒细胞减	
吸食大麻	少症	
如果口腔卫生受以	营养不良	
下因素影响：	唐氏综合征	
• 脑卒中	其他与牙周病	
• 痴呆症	有关的罕见	
• 关节炎	遗传疾病	
• 痛风		
如果观察到牙周探		
诊出血过多：		
• 妊娠		
• 青春期		
• 口服避孕药		

3.4.3 评估口腔局部因素的影响

评估影响整个口腔的因素：
- 评估菌斑和牙石：
  ◦ 菌斑和牙石与牙周病表现出的探诊出血、牙周袋或附着丧失有关。

- 检查口干症（和引起口干症的药物）：
  ◦ 口干症会促进牙菌斑和龋齿的形成。
- 检查有无不良习惯（如磨牙症、紧咬牙）：
  ◦ 相关的组织损伤（牙齿磨损/严重磨耗、牙齿或修复体折裂、咀嚼肌肥大、上颌骨外生骨疣或全身性硬骨板和牙槽骨增厚）也是牙周病的重要病因。

3.4.4 评估牙周局部因素的影响

通常，牙周病局部位点的严重程度不能用影响整个口腔的系统因素和局部因素来解释。通过寻找牙周病严重程度的局部差异，可以确定特定牙齿的局部影响因素。

通过骨丧失发现局部因素的线索

对于大多数患者而言，可以通过骨丧失程度发现牙周病个别加重位点的局部促进因素。
- 通过 X 线片评估骨水平：
  ◦ 如果骨水平一致（并且平行于釉牙骨质界），菌斑、牙石和可能的全身性因素可以解释患者的牙周病。临床表现为与之符合的牙周袋深度和附着水平（1~2mm）。
  ◦ 如果有垂直骨缺损，牙位特异性的局部因素可增加骨丧失。
- 评估每颗牙齿的局部因素（表 3.14）。
- 确定局部因素是否与受累牙齿的骨缺损、附着丧失或牙周袋有关。

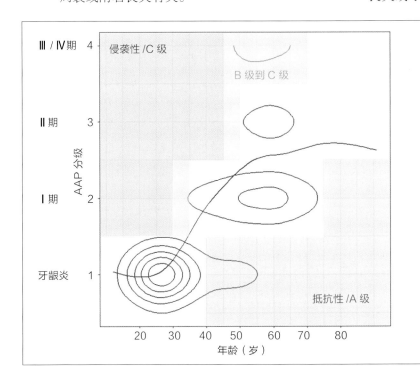

图 3.5 牙周病进展分级工具。根据从 2010 年到 2013 年西部大学牙科中心 2135 名患者绘制的牙周诊断与年龄密度图（基于 R 语言创建）。蓝线代表某一特定年龄牙周病的平均严重程度。对于牙周病的分级，查看患者的年龄，并注意"白色"阴影所显示的预期疾病严重程度。如果某一患者的疾病严重程度高于平均水平（红色 - 橙色阴影），则疾病进展速度加快（C 级）。如果低于平均水平，那么患者可能对牙周病有抵抗力（A 级）。与牙周病有关的系统性疾病可能会导致比预期更高的疾病严重程度（"B 至 C 级"）

表 3.14　可能解释促进骨 / 附着丧失的局部因素

修复因素	咬合创伤	解剖因素	种植相关因素
龋齿	震颤	根分叉病变	相邻的种植基台相对釉牙骨质界植入位置过深（超过 5mm）
牙髓感染	重度磨损	拥挤	相邻的种植基台离牙齿太近（少于 2mm）
不可修复的牙齿	充填式牙尖	扭转	受挤压的牙骨质
食物嵌塞	接触过紧	倾斜	种植体周围炎
边缘不密合	折裂	牙釉质 / 牙本质嵴	
悬突	牙周膜增宽	牙颈部突起	
龈下边缘	漏斗形牙周膜间隙	釉珠	
粗糙表面	四周骨丧失	萌出不全 / 过度萌出	
折裂		相邻的阻生牙	
修复体过大			
生物学宽度的问题			

- 如果患牙有修复治疗史，通过影像学检查及临床检查判断是否存在与修复相关的影响因素（表 3.14）。一般情况下，修复体龈下边缘或龋损处距离牙槽骨会有 3mm 的距离，否则牙颈部修复体或龋损处会形成骨丧失。
- 通常情况下，局部骨缺损可见后牙。如果不是修复因素造成的骨缺损，则需要通过咬合检查来判断是否存在咬合创伤（表 3.14），因为咬合创伤是牙周病的常见促进因素。

如果局部骨缺损处未发现咬合干扰或修复因素，则需要考虑是否存在不良的牙根解剖形态。磨牙的骨缺损通常与根分叉有关，但是上颌前磨牙的骨缺损可能与近中或远中根面凹陷有关。

- 种植牙的不良关系（表 3.14）也可能导致局限性骨丧失。
- 年轻人的第一磨牙 / 切牙区域的牙槽骨丧失提示有侵袭性牙周炎。

图 3.6 说明了局限性骨丧失如何为确定局部因素提供线索。

通过牙周袋发现局部因素的线索

另外，由于局部探诊深度的增加通常对应局部较深的骨缺损，牙周袋深度的变化可以作为寻找影

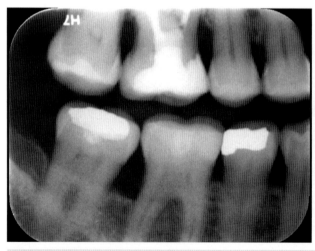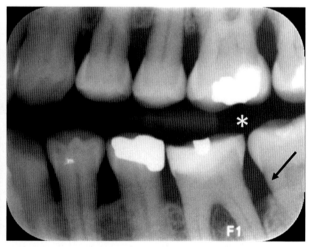

图 3.6　局部因素可以引起局部破坏。在这个病例中所有牙齿的牙周袋深度为 3~4mm，除了 18 号牙和 19 号牙的邻间区域可见 9mm 的牙周袋，以及 30 号牙的远中有 5mm 的牙周袋。影像学检查也发现 19 号牙远中存在明显的 2 壁骨缺损（黑色箭头），但在 30 号牙远中只有较浅区域的加重骨丧失。相同解剖结构的牙齿在疾病表现上的明显差异，可以用 19 号牙特有的局部因素来解释：无邻接关系（用 "*" 标记），以及 19 号牙咬合面过度磨损所提示的可能存在过强的咬合力。这些独特的因素可能导致食物嵌塞和菌斑聚集加重，影像学检查显示出的根面小块牙石即可证明，并且该处牙周病比口腔其他地方更严重

响因素的线索:

- 当探诊到深牙周袋（5mm 或更深）时，考虑是什么原因导致了该牙周袋:
  - 牙周袋是由于牙龈肿胀造成的吗？与既往检查相比（如果有的话），附着水平没有发生变化，骨水平也没有发生变化，将不会出现骨丧失。牙龈肿胀加重后会更多地覆盖牙面。
    - 炎症肿胀通常与牙菌斑／牙石相关。
    - 药物性牙龈增生表现为质地坚韧的龈乳头，这与服用一些典型药物相关（表 3.9）。
  - 牙周袋是否由附着／骨丧失引起？
- 考虑牙周袋的分布:
  - 如果整个口腔的牙周袋深度相近（即所有牙齿都有 4~6mm 的牙周袋），则很可能与菌斑和牙石有关。
    - 全口存在中等深度的牙周袋（5~6mm），但是菌斑／牙石水平低，可能与糖尿病或妊娠期有关。
    - 深牙周袋在年轻患者中较为罕见，这可能提示某些潜在的全身疾病与深牙周袋有关（见表 3.13，罕见因素）。
  - 如果不同位置的牙周袋深度有明显差异，应考虑表 3.14 中所示的局部因素。如果局限于第一磨牙／切牙，则表明可能是侵袭性牙周炎（如 C 级）。

通过炎症发现局部因素的线索

通过牙龈炎症性改变（如颜色变红、探诊出血），可以快速识别一些通过骨丧失／牙周袋分析未发现的局部因素:

- 炎症是广泛性的吗？（如大部分／所有牙位都探诊出血）
  - 如果有明显的菌斑或牙石，很可能是由于菌斑或牙石引起的。
  - 没有明显的菌斑或牙石，很可能是由于全身因素引起的:
    - 激素变化（如妊娠期、青春期、更年期）。
    - 糖尿病。
    - 过敏反应，如炎症广泛分布在口腔，近期发病且已知诱因。
    - 自身免疫病:炎症也可能产生不常见的疾病症状（如溃疡、白斑），这不是典型的牙周病，与菌斑无关。诊断需要行活组织检查。

- 炎症只局限于某些牙齿吗？
  - 如果与牙周袋有关，则通常表明有龈下牙石或其他局部因素（表 3.14）。
  - 如果伴有龈下修复体或种植支持式修复体，那么边缘红肿通常表明不良的修复体边缘形态，如冠边缘不密合或冠边缘过低／过高。
  - 如果未进行过修复治疗但有很浅的牙周袋，则可能表明有局部的牙根解剖缺陷，如牙根表面凹陷或根面沟。
  - 在没有其他局部因素的情况下，上颌尖牙近中面的牙龈出现弥漫性红肿（表 3.14）提示患者可能有口呼吸的习惯。通常，患者会出现上唇卷起。

通过牙龈退缩发现局部因素的线索

当其他方法无法寻找局部因素的时候，牙龈退缩提供了另一种途径。

- 邻间隙的牙龈退缩最可能是牙周炎导致的，局部因素的确定同骨丧失和牙周袋。
- 局部唇侧／舌侧退缩可能是由于:
  - 牙齿位置异常:牙齿突出在牙弓外。
  - 既往正畸治疗:大多数的正畸治疗都会产生少量的唇侧牙龈退缩，如果在治疗过程中牙齿有明显的倾斜或唇侧移位，牙龈退缩的情况可能会很严重。
  - 暴力刷牙:患者使用硬毛牙刷或暴力刷牙。这很可能影响尖牙，形成浅的、广泛的牙齿唇侧磨损区域。
  - 无烟烟草:牙龈退缩的区域靠近患者平常吸烟的位置。
  - 咬合创伤:咬合力较重时，龈缘退至牙齿磨损缺损的根方。
  - 卡环创伤:由长期接触不良局部义齿卡环引起的退缩。
  - 既往创伤史:因口腔治疗或其他意外导致的牙龈退缩。

通过牙齿动度发现局部因素的线索

牙齿动度可能是咬合创伤的症状:

- 评估牙齿的动度并与现有的影像学资料进行比较。
  - 如果在影像学上看到以下情况，牙齿的松动最有可能是组织的丧失造成:
    - 冠根比较差。
    - 短圆锥形或细长的根。

– 松动牙周围严重的骨丧失。

○ 如果出现以下情况，那么牙齿的松动最有可能是咬合创伤造成的：

– 牙周膜增宽影像。

– 漏斗形牙周膜。

– 没有或轻微的邻面的骨丧失。

○ 牙髓或牙周脓肿会在根尖或牙根侧面造成明显的骨丧失，从而导致某颗牙轻度的松动（Miller Ⅰ级）。

临床中，原发性咬合创伤引起的牙齿松动相对较轻（Miller Ⅰ级），并且会有其他咬合创伤的症状，如患牙正中咬合紧或严重的𬌗干扰。

3.4.5 制订全面牙周治疗方案

在了解牙周病的促进因素后，以表格形式列出一份待解决的因素。解决这些因素的一般规则如下：

• 通常，对每个致病因素都应有相应的治疗计划。

• 首先解决系统性和全身性因素。

• 之后再进行更加复杂和明确的治疗。

• 治疗完成后，患者仍需要进行长期的随访和维护。

接下来说明治疗计划的一些细节。

治疗前注意事项

在口腔治疗前，应当考虑到所有会影响治疗的系统性因素和医疗因素。通常，以下情况需要与患者的内科医生进行合作（表3.15），请他们评估这些因素对口腔治疗的影响，并决定患者是否需要预防性应用抗生素。对病情比较复杂的患者，要按下表中的描述对治疗方案进行调整。

对于牙周病的治疗，以下情况需要咨询内科医生调整药物治疗的方案（表3.16）。

基础治疗

基础治疗的目的是尽可能地去除影响因素以控制牙周病。首先控制常见的可改变的全身因素和局部因素（表3.17）：

• 拔除无保留价值的牙齿（见第4章：拔牙决策）。

• 如果患牙有急性牙髓炎，但又能够修复，可先行根管治疗，并暂时使用桩核修复材料完成根管治疗。

• 如果有牙菌斑，应对患者进行口腔卫生宣教。

• 如果患者吸烟，应建议患者戒烟。

• 如果患者有龋病易感因素，可提供营养学建议。

• 如果有菌斑或牙石，应根据病情制订计划：

○ 龈炎患者如果牙石较多，可以使用洁治术。

○ 对牙周炎患者进行刮治和根面平整术。这通常是根据每个象限的深牙周袋以及有深牙周袋（>4mm）的患牙的数量决定的。

○ 如果是快速进展型牙周炎（C级），需要全身性使用抗生素（即每8小时服用250mg阿莫西林和250mg甲硝唑，持续1周）。

表3.15 需要咨询患者的内科医生的情况

肾上腺功能不全	慢性阻塞性肺疾病/肺气肿	植入性医疗器械
艾滋病/HIV感染	皮质类固醇治疗	白血病/淋巴瘤
酒精滥用	心脏瓣膜受损	心梗病史
贫血	心律失常	肥胖
心绞痛	慢性阻塞性肺疾病/肺气肿	器官移植史
抗凝治疗	皮质类固醇治疗	起搏器
使用抗血小板药物	心脏瓣膜受损	营养不良
人工心脏瓣膜	痴呆/阿尔兹海默病	精神疾病
哮喘-重度	糖尿病	服用软性毒品
动脉粥样硬化	癫痫	风湿性/骨关节炎
自身免疫性疾病	遗传性疾病	性传播疾病
细菌性心内膜炎史	胃食管反流	镰状细胞性贫血
出血性疾病	肝炎	脑卒中
癌症	高血压	甲状腺疾病
放疗/化疗	免疫抑制剂	全关节置换
心律失常		结核
充血性心力衰竭		

表 3.16　可能需要患者的内科医生调整的与牙周病相关的系统性因素

具体因素	建议的解决措施
安非他命	可能的话，更换目前会导致牙龈增生的药物
钙通道阻滞剂	
环孢菌素、他克莫司、西罗莫司	
哌替啶 / 苯妥英钠	
镇静安眠剂	
丙戊酸	
抗艾滋病药物（部分）和牙龈灰白色病变	可能的话，考虑更换药物。这种变色通常是永久性的
米诺环素和牙龈灰白色病变	
雌激素替代治疗	可能的话，改变药物或避孕方法
药物性口干和真性口干	可能的话，更换药物；可考虑毛果芸香碱
可能会引起苔藓样病变的药物和真正的苔藓样病变	可能的话，更换药物
获得性免疫缺陷症	治疗成功也有助于缓解牙周病。牙周支持治疗（用温和的抗菌漱口水漱口）
白血病 / 淋巴瘤	
化疗	
放射性口炎	
癌症（包括口腔癌）	拔除患牙，治疗后维护
妊娠和激素变化	终止妊娠通常可以解决问题。牙周支持治疗（清洁）
性传播疾病和口腔溃疡 / 增生	医学治疗可以解决问题。牙周支持治疗
脑卒中和手灵巧度下降	改进口腔卫生维护方法
痴呆 / 阿尔兹海默病和手部灵活性下降	
类风湿性 / 骨性关节炎和手部灵活性下降	
手部灵活性下降	
糖尿病	鼓励患者尽最大努力控制好血糖
肥胖	考虑医学干预减轻体重
营养不良	考虑转诊注册营养师
遗传病	无法改变。牙周支持治疗；对 IL-1 基因型给予更积极的牙周治疗
IL- 基因型	
自身免疫性疾病	治疗成功有助于解决问题。牙周支持治疗
吸烟	考虑转诊进行宣教 / 戒瘾治疗
使用软性毒品	
饮酒	

- ◦ 如果存在广泛性的探诊出血，可考虑额外用碘制剂或抗菌漱口水进行漱口。
- 如果患者存在口腔不良习惯，可考虑改变不良习惯。
- 如果患者有龋齿，应去除龋坏，并用直接修复体修复。
- ◦ 用复合树脂 / 银汞合金 / 玻璃离子永久性修复范围不大的龋损。
- ◦ 用桩核暂时修复大面积龋损。

表 3.17　基础治疗计划

因素	治疗	CDT* 编码
无保留价值的患牙	拔除（无可预见的并发症），以牙为单位 手术拔除（有复杂的因素），以牙为单位	D7140 D7210
部分阻生牙	拔除阻生牙—软组织，以牙为单位 拔除阻生牙—部分骨，以牙为单位	D7220 D7230
急性根管感染	根管治疗，以牙为单位 失败根管治疗的再治疗，以牙为单位 桩核修复，以牙为单位	D3310, D3320, D3330 D3346 D2950
龋齿 / 营养问题	营养咨询	D1310
吸烟	戒烟宣教	D1320
菌斑 暴力刷牙	口腔卫生宣教	D1330
牙石	龈炎： 低 - 中度牙石：预防 大量牙石：刮治 牙周炎： 每个象限有 1~3 颗牙齿的牙周袋深度不少于 4mm 每个象限有 4 颗及以上牙齿的牙周袋深度不少于 4mm 口腔冲洗，以每象限为单位	 D1110 D4346 D4342 D4341 D4921
龋齿 边缘不密合 悬突 牙面粗糙 无邻接关系 牙折 外形不佳	直接修复每个牙面和牙齿 临时冠修复，每颗牙齿（如果不是永久冠的一部分）	（多个） D2799
咬合创伤	咬合分析 咬合调整，局部 咬合调整，全口	D9950 D9951 D9952
	再评估	D0120

* CDT：current dental terminology，现代口腔医学专业术语。

- 去除和更换不良的直接修复体。对存在龈下边缘的不良修复体须考虑是否行冠延长术（见第 6 章）。
- 如果存在咬合创伤，须分析咬合情况以判断是否需要进行局部或全口的咬合调整。
- 重新评估牙周情况。

手术治疗

牙周手术治疗的目的是切除无法通过牙周非手术治疗消除的牙周袋。无法彻底清除深牙周袋中的菌斑会增加牙周病进展的风险，因此需要进行牙周手术。牙周手术也可以纠正牙根解剖缺陷，有助于更好地修复患牙。此外，牙周手术治疗可以使根分叉更易被清洁，减少牙龈退缩，增加角化龈宽度和骨量，并作为种植治疗的一部分植入种植体。

手术治疗存在多种有效的治疗选择，在初次检查时很难预测后续选择哪种牙周手术方案。一般来说，牙周病的类型（亦称与疾病相关的局部因素）决定了手术治疗的方案（表 3.18）：

- 深牙周袋：如果初诊检查时探诊深度大于 5mm，那么在基础治疗后还需要进行牙周袋切

表 3.18 牙周手术治疗基本概述

因素	具体情况	治疗	CDT 编码
残余深牙周袋，非手术治疗后存在炎症	没有骨丧失 牙龈肥大 牙龈增生	牙龈切除术，1~3 颗牙 牙龈切除术，大于 4 颗牙	D4212 D4211
	没有骨丧失，远中单个位点 - 大多数牙	远中 / 近中楔形瓣	D4274
	没有骨丧失或位于上颌前牙区	龈瓣，每个象限 1~3 颗牙 龈瓣，每个象限 4（及以上）颗牙	D4241 D4240
	浅的骨缺损并且非上颌前牙区	骨外科手术，每个象限 1~3 颗牙 骨外科手术，每个象限 4（及以上）颗牙	D4261 D4260
	深的骨缺损*	+ 植骨术，和（或） + 引导性组织再生术（可吸收），和（或） + 生物材料	D4263 D4266 D4265
釉突 根面凹陷 釉珠 颈部突起 牙嵴 异常的解剖结构 根分叉病变 牙骨质撕裂		+ 口腔正畸**，或 半切术（下颌牙），或 截根术（上颌磨牙），根分叉病变可能需要根据具体情况给予冠、桩核修复或根管治疗	D9971 D3920 D3450 （多个）
牙龈退缩	单个、孤立颊侧 / 舌侧*	侧向转位瓣（每颗牙）或 结缔组织瓣（每颗牙）	D4270 D4273
	多个颊侧 / 舌侧*	结缔组织瓣或全厚瓣	D4273
	多个颊侧 / 舌侧	全厚瓣	D4275
膜龈缺损	非上颌前牙区	游离龈瓣，第一颗牙	D4277
	上颌前牙区（较少见）	结缔组织瓣或全厚瓣	D4273 或 D4275
		牙周再评估	D0120
		术后随访	D0171

* 治疗这些缺损的手术方式取决于缺损的解剖结构、患者特点和外科医生的喜好。
** 一些病例中，牙本质成形术是骨外科手术的一部分。
引导性组织再生术为方便起见，最常使用可吸收膜。

除手术。牙周袋切除手术的类型通常取决于与深牙周袋相关的骨缺损类型（见第 6 章）。

○ 无骨缺损，行龈瓣手术即可。

○ 有浅的骨缺损（例如深度为 1~2mm），骨手术可能是有效的。

○ 深的骨缺损（≥3mm）：所在象限除要进行骨手术外，还须使用骨移植物、膜或生物材料进行再生性手术。

• 根分叉病变：通常来说只有当根分叉病变伴有深的牙周袋时，它才成为一个问题，可通过牙周袋切除术治疗。根分叉区也可以通过成形术、牙半切术和截根术进行治疗（见第 7 章）。

• 软组织缺陷：牙龈退缩最常见的治疗方法是结缔组织移植术，但也可以通过其他方法进行治疗。角化龈缺失通常采用游离龈移植手术（见第 8 章）。

• 牙齿松动常由咬合问题所致，可能需要牙周夹板固定并进行咬合分析与调整（见第 9 章）。

牙周手术治疗后 3 个月以上的患者也应进行维护治疗（表 3.19）。维护治疗有助于控制尚未接受手术治疗区域的牙周疾病，也有助于维持牙周手术后的效果。可按照顺序从每个象限进行手术、术后复查和维护期复查以达到维护治疗的目的：

- 按象限进行手术。
- 术后复查（手术后 1 周）。
- 评估和维护治疗（手术后 6 周）。
- 间隔 6 周后再开始下一个象限的治疗。

维护

在牙周炎症控制后，后续治疗的重点是根据各种危险因素（见第 4 章），在适当的时间间隔进行适当的维护治疗，以防止疾病的发生。牙周炎得到控制后，需要对其他促进因素进行更复杂的治疗。一般顺序如下（表 3.19）：

- 必要或在恰当时机进行正畸治疗。
- 间接修复。
- 种植治疗和（或）可摘局部义齿修复。
- 𬌗垫（必要时）。

表 3.19　牙周维护阶段

因素	具体情况	治疗	CDT 编码
通过清除菌斑、牙石进一步预防疾病	牙龈炎 / 健康	预防	D1110
	牙周炎	牙周维护	D4910
患龋风险		含氟涂料的应用	D1206
		暂时性龋控制药物的应用（二胺银）	D1354
		木糖醇补充剂	
		抗菌药物漱口	
		营养咨询	
牙列拥挤 正畸矫治器 扭转的牙齿 倾斜的牙齿 严重的安氏 Ⅱ 类 严重的安氏 Ⅲ 类 深覆盖 深覆𬌗 边缘嵴高度不一致 萌出不足 / 过度萌出		（完成）正畸治疗	（多个）
临时牙 边缘不密合 悬突 表面粗糙 无邻接关系 外形不佳		嵌体、高嵌体（每颗牙） 全冠（每颗牙） 预成桩	（多个）
牙缺失		种植治疗 固定局部义齿 可摘局部义齿	
夜磨牙		𬌗垫	D9940
		牙周再评估	

* 治疗这些缺损的手术方式取决于缺损的解剖结构、患者特点和外科医生的喜好。

** 一些病例中，牙本质成形术是骨外科手术的一部分。

引导性组织再生术为方便起见，最常使用可吸收膜。

- 继发龋的预防（如氟化物的使用）。

牙周病的长期预防包括持续监测和去除新的致病因素，至少包括彻底去除菌斑和牙石。合适的方案取决于疾病的初始诊断（表 3.19）：

- 牙龈炎：预防。
- 牙周炎：牙周维护。

牙周维护治疗的频率取决于疾病进展的风险（见第 4 章）。通常，根据最初的疾病诊断确定再评估和维护的频率，之后可随着对患者牙周病的病情变化对牙周维护间隔进行适当地缩短或延长：

- 健康：视牙石堆积情况，每 6~12 个月进行 1 次评估和预防治疗。
- 牙龈炎：根据炎症程度，每 4~6 个月进行 1 次评估和预防治疗。
- 牙周炎：每 3 个月进行 1 次评估和牙周维护。

3.5 鉴别罕见的牙周疾病

有些患者会在牙龈炎或牙周炎的基础上出现其他牙周疾病，或有其他疾病恰巧在牙周组织中表现出来。区别此类疾病与普通牙龈炎或牙周炎的关键特征有助于对这些疾病进行诊断：

- 种植体周围的探诊出血、种植体周袋或骨丧失。
- 单根牙的根尖/根尖周围出现严重的局限性骨丧失。
- 局部组织肿胀或形成瘘管。
- 牙龈乳头坚硬、橡胶状增生并对基础菌斑控制无反应。
- 重度片状红斑对菌斑控制无反应。
- 溃疡。
- 组织坏死。

- 剧烈疼痛。

根据这些关键特征进行鉴别诊断并逐一排除。

3.5.1 种植体周围探诊出血、种植体周袋或骨丧失

种植体应被健康组织紧密包绕，牙周组织探诊深度很小并且无探诊出血。然而种植体周围组织可能会产生类似于牙周病的疾病，以下是诊断这类疾病所需要的条件：

- 临床表现（探诊出血、牙周袋深度）。
- 牙槽骨相对种植体基台的距离（平齐于基台/小于 2mm/大于 2mm）。
  - 如果可以，在种植体植入后，可以定期拍 X 线片进行检查。
- 种植体植入的时间（数月/1~2 年/超过 5 年）。

种植体相关病变的诊断包括：

- 种植体周围黏膜炎[8]。
- 种植体周围炎[9]。
- 其他情况：
  - 相对于周围的牙齿或种植体，植入过深而导致的牙周袋。
  - 植入位置不佳。
  - 因植入或修复技术导致的骨丧失。
  - 种植体组成部件故障。
  - 集中在种植体根尖周的骨丧失。

种植体周围黏膜炎

这种情况可能是由于种植体周围口腔卫生不良或不良的种植修复体导致菌斑的滞留。其主要特点如下（图 3.7）：

- 临床症状：
  - 明显的发红、探诊出血，可能有脓肿。

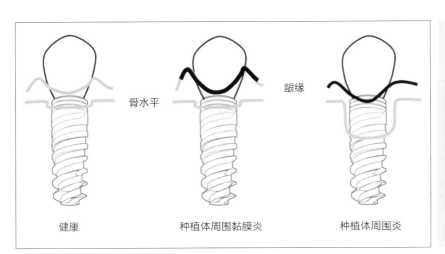

图 3.7 种植体周围两种主要的疾病是种植体周围黏膜炎（种植体周围组织肿胀、发红，无骨丧失）和种植体周围炎（种植体周围有骨丧失）

骨水平

龈缘

健康   种植体周围黏膜炎   种植体周围炎

- 可表现为牙周袋加深。
- 明显的菌斑堆积或存在菌斑滞留因素。
- 影像学表现：
  - 种植体基台周围无骨丧失或骨丧失很少（小于 2mm）。
  - 如果有之前的影像学资料，修复后骨丧失没有增加。
- 种植体和修复体已就位数周。

通常，牙周非手术治疗对于种植体周围黏膜炎同样有效。

种植体周围炎

30%~50% 的种植体在植入 10 年后会发生种植体周围炎。这通常与牙周炎病史、未行定期维护、吸烟或糖尿病有关。

主要特点如下（图 3.7）：

- 临床症状：与种植体周围黏膜炎相似，包括较高的菌斑水平。
- 影像学表现：
  - 种植体基台周围有明显的骨丧失（2mm 或 2mm 以上）。
  - 进行性骨丧失。
- 种植体植入和修复的时间超过 2 年。

通常需要进行手术治疗，但目前还不确定哪种方法最有效。

其他情况

其他一些相对罕见的情况也可能导致种植体周围炎症、牙周袋和骨丧失。这些情况概括如下：

种植体相对于周围的牙齿或种植体植入过深而引起的牙周袋

临床上，可有探诊深度的增加和相关炎症表现。影像学上可看到骨水平靠近基台，但基台相对于周围牙齿或种植体的骨水平更靠近根尖。

植入位置不佳

临床和影像学表现取决于种植体的位置：

- 太靠近颊侧：种植修复体可能会比周围的牙齿长或有牙龈退缩，或者种植体可能会在牙龈上形成阴影。
- 太靠近中/远中：在影像学资料上可以清楚地看到，但只要修复正常且不影响口腔卫生就不必担心。
- 倾斜：在影像学资料上可以清楚地看到，但只要种植体是可修复的并且不会产生美学或机械问题就不必担心。根据剩余的骨组织倾斜植入

种植体，但不应超过 30°。

由于植入过程或修复技术引起的骨丧失

临床上，这种情况会在最后一次种植手术后的几周或几个月内发生，并且通常因为种植体骨整合失败而导致快速的骨丧失或种植体松动。常见的原因如下：

- 不恰当的备孔技术导致牙槽骨温度过高（钻头过钝、压力过大、喷水冷却不足）。
- 植入过程中缺乏初期稳定性。
- 在即刻修复的种植体愈合阶段咬合负载过重。
- 种植修复体粘接后有水门汀剩余。

种植体组成部件故障

临床上，种植体组成部件的故障通常会导致种植修复体的松动，并可能产生炎症、牙周袋或骨丧失。影像学表现为种植体组成部件出现断裂，通常是基台内残留的固定螺钉。

骨丧失集中在种植体根尖周围

表现为种植体根尖周围发生透射性改变，像牙齿的根管感染。通常在有根管再感染史的位点发生。

3.5.2 单颗牙齿的局限性重度骨丧失至根尖/近根尖

吸收至根尖的局限性骨丧失通常提示有牙髓疾病，这需要通过牙髓相关测试（如牙髓活力测试和叩诊）来明确诊断。导致这种情况的疾病有：

- 牙周 - 牙髓联合病变（最常见）[10]。
- 根折。
- 牙周脓肿（罕见）。
- 局部恶性肿瘤（极为罕见）。

牙周 - 牙髓联合病变

牙周 - 牙髓联合病变不像牙髓感染那么常见，可由之前存在的深牙周袋、牙髓感染或两者结合发展而来（图 3.8）。其主要特点如下：

- 临床表现：
  - 孤立的深牙周袋（10mm 及以上）且附着丧失近根尖。若袋内没有牙石，表明病变为牙髓来源。
  - 牙髓活力测试结果显示牙髓活力有问题或怀疑之前的根管治疗效果（如深的继发龋）。
- 影像学表现：
  - 范围较大的骨丧失区域，通常呈 J 形包绕根尖。影像学表现为初期不明显的轻微骨皮质吸收影像到长期病变的明显透射影（图 3.9）。

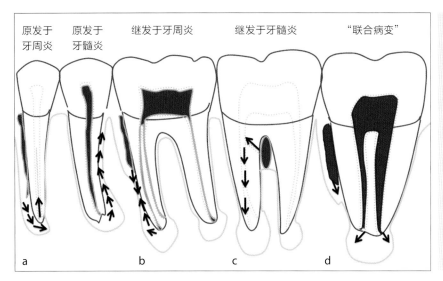

原发于牙周炎　原发于牙髓炎　继发于牙周炎　继发于牙髓炎　"联合病变"

a　　　　　　b　　　　　c　　　　　d

图 3.8 不同来源的牙周 - 牙髓病变类型（Simon Glick Frank 分类）：牙周来源的原发性病变是由严重的牙周炎发展到根尖引起的。牙髓来源的原发性病变是由牙髓感染引起的。继发性牙周来源的病变是由根管感染和牙周炎引起的骨丧失联合导致的。继发性牙髓来源的病变是由牙周病影响牙髓血供导致的。"联合病变"即在同一颗牙齿上同时发现独立的牙髓病和牙周病。（a~d）牙周 - 牙髓病变可以有不同的影像学表现

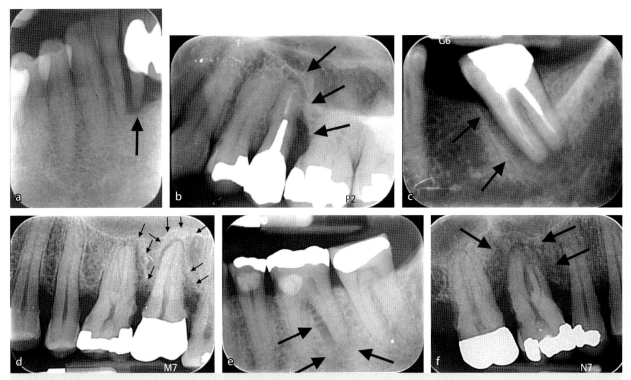

图 3.9 牙周 - 牙髓病变在影像学的表现可从差异明显到轻微不同，因此仔细辨别非常重要，如图所示。a 最明显，f 最不明显，箭头指示病变。所有病变牙齿都有深达根尖的牙周袋，牙髓活力可疑。（a、c 和 e）根尖周围有圆形的骨丧失，而其他牙齿广泛的骨丧失较少，提示病变最有可能来源于牙髓。（b）提示在桩的水平存在根折或穿孔。（d）牙石、广泛性骨吸收和狭窄的根尖周围骨丧失提示病变可能来源于牙周。（f）病变可能是牙周病（牙石、根分叉病变、异常的牙根解剖）和牙髓感染（远中龋坏合并牙髓受累）的共同结果

○ 如已接受治疗，表明根管治疗不完善（如：欠填；有空隙，表现为充填物低密度影；有交通支、台阶；有折裂的器械）。

　　牙周 - 牙髓联合病变的治疗方法是拔除患牙或尝试行根管治疗，然后进行牙周袋切除术或截根 / 半切术。

根折

　　牙根纵裂通常会在纵裂的牙齿周围产生完全而广泛的骨丧失，这种折裂在影像学上可能很明显。通过透照或通过根管显微镜染色法可以检测到细小的根折。如果根折是最近发生的，则可能伴有窄而深的牙周袋。折裂的牙齿无法修复，需要拔除。

牙周脓肿

牙周脓肿比牙髓脓肿少见得多。其主要特点如下：

- 临床表现：
  - 牙周袋较深，且探诊该区域时，有脓性分泌物渗出。
  - 牙周深袋底部通常有牙石。
  - 活髓牙或无根管治疗失败史。
- 影像学表现：
  - 骨吸收远离根尖，通常在牙根的一侧或根分叉处。
  - 有治疗史，但没有明显的根管充填不佳和不良修复体。
  - 牙根解剖结构异常，如釉珠、根分叉凹陷等。

应急治疗包括刮治和根面平整，如果出现全身感染的表现（如发热、淋巴结肿胀），则可能要使用抗生素。牙周脓肿反复发作的患牙可能需要拔除。

局部恶性肿瘤

如果已经排除其他诊断，并且局部骨吸收不能用解剖结构异常或咬合创伤来解释，虽然局部恶性肿瘤非常罕见但也是一种可能性。其主要特点如下：

- 临床表现：
  - 接受牙髓及牙周治疗后，症状未改善。
  - 还有其他异常的症状和体征，并逐渐加重：疼痛、牙龈溃疡、肿胀、变色和牙齿移位。
- 影像学表现：
  - 恶性肿瘤的特征：牙齿吸收、牙颈部牙槽骨或硬骨板丧失并侵犯和破坏邻近结构。

任何对牙周和根管治疗无反应的病变，或者拔牙后不能正常愈合的病变，都需要通过活体组织检查（简称"活检"）来进一步诊断。

3.5.3 局部软组织肿胀或瘘管

孤立的软组织肿胀的典型鉴别诊断从常见到罕见依次为：

- 牙髓脓肿。
- 牙龈脓肿[10]。
- 冠周炎。
- 牙周脓肿[10]。
- 各种肿瘤。

牙髓脓肿

这是目前局限性组织肿胀和瘘管形成的最常见原因。其主要特点如下：

- 临床表现：
  - 黏膜软组织肿胀，通常发生在颊侧靠近根尖处。
  - 死髓牙周围的软组织肿胀。
  - 邻近有严重龋坏或其他原因导致牙髓暴露的牙齿。
  - 常有瘘管，可用牙胶尖探查。
- 影像学表现：
  - 典型表现为以根尖为中心的透射影像区（图3.10）。
  - 牙胶尖插入瘘管后尖端指向根尖方向。

治疗方法是对邻近死髓牙进行根管治疗以消除瘘管。

牙龈脓肿

硬质食物碎片或牙刷刷毛等异物滞留在口腔黏膜内，可能形成浅表牙龈脓肿。牙龈脓肿和牙周脓肿是少数能引起明显疼痛的牙周病。其主要特点如下：

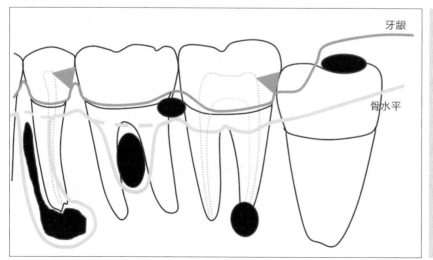

图 3.10 脓肿类型。C：冠周脓肿，发生于覆盖在部分萌出的牙齿龈瓣。E：牙髓脓肿，发生于龋损已累及的牙髓。G：牙龈脓肿，常由嵌入的异物（如瓜子）引起，位于牙槽骨外。P：牙周脓肿，导致牙槽骨吸收。PE：牙周-牙髓联合病变

- 临床表现：
  - 特征性表现为边缘龈或靠近咬合平面颊黏膜处的孤立性软组织肿胀（图 3.10）。
  - 患者典型的主诉为最近开始的肿胀感和明显的疼痛。
  - 肿胀处通常有异物残留。
  - 相邻的牙齿是活髓牙。
  - 陈旧性脓肿可表现为表面脓性分泌物渗出或瘘管的形成。
- 影像学：无明显骨丧失。

治疗包括对邻牙进行刮治和根面平整，以及去除异物。

冠周炎

冠周炎是牙龈脓肿的一种形式，它发生在部分萌出牙齿的组织瓣下。其主要特点如下：

- 临床表现：
  - 肿胀、发炎的组织瓣覆盖部分萌出的牙齿表面（图 3.10）。
  - 组织瓣上可能有对颌牙的咬痕。
  - 剧烈疼痛，特别是当患者闭口时。

- 影像学表现：
  - 部分萌出的牙齿位于疼痛的组织瓣区域。

牙周脓肿

深牙周袋中的牙石可能会被上方覆盖的牙龈包绕从而形成脓肿（图 3.11）。其主要特点如下：

- 临床表现：
  - 探诊深度深并伴有脓性分泌物。
  - 疼痛。
  - 通常合并有深牙周袋或根分叉病变的潜在牙周炎病史。
  - 活髓牙或已接受过规范的根管治疗。
- 影像学表现：
  - 局部重度骨吸收，通常在根分叉入口处。
  - 无根尖周骨吸收。

肿瘤

肿瘤也可能造成孤立的组织肿胀并缓慢增大。如果单个局部肿胀不能用牙髓或牙周感染来解释，应进行组织活检，并由口腔病理科医生判断是否为恶性肿瘤。

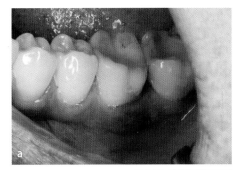

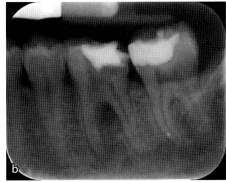

						项目
						菌斑水平
						牙齿松动度（Miller 分级）
						根分叉病变（Glickman 分度）
						角化龈宽度
						牙龈退缩
B B	B B B	B B B	B B B			探诊出血
						临床附着水平
2 1 2	3 2 3	3 2 3	4 2 4	5 5 4		探诊深度
22	21	20	19	18	17	
						菌斑水平
						龈上牙石
						根分叉病变（Glickman 分度）
						角化龈宽度
						牙龈退缩
B		B	B B B			探诊出血
						临床附着水平
2 1 2	2 1 3	3 1 3	4 6 4	4 3 4		探诊深度

图 3.11 牙周脓肿临床照片、影像学及牙周探诊资料。（a）患者为 21 岁健康女性，主诉 19 号牙肿痛。临床照片显示 19 号牙颊侧牙龈处有一小瘘管，瘘管口有脓性分泌物排出。（b）影像学检查显示根分叉区骨丧失，该区域伴有中等深度牙周袋。（c）根分叉区和瘘管相通，提示牙周脓肿。此外，19 号牙大面积修复体紧邻髓腔。由此推测，患牙根尖周病变正在形成，并与已有的牙周骨丧失融合形成牙周 - 牙髓联合病变。因患者没有保留该患牙的意愿，故最终拔除 19 号牙

3.5.4 牙间乳头韧性增生

牙间牙龈乳头肥大的原因从常见至罕见依次为：

- 由菌斑和牙石引起的炎症。
- 药物性牙龈肥大。
- 遗传性牙龈肥大（非常罕见）。
- 恶性肿瘤浸润（非常罕见）。

由于是软组织疾病，通常没有影像学表现。在任何情况下，通过牙周治疗不能治愈的牙龈肥大都应该通过活检来进一步诊断。

菌斑和牙石引起的炎症

这种情况很常见，通常可以通过牙周非手术治疗来解决。其主要特点如下：

- 临床表现：
  - 典型的牙周炎或牙龈炎症状。
  - 龈乳头鲜红，表面光滑呈球状。
  - 边缘龈附近可见菌斑或菌斑滞留因素（如冠边缘不密合）。
  - 牙周非手术治疗在很大程度上可以解决这种类型的牙龈肥大。
- 影像学表现：影像学观察到牙石或冠边缘不密合。

药物性牙龈肥大

主要特点如下：

- 临床表现：
  - 通常表现为坚硬的、橡胶状的龈乳头，龈乳头可能有卵石样质地。
  - 患者服用与牙龈肥大相关的药物：
    - 环孢菌素、苯妥英钠、钙通道阻断剂和安非他明。
  - 非手术治疗可以消除牙周炎症，但不能消除增生部位的肥大牙龈和牙周袋。
  - 菌斑控制能减缓或阻止龈乳头的进一步增生。
- 影像学表现：可能有增厚的牙龈阴影。

遗传性牙龈肥大

罕见的遗传性疾病（如遗传性牙龈纤维瘤病），可导致非菌斑性的龈乳头和边缘龈的缓慢增生。主要特点如下：

- 临床表现：
  - 广泛的边缘龈增生。
  - 导致露龈笑，牙龈可能会完全覆盖牙齿。
  - 可能有牙龈肿大的家族史。
  - 活检显示结缔组织基质过多，但细胞正常伴有少量炎症。
- 影像学表现：
  - 厚的牙龈阴影。

恶性肿瘤浸润

广泛性牙龈肥大极少由实体组织块为特征的局部肿瘤引起。白血病是一个例外，由于恶性细胞浸润牙齿周围的牙龈可引起牙龈缓慢肥大。这在口腔科非常罕见，因为大多数情况下患者的家庭医生会在口腔症状和体征之前发现白血病。其主要特点大致如下：

- 临床表现：
  - 牙龈肥大。
  - 可能有自发性牙龈出血。
  - 患者会有白血病的体征和症状（体重减轻，易感染、瘀伤和疲劳）。
  - 活检显示恶性白细胞浸润。
- 影像学表现：可能有进行性牙槽嵴顶骨丧失和牙根吸收。

3.5.5 局部重度红斑

常见的牙周病在菌斑得到控制后，炎症也会减轻。如果菌斑控制在较低水平后，牙龈红肿仍未缓解，很可能是由于其他疾病导致的。一般来说，这种罕见的临床表现是由以下罕见的病变引起的：

- 过敏反应。
- 自身免疫性疾病。
- 非菌斑性局部感染和肉芽肿。
- 局限性恶性肿瘤或癌前病变。

为了诊断这些病变，需要针对受累区域进行全面的病史采集和活检。由于这些病变通常影响的是软组织而不是硬组织，所以缺少影像学证据的支持。疾病诊断的常规步骤是先让患者避免辛辣刺激性食物，然后使用温和的口腔卫生维护方法，如果红斑在 2 周内仍未缓解就需要对受累区域进行活检。

过敏反应

口腔发生过敏反应并不常见，但可能由食物、口腔卫生用品或牙科材料引起。主要特点如下：

- 通常表现为全口广泛或零星的红斑。
- 可伴有广泛的烧灼感。
- 患者通常记得最近发病的情况以及可能的诱因（如最近一次口腔检查、吃了某种食物或使用了新的牙膏）。
- 清淡饮食、不使用牙膏进行温和的口腔卫生维护和漱口，病情会在 1~2 周自行缓解。

自身免疫反应

由于牙龈经常受到食物的机械性刺激和细菌的化学性损伤，许多的自身免疫性疾病早期症状可发生在牙龈。这些疾病包括口服药物和修复材料引起的苔藓样反应，以及非常罕见的自身免疫性疾病（如寻常性天疱疮、黏膜类天疱疮、扁平苔藓和红斑狼疮）。一般来说，治疗这些疾病需要医生对患者进行全面的身体检查和进一步的药物干预。局部病变可以局部使用类固醇治疗。这些疾病的主要特点如下（图 3.12）：

- 斑片状红斑起始于边缘龈，可能延伸至前庭黏膜。
- 也可能表现为白色瘢痕或薄的白色的组织糜烂。
- 摩擦牙龈或黏膜可能导致水泡形成或组织浅层的剥脱（尼氏征）。
- 患者常诉有烧灼感。
- 发病迟缓，病情缓慢恶化。
- 活检显示某些特定疾病的异常表现：
  ◦ 上皮内水疱形成：天疱疮。
  ◦ 结缔组织与牙龈上皮分离：类天疱疮。
  ◦ 固有层有淋巴细胞浸润，并可见角质栓：扁平苔藓和苔藓样反应。
  ◦ 血管周围淋巴细胞浸润：红斑狼疮。

非菌斑性局部感染和肉芽肿

单个局部斑块虽然罕见，但可由与口腔疾病无关的肉芽肿和感染引起。

这可能包括以下可能性：

- 巴尔通体属、分枝杆菌属（结核）、奈瑟菌属（淋病）、密螺旋体属（梅毒）、组织胞浆菌属（组织胞浆菌病）或其他微生物引起的局灶性感染。通常见于重度免疫功能不全患者（如艾滋病）。

- 口腔细菌引起的肉芽肿反应，如化脓性肉芽肿、外周型巨细胞纤维瘤、外周型骨化纤维瘤。

清除菌斑、牙石并进行口腔卫生指导 2 周后，病变若无缓解，则应进行活检。组织学可以提供足够的信息用于诊断，或提示对病变部位进行进一步的微生物培养。这些疾病没有其他统一的特征。

局限性恶性肿瘤或癌前病变

虽然口腔恶性肿瘤不太可能导致多发性红斑，但某些癌前病变（如糜烂性扁平苔藓）可能导致多发性红斑。这些斑块的活检可显示鳞状细胞癌或重度上皮异常增生。

3.5.6 溃疡

溃疡在牙周病中是非常少见的，且很可能是由其他疾病引起的。除非患者的溃疡有明确病因，否则应对持续性溃疡病损进行活检以发现潜在的恶性肿瘤或自身免疫性疾病。引起牙龈溃疡的疾病从常见到罕见依次为：

- 创伤。
- 自身免疫性疾病。
- 病毒相关疾病。
- 恶性肿瘤。

创伤

创伤是口腔单个溃疡和撕裂伤的常见原因，通常很容易诊断，因为患者会记得相关的致伤事件（图 3.13）。其主要特点如下：

- 通常为单个孤立的溃疡。
- 通常患者记得溃疡的致伤时间和原因。致病的因素可能是温度过高（如热的食物、热的手机头）、化学物质（如根管治疗过程中使用的漂白剂）或机械性损伤（如义齿卡环断裂、牙线切割）。
- 去除创伤刺激后，溃疡会以每天 0.5~1mm 的速度自行愈合。

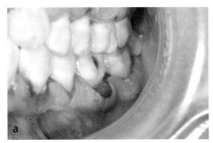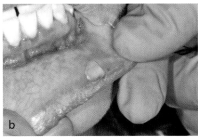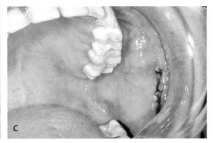

图 3.12　寻常型天疱疮病例：31 岁西班牙裔女性，主诉是牙龈疼痛，临床检查显示口腔内有广泛的散在浅溃疡（a）和水疱（b）。轻轻用口镜的背面摩擦颊黏膜会导致黏膜剥离，留下出血性溃疡，即尼氏征阳性（c）

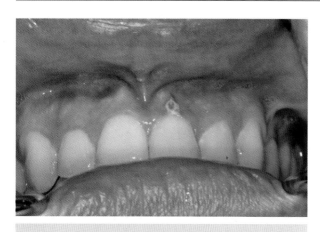

图 3.13 根管治疗过程中漂白剂和机械损伤造成的溃疡

自身免疫性疾病

自身免疫性疾病如果损害到基底膜或被覆上皮，可能会产生浅而不规则的溃疡，需要活检明确诊断。

病毒相关性疾病

病毒感染如疱疹、水痘和柯萨奇病毒，可表现为黏膜浅层圆形溃疡团簇，疼痛剧烈，可在 2 周内痊愈。患者的病史和溃疡的分布可以为病因提供线索：

- 水痘：溃疡可局限在表皮，多见于老年人（如带状疱疹）。
- 疱疹：以原发性疱疹性龈口炎的形式见于幼儿，表现为累及整个牙龈的溃疡；成人少见，发病常提示免疫功能低下（如艾滋病）。
- 柯萨奇病毒感染：四肢也受累（如手足口病）。

恶性肿瘤

除非有严重的转移性疾病，否则肿瘤一般会在增生组织内形成单个溃疡。患者通常表现为单个肿块缓慢增大，最终在肿块中心形成溃疡。这些溃疡一般不会引起明显疼痛，多年未被发现。

3.5.7 组织坏死

口腔内的组织坏死非常罕见，尤其是在没有新近创伤的情况下（如手术损伤）。口腔组织坏死表现为以下特点：

- 剧烈的疼痛
- 明显的口臭
- 组织坏死消失的区域。邻近该区域的组织呈灰色、边缘糜烂，周围是红斑区和正常组织。

除了创伤，导致组织渐进性坏死（从龈乳头尖部开始，一直延伸到牙槽骨）的唯一原因是坏死性

牙周病[10]。一般来说，这些疾病是根据组织破坏的程度来命名的：

- 坏死性牙龈炎：龈乳头上皮消失（图 3.14）。
- 坏死性牙周炎：牙槽骨吸收。
- 坏死性口炎：组织坏死延伸到前庭。
- 口面部坏疽：组织坏死延伸至面部。

通常情况下，这些坏死性牙周病是由压力大、营养不良或免疫功能受损引起的（如艾滋病、化疗）。

坏死病灶的口腔应急处理应在局麻下清创至创面出血，同时应用广谱抗生素，如 875mg 万古霉素，每天 2 次，持续 1~2 周。导致坏死性牙周病的潜在全身系统疾病应通过增强营养、注意休息和控制各种免疫抑制疾病来进行治疗和缓解。

3.6 关键要点

- 牙周病表现形式多样且具有复杂性。牙龈炎和牙周炎是人群中最常见和普遍的疾病。
- 可以根据炎症程度、深度和范围以及微生物、全身和局部等影响因素确定牙周健康、牙龈炎或牙周炎的不同分期和分级的诊断。
- 根据美国牙周病学会分类系统对牙周病进行分类。Ⅰ～Ⅳ期的牙周炎与之前分类里的轻、中或重度的炎症相对应。A~C 的分级与毒力或疾病进展的速度有关，如慢速、中速或快速。默认为 B 级。

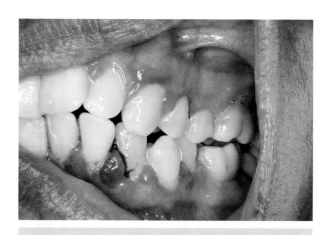

图 3.14 坏死性牙周炎。这是一位 44 岁女性患者，主诉是疼痛及口臭。口内可见严重的牙龈炎症，边缘龈坏死。重度龈下牙石导致龈乳头充血水肿，产生乳白色渗出物和龈乳头尖端少量脱落的坏死物，这些临床表现提示坏死性牙周炎早期

- 种植体周围黏膜炎和种植体周围炎都是由种植体引起的，类似于天然牙的牙龈炎和牙周炎等疾病。随着分类系统的发展，术语也发生了改变。
- 可通过对不同人群的准确诊断制订合适的治疗方案（非手术与手术）。手术治疗适用于无法通过牙周非手术治疗去除的牙周袋。
- 疾病的分类会发生变化。由于牙周病的多因素性和动态特性，对其的认识和定义也在不断发展。

3.7 复习题

思考这个案例，回答以下问题：

一位 27 岁的患者，主诉为数颗牙齿疼痛和前牙松动。患者否认有其他疾病，否认使用药物或保健品，否认过敏史。4 年前，患者为了拔除松动且疼痛的牙齿去看牙医，随后在牙科诊所接受了免费的"其他治疗"。他每天抽一包烟，并按照之前口腔医生要求刷牙。每当食物卡在牙缝里才会使用牙线。考虑到他比较年轻，我们进行了微生物取样及检测，结果如下：

未检测到伴放线聚集杆菌
未检测到弯曲菌

具核梭杆菌：0.5%
牙龈卟啉单胞菌：1.5%
中间普氏菌：0.3%
福塞坦氏菌属：1.2%
螺旋体：0.4%
未检测到肠杆菌
未检测到葡萄球菌
未检测到 β 链球菌
酵母菌：0.1%

以下是患者的情况（临床表现见图 3.15，影像学检查见图 3.16）

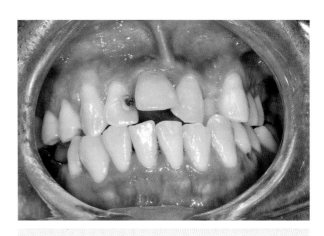

图 3.15 口内正面照

图 3.16 X 线片

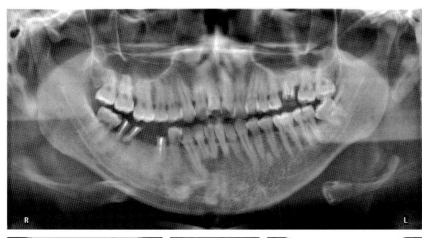

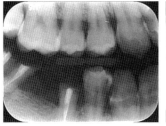 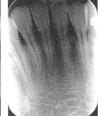 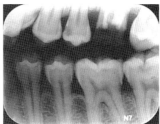

牙周探查表结果如下：

	牙位	2	3	4	5	6	7	8	9	10	11	12	13	14	15	16
颊侧	PD (mm)	524	524	524	425	425	423	426	524	423	324	523	323	646	436	534
	BOP	111	111	111	111	111						111	111	111	111	111
	CAL (mm)	1	1	1	1	1		1	1					1	1	1
	GR (mm)															
	KGW (mm)	435	536	647	757	757	767	646	646	678	647	646	434	646	646	634
	Furc															
	PLQ	3	3	3	3	3	3	3	3	3	3	3	3	3	3	3
腭侧	PD (mm)	536	536	635	525	523	324	669	623	322	322	323	323	325	537	744
	BOP (1/2)	111	111	111	111	111	111				11	111	111	111	111	111
	CAL (mm)															
	GR (mm)															
	Furc															
	Mobil			1					1							
	PLQ	3	3	3	3	3	3	3	3	3	3	3	3	3	3	3

	牙位	31	30	29	28	27	26	25	24	23	22	21	20	19	18	17
舌侧	PD (mm)				424	423	323	323	423	324	223	434	435	435	537	723
	BOP				111							111	111			
	CAL (mm)														2	3
	GR (mm)															
	KGW (mm)	999	999	999	999	999	999	997	799	999	999	999	999	999	999	999
	Furc															
	PLQ		3	3	3	3	3	3	3	3	3	3	3	3	3	3
颊侧	PD (mm)				424	423	323	323	423	324	424	425	423	324	427	663
	BOP				111							111	111	111	111	111
	CAL (mm)															
	GR (mm)															
	KGW (mm)	988	969	766	969	969	767	767	989	867	979	969	978	746	635	643
	Furc															
	Mobil						1	1	1			1	1	1	1	
	PLQ			3	3	3	3	3	3	3	3	3	3	3		

注：PD 英文全称是 probing depths，表示探诊深度；BOP 英文全称是 bleeding on probing，表示探诊出血，1 代表出血，2 代表溢脓；CAL 英文全称是 clinical attachment level，表示临床附着水平；Furc 英文全称是 furcation involvement（Glickman class），表示根分叉病变（Glickman 分度）；GR 英文全称是 gingival recession，表示牙龈退缩；KGW 英文全称是 keratinized gingiva width，表示角化龈宽度；Mobil 英文全称是 tooth mobility，表示牙齿松动度；PLQ 英文全称是 plaque level，表示菌斑水平，0 代表无菌斑。

学习目标：认识常见的牙周病。

1. 这位患者有广泛性的炎症。这位患者没有附着丧失。

A. 两个说法均正确

B. 两个说法均错误

C. 说法 1 正确，说法 2 错误

D. 说法 1 错误，说法 2 正确

2. 除牙菌斑外，照片上没有其他局部影响因素。微生物测试表明存在红色复合体细菌。

A. 两个说法均正确

B. 两个说法均错误

C. 说法 1 正确，说法 2 错误

D. 说法 1 错误，说法 2 正确

3. 最符合患者牙周状况的描述是：

A. 健康

B. 牙菌斑引起的牙龈炎

C. 牙周炎

D. 其他疾病

4. 如果考虑这位患者患有牙周炎，应该处于哪一期？

A. Ⅰ期

B. Ⅱ期

C. Ⅲ期

D. Ⅳ期

5. 如果考虑这位患者患有牙周炎，应该处于哪一级？

A. C级

B. B级

C. A级

学习目标：制订基于病因的治疗计划。

6. 这位患者应接受哪些预防性治疗？（选择所有适用选项）

A. 口腔卫生宣教

B. 营养咨询

C. 戒烟宣教

D. 涂氟

7. 这位患者去除菌斑和牙石合适的基础治疗方案是什么？

A. 牙周维护治疗

B. 预防性治疗

C. 洁治术

D. 刮治与根面平整术

8. 这位患者牙周基础治疗中还需要进行什么处理？（选择所有适用选项）

A. 拔除14号牙、29号牙和31号牙

B. 正畸治疗

C. 12号牙和31号牙龋齿直接修复

D. 制作𬌗垫

9. 对4号牙和5号牙进行基础治疗后，仍存在牙周袋。哪种牙周袋切除手术外最合适？

A. 牙龈翻瓣手术

B. 骨外科手术

C. 骨外科手术和植骨术

D. 牙龈翻瓣术和引导性组织再生手术

10. 维护治疗期间，此病例应进行哪些治疗？

A. 预防性治疗

B. 牙周维护治疗

C. 正畸治疗

D. 种植治疗

学习目标：认识罕见的牙周疾病。

11. 植入种植体替换缺失的30号牙15年后，发现相对于植入基台有8mm深牙周袋和3mm骨丧失，但没有探诊出血。这种情况称为：

A. 种植体周围组织健康

B. 种植体周围黏膜炎

C. 种植体周围炎

D. 其他种植体周围情况

12. 如果这位患者有发热、剧烈疼痛，组织脱落和龈乳头轻度丧失，并被灰白色的组织边缘包绕，这将是以下哪种疾病的表现：

A. 牙周炎（Ⅳ期，C级）

B. 坏死性牙周病

C. 牙周脓肿

D. 自身免疫性疾病

3.8　参考答案

1. C. 超过一半的位点有牙龈出血，提示有大于10%位点的广泛性牙周炎。大多数牙齿都有附着丧失，这与轻度的牙槽骨吸收有关。

2. D. 如照片所示，存在几个局部因素：7号牙邻面龋坏，8号牙到11号牙的牙错位。微生物计数显示牙龈卟啉单胞菌、螺旋体和福塞坦氏菌的数量最高，这些均为红色复合体细菌。

3. C. 有广泛的探诊出血，因此牙周情况是不健康的。因为有牙槽骨和附着丧失排除了牙龈炎。除了相对年轻，没有其他罕见病的症状，如溃疡、组织坏死或局部组织肿胀。

4. C. 根据最小的附着丧失（除18号牙有3mm附着丧失外，大多数牙齿附着丧失为1~2mm），该患者可能处于Ⅰ期或Ⅱ期，但该患者有6mm深牙周袋并且可能因龋齿而缺失更多的牙齿，这表明治疗更复杂，因此疾病更严重。虽然患者会缺失部分牙齿，但没有修复缺失牙的明显不利因素。

5. A或B. 这位患者的疾病活跃性高于年龄所预期的，大量吸烟会导致更快的附着丧失。每年少于1%的骨丧失被认为可能是进展速度为B级的间接证据。患者在相对年轻的时候就表现出明显的疾病，因此患者显然对疾病缺少抵抗力。

6. A、B、C、D. 所有的选项都是合理的。吸烟是导致牙周病的一个危险因素，应该进行戒烟宣教。患者多颗牙齿有明显的龋齿，因此，应通过营养咨询、口腔卫生宣教和涂氟来降低患龋风险。

7. D.患者有牙周炎，需要进行基础治疗，因此需要行龈下刮治和根面平整术。牙周健康或有轻度牙龈炎的患者需要进行预防性治疗。由于没有暴露的根面，大量牙石堆积引起的重度牙龈炎可以通过洁治术来治疗。

8. A和C.14号牙、29号牙和31号牙根尖病变无治疗价值，应在刮治和根面平整前拔除以便治疗。去除12号牙和13号牙的龋坏是基础治疗的一部分，应在刮治和根面平整后进行。如果疾病处于活动期，应该停止正畸治疗。在病例描述中，没有证据表明患者存在不良习惯，因此没有必要制作𬌗垫。

9. A.该区域没有明显的骨缺损。由于没有需要去除的骨缺损，不需要进行骨外科手术。由于没有深部的骨缺损，不需要进行骨移植术和引导性组织再生术，很可能不适合这个病例。

10. B、C和D.由于患者已有牙周炎，所以单纯预防性治疗是不够的。牙周维护是长期控制牙周炎的重要手段，并且应进行正畸治疗以改善咬合功能。种植治疗最终可以替代缺失的牙齿。

11. C.种植体周围组织健康或种植体周围黏膜炎不会导致骨丧失。由于没有给出其他的描述，有牙周袋和骨丧失可以得出种植体周围炎的诊断。

12. B.疼痛、发热和组织坏死（组织缺失、灰色龈缘）提示坏死性牙周病。坏死不是重度牙周炎的特征，脓肿会产生脓性分泌物。尽管在某些自身免疫性疾病中可以看到组织脱落，但在这些疾病中组织仍然存活，有红斑形成并可能有出血的创面。

3.9 循证活动

- 讨论牙周诊断是否应取决于临床附着水平、骨丧失或牙周袋深度 / 探诊出血。

- 讨论健康的牙周组织意味着什么，什么样的炎症水平才能确定牙周病的存在。

- 进入得克萨斯大学圣安东尼奥健康科学中心网站，网址为 https://cats.uthscsa.edu/，点击牙科学版块的CAT，检索牙周病诊断的综述。阅读您可以找到的任何CAT，并根据当前文献讨论本文总结是否正确。

- 按照Sauve S等人在"CAT：学习如何批判性评价"中提供的大纲，新建一个关于利用唾液生物标记物检测牙周病（或CAT内没有的任何其他主题）的CAT（Ann R Coll Physicians Surg Can. 1995; 28: 396−398）。

参考文献

[1] Lang NP, Bartold PM. Periodontal health. J Periodontol 2018;89(Suppl 1): S9–S16.

[2] Murakami S, Mealey BL, Mariotti A, Chapple ILC. Dental plaque-induced gingival conditions. J Periodontol 2018;89(Suppl 1): S17–S27.

[3] Trombelli L, Farina R, Silva CO, Tatakis DN. Plaque-induced gingivitis: Case definition and diagnostic considerations. J Periodontol 2018;89(Suppl 1): S46–S73.

[4] Albandar JM, Susin C, Hughes FJ. Manifestations of systemic diseases and conditions that affect the periodontal attachment apparatus: Case definitions and diagnostic considerations. J Periodontol 2018;89(Suppl 1): S183–S203.

[5] Tonetti MS, Greenwell H, Kornman KS. Staging and grading of periodontitis: Framework and proposal of a new classification and case definition. J Periodontol 2018;89(Suppl 1): S159–S172.

[6] Fine DH, Patil AG, Loos BG. Classification and diagnosis of aggressive periodontitis. J Periodontol 2018;89(Suppl 1): S103–S119.

[7] CDT 2018: Dental Procedure Codes. Chicago, Illinois: American Dental Association; 2018

[8] Heitz-Mayfield LJA, Salvi GE. Peri-implant mucositis. J Periodontol 2018;89(Suppl 1): S257–S266.

[9] Schwarz F, Derks J, Monje A, Wang HL. Peri-implantitis. J Periodontol 2018;89(Suppl 1): S267–S290.

[10] Herrera D, Retamal-Valdes B, Alonso B, Feres M. Acute periodontal lesions(periodontal abscesses and necrotizing periodontal diseases)and endoperiodontal lesions. J Periodontol 2018;89(Suppl 1): S85–S102.

4 患牙预后评估

摘要

牙周评估期间收集的数据也有助于回答与患者和专科医生密切相关的预后问题：未经治疗的牙齿缺失的可能性有多大？治疗能预防牙齿缺失的可能性有多大？治疗有效吗？我们积极治疗有意义吗？哪些牙齿最有可能缺失？拔除某些牙齿会更好吗？哪些牙齿应该拔掉？拔牙复杂吗？

本章的内容将有助于解释这些问题并为治疗计划和拔牙方案提供指导。

关键词：预后，拔牙决策，知情同意

4.1 学习目标

- 判断患者牙齿缺失的可能性。
- 判断牙周治疗成功的可能性。
- 确定应拔掉哪些牙齿。
- 权衡拔牙、牙齿修复和牙齿保留的利弊。

4.2 病例分析

一位 47 岁的非裔美国女性患者想要接受牙周治疗和其他的治疗。患者曾有一段时间不能获得很好的牙齿护理，有了口腔保险后希望尽可能长时间地保留牙齿。患者还想改善自己的笑容。患者大约在 15 年前定期去一家口腔连锁诊所接受维护，直到失业。患者在使用牙线时牙龈会出血，牙线容易卡在牙缝中。患者在开车时常紧咬牙。每天用软毛牙刷和含氟牙膏刷牙 2 次，每天使用 2 次牙线并用抗生素漱口水漱口。

询问病史时，患者主诉有高血压病史并正在服用氨氯地平。患者无任何过敏史，但曾行胆囊切除术。2 年前患者在摘除胆囊时经历了剧烈的疼痛，并且高血压也给手术带来了问题。手术后患者每天服用 1 次氨氯地平，没有发现任何不良反应。患者曾有 20 年的吸烟史，每天 1 包，于 2 年前手术后戒烟。患者否认服用任何兴奋剂，但大约每周会和朋友相聚一次，喝几杯酒。

体格检查：身高 1.8 米，体重 104kg，血压 138/93mmHg，脉搏 79 次 / 分钟。

经口内检查提示有明显的牙周疾病，表现为探诊出血、牙周袋形成、附着丧失、牙龈退缩和牙齿松动。大多数上颌后牙缺失，下颌磨牙已经开始伸长。8 号牙和 9 号牙震颤（图 4.1，图 4.2）。

从这个病例中可以学到什么？

本病例比前文展示的病例存在更严重的牙周炎，患者已经失去了一些牙齿。如果患者想改善微笑，那么解决这个主诉的一部分措施就是需要修复缺失的牙齿并防止更多的牙齿缺失，这当然涉及牙周治疗。那么，牙周治疗是什么呢？

为此，我们需要系统地看待这个病例，确定牙周疾病及其影响因素，并制订在第 2 章和第 3 章中所述的治疗计划。从牙周疾病诊断开始，我们评估了该患者牙周疾病的六个方面（表 4.1）。

临床表现是典型的牙周炎，如探诊出血、牙周袋形成、附着丧失、骨丧失、牙齿松动、牙龈退缩。由于既往的大量吸烟史，可能导致患者的附着丧失或骨丧失量高于该年龄段的平均水平。考虑到现有病程中该患者的附着丧失高于平均水平，其未来附着丧失的风险可能也会高于平均水平。

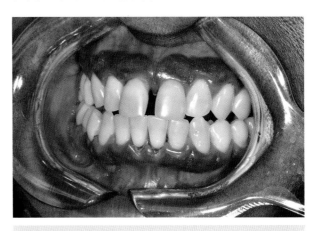

图 4.1 口内照

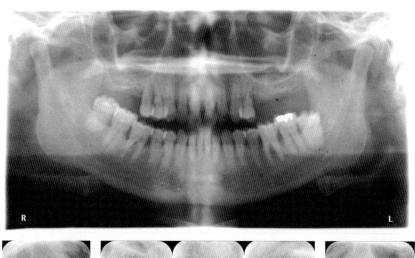

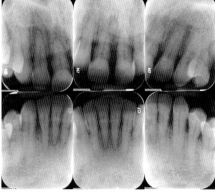

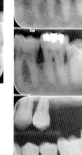

图 4.2　影像学照片

该病例中全身和局部促进因素见表 4.2。

参考第 3 章的表格，这里列出的病因可以转化为治疗方法（表 4.3）。

治疗计划最初具体且明确，但在后期的治疗中变成了尝试性的。这在复杂病例的治疗计划中很常见，因为后期的修复治疗计划取决于最初牙周炎症的控制情况，可能比预期的更好或更糟。

对于预后，需要询问以下问题：

- 牙齿缺失的可能性有多大？
- 治疗能避免牙齿缺失吗？
- 应该拔牙吗？

4.2.1　牙齿缺失的风险多大？

考虑到疾病的进展情况，此病例在短期（5年）内发生牙齿缺失可能性小。从长期来看，因为上颌前磨牙（4 号牙、5 号牙、12 号牙）和中切牙（8 号牙、9 号牙）的附着丧失最严重、骨丧失量最大、已存在牙齿松动，且均为锥形、相对较短的单根牙，在所有牙齿中冠根比最差，因此缺失风险最高。由于下颌尖牙骨支持水平良好、牙根较长、附着丧失量少以及缺乏大多数与牙周疾病相关的因素，因此其牙齿缺失的可能性最小。

4.2.2　牙周治疗会降低牙齿缺失的风险吗？

该患者的全身因素可能不妨碍牙周治疗。患者患有高血压，但在牙科治疗期间，其高血压程度不足以导致心肌梗死或脑卒中的风险增加。患者的局部因素可以部分控制。牙菌斑和牙石最有可能通过口腔卫生指导、刮治和根面平整来去除，且能通过牙周手术有效改善牙周袋。然而，根分叉病变的治疗可能比较困难，患者的咬合情况（Ⅲ类关系，严重的骨丧失使正畸治疗变得复杂）可能无法纠正。因此，牙周治疗可能会改善炎症和深牙周袋，但是否能恢复牙周健康有待商榷。

牙周探查结果如下：

	牙位	1	2	3	4	5	6	7	8	9	10	11	12	13	14	15	16
颊侧	PD (mm)				543	536	535	536	635	444	424	635	536				
	BOP				1	1	1	1	1	1	1	1	1				
	CAL (mm)							3	4		2		8				
	GR (mm)								112				22				
	KGW (mm)				454	555	666	999	999	999	999	989	667				
	Furc																
	PLQ				2	2	2	2	1	1	2	2	2				
腭侧	PD (mm)				535	536	645	535	657	756	535	535	545				
	BOP (1/2)				1	1	1	1	1	1	1	1	1				
	CAL (mm)				8	8			10	8		6					
	GR (mm)																
	Furc																
	Mobil					1	1		2	2							
	PLQ				1	1	1	1	2	2	1	1					

	牙位	32	31	30	29	28	27	26	25	24	23	22	21	20	19	18	17
舌侧	PD (mm)	655	645	658	646	745	646	645	524	535	435	435	545	535	435	537	557
	BOP	111	111	111	111	11	111	11	1	1	1	1	11	111	111	111	111
	CAL (mm)	5	8	7	5	6	6	6	7	7	5	5	5	5	5	8	4
	GR (mm)								222	212		1				111	
	KGW (mm)	999	999	999	999	999	999	999	999	999	999	999	999	999	999	999	999
	Furc		1													1	
	PLQ	2	2	2	2	2	2	2	2	2	2	2	2	2	2	2	2
颊侧	PD (mm)	568	945	656	645	635	434	635	535	524	526	645	536	535	637	549	447
	BOP	111	111	111	111	111	111	111	111	111	111	111	111	111	111	111	111
	CAL (mm)	7														8	9
	GR (mm)																
	KGW (mm)	666	999	766	878	768	989	989	989	979	879	979	999	899	989	998	866
	Furc																
	Mobil				1			1	2	2	1						
	PLQ	3	3	2	2	1	1	1	2	2	1	1	2	2	2	3	3

注：PD 英文全称是 probing depths，表示探诊深度；BOP 英文全称是 bleeding on probing，表示探诊出血，1 代表出血，2 代表溢脓；CAL 英文全称是 clinical attachment level，表示临床附着水平；Furc 英文全称是 furcation involvement（Glickman class），表示根分叉病变（Glickman 分度）；GR 英文全称是 gingival recession，表示牙龈退缩；KGW 英文全称是 keratinized gingiva width，表示角化龈宽度；Mobil 英文全称是 tooth mobility，表示牙齿松动度；PLQ 英文全称是 plaque level，表示菌斑水平，0 代表无菌斑。

4.2.3　患牙是否应该拔除？

拔除伸长的下颌第二磨牙和第三磨牙可能会简化牙周治疗，因为可以去除 4 颗牙齿周围的深牙周袋，并更好地治疗第一磨牙的远中面。尽管切牙牙根短且骨丧失严重，但最好还是用保守的牙周治疗来保留这些牙齿。因为这些部位涉及严重的垂直和水平的组织丧失，拔除这些牙齿将增加后续种植治疗难度。

4.3　评估患者的牙齿缺失风险

对大多数患者来说，保留牙齿是口腔治疗的主要动机。准确预测并保留患牙是维持患者信任的关键。

4.3.1　预后——意味着什么？

需要询问三种基本类型的问题：
• 牙齿缺失的可能性有多大？

表4.1 影响牙周诊断的因素

炎症严重程度	红肿 牙龈出血——至少每颗牙齿有一个位点探诊出血
炎症的深度	累及牙槽嵴顶（骨丧失／附着丧失）
炎症的范围	广泛型——所有牙齿都有相似程度的探诊出血和骨丧失
微生物因素	菌斑——每颗牙的菌斑指数为1~2，龈缘可见，可能有与牙周炎相关的典型菌群
全身因素	吸烟史（1包／天，2年前戒烟） 高血压——轻度 钙离子通道阻滞剂——未见牙龈增生
局部因素	按牙位列出： 4号牙：牙齿松动；与30号牙可能存在咬合干扰，根面凹陷 5号牙：牙齿松动；影像学可见牙石（远中面），根面凹陷 7号牙：影像学可见牙石 8号牙：牙齿松动，影像学可见牙石，短锥形根 9号牙：牙齿松动，影像学可见牙石，短锥形根 11号牙：深达牙本质的龋洞（近中面），影像学可见牙石 12号牙：影像学可见牙石，根面凹陷；与19号牙可能存在咬合干扰 17号牙：萌出不全，影像学可见牙石 18号牙：伸长，影像学可见牙石，根分叉病变 19号牙：影像学可见牙石 20号牙：影像学可见牙石 21号牙：影像学可见牙石 23号牙：影像学可见牙石，牙齿松动 24号牙：影像学可见牙石，短根，牙齿松动，前牙，可能存在咬合干扰 25号牙：影像学可见牙石，短根，牙齿松动，前牙，可能存在咬合干扰 26号牙：影像学可见牙石，牙齿松动 28号牙：影像学可见牙石 29号牙：影像学可见牙石 30号牙：影像学可见牙石，根分叉病变 31号牙：影像学可见牙石，伸长 32号牙：影像学可见牙石，𬌗面和近中面可能龋坏，扭转牙

表4.2 影响因素

全身	微生物	局部修复	局部牙周	局部解剖	局部创伤
目前没有 曾有吸烟史	牙菌斑 牙石	龋齿	深牙周袋 炎症 根分叉病变 牙齿松动 牙龈退缩	扭转牙 倾斜牙 边缘密合度 萌出不全／伸长 根面凹陷 牙骨质撕裂	𬌗创伤

　　请注意，此列表不包括过去的吸烟情况，因为这不再是需要解决的问题，也不包括高血压既往史和钙通道阻滞剂使用史，因为这些不是此病例中牙周治疗需要解决的问题（高血压不会引起牙周病，这名患者也没有出现药物引起的牙龈过度增生的现象）。此列表也没有提到短锥形根，因为这些对牙周疾病的发展没有影响，但短锥形根附着丧失导致牙齿松动的速度要比根长的牙齿快得多。

表 4.3　基于病因的治疗计划

因素	治疗	时间点
菌斑	口腔卫生指导	0
牙石	刮治与根面平整	3
殆创伤	咬合分析	6
	咬合调整（局部或全口——取决于牙面需要调磨的程度）	
牙齿松动度	在适当的部位使用牙冠内／外侧夹板（见第9章）	7
	牙周再评估	8
深牙周袋	如果非手术治疗并没有消除这些病变，进行牙周手术改善牙周袋（见第6章、	10
根分叉病变	第7章）	
根面凹陷	根面成形术	10
退缩	膜龈手术（见第8章）	11
	牙周再评估	
扭转牙	正畸治疗（如果可行）	20
倾斜牙		
萌出不全／伸长		
	间接修复体（如果需要）	21
	种植治疗修复缺失牙（如果需要／要求）	22
	牙周维护治疗	30

- 如果不进行治疗，患者的牙周状况会以多快的速度恶化？
- 如果不治疗，患者牙齿松动的速度有多快？
- 每颗牙齿缺失的可能性有多大？
- 牙周治疗成功的可能性有多大？
  - 治疗应具有多大的积极性？
  - 拟定的治疗方案成功消除牙周疾病的可能性有多大？
  - 拟定的治疗方案在挽救特定牙齿方面的效果有多大？
  - 哪些牙齿适合长期修复？
- 哪些牙齿需要拔除？
  - 是否应及早拔除预后不佳的牙齿以提高关键牙齿的保留率？
  - 是否应该拔除预后不佳的牙齿来创建后期更好的种植条件？
  - 对于应拔除的牙齿，该部位适合种植牙的可能性有多大？
  - 对于应拔除的牙齿，是否可以选择即刻种植治疗？
  - 对于应拔除的牙齿，在特定部位发生手术并发症的风险有多大？

- 对于应拔除牙的部位，在不进行牙齿修复的情况下发生长期并发症的可能性有多大？

回答这些问题，需要根据患者过去牙周病活动水平推断出当前的牙周病状况，并且根据口腔治疗是否成功判断预后。通常情况下，牙周病预后在治疗开始时较差，并随着治疗而改善。例如，最初患者可能表现为严重的牙周病、口腔卫生差、有数颗牙齿轻微松动。在治疗开始时，牙齿缺失的风险似乎很高，表现出较低的治疗成功率。然而，如果患者口腔卫生良好，对牙周治疗反应良好，牙周袋、牙齿松动和炎症改善明显，则牙齿留存的机会更大。

4.3.2　治疗和未经治疗的牙周炎患牙缺失情况

了解牙周疾病引起的牙齿缺失率是有用的。一般来说，未经治疗的牙周病患者的牙齿松动率为 0.4~0.6 颗／年，而牙周治疗可将牙齿脱落的概率大大降低到 0.02~0.2 颗／年，这同时取决于牙周维护治疗的频率和质量。

然而，这些平均牙齿缺失率具有一定误导性，这是因为牙齿缺失率并不是一成不变的。相反，随着牙周炎导致附着丧失水平的持续增加，45 岁后的牙齿缺失率会增加 [1, 2]。随着附着丧失水平的增加，牙齿缺失率增加速度变慢，但在重度牙周炎患者中则会加快（图4.3）。

由于牙齿缺失率是平均值，这也掩盖了一个重要的事实，即只有约20%的患者有持续的牙周破坏，而大多数患者仅有较短的牙周疾病活动期。与"维护良好"的患者相比，持续处于牙周疾病活动期的患者被称为"易感"或"极度易感"，因为即使牙周病专家频繁让其复诊或进行手术，他们的牙齿缺失率仍超过0.2颗/年。这意味着有一小部分患者需要通过频繁的检查、咨询和高质量的预防性护理来进行严格的牙周维护治疗，以降低牙齿缺失率。

最后，平均牙齿缺失也掩盖了一个事实，牙周病不是渐进的过程，而是会在每个位点周期性发作。由于牙周状况评估仅是对当前状况的简要描述，可能会低估就诊时牙周疾病的活动情况。因此，如果每隔几年对患者的牙周状况进行定期评估，患者的预后将会更准确。

4.3.3 评估牙周病进展速度并确立合适的复查间隔时间

准确识别有牙周疾病进展风险的患者，是决定患者牙周治疗的积极性和接受定期牙周检查频率的关键。例如，一个"维护良好"的患者，几十年没有牙周进展或仅有轻微进展只会导致少量附着丧失或骨丧失。由于这些患者没有牙周病原体，或者具

有良好的遗传状况、自我保健习惯和健康的全身状况，因而对牙周疾病具有抵抗力。这些患者在一般情况下对非手术治疗的反应良好，只需要较少的预防性治疗，即间隔6~12个月。相比之下，"易感"和"极度易感"的患者则有很高的疾病进展风险，可能需要较高频率的治疗，包括手术治疗和频繁的牙周维护治疗。

为了预测疾病进展速度或未来发生附着丧失的风险，须考虑牙周疾病的各个方面（图4.4）：

- 炎症深度：附着/骨丧失，牙周进展速度随该指标的进展而增加。
- 炎症的严重程度：出血或化脓，牙周进展速度随该指标的进展而增加。
- 炎症范围：全口普遍的牙周破坏表明所有牙齿进展风险增加，而局部牙周破坏仅与牙齿相关的局部促进因素有关，并且疾病未来的总体风险更低。
- 存在系统性风险因素：包括遗传风险因素，骨沉积减少、组织愈合慢或免疫反应减弱会导致更快的附着/骨丧失。
- 存在致病菌/较高的"红色复合体"细菌数量：高细菌数量意味着牙周疾病活动性和附着/骨丧失风险都显著增加。
- 存在局部因素：促进牙周疾病发展。这可能与根分叉病变或修复体悬突部位的局部骨丧失增加有关。

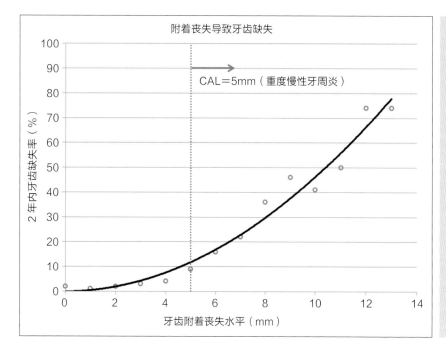

图4.3 CAL-牙齿缺失。附着丧失是加速牙齿缺失的风险因素（根据Gilbert等2002年的数据建模）。牙齿缺失呈抛物线增长（$R^2=0.96$），重度牙周炎患者在未来2年内牙齿缺失的风险超过10%。附着丧失达到13mm后牙齿缺失风险接近100%，这是由于附着丧失到达根尖，使牙齿丧失所有的骨支持

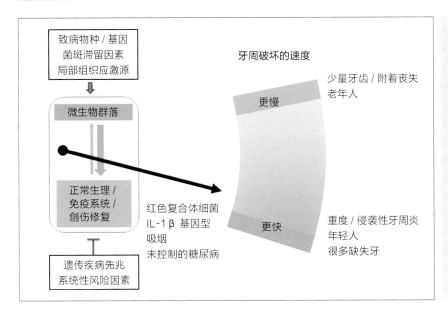

图 4.4 牙周病促进因素，如致病菌和受全身性疾病或遗传因素影响的免疫力／组织愈合能力下降，导致牙周组织破坏加速

为评估牙周疾病进展提供补充证据的一些附加因素：

- 缺失牙齿（不包括第三磨牙）：缺失的牙齿越多，剩余牙齿缺失的风险越高，部分原因是咬合创伤和牙折风险升高。
- 年龄：在相同的附着／骨丧失条件下，老年患者未来附着／骨丧失的风险较小，因为年龄越大，疾病进展越慢。
- 口腔治疗史：偶尔的口腔护理状况表明，依从性较差的患者不太可能遵从预防性牙周护理原则，并且这类患者有较高的附着／骨／牙丧失风险。

考虑到这些因素，我们可以对患者未来牙周疾病的风险情况进行低、中、高不同等级的预判，这与患者接受牙周治疗的积极性和复诊间隔有关（表4.4）。

或者，我们可以使用几种风险计算模型，以此对患者的复诊间隔做出合理建议：

- 牙周风险评估模型：根据年龄、牙齿数量、牙齿缺失、探诊出血、探诊深度超过 5mm 的部位、吸烟、骨丧失和系统／遗传因素（如糖尿病）等来判断牙周疾病进展的风险等级为低、中或高 [3, 4]。这是一个简单、免费并基于网络的计算模型，可迅速判断出疾病风险类别并对复诊间隔给出建议。具体可以见 http://www.perio-tools.com/PRA/en/index.asp。
- 牙周风险计算器可以根据年龄、吸烟史、糖尿病史、探诊深度、探诊出血、龈下修复体的存

在、根面牙石、影像学骨高度、根分叉病变、垂直骨缺损和牙周手术史等因素来计算得分，得分在 1 分（低风险）至 5 分（高风险）。评分结果可在 http://www.previser.com 网站生成详细的报告，报告可用于对患者进行有关牙周疾病风险和治疗效果的宣教。在撰写本文时，这个工具是完全基于网络的，需要在使用前注册一个免费的用户账户。

4.3.4 患牙丧失时间的预判

牙齿缺失可能是由于龋齿、物理创伤（例如咬合创伤导致牙折）、口腔治疗（例如第三磨牙拔除、拔除前磨牙进行正畸治疗）或牙周炎造成的。

因此，牙齿缺失模式分为三个时间段：即将缺失、短期内缺失和长期缺失。

- 即将发生牙齿缺失是早期口腔治疗的内容之一：
  ○ 牙齿断裂，严重龋坏（例如龋坏到达牙根尖区），不能修复（例如严重龋坏、根分叉龋），无法进行根管治疗，无法进行修复治疗（例如严重的龋坏、伸长牙），或与患者无关的病变牙齿（即第三磨牙）。
  ○ 发生严重骨丧失的牙齿或严重的牙齿移位（即Ⅲ级）。
  ○ 进行正畸或修复治疗前需要被拔除的牙齿。
  ○ 化疗／放疗前准备拔除的患牙。
- 可能在未来一两年内发生的短期内牙齿缺失：
  ○ 不进行修复治疗的患牙，或未经龋病治疗的龋齿。

表 4.4　牙周疾病诊断风险因素

特征	低风险	中风险	高风险
附着 / 骨丧失 出血 / 溢脓	无至轻度 A 级牙周炎 无	轻度至中度 B 级牙周炎 局部出血	重度 C 级牙周炎 广泛
范围 系统疾病背景	无 健康	部分牙齿 轻度系统性疾病 轻度吸烟患者	全口牙齿 较差的系统疾病状况 重度吸烟患者 糖尿病（HbA1c＞9%） IL-1β 基因型阳性
微生物发现	低菌斑水平 无红色复合体	中等菌斑水平 少量红色复合体	高菌斑水平 ＞2% 红色复合体
局部因素	无	少量	较多 大范围修复的患牙 复杂修复体
缺失牙 牙缺失原因	不超过 3 颗 错𬌗畸形 / 正畸	1~5 颗 龋齿	超过 6 颗 牙周疾病
年龄	年龄超过 65 岁，伴有轻度附着丧失	特定年龄伴有平均水平附着丧失	40 岁以前伴有中度或重度附着丧失
牙科诊疗	定期预防性维护治疗	不规律接受牙科维护治疗	不接受或偶尔接受治疗
治疗策略	保守 大部分"非手术治疗" 可以"观望"	中等程度 可能需要仅要的手术治疗	进展性的 进展快速需要进行手术治疗
拔除可能	不太可能	可能	非常可能
是否需要牙周转诊	不太需要	如果有需要或许可以手术治疗	患者可能通过和牙周专家交流并从中受益
复诊间隔	6~12 个月	4~6 个月	3 个月或更短

注意：可以借鉴此表格中的患者特征，对特定患者的牙周疾病进展风险进行分析，并且判断哪一类情况最适合此患者。

- 可能与严重遗传疾病或后天系统性疾病（例如艾滋病、低磷酸酯酶症）相关的严重牙周病患牙。
- 表现出某些侵袭性牙周病和牙周脓肿的特征。
- 从现在开始数年到几十年内发生的长期牙齿缺失：
  - 患有慢性牙周病的牙齿缺失时间，可以根据过去开始发生附着丧失到附着丧失达到根尖区域所经历的时间来推断。如果发生以下情况，会加速附着丧失：
    - 严重附着丧失（＞5mm）。
    - 牙齿松动严重（特别是 Miller Ⅲ 级）。
    - 邻牙缺失。
    - 累及根分叉。
    - 深牙周袋（＞5mm）。
    - 探诊出血。
    - 牙根较短。
    - 咬合创伤。

可以在表 4.5 中看到快速评估牙齿预后的方法。

4.3.5　每颗牙齿的预后评估

判断牙齿缺失的速度，也能帮助我们对牙齿缺失的可能性和修复潜力进行判断。制订治疗计划一个最重要的方面，就是评估并决定每颗牙齿是否应该在治疗开始时拔除。拔除无保留价值牙可以简化治疗并迅速减轻疾病负担。根据 McGuire 预后评估体系，牙齿可以根据留存的可能性和治疗的有效性进行分类（表 4.6）。

表 4.5　对牙齿留存时间的主观评估

	10 年内牙缺失可能性小	牙齿可能在 2 年内缺失
龋齿	无 / 有	严重龋坏导致软化或变色牙本质暴露
附着 / 骨丧失	无到中度 A 级牙周炎	非常严重（＞10mm），侵袭性（C 级）
牙动度（Miller 分级）	无至 I 度	Ⅲ度
根分叉病变	无到 Glickman I 度	Glickman Ⅲ度，未经治疗
探诊深度	较浅（＜5mm）	非常深（＞8mm）
出血 / 溢脓	无	极易出血，溢脓
根长	长	短
咬合创伤 / 牙震荡	否	是

注意：对于特定的牙齿，牙齿缺失的速度通常取决于龋病和牙周病的情况。将特定牙的特征与该表中每一列内容进行对比。如果该牙齿在每一列中与描述的特征不符合达到两项以上，该牙齿缺失的速度可能在中等程度。

表 4.6　根据临床表现对牙齿预后进行主观评估的分类（改编自 McGuire 等[5]）

分类	其所代表的含义
极好	牙齿和周围组织健康，不需要治疗
很好	牙齿 / 组织的轻度症状意味着患病风险增加，需要预防性治疗或简单修复治疗
较好	临床症状 / 疾病明显，但治疗有恢复健康的可能，任何口腔治疗都具有可行性
一般	严重的疾病 / 症状。治疗目的是保持"原状"，通常不适合作为固定 / 可摘局部义齿的基牙
差	牙齿可能因症状严重而缺失，如果初期治疗不能改善预后，可以考虑拔除牙齿
极差	不论如何治疗，牙齿都有缺失可能，所以在治疗时应尽早拔除牙齿

因为需要考虑许多因素，决定属于哪一个分类可能具有一定难度。一般来说，判断预后很好 / 极好的牙齿最简单明确，其中单根牙最容易判断。对于特定牙齿的预后，应考虑以下因素：

- 龋齿 / 可修复性：
  ○ 牙齿的可修复性取决于操作者的技能和信心，最好在去除龋坏组织、旧修复体和无支持的牙齿结构的基础上来决定牙齿是否可以修复，并为最后的修复方案做最好的准备。
  ○ 一旦牙齿结构完好，牙齿预备完毕，下面的数据则表明牙齿是可以修复的：
    - 在正中咬合时，与对颌的咬合面至少有1.5mm 的空间。
    - 牙冠边缘至少距离预备边缘 5mm。牙冠高度较低时，通常需要轴向就位道。在某些情况下，冠延长术可以帮助牙齿达到这个预备高度。
    - 如牙齿需要进行根管治疗，该牙冠边缘距

离牙龈缘至少有 1mm 的健康牙齿结构。
    - 龋齿 / 修复体边缘不应累及根分叉区域。根分叉成形术在某些情况下可以提供一些解决方案。
    - 已行根管治疗的牙齿最好避免作为固定和可摘局部义齿的基牙，因为它们在使用时更易发生折裂。

- 治疗判断：一般来说，第一磨牙对咀嚼最重要，第二磨牙和第二前磨牙的作用相对较小。尖牙和上颌切牙可以满足咬合引导和美学需要，而病变的第三磨牙应该拔除。
- 根管治疗情况：反复进行根管治疗的牙齿预后不佳。
- 牙齿位置 / 咬合关系：严重错位会加重咬合创伤并促进菌斑滞留，在牙周疾病时这些都是很难控制的因素。
- 对于间接修复和基牙，冠根比应大于 1：1。
- 长根、根柱和多根增加了牙周膜的面积，从而

加强了牙齿抵抗咬合力和附着丧失的能力。

- 探诊深度：深牙周袋超过 5mm，患牙难以维持，预后更差。
- 牙龈炎症：出血和溢脓可能表明牙周疾病处于活动期，从而导致持续的附着丧失和骨丧失，最终导致牙齿缺失。
- 附着丧失/骨丧失：如前所述，附着丧失会增加牙齿缺失的风险。
- 牙松动度：松动牙预后较差。
- 根分叉受累：根分叉受累的牙齿预后较差，尽管如此，仍可以通过各种手段干预，使一些根分叉受累的牙齿长期留存。
- 软组织缺损：虽然角化龈缺失可能不会导致原本良好的口腔卫生条件变差，但正常的角化龈结构更有利于间接修复。
- 菌斑水平：较高的菌斑水平导致牙周病进展风险增加。
- 局部因素：需要通过治疗尽可能消除引起牙周病的局部因素。如果不能消除这些因素，牙齿的预后会变差，因为更高的风险因素会导致疾病复发。考虑到这些所有因素，我们将牙齿的预后分类和相关的修复内容展示在表 4.7 中。

在这个评估方案中，每颗牙齿都会根据这些类别进行分类评估，并且每颗牙齿的预后由最差评分类别决定（参见 McGuire & Nunn，关于预后生存的决策 [5]）。预后会随着治疗而发生改变，牙周治疗后牙周袋深度降低，牙周健康得到改善。

表 4.7　各类牙齿预后特点

	极好	很好	较好	一般	差	极差
龋齿/牙齿结构受损	无	着色窝沟/裂隙，早期龋	剩余牙冠高度超过5mm	剩余牙冠高度1~5mm	残根，龋坏位于龈下	龋坏至根分叉或骨水平
保留价值	需功能和美学修复			无法充填	拔除牙齿可简化治疗	
牙髓状况	健康			需要根管治疗	需要根管再治疗	多次根管再治疗史
牙齿的位置/咬合	牙齿在牙弓内位置正常，无咬合问题			位置不正咬合紊乱		严重错位/咬合紊乱
冠：根，根状态	大于1:1；长根，多根			约1:1	小于1:1，短根，锥形根	
探诊深度	<4mm	<5mm		5~10mm		>10mm
牙龈炎症	无	轻度红肿/单个位点轻度出血		出血/溢脓		
附着丧失/骨丧失	无 无	中度 <10%	3~4mm 10%~30%	5~8mm 30%~60%	8~10mm 60%~90%	>10mm >90%
牙齿松动度	无			I 度	II 度	III 度
根分叉病变*	无		I 度	I ~ II 度 IV 度	II 度	III 度
软组织缺损	*无	单个位点缓慢退缩	严重退缩	膜龈缺损	角化龈广泛缺损	
菌斑水平	无	极小		高 患者可清除菌斑	高 患者尝试改善	高 患者不会清除菌斑
导致疾病的局部因素	无	有，但未患病	有，引起疾病	局部因素多，疾病显著	局部因素难以去除	不能消除局部因素

对于特定牙齿，分析所有列出的因素并为每个因素选择最匹配的类别。通过与牙齿最相符的类别来确定牙齿的预后。* 某些病例中，在不治疗的情况下，根分叉病变和软组织缺损可以通过多种方法治疗（见第 7 章和第 8 章）以改善修复性治疗的预后并提高其可预测性。

4.4　牙周治疗的疗效评估

患者最关心的问题是治疗是否"有效"，特别是在需要投入大量的资金和时间的情况下。虽然牙周治疗可以改善如探诊深度等临床指标，但是患者并不了解这些指标变化。从患者的角度来看，治疗成功取决于治疗的实施程度、治疗对预防牙齿缺失发挥的作用，以及治疗是否能恢复具有自然外观且无痛的功能牙列（图4.5）。

4.4.1　牙周治疗成功的必要条件

牙周治疗的成功实施需要初诊医生、牙周专家和护理人员在治疗技术和沟通技巧方面通力合作。以下在治疗技术方面的关键内容，有助于整体牙周治疗方案的成功实施：

- 有效的患者咨询：针对患者需求提供特定的口腔卫生指导；给予患者戒烟等健康生活方式建议；并鼓励患者接受其他医疗服务人员的健康指导，以获得整体的健康维护效果。
- 良好的修复：修复体应具有适当的形态、解剖结构、咬合关系、凸度和邻接关系。边缘要密合，表面要尽可能光滑。种植修复体应与修复目标相一致。根管治疗需要完善的根管清理、根管成形以及良好的根尖密封。
- 适当的咬合关系：目的是使牙齿获得咬合力均匀分布的保护性𬌗，使患者可以轻松、无痛地咀嚼食物。

- 可通过有效的龈下刮治和根面平整获得清洁的根面，且无菌斑微生物沉积和根面结构的过度破坏。
- 精湛的手术：手术切口精准，术中根面清洁，骨成形，应用生物活性分子、生物膜和生物材料及术后缝合是减少术创延迟愈合、减轻术后疼痛和降低其他牙周问题发生率的关键因素。

治疗成功除了需要医生的治疗技术，还需要注意提供治疗的方式。成功实施治疗的方式应包括以下内容：

- 良好的沟通技巧：为了防止患者产生失望情绪和对治疗者丧失信任，患者需要从治疗开始就了解治疗的预期性、局限性、替代方案和治疗风险。为此，要保证医疗团队内的所有人都要做到：
  ○ 医疗诚信、能力胜任、公平治疗、真诚相待。
  ○ 在每次患者咨询时提供真实一致的信息。
  ○ 尊重患者的自主权。
  ○ 及时回应患者的期望和担忧。
- 良好的业务经验：医疗机构的业务经验应包括适当的市场营销、财会、管理、通信、记录保存、认证、团队人员培训和遵守适当的法律法规。良好的业务经验可以防止医疗机构产生不必要的开支和不愉快的医疗意外，患者也喜欢管理良好的医疗机构。
- 团队工作：团队工作包括了努力完成实际的医疗任务或目标，最大限度地提高工作效率，支持每个团队成员发挥职能，防止医疗差错的发生。

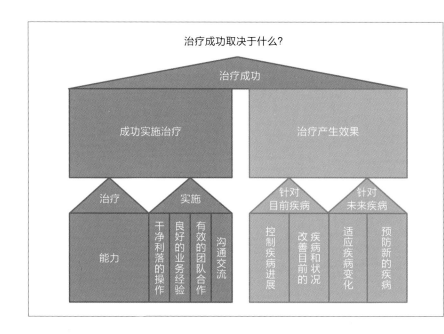

图4.5　治疗成功取决于治疗方案是否顺利实施且对特定患者是否产生治疗作用。通过治疗技术的提高、健全的商业实践、有效的团队合作、良好的沟通技巧以及洁净的治疗环境，可以保障治疗方案顺利实施。决定治疗成功的第二个因素是：能否提出普遍有效的治疗方案。所提出的治疗方案需要治疗现有疾病和预防疾病进展。尽快消除现有疾病的病因和促进因素的同时，需要通过消除疾病风险因素和预防疾病复发以应对意外伤害等未知的挑战

- 干净整洁的医疗设施：患者肯定会注意到医疗机构里陈旧、肮脏、破旧或杂乱的空间，或者对劣质的治疗表达不满。第一印象很重要，一个整洁干净的医疗环境可为第一次的预约治疗定下积极的基调。

虽然通过继续教育和培训可以很容易地培养医疗技术能力，但实施治疗的技能或技巧需要相关人员付出更多的努力来培养。其中一些实施治疗的技巧可以通过继续教育课程以及各种商业管理和沟通课程来学习。此外，专业的医疗顾问可以帮助改善口腔医疗机构的各个方面，自我反思或团队协作都可以帮助医疗机构进一步发现需要改进的地方。

4.4.2 临床疗效长期稳定的必要条件

如何通过临床治疗防止牙缺失并获得无痛、有咀嚼功能和自然外观良好的牙列，取决于两个因素：治疗目前的疾病和预防新疾病。具体如下：

- 适当的治疗强度：治疗速度和强度必须在与患者的牙周疾病活动性和治疗需求相匹配的情况下，才会产生效果。例如，对于患有破坏性牙周疾病的患者，每12个月进行一次专业的牙周清洁维护并不能有效控制牙周疾病的发展，因为致病的菌斑在进行龈下清创3个月后，可能会在根面重新形成。
- 消除现有的致病因素：如果无法全部消除牙周疾病的致病因素，疾病可能会持续进展，最终导致牙齿缺失。牙周疾病也使其他口腔治疗复

杂化，例如：
  - 正畸治疗：牙齿移动会加剧骨丧失。
  - 拔牙：牙周疾病会增加牙槽骨炎症发生率。
  - 修复治疗：牙龈出血可能导致修复精准性欠佳。
- 治疗计划的灵活性：治疗计划需要考虑到未来牙齿和修复治疗失败时的选择。例如，临床牙冠延长术可以保留特定的牙齿，但代价是去除牙槽骨和降低牙槽骨的高度。如果同一颗牙齿发展为继发性龋，并且在十年后无法修复，那么现在降低了牙槽骨，后期可能会因为骨高度不够导致不能进行传统种植体的植入。
- 预防新疾病：口腔治疗过早失败的原因通常是由于复发性疾病，如龋病和牙周疾病。因此，在治疗前和治疗中对患者进行预防性和维护性治疗的相关教育，并对口腔内有复杂修复体的患者进行定期牙周维护很有必要。

4.4.3 评估牙周治疗积极性

在牙周治疗中，从积极的拔牙治疗到保守的牙周维护治疗，通常有多种治疗方法可供选择。倾向选择较积极的治疗方法包括在治疗开始时拔除牙齿，具体情况如下（图4.6）：

- 龋齿：对于严重或广泛的龋齿，应在牙周治疗前进行全面的龋病治疗和临时性修复，以评估后期修复可能性和拔牙指征。然后，任何无法修复的牙齿都应该立即拔除。

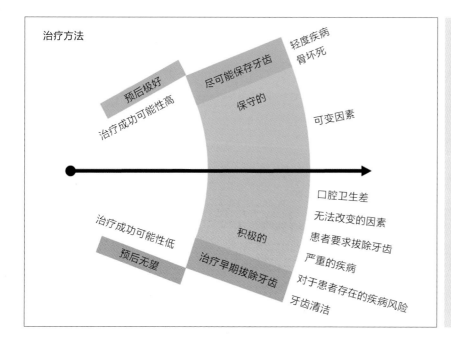

图4.6 患者可以选择保守的治疗方案（保留牙齿，减少手术）或更积极的治疗方案（拔除牙齿，尽快进行手术治疗）。治疗方案的选择取决于疾病进展的风险和患者的治疗需要，具体如图所示

- 骨/附着丧失/牙周袋的严重程度：应考虑拔除牙周袋深（＞9mm）或发生严重附着/骨丧失的牙齿，这些患牙往往预后不佳。
- 无法改变的局部因素：若无有效的治疗方法，可考虑拔除患牙。
- 无法改变的严重的系统性疾病因素：拔除患牙有助于控制全身系统性状况（如2型糖尿病）。
- 长期较差的口腔卫生状况：考虑拔牙和全口义齿治疗。
- 牙周疾病对患者构成风险：对于牙周脓肿患牙可能构成主要感染风险的患者，如免疫缺陷患者（包括即将化疗、器官移植和艾滋病患者），即将开始双膦酸盐治疗、植入医疗器械和有感染性细菌性心内膜炎病史的患者，在牙周治疗之前应考虑拔除容易发生牙周脓肿的患牙。
- 患者目标：有时根据患者自身的审美或功能需求，可能需要牺牲一些特定的牙齿来方便修复体的制作。通常情况下，通过固定石膏上的诊断蜡型（或通过软件进行虚拟蜡型分析）识别出妨碍修复的牙齿。如果患牙不能通过正畸或根管治疗等方法修复，就需要拔除。

保守治疗的重点是保留牙齿，包括以下情况：

- 轻至中度的骨丧失/附着丧失/牙周袋：在这些情况下，牙周治疗效果是可预期的，并且有利于牙齿保留。
- 可变因素的存在：与拔牙和修复治疗相比，保守的牙周治疗费用较低并且创伤较小。
- 年轻患者：即使种植修复的方式可以替代牙齿，许多种植体远期仍会出现牙周问题，并且鉴于目前缺乏循证方法来治疗种植体周围炎，仍然建议患者尽可能长时间地保留牙齿。
- 正在使用和曾经使用过与颌骨坏死有关的药物（如双膦酸盐）：拔牙、牙周袋切除手术、植入材料治疗和相关的植骨手术均可能造成颌骨坏死的风险，因为这些手术通常涉及将大面积的骨暴露在口腔环境中。在这些情况下，牙周治疗目的主要通过非手术和预防性治疗的方式，来防止牙齿缺失和拔牙可能。

4.4.4　牙周治疗整体预后评估

如果牙周治疗成功与涉及牙周治疗的所有因素密切相关，那么需要尽可能控制牙周病的促进因素。因此，应列出患者牙周疾病的所有促进因素

并评估它们是否会随治疗而改变。根据 Caton 和 Kwok 教授[6]提出的分类来判断治疗预后：

- 良好：可去除所有致病因素。牙周综合治疗可以充分控制牙周疾病，防止未来附着/骨丧失的发生。
- 一般：可去除部分致病因素。牙周治疗只能部分控制牙周疾病，未来可能以缓慢的速度继续发生附着/骨丧失。
- 差：难以去除大部分或全部致病因素。牙周治疗无法控制疾病进展，未来可能发生持续性附着/骨丧失。
- 极差：代表晚期牙周病。牙周治疗无效，严重的附着丧失很可能导致牙齿缺失。应在治疗初期拔除患牙。表 4.8 可指导判断牙周治疗预后。

该分析表根据患者特点进行分类，预后由患者分类所决定。与个别牙齿的预后一样，牙周治疗的整体预后会随着疾病进展而发生变化。

4.4.5　决定患牙的修复治疗方案

患牙的预后或去留与其修复治疗方案息息相关。

- 无希望：应考虑拔除患牙。但某些情况下，对这些牙齿进行临时修复可能是有益的，例如保留患牙可以辅助进行咬合记录。
- 可疑：除了直接修复避免其他修复方式。
- 差：如果医生和患者对患牙的远期预后都比较乐观，可以采用直接修复和单颗牙的嵌体/高嵌体修复或全冠修复。
- 良好：牙齿可作固定或可摘局部义齿的基牙、冠修复、直接修复。

对于固定和可摘局部义齿，基牙需要有足够的牙根面积来支持缺失牙，一般来说每个缺失牙至少需要1个牙根支持。此外，牙齿需要正确排列以便建立义齿就位道。牙的倾斜和扭转可能会阻碍义齿的戴入和使用，需要通过磨除一定牙体组织、通过导线观测设计牙冠、套筒冠或正畸治疗来纠正。虽然根管治疗后的牙齿也可以作为固定或可摘局部义齿的基牙，但是不易发生根折的牙齿仍是基牙的首选。

对于组织支持式的可摘局部义齿，在颌骨两侧应该至少有1颗尖牙作为基牙。对于牙支持式的可摘局部义齿，最小的支持力应该由颌骨两侧的尖牙和磨牙作为基牙承担。

表4.8 治疗成功的可能性

Caton 和 Kwok 分类	良好	一般	差	极差
吸烟	无吸烟史	轻度吸烟	中度吸烟（＞1包/天）	重度吸烟
糖尿病（%）	HbA1c＜7	HbA1c 8~9	HbA1c＞10	HbA1c＞10
其他系统疾病因素	健康或轻度系统疾病	服用易引起牙龈增生的相关药物总体健康状况不佳	IL-1 基因型 骨质疏松症 营养不良 压力 肥胖 酗酒 免疫缺陷	导致牙周疾病的严重免疫抑制/遗传缺陷
初始探诊深度	PD＜7mm	PD 7~9mm	除第一磨牙及尖牙外PD＞9mm	第一磨牙及尖牙 PD＞9mm
初始附着/骨丧失	＜根长的30%	＞根长的30% 冠∶根 ＝1∶1	除第一磨牙及尖牙外，其他牙齿的冠根比较差	几乎完全丧失 所有牙的冠根比都较差
菌斑滞留因素	完全去除	可能部分去除	某些位点不能去除	除拔牙以外基本不能被去除
咬合创伤/不良习惯	无/能被完全控制	经调整/咬合指导能有效控制	不能控制	严重且不能控制
松动度	无或Ⅰ度松动	除磨牙及尖牙外，个别牙Ⅰ度或Ⅱ度松动	牙齿广泛性Ⅰ度或Ⅱ度松动，但仍有磨牙或尖牙可作为基牙	磨牙或尖牙Ⅱ度或Ⅲ度松动/无基牙
牙周治疗成功可能性	可能	有限，也许能保持现状，但不一定能恢复牙周健康	不太可能，可能需要拔牙和局部义齿修复	不太可能 拔牙 可能需要全口义齿修复

4.4.6 制订备选治疗方案

由于意外事故、牙折、牙周脓肿、修复失败或其他意外，患者在维护治疗阶段可能会发生牙齿或种植体缺失。由于意外随时都可能发生，因此制订备选治疗方案以应对未来的失败是很有必要的。虽然下列内容不够全面且这些内容很大程度取决于每个患者自身情况和医生的治疗水平，但以下内容仍值得参考：

- 保存牙齿：与保存种植体相比，保存牙齿的方法更多。保存牙齿有利于牙槽骨的保留。修复后种植体的骨量丢失会比牙周疾病患牙更难治疗。相较于保存失败的牙齿，种植失败后通常很难植入另一颗种植体去替代。
- 可摘局部义齿是一种灵活、经济、相对无创的治疗选择，通常只需要进行少量的牙体预备。此外，如果除基牙以外的其他牙齿保存失败，一般都可以把义齿加到局部义齿上的缺失

牙位。
- 相比于长跨度局部固定义齿，牙或种植体上的短桥局部固定义齿通常是更好的选择，因为它们更容易制作和进行维护。此外，较短跨度的局部义齿比昂贵的长跨度局部义齿更容易拆卸和更换。
- 牙冠延长术：通过手术去除患牙周围的支持骨后，可以暴露更多的牙体组织从而使一些"不能修复"的牙齿变为"可修复"。虽然牙冠延长术在许多情况下是有益的，但如果即使进行了牙冠延长术患牙仍无法保留，骨高度降低可能不利于下颌骨后牙区的种植修复。如果牙槽嵴到下牙槽神经的距离小于15mm，可以考虑拔牙和种植治疗。
- 种植体的数量：如果患者负担得起并且修复位置允许，在无牙颌增加种植体的数量，可以降低种植体失败的可能性。

4.4.7　牙周病进展可能性评估

部分患者在牙周手术后疾病复发，曾经的手术治疗无法长期维持治疗效果。虽然可以通过牙周袋切除术等手术治疗来达到治疗效果，但如果没有进行定期的牙周维护治疗，那么手术治疗效果无法长期预防牙周疾病的发生。牙周疾病进展的可能性可以通过牙周疾病风险评估模型来判断，该模型在前文中描述过。事实上，具有以下特征的患者牙周病进展较慢或没有进展：

- 维持良好的营养状况、运动习惯、使用预防性药物，并具有良好的依从性，保持整体健康。
- 保持良好的口腔卫生，龈上菌斑水平较低。
- 根据牙周疾病风险，定期接受牙周维护／预防治疗。
- 一旦牙齿出现问题，及时报告医生并就诊复查。

相反，患者越不符合这些特征，就越有可能导致牙周疾病的进展。通常情况下，出现新的牙周问题的患者可能在数十年前接受过牙周治疗，之后由于经济、搬迁或医疗等各种原因长达数年时间没有接受定期牙周维护治疗。

4.5　拔牙决策

严重龋坏或牙周疾病患者治疗计划的一个重要方面，是在治疗初期确定需要拔除的牙齿。在治疗早期拔除牙齿可以迅速消除感染和疼痛的来源，简化牙周治疗，而且相比在治疗后期拔牙患者可能更容易接受早期拔牙。

4.5.1　拔牙适应证

以下情况一般需要拔除的牙齿：

- 患牙预后"无望"（存在例外）。
- 保留价值低，特别是它们影响到剩余牙齿保留的情况下。
- 患牙妨碍口腔治疗／其他特殊情况。

无保留价值的患牙通常应该尽快拔除，但一些没有急性感染或疼痛的无保留价值的牙齿除外：

- 患者明白拔牙的原因，但拒绝拔牙。"拒绝拔牙"的情况应该被记录下来。
- 为了诊断和修复的目的，牙齿需要暂时保留，例如在被拔除前用于保持适当的垂直位咬合关系。
- 在患者准备好修复之前，用 1 颗临时的、健康的牙齿进行牙间隙保持，以便后续进行种植治疗。
- 医学原因禁止拔牙，直到病情得到控制（如严重高血压、近期心肌梗死等）。

确定保留价值

有时 1 颗患牙的不良预后提示其邻牙有同样的预后，但是根据牙齿保留治疗的策略，可以只拔除 1 颗牙齿而尝试保留其他牙齿。

例如，某患者的 14 号牙和 15 号牙出现深牙周袋，且 14 号牙远中和 15 号牙近中发生 Glickman Ⅱ度根分叉病变。因为它们都有大范围银汞合金修复体，两者都应该用间接修复法进行修复。2 颗牙齿的预后都有问题，都可以拔除。然而，保留 14 号牙将有利于保留患者左侧的咀嚼能力，因为患者所有剩余牙齿都在其近中。只拔除 15 号牙也可改善 14 号牙的预后，因为拔牙后可有利于清洁 14 号牙根分叉区域。牙体成形术和牙冠的修复也可以使根分叉入口处更加容易清洁，在维护牙齿健康的同时延长牙齿寿命。

因此，除了考虑患牙预后，在制订拔牙决策时需要考虑患牙的保留价值。患牙的保留价值从高到低如下所示：

- 尖牙：尖牙对于咬合功能至关重要，对于组织支持式的可摘活动局部义齿，任意一侧至少都要有 1 颗尖牙作为基牙。
- 第一磨牙：具有最大的咬合面积，是最重要的行使咀嚼功能的牙齿。在义齿的任意一侧，与尖牙一起为牙支持式可摘局部义齿提供了必要支持力。
- 第二磨牙：如果第一磨牙缺失，第二磨牙可以在任意一侧与尖牙一起作为可摘局部义齿的游离端基牙。
- 上颌切牙：大多数患者需要保存这些牙齿以维持美观，所有上颌切牙在正常情况下都必须保存。如果上颌有 1 颗或多颗切牙需要拔除，需要用可摘局部义齿进行修复；在拔除所有切牙并进行同期修复的情况下，义齿的外观必须要被患者所接受。
- 前磨牙、下颌切牙：上颌前磨牙对美学的影响很小，并且第二前磨牙在咬合方面的作用不大。少数情况下，前磨牙为基牙的咬合关系适合部分患者的修复需要。

- 第三磨牙：大多数患者不需要，如果无法清洁或出现任何患病的迹象，都应该拔除。

在决定拔除预后相同但保留价值不同的牙齿时，可以考虑暂缓拔除保留价值相对较高的牙齿，来观察牙周治疗是否能改善其预后。

4.5.2 特殊情况下的拔牙决策

上述的指导方针适用于一般情况下的拔牙决策，但在某些特殊情况下拔除患牙有利于保留其他有价值的牙齿。即使个别牙齿的预后不是"无望"，也应考虑拔牙。

- 牙齿错位或阻生的第三磨牙会使邻牙难以保留或引起患者疼痛。患牙过度倾斜会造成明显的牙菌斑堆积和食物滞留，从而导致邻牙发生严重龋坏，失去功能，需要拔除。图4.7显示第三磨牙的近中倾斜，导致第二磨牙的显著吸收。在这种情况下，由于第二磨牙损伤是不可逆的，需要拔除第二和第三磨牙来维持牙周组织健康。如果能在早期发现这种情况，第二磨牙是可以保留的。
- 影响修复计划的过度伸长牙可以拔除。
- 严重的牙周疾病造成大量的牙齿松动，如果不能正确识别和判断，可能会对患者带来极大的风险。例如，如果患者口腔卫生差，且多个区域有明显的牙齿松动，应考虑谨慎地拔除那些

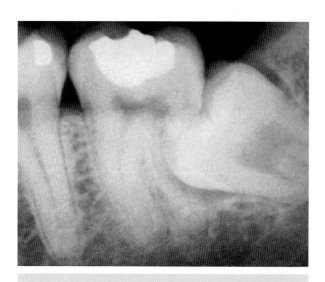

图4.7 阻生的第三磨牙引起第二磨牙的牙根吸收。虽然这些牙齿除影像学表现外可能没有明显的牙周疾病迹象，但解决这个问题的唯一办法是拔除这两颗牙齿（本照片由Jeffrey Elo博士提供）

预后不佳的牙齿。这将为患者和医生节省下多次治疗的时间，更重要的是，骨吸收的风险将降低。

- 治疗需要有限：在制订治疗计划时，要充分考虑患者的经济状况和现有的口腔卫生状况，并作为决定牙齿去留的考虑因素，这点非常重要。如果患者的口腔卫生状况和牙齿的预后都非常差，需要与患者就长远的口腔治疗目标进行认真的交流。拔除这些预后较差的牙齿时，需要医患双方达成共识。
- 对于需要器官移植、头颈部放化疗的患者，虽然这种情况并不常见，但医学专家可能会要求这些患者在接受癌症治疗和器官移植前几周内根治所有的口腔疾病。即使这些预后稍差的患牙在一般情况下可以通过修复或手术治疗得以修复，但在这种特殊情况下需要拔除。

4.5.3 种植治疗中的拔牙决策

为了种植治疗拔除患牙时需要考虑许多因素。患者在某些情况下，特别是首次拔牙时会非常犹豫。一般而言，尽可能长时间地保留牙齿对患者和保持咀嚼习惯都是有益的。然而在某些情况下，除种植修复以外采用其他修复方式非常困难。对于以下情况，拔牙后进行种植治疗比保留牙齿更可取：

- 牙冠延长术会使种植治疗变得复杂或无法进行：这种情况通常发生在冠修复的牙齿，且继发龋已发展到龈下。在这种情况下需要进行牙冠延长手术去除牙槽骨，暴露健康的牙体结构，以便进行新的牙体预备。修复治疗数年后可能由于继发龋再次失败，此时不能再进行牙冠延长，因为会导致根分叉暴露或冠根比失调。同时，由于原来的牙冠延长手术和目前的牙齿感染所造成的骨破坏会导致骨高度降低。此时骨高度降低导致距下牙槽神经或上颌窦底过近，会加大种植治疗的难度或者导致无法进行种植治疗（图4.8）。因此，如果考虑在下颌后牙区进行牙冠延长手术，应尽量使牙槽嵴距离下颌神经管至少保持15mm的骨高度；如果上颌后牙区牙冠延长术后估计残余牙槽骨高度小于15mm，则应告知患者可能需要进行上颌窦底提升手术。
- 根管治疗失败需要行根尖切除术或无法进行根管再治疗：当根管治疗失败时，根管再治疗通

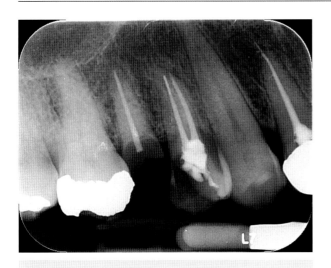
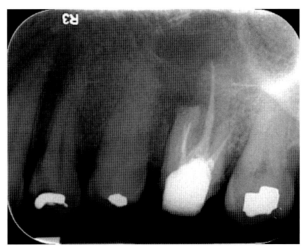

图4.8 牙冠延长与拔牙后种植治疗的对比。4号牙和5号牙均有龋坏且4号牙没有完整的牙冠结构。5号牙是远中根折，龋坏近牙槽骨。如果想保留4号牙和5号牙，需要进行根管再治疗、桩核修复、牙冠延长和全冠制作。然而牙冠延长是有风险的，因为去骨可能导致根分叉暴露，可能需要进行牙体成形术并导致冠根比例较差。去骨会进一步导致牙槽骨到窦底的高度降低，影响种植体的植入。因此，种植治疗将需要进行上颌窦提升术，这可能延迟种植体的植入并增加治疗的成本。相反，如果现在将牙齿拔除，并预估该部位愈合后不会出现并发症，那么剩余牙槽骨高度可以允许种植体植入，并且对上颌窦底的提升量需求会减到最少，这将显著减少牙齿修复的成本和时间。在这种情况下，拔牙是明智的选择，然而在牙冠延长后牙齿保留还是拔牙并种植治疗这几种方案之间，仍然难以做出明确选择

图4.9 失败的根管治疗并不能通过根管再治疗解决。13号牙和14号牙有冠折、继发龋、根长不足和根尖周病变等问题。患者还主诉该部位有明显的疼痛。根尖切除术在这种情况下是不可行的，因为病变部位接近窦底

常是保存牙齿的首选治疗方法。然而，有时可能由于器械分离、根尖孔交通结构、复杂的根尖解剖，或者仅仅是由于重新清理和预备将导致剩余牙根结构过少等原因，从根管口重新清理和预备根管并不会起作用（图4.9）。在这种情况下，我们可以考虑进行根尖切除术，切除根尖并进行根尖封闭。然而，由于这种手术通常需要在对应根尖的骨面上钻一个一角硬币大小的孔，通常会造成根尖处的骨缺损。如果最终牙齿再治疗失败，就几乎没有剩余的牙槽骨。除非对该部位进行植骨，否则种植治疗的可能性很低，这无疑增加了治疗费用和手术风险。

- 严重口干/重度龋齿风险同时伴随低牙周疾病风险：因严重口干或其他无法控制的情况而导致重度龋齿风险的患者，龋齿进展速度太快以至于对患牙的任何修复治疗都难以成功。然

而，已有病例报道这些患者使用完全种植支持式义齿成功进行了口腔修复治疗，并且这些义齿不会发生龋齿。因此，对于有严重龋齿风险、牙周健康状况良好并且口腔卫生良好的患者，应考虑种植治疗。

有时，拔除牙齿的同时并不立即进行种植修复通常分为两种情况：

- 由于各种原因（例如无法承担修复的费用和时间要求），患者无法进行种植修复。
- 牙齿有相关病变（如根尖周病变），需要在种植治疗前解决。范围较大的根尖周病变可能需要数年时间才能缩小病变范围，又或许病变可能永远无法自行消退（图4.10）。

评估未来种植体位点的质量

为了在拔牙后拥有良好的种植体位点，拔牙位点应具备以下这些特点：良好的骨密度、足够的颊舌向和近远中向牙槽嵴宽度、足够的骨高度、牙槽嵴中心与未来修复体中心的良好校准，以及缺牙区牙槽嵴与周围牙邻面骨之间的最小高度差。

能否获得理想的种植位点取决于拔牙方式和伤口愈合情况。以下因素很可能会降低拔牙后种植体位点的质量：

- 剩余骨量较少：如果感染破坏了大部分现存的牙槽骨或破坏了颊舌侧骨板，那么拔牙后骨的生长量是不确定的。该部位往往只有部分牙槽

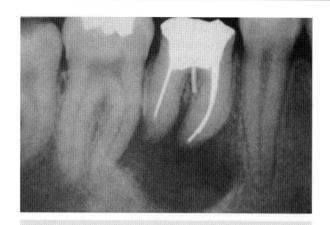

图 4.10　30 号牙曾行根管治疗，在根分叉顶部存在穿孔。这颗患牙是不可修复的，并且该患牙存在大范围的根尖周病变。因为病变范围大，需要拔除该牙并对病变部位进行活检。该病变部位在种植治疗之前必须完全愈合，以形成正常、健康的足量骨组织（本照片由 Jeffrye Elo 博士提供）

骨再生，所以相比于其他牙位，不能为种植位点提供充足骨量支持。

- 拔牙造成过多骨破坏：拔牙用力过大和技术欠佳会导致牙齿周围骨破坏，造成牙槽骨随牙拔除而丧失。尤其是在无法通过植骨、放置维持成骨空间的坚硬屏障膜或者 I 期缝合处理的情况下，骨丧失后无法再生会导致未来种植位点的骨量减少。

- 颊侧骨板丧失：大多数牙齿的唇颊侧牙槽骨尤其是上颌骨前部，只形成薄纸样的骨板，即颊侧骨板。这种骨板在拔牙过程中很容易被破坏和移除，且常在拔牙之前已消失或缺失。除此之外，由于拔牙会使颊侧骨板失去大部分血供，导致在伤口愈合过程中容易发生颊侧骨吸收。除非在短时间内进行昂贵的植骨手术以促进丧失骨组织再生，否则颊侧骨板丧失导致的缺牙部位牙槽嵴变窄，会阻碍种植体的植入。

- 吸烟：尼古丁是一种强效的血管收缩剂，可使牙槽窝部位血管减少，阻碍了正常的伤口愈合。伤口愈合不良可能会导致种植体位点的骨量减少。

- 存在医源性损害或年龄较大的患者往往愈合较慢，拔牙窝内骨再生量较少，会形成质量不佳的种植体位点。

- 术后感染或干槽症可抑制骨形成并导致伤口愈合缓慢。

相反地，以下因素可促进拔牙部位愈合、减少骨丧失、增加后期获得理想种植体位点的概率：

- 无创技术：尽管拔牙常会造成组织创伤，但无创技术的目标是尽量减少组织创伤和由此造成的骨丧失。不必要的组织创伤可通过以下步骤避免：
  - 制订手术计划并针对某些局部因素（如畸形根、致密骨、弯根、多根……）制订特殊拔除策略。
  - 旨在以高效的技术缩短手术时间。骨暴露在空气中的时间越长，术后疼痛越严重，骨丧失量也会越大。
  - 除非必要的手术治疗，否则避免牵拉软组织。
  - 拔除多根牙前须分根。
  - 必要时只去除牙间隔区和邻接区致密的皮质骨。
  - 提高拔牙效率，使用轻力，使用牙钳前切开骨膜并用小号牙挺帮助患牙逐渐脱位。
  - 用专门的微创拔牙器械拔除牙齿，或只在取牙根时轻力使用牙钳。
  - 使用牙钳时避免扩大唇颊侧骨板。
  - 拔除牙齿后彻底清理牙槽窝内的软组织，以促进血运和伤口愈合。

- 放置植骨材料或膜以保存牙槽嵴。许多研究证明，与牙槽窝不放置任何材料相比，拔牙后牙槽窝放置不同种类的植骨材料和膜，可以明显减少骨丧失。一般情况下，对于任何考虑种植治疗且颊侧骨板厚度小于 2mm 的位点均应行牙槽嵴保存术（位点保存术），因为如果不植骨，这些部位至少会失去 1/3 的骨厚度。在实际应用中，这意味着任何需要进行种植治疗的上颌前牙位点都必须行牙槽嵴保存术（位点保存术）；同时患者也需要了解，即使拔牙时已经植骨，在进行种植治疗时也可能还需要进行再次植骨。

4.5.4　预测牙拔除术的复杂程度

采取适当的拔牙技术以尽量减少组织损伤，可为未来种植手术提供更高质量的位点。为了达到预期的治疗计划，必须从以下两种拔牙技术中选择：

- 简单拔牙：仅使用牙挺和牙钳进行。
- 手术拔牙：包括切开、翻瓣和去骨，以帮助牙脱位。

选择错误的拔牙技术会增加治疗时间，降低效率，增加术后并发症和骨丧失发生的风险，更重要的是，患者会产生非常明显的疼痛和对治疗的不满。

除依靠临床经验外，还可以通过分析拔除的牙齿和评估拔除难度来决定选择以哪种技术拔除牙齿：

- 牙根解剖：如果选用合适的匹配牙根形状的工具，使牙根沿着由牙根形状和位置决定的自然路径拔除，可以获得良好预后。圆锥形根比弯曲或有分叉的根更易拔除。单根牙较多根牙更易拔除。在多根牙的拔除中，分根后拔除会有所帮助。球状根具有特殊的挑战性，很可能无法单独使用牙挺和牙钳来拔除（图4.11）。

- 龈下龋/修复体：修复材料或向龈下延伸的龋坏会显著增加拔牙的复杂程度，尤其当牙周膜间隙狭窄时。龋病或修复材料使牙体组织变脆弱，牙挺或牙钳在此区域施力时，极有可能造成牙冠折裂。如果牙周膜间隙狭小，牙挺则很难在完整的牙体结构中找到可放置的冠方位点，从而使牙齿从牙槽窝脱位。龋病波及根分叉区时，使用牙钳会造成牙齿折断。图4.12展示的是一例第三磨牙的龋坏，拔除该牙极具挑战性。

- 准备拔牙之前，必须研究患牙与重要相邻结构的关系。对于下颌后牙，主要关注与下牙槽神经（inferior alveolar nerve，IAN）的关系。手术可能会将牙根推入下牙槽神经，或者手术创伤会直接损伤下牙槽神经，导致下颌永久性麻木（感觉异常）或痛觉紊乱。通过采用谨慎的手术技术，尽量减少牙齿向重要解剖结构的移位，避免拔牙的术后并发症（图4.13a）。对孤立的上颌磨牙，上颌窦可扩张（"上颌窦气化"）并包绕磨牙和前磨牙的牙根（图4.13b）。拔除这些牙齿也可能不小心去除少量骨组织和窦底黏膜，造成口腔和窦底之间相通，可能造成瘘管无法愈合和闭合。术者应避免引起患者不适和发生需要二次手术修补的上颌窦瘘。如果根尖靠近上颌窦，拔牙也有可能将根尖推入上颌窦内导致慢性上颌窦感染，须手术从上颌窦内取出根尖。

- 孤立牙：孤立牙在拔牙过程中无任何辅助牙脱位的支点，因此拔牙过程具有挑战性（图4.14）。在大多数情况下，当无法找到拔牙支点时需要通过手术方法来拔除这类牙齿，因为

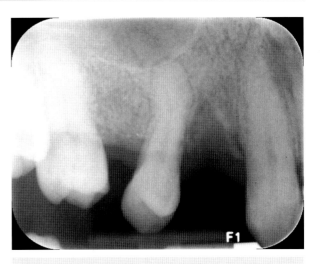

图4.11 这颗前磨牙牙根弯曲、根尖膨大且呈"8"字形，略微倾斜，无邻牙和缺少良好的牙挺放置位点，使用"简单拔牙"方法具有一定挑战性。除此之外，该牙靠近上颌窦底，根膨隆处被相对致密的骨质包绕，且临床上可见颈部折裂痕迹，在拔除时存在根折风险。这颗牙使用"手术方法"拔除后未出现并发症

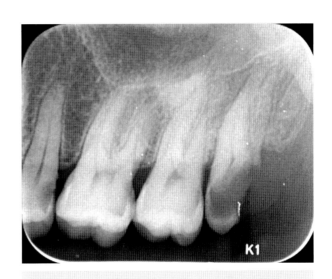

图4.12 龋齿增加了拔牙难度。大范围的龈下龋坏使得第三磨牙的拔除变得极其困难，因为既没有健全的牙体结构作为支点，也没有充足的牙周膜间隙插入使牙移位和脱位的拔牙工具

"简单"的拔除技术只会破坏牙齿结构但无法使牙齿发生移位。

- 根管治疗：根管治疗后的牙齿比有活髓的牙齿更脆，在拔牙过程中很可能折断或崩裂（图4.15a）。因此，根管治疗过的牙齿最好采用手术拔除。

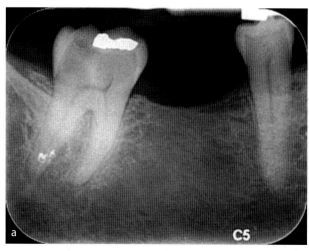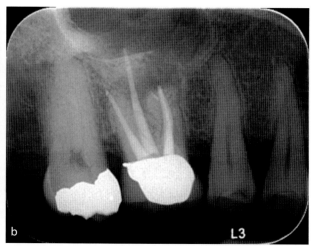

图 4.13　重要解剖结构在拔牙策略中的重要性。(a) 31 号牙的牙冠有明显的龋坏且不可修复,根尖靠近下牙槽神经,需要通过手术方式拔除。(b) 14 号牙根管治疗失败,已进行根尖切除术并有根尖区的持续感染,鉴于腭根与上颌窦的距离较近,建议采用手术拔除

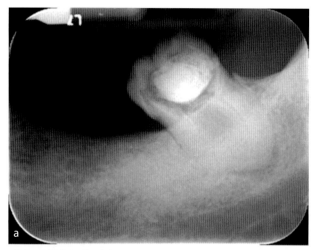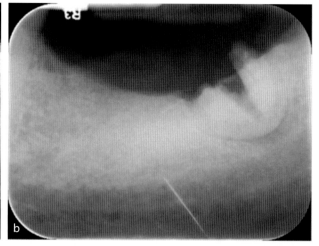

图 4.14　拔除孤立牙的挑战。(a) 该磨牙对"简单拔牙"技术提出了多重挑战:牙位孤立,深龋,较大的修复体,紧邻下牙槽神经,缺少明显的牙周膜间隙。(b) 该病例提供者使用"简单拔牙"技术 3 小时后,最终牙冠折断,颌骨内遗留残根,患者伴明显张口受限。后续拔牙时,术者采用了适当的手术方式使拔牙难度降低,并使用肌松剂缓解患者的张口受限,以便于术中操作

- 牙周膜间隙缺失:牙周膜间隙缺失会阻碍骨膜分离器、牙挺和拔牙刀的插入,导致在拔除已有龋病或冠修复的牙齿时,牙冠压力过大以致折裂。牙周膜间隙缺失(图 4.15)往往需要通过手术来暴露牙面并去除牙齿周围的皮质骨,以便在牙根上找到更好的拔牙支点。

4.5.5　判断是否可以即刻种植

　　一般情况下,种植体在拔牙后可以植入拔牙位点中。对于需要拔除和种植修复的牙齿,常规的治疗顺序是拔除牙齿并保留牙槽嵴,经过 8~12 周的愈合时间后进行种植修复,之后还需 12~16 周的愈合时间。

　　即刻种植是一种可供选择的时间较短的治疗手段。虽然该治疗手段对技术敏感性高,需要术者有相当的种植和修复经验,但如果选择了正确的位点和合适的患者,该治疗方式相较于传统的种植治疗会有一些显著的优势。即刻种植,也就是拔牙后即刻连同植骨材料植入种植体。由于减少了一次手术预约,患者的痛苦减少并且会提早 2~3 个月完成种

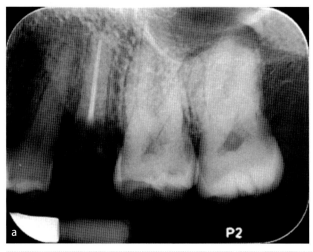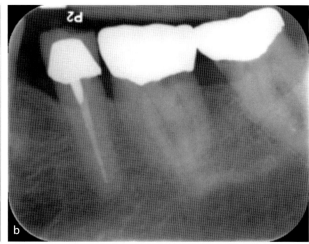

图 4.15 增加拔牙难度的其他因素。(a)失败的根管治疗;(b)牙周膜间隙缺失

植治疗。除此之外,由于每次牙槽骨暴露都会造成一定的骨丧失,只进行一次手术可以减少骨丧失量和牙龈退缩量,最终产生较好的美学效果。同时,对于有经验的医师来说,即刻种植修复的成功率和传统种植几乎相同。

以下是进行即刻种植的拔牙位点所需满足的要求:

- 外科医生和患者可接受术中的额外风险,包括术中和术后需要植骨和软组织移植的情况。
- 修复医生可接受特制的基台和其他先进的修复治疗手段:即刻种植的种植体应偏舌侧植入,使其获得更多的骨支持,以此增加种植体植入深度并补偿因手术而发生的少量牙龈退缩。
- 患者的美学要求较低:患者须了解存在牙龈退缩的风险。此外,最好选择在微笑时不会露出龈缘的笑线位置植入种植体。
- 患者不吸烟:吸烟可能会增加疼痛。
- 患者全身健康:全身状况导致的伤口愈合能力下降和感染风险增加,容易造成即刻种植出现并发症并导致种植失败。
- 无磨牙症等咬合功能紊乱。
- 咬合良好,有后牙的稳定支撑。
- 厚龈生物型:虽然薄龈或厚龈生物型患者都可以即刻种植,但医生倾向于选择后者,因为厚龈生物型患者在手术和种植修复后的组织变化程度较小。
- 无感染:虽然在有过根尖周炎的位点进行即刻种植依然可能获得良好的成功率,但由于这些位点的最佳清创方案尚不明确,即刻种植可能

会增加术中并发症。同样,在发生牙周感染的位点进行即刻种植,远期预后可能不佳,并且由于炎症造成的骨丧失和软组织缺失,可能会增加种植修复的难度。

- "无创"拔除术:手术中发生的组织创伤越多,就越有可能出现牙龈退缩和骨丧失,从而使种植修复的治疗复杂化。
- 牙槽窝完整:将种植体植入颊侧骨板缺失的拔牙窝会增加手术难度和治疗风险。
- 足够的骨量会使种植体更稳定。通常来说,前牙位点需要提供足量的牙槽窝远中 - 根尖骨壁以供长度为 13~16mm 的种植体植入,使得种植体基台占据舌面隆突区,并使种植体的唇侧边缘与唇侧骨面之间有 2mm 的距离。对于后牙来说,这意味着种植体至少要比牙根长 4mm,或者需要将种植体植入到牙槽骨间隔中。

4.6 患牙保留、拔除或者修复的利弊

每次拔牙前,需要向患者说明还有一个选择就是不做任何处理。因为拔牙是不可逆的,做出拔牙选择会迫使牙医和患者考虑其产生的所有利弊。同时也需要说明,即使是"治疗无望"的牙齿有时也可维持较长的时间,且对周围牙齿的危害较小。出于知情同意的目的,拔牙前医生需要向患者说明保留牙齿、拔除牙齿以及拔牙后修复的多种治疗方案,并且需要解释每种方案所需的治疗步骤、费用和时间,以及每种方案的主要利弊。这样可以保证

患者在做出决定前掌握了所需的全部信息，并显著减少患者对治疗的疑虑和焦虑情绪。

在与涉及拔牙的患者讨论治疗计划时，应始终考虑以下利弊。

4.6.1 患牙的保留

除治疗无望的病例外，考虑到患者失去全部天然牙后产生的心理变化、佩戴义齿导致的营养下降以及因完全骨吸收导致无法顺利佩戴义齿的情况，预防天然牙全部缺失依然是首选。除此以外，牙齿修复有损伤邻牙的风险，如作为义齿基牙，并且种植支持式义齿可能会导致种植体周围疾病的发生。因此理想治疗的目标应该是尽可能长时间保留所有天然牙。

治疗步骤

至少需要接受口腔卫生指导、龈上洁治、龈下刮治和根面平整，常见的牙周维护治疗还需要修复、牙周手术、正畸、根管治疗和口腔外科手术等治疗手段。

费用和时间成本

牙周手术费用很高，但通常低于牙齿修复的费用。每次手术和修复治疗的费用接近冰箱等家电的价格，但牙周维护的费用仅仅与移动电话或有线电视服务费相当。保存牙列需要患者终身维持良好的口腔卫生、健康的生活方式，并且定期接受预防性口腔护理。

对患者有利的方面

- 本体感觉：牙周膜内的神经分布使患者感觉到食物并进行高效的咀嚼。
- 骨的刺激：施加于牙齿的正常咬合力刺激牙槽骨的重塑并维持牙槽骨的完整。
- 抵御牙周疾病：尽管牙周疾病在牙齿周围发展，但由于牙周膜允许免疫细胞向该区域迁移，因此牙周膜对牙周疾病有防御作用。此外，在牙齿周围进行牙周疾病的治疗相比于在种植体周围进行种植体周围疾病的治疗，疗效具有更好的可预期性。
- 维持牙龈位置：拔牙后会有骨和软组织丧失，既增加了修复的难度，又会使邻牙显得更长。
- 保持正常的面部轮廓：保留牙齿有助于防止牙齿移位至异常部位和发生骨丧失。骨和牙均支持面下部 1/3 的外形。牙齿缺失会导致"衰老"面容，因为口周组织向内凹陷，导致垂直

高度的破坏。

- 维持适当的营养条件和生活质量：与缺失牙齿相比，保留牙齿可以使患者获得更好的营养和生活质量。
- 费用：与保留牙齿相比，一次性拔除多颗牙、进行义齿修复和种植治疗的费用较高。

严重或不可控的牙周疾病患者所面临的风险

- 感染风险：牙周维护时可能会出现牙周脓肿和新的牙周疾病。暴露的根面容易发生龋病，从而导致根管感染的风险。
- 功能丧失：牙齿松动可能导致咀嚼困难和疼痛，但牙周夹板可显著减少明显的牙齿移动并改善功能。
- 系统性风险：未控制的牙周疾病可能会威胁全身健康。牙周治疗可在一些条件下降低某些系统性疾病（如 2 型糖尿病）的风险。
- 需要频繁的牙周维护治疗以防止牙齿缺失，每 3 个月一次甚至更高频率。
- 额外的药物治疗：牙周疾病的治疗可能需要使用局部抗菌药物、生物制品，以及其他正在开发的治疗牙周疾病的新型药物。患者可能需要终身服用亚抗菌剂量的四环素类药物，以减缓牙周疾病的发展。

4.6.2 患牙的拔除

拔牙是消除牙周疾病效果最确定、最彻底和但不可逆的治疗方法之一。

治疗步骤

在局部麻醉条件下根据患者的需求采取一定程度的镇静措施，通过手术方法拔除患牙，之后往往需要进行牙齿修复以恢复功能和外观，而牙齿修复治疗可通过种植修复、固定或可摘局部义齿，以及可摘全口义齿等方式进行。

费用和时间成本

拔牙和替代缺失牙的暂时修复体（"临时修复体"）费用较高，但往往可被大多数牙科保险部分或完全报销。参考一些牙科学校诊所中的价格，在没有保险补贴的情况下，全口牙齿拔除和全口义齿治疗的花费与一台大型电视机相当。如果需要进行种植治疗则会产生高昂的治疗费用，并且需要多次就诊以进行拔牙和修复治疗，通常在 6 个月至 1 年内完成。除此以外，患者还需要频繁的预防性口腔护理，其频率取决于牙齿或种植体的数量和修复治

疗的复杂性。然而在无牙颌患者的最终义齿修复完成后，每年只需接受一次口腔检查，预计每 5 年替换一次义齿。

优势

- 消除牙周疾病和龋病，因为两者的病变过程都依赖于牙面的存在。
- 治疗效率高：拔牙花费时间少。
- 改善外形：修复体可能具有比天然牙更好的外形，特别是可以同时修复牙齿和牙龈组织的全口义齿。
- 全口义齿的维护成本较低：维护仅限于定期的口腔黏膜检查，每年清洗 1~2 次义齿。通常应该每 5 年替换一次义齿。

风险

- 拔牙治疗不可逆。
- 可摘义齿修复后咀嚼力下降。在完全黏膜支持式义齿中尤为明显，因为义齿的咀嚼力受剩余角化组织承受压力的能力限制。此外，因为人工牙往往解剖结构平坦，为达到咬合平衡而减少切割食物的𬌗面结构会明显降低咀嚼效率。
- 持续性骨丧失。最终可能导致牙槽嵴无法再支撑义齿。
- 牙齿移位和垂直高度破坏而导致"衰老"面容。
- 增加牙齿缺失的概率。牙齿缺失会导致剩余牙齿移位和咬合关系改变，剩余牙咬合负荷增加，进而更容易发生牙折。
- 可能需要义齿修复。牙齿缺失风险的增加会提高义齿修复率。修复治疗价格昂贵，且要预备邻牙或需要种植手术治疗辅助。

拔除牙齿后通常需要考虑牙齿修复治疗。种植治疗、牙支持式局部固定义齿和可摘义齿的利弊如下：

4.6.3 种植支持式义齿

对于失去牙齿的患者，种植治疗可以恢复近乎天然牙的功能和外形，但需要付出较高的金钱和时间成本。

治疗步骤

首先，需要详细的影像学检查进行诊断；其次是进行种植体植入手术和可能的二期手术。但在种植体植入之前，可能需要进行广泛的植骨和软组织移植手术，或将其作为种植体植入手术的一部分；最后还需要进行固定、可摘或固定 - 可摘混合式种植体修复。

费用和时间成本

种植治疗可能是费用最高的口腔治疗。除了诊断费用，还有非常高昂的手术和修复治疗费用。进行全口种植修复的治疗费用可能接近一辆高档轿车。种植治疗需要患者多次复诊、终身维持良好的口腔卫生、健康的生活方式和频繁进行预防性口腔护理。

优势

- 从患者的角度来看，与固定及可摘义齿相比，种植体支持式义齿通常在感觉和功能上最接近天然牙。但由于大多数种植体存在金属成分以及不同于天然牙不规则截面的圆形直径，并且缺乏釉牙骨质界和牙龈纤维附着，导致种植体很难完全达到天然牙的美学效果。
- 保留剩余的天然牙和骨组织：种植体植入提供了对骨组织的机械刺激，从而在一定程度上保存了骨组织。
- 恢复缺牙区的咀嚼功能。

弊端

- 通常来说种植治疗是最昂贵的口腔治疗。
- 可能需要昂贵的软硬组织移植手术且往往需要专科医生配合完成，术后需要较长的愈合时间。上颌骨后牙位点有时需要进行上颌窦提升术，可能需要 1~2 年时间才能使新骨形成并与种植体形成骨结合，才能最终替代缺失磨牙完成种植体修复。
- 可能发生手术和修复治疗的并发症。
- 发生种植体周围疾病并有种植失败的风险。
- 难以达到与天然牙相同的外观。由于需要遮盖明显的金属基台和支架，种植体牙冠相较于天然牙透明性差。白色氧化锆和金色基台可用于改善种植体牙外观，但它们对技术敏感性的要求更高，且仍可能无法完全恢复半透明的天然牙冠外观。此外，种植治疗常伴随着牙间隙龈乳头高度的丧失，需要增加邻接面积掩盖。因此，种植体牙冠也往往比其替代的天然牙牙冠稍大一些。
- 种植治疗的远期成功率需要患者维持良好的口腔卫生状况和进行频繁的维护治疗。

4.6.4 牙支持式局部固定义齿

局部固定义齿修复通常只用于少数牙齿缺失，且缺牙间隙周围有可作为固定义齿基牙的牙齿。虽然可以使用单边悬臂式固定桥修复，但只适用少数情况，例如有坚固的基牙或不承担咬合力的悬臂式桥体。一般来说，在选择基牙时必须遵循 Ante 法则，即基牙至少需要有与缺失牙相同数量的牙根。此外，基牙还需具备良好的冠根比、强大的骨组织支撑、较大的牙根面积，以及能支持基牙牙冠的完整牙冠。一般来说，根管治疗后的牙齿有折裂风险，应避免作为基牙。如果缺牙间隙周围都是不可修复的牙齿，为了保存健康的牙齿结构，应考虑进行种植治疗。

治疗步骤

固定义齿修复需要进行邻牙预备和一些常规的修复治疗程序，如取模、试戴、粘接和咬合调整。必要时可能需要进行根管治疗和桩核修复，而这可能增加未来基牙修复失败的风险。

费用和时间成本

局部固定义齿治疗费用较高，接近于购买大型家用电器，但修复时间较短，通常在几周或几个月内完成。

优势

- 固定义齿可以更换。
- 通常不需要进行骨 / 软组织手术：牙槽嵴增高术可以改善桥体处的牙槽嵴形态以获得更自然的外形。
- 卵圆形桥体设计可以获得接近天然牙的外观。

弊端

- 适用于缺牙牙位跨度较小和基牙足够的情况：制作大跨度的局部固定义齿难度较大，且增加了治疗失败的概率。
- 用于预备的邻牙受损，并需要承受更重的咬合负担。
- 桥体位点的持续性骨丧失。
- 对修复并发症（如崩瓷）的处理可能需要拆除整个修复体。
- 后期需要接受频繁的维护。

4.6.5　可摘局部义齿 / 全口义齿

可摘局部义齿修复有一些基本的要求。基牙的选择原则与固定局部义齿大致相同（见上文），且在基牙缺失后，可通过修改部分义齿来增添人工牙。全口义齿在义齿支撑区域需要角化龈存在，以及相当程度的牙槽嵴高度，无明显的倒凹和系带，以保证义齿的稳定性和支持力。一般来说，大多数

患者上颌全口义齿的稳定性和支持性都比较好，且易于患者接受。相比之下，下颌全口义齿往往对于许多有牙槽嵴严重吸收的患者，会产生义齿固位和稳定性问题，通常可考虑在尖牙区放置两颗种植体来增强义齿固位。

治疗步骤

可摘义齿的基本治疗步骤，包括基牙预备、取模、制作支架、试戴义齿、戴牙及义齿调整。部分患者可能还需要通过导线观测设计牙冠来配合义齿或其他修复治疗，以此帮助改善基牙。部分全口义齿患者可能需要考虑行种植治疗。

费用和时间成本

如果没有保险补贴，在义齿修复治疗开始时会产生一系列费用，一套可摘义齿的自费费用相当于一台大型家电。无论是局部义齿还是全口义齿制作，初期都需要多次就诊，但治疗一般在几周或几个月内完成。

优势

- 伤害性最小的牙齿修复方式。
- 通常是最便宜的牙齿修复方式。
- 全口义齿可获得良好的美学效果。

弊端

- 可能需要重新学习咀嚼和说话。
- 咀嚼能力下降。
- 大而笨重，异物感强。
- 只适用于多数牙缺失。
- 不美观的卡环。
- 需要经常接受维护。

4.7　关键要点

- 牙周病的预后取决于患者牙周状况的进展速度以及牙周治疗效果。
- 单颗牙的预后取决于多个因素：龋坏 / 可修复性、保留价值、牙髓状况、咬合关系、冠根比、牙根形态、探诊深度等，这些因素影响基牙的选择，帮助医生制订拔牙决策以维护整体口腔健康。
- 预后可因疗效良好产生变化。由于牙周疾病的发展是阶段性的，需要定期进行重新评估。患者的疾病风险决定了复诊频率。
- 在决定拔牙时，需要进行仔细的评估以确定患牙保留价值和治疗过程的复杂性。患牙可以通

过常规的牙挺和牙钳等简单方法或外科翻瓣手术方法拔除。治疗目标是为了保护和保存支持骨组织。

- 仔细权衡保留牙齿和使用种植体或义齿修复牙齿的利弊是非常重要的。应该充分考虑和尊重患者的期望和愿望，患者的知情同意也至关重要。
- 牙周疾病是阶段性发生的，所以治疗计划的灵活性显得尤其重要。

4.8　复习题

通过下列问题思考本病例。

一名 69 岁的女性患者主诉左上区疼痛并出现"反复跳痛"（指向 15 号牙）。该区域的牙齿在进食时有热冷敏感症状。大约 6 个月前开始出现疼痛症状，于急诊开药后服用阿莫西林，疼痛停止数月。

患者既往有高血压病史，服用赖诺普利治疗。此外，患者无其他系统疾病，且定期复查。血压为 128/83mmHg，脉搏平稳，为 75 次 / 分钟。口外检查发现左侧颈部淋巴结触诊稍有压痛，余无异常表现。口内检查，除牙周检查表所示的牙周病（无牙齿动度，怀疑有根分叉病变）以外，余未发现明显异常，且左上区可能存在牙髓病。

进行牙髓活力测试，结果如下：

- 13 号牙：冷诊正常，触诊正常，叩诊正常。
- 14 号牙：冷诊反应剧烈但短暂；触诊正常，叩诊正常。

- 15 号牙：冷诊反应剧烈但短暂；触诊钝痛，叩诊疼痛。
- 16 号牙：冷诊反应剧烈但短暂；间隙过小不能触诊，叩诊正常。

以下为相关的临床照片（图 4.16）和 X 线片（图 4.17）。

学习目标：评估患者失牙的可能性。

1. 评估该患者的疾病进展水平，并从以下选项中，选中最准确的一项。

A. 疾病进展速度快

B. 疾病进展在平均水平

C. 患者对牙周疾病有抵抗力

2. 患者失牙的可能性是多少？

A. 极有可能缺失大部分或全部牙齿

B. 可能只失去一些牙齿

C. 在近期不太可能缺失牙齿

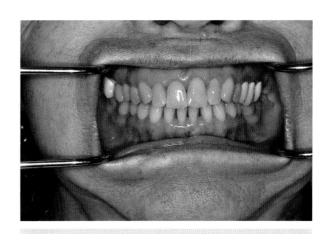

图 4.16　该病例的口内照

牙周检查表的结果如下：

	牙位	1	2	3	4	5	6	7	8	9	10	11	12	13	14	15	16
颊侧	PD (mm)	323	322	213	312	212	212	111	222	222	112	212	314	324	525	537	635
	BOP													1	11	111	
腭侧	PD (mm)	354	533	323	323	312	212	211	211	213	222	222	214	425	624	5127	745
	BOP	11	1	11	11		1			111	111			111	111	111	
	牙位	32	31	30	29	28	27	26	25	24	23	22	21	20	19	18	17
颊侧	PD (mm)	345	524		333	322	222	111	111	212	212	212	223	222		226	534
	BOP						111	111	111	111	111	111					
腭侧	PD (mm)	324	423			112	212	211	111	112	112	112	212	212		334	533
	BOP	111	1			1	11					1					

注：PD 英文全称是 probing depths，表示探诊深度；BOP 英文全称是 bleeding on probing，表示探诊出血，1 代表出血，2 代表溢脓；CAL 英文全称是 clinical attachment level，表示临床附着水平；Furc 英文全称是 furcation involvement（Glickman class），表示根分叉病变（Glickman 分度）；GR 英文全称是 gingival recession，表示牙龈退缩；KGW 英文全称是 keratinized gingiva width，表示角化龈宽度；Mobil 英文全称是 tooth mobility，表示牙齿松动度；PLQ 英文全称是 plaque level，表示菌斑水平，0 代表无菌斑。

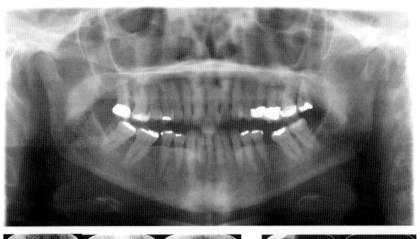

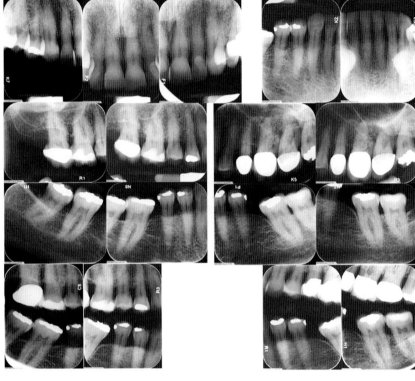

图 4.17　X 线片

D. 极不可能缺失牙齿

3. 15 号牙的预后如何？

A. 非常好或好

B. 较好

C. 差

D. 不确定或无望

4. 患者已完成龈下刮治和根面平整治疗，除 15 号牙和第三磨牙已拔除外，余留牙的牙周袋深度不超过 5mm。全口有 4 个位点有 5mm 的牙周袋，约 30% 的位点显示牙龈出血。该患者最合适的复诊间隔是？

A. 3~4 个月

B. 4~6 个月

C. 6~12 个月

D. 12~24 个月

学习目标：判断牙周治疗成功的可能性。

5. 考虑到患者的初次就诊情况，其牙周状况 _____ 通过牙周治疗保存患者全部牙齿。

A. 有望

B. 可疑

C. 不利 / 无望

6. 已完成龈下刮治和根面平整，除已拔除的 15 号牙和第三磨牙外，其余牙的牙周袋深度不超过 5mm。全口有 4 个位点留有 5mm 的牙周袋，约 30% 的位点显示牙龈出血。综合以上条件，牙周情况 _____ 通过继续进行牙周治疗以保存患者的所有牙齿。

  A. 有望

  B. 可疑

  C. 不利／无望

  7. 患者希望修复缺失的 19 号牙，请思考不同的治疗方案。如果计划行固定局部义齿的修复，18号牙出现以下哪种情况会导致其作为固定义齿基牙的条件不理想？

  A. 近中倾斜

  B. 咬合面银汞合金

  C. 冠根比

  D. 牙根形状

  学习目标：确定哪些牙齿应拔除。

  8. 右侧不计划进行修复治疗。对于右下区，应该考虑拔除多少颗牙齿？

  A. 无或不超过 1 颗

  B. 2 颗

  C. 3 颗以上

  9. 对于下列哪种情况应该考虑进行种植治疗？

  A. 患牙有 6mm 的牙周袋和少量骨丧失

  B. 患牙有近中、远中、咬合面的牙本质龋

  C. 患者口腔卫生良好，但口干症导致了严重龋病

  D. 摄入过量天然氟导致牙釉质变色

  10. 判断下列关于本病例中 15 号牙的描述。

  说法 1：15 号牙的修复条件对拔牙计划的影响不大。

  说法 2：15 号牙拔除后剩余牙槽嵴导致种植位点质量较差。

  A. 两种说法都正确

  B. 两种说法都错误

  C. 说法 1 正确，说法 2 错误

  D. 说法 1 错误，说法 2 正确

  11. 一般来说，下列哪一项在不可修复的 8 号牙拔除后，对提高种植位点质量至关重要？

  A. 温和的拔牙技术

  B. 植骨和（或）膜材料

  C. A 和 B

  D. 以上均无

  学习目标：权衡拔牙、牙齿修复和牙齿保留的利弊

  12. 评价下列对不同牙齿修复方法优势的描述。

  说法 1：种植体治疗通常是一种快速和经济有效的替换缺失牙的方法。

  说法 2：可摘局部义齿比固定局部义齿所需的备牙量少。

  A. 两种说法都正确

  B. 两种说法都错误

  C. 说法 1 正确，说法 2 错误

  D. 说法 1 错误，说法 2 正确

4.9　参考答案

  1. B 患者有轻度和局部位点重度的骨丧失，且考虑到患者的年龄，疾病进展速度不快。有明确的疾病指征，故患者也对牙周病无抵抗性。

  2. B 患者不太可能失去所有牙齿，因为大多数牙齿在 69 岁时骨丧失量较小。然而，由于 15 号牙有近乎完全的骨丧失，患者很可能在不久后会失去这颗牙。虽然有可能保留治疗无望的牙齿，但患者的 15 号牙处有反复发作的牙周脓肿，正在继续破坏骨组织，因此选项 C 和选项 D 不太正确。

  3. D 利用本章概述的分类系统，严重根分叉病变和深牙周袋造成了"可疑的"或"治疗无望"的患牙预后。治疗 15 号牙有很多难点：深达 12mm 的牙周袋，难以去净所有的龈下牙石。15 号牙存在深根分叉病变，部分已经达到了完全穿通的 Ⅲ 度根分叉病变，导致这颗上颌牙难以保留。约 90% 的骨丧失导致了牙齿松动。

  4. B 根据主观评估（表 4.7）或按 Lang 的牙周风险评估模型进行计算，该患者的牙周疾病进展风险为中等。因此，复诊间隔时间不应超过 6 个月，排除选项 C 和选项 D。至于选项 A，更频繁的复诊间隔时间不会使病情恶化，但也不会有利于控制疾病的进展，没有必要浪费患者的金钱和时间。

  5. C 考虑到患者的初诊情况，不太可能保留全部牙齿，因为 15 号牙几乎完全骨丧失并有非常深的牙周袋。根据表 4.8，以及卡顿（Caton）教授和夸克（Kwok）教授的观点，完全治疗成功进而保留牙齿可能是"无望的"。

  6. A 由于所有严重的牙周疾病都已去除，保留余留牙的可能性是非常高或是"有望的"（见表 4.8）。这个问题的关键是患牙预后会随着时间的推移而改变，通常随牙周治疗消除严重牙周病的位点而获得改善。

  7. A 牙齿近中倾斜阻碍了局部义齿支架的就

位，除非磨除较多近中倾斜的牙体结构并进行根管治疗和桩核修复。或者通过正畸使牙长轴直立，但直立磨牙会非常困难。因为殆面银汞合金在备牙过程中被去除，故其不是一个复杂的问题。冠根比和牙根形状对评估牙齿能否作为基牙是非常重要的，因为临床牙冠高度短于骨内牙根长度、牙根长而弯曲可提供较强的骨性支持。

8. A 没有或不超过 1 颗。尽管 31 号牙和 32 号牙近中倾斜，但预后并不是无望的。因为其具有咬合关系不会影响修复治疗且有保留价值。

9. C 种植体支持式义齿不会患龋，只需要预防牙周疾病，是一个很好的修复选择。选项 A 可进行常规的牙周治疗，选项 B 可根据龋坏面积大小进行直接或间接修复，选项 D 可行贴面治疗。

10. D 15 号牙的牙冠可能在拔牙过程中脱落，并且没有完整的牙体结构用于放置牙挺和牙钳，增加了拔牙难度。由于缺乏支持骨可能较易挺出患牙，但应做好通过手术方法辅助暴露更多牙齿结构以便于拔除患牙的准备，以防拔牙过程中发生牙冠脱落。因为骨丧失严重，即使保留牙槽嵴可能也很难再生新骨，且骨高度大大降低会导致种植体位点质量不佳。

11. C 上颌骨前部颊侧骨板通常很薄，如果希望进行种植治疗，则应设法保留牙槽嵴。这就意味着不可修复的患牙必须微创拔除，并使用移植材料充填和（或）膜材料保护牙槽窝。

12. D 种植治疗由于需要手术，术后愈合时间长。与固定和可摘局部义齿治疗相比，种植治疗费用较高、时间较长。可摘局部义齿所需的备牙量远小于固定局部义齿。

4.10 循证活动

- 查找麦克奎尔（McGuire）博士发表的关于牙齿预后评估的研究，并从最初的设想阶段到统计验证阶段，全程追踪预后评估系统的发展情况。判断这一系统在一般临床实践中的适用程度。

- 大多数牙周预后评估系统是由牙周病学家通过个人实践经验来研发的。假设你是一名普通的牙医，你的牙周预后评估系统会是什么样的？如何来验证你的系统？

- 查找夸克（Kwok）教授和卡顿（Caton）教授对预后评估的评论，并回顾现有的各种预后评估系统。你认为哪些类别的评估系统最容易 / 最难去评估，为什么？

参考文献

[1] Neely AL, Holford TR, Löe H, Anerud A, Boysen H. The natural history of periodontal disease in humans: risk factors for tooth loss in caries-free subjects receiving no oral health care. J Clin Periodontol 2005;32(9):984–993.

[2] Kassebaum NJ, Bernabé E, Dahiya M, Bhandari B, Murray CJ, Marcenes W. Global burden of severe tooth loss: A systematic review and meta-analysis. J Dent Res 2014;93(7, Suppl):20S–28S.

[3] Lang NP, Tonetti MS. Periodontal risk assessment (PRA) for patients in supportive periodontal therapy (SPT). Oral Health Prev Dent 2003;1(1):7–16.

[4] Pihlstrom BL. Periodontal risk assessment, diagnosis and treatment planning. Periodontol 2000 2001;25:37–58.

[5] Nunn ME, Fan J, Su X, Levine RA, Lee HJ, McGuire MK. Development of prognostic indicators using classification and regression trees for survival. Periodontol 2000 2012;58(1):134–142.

[6] Kwok V, Caton JG. Commentary: prognosis revisited—a system for assigning periodontal prognosis. J Periodontol 2007; 78(11): 2063–2071.

[7] Cardaropoli D, Tamagnone L, Roffredo A, Gaveglio L. Relationship between the buccal bone plate thickness and the healing of postextraction sockets with/without ridge preservation. Int J Periodontics Restorative Dent 2014; 34(2): 211–217.

[8] Al-Sabbagh M, Kutkut A. Immediate implant placement: surgical techniques for prevention and management of complications. Dent Clin North Am 2015;59(1):73–95.

[9] Kinaia BM, Ambrosio F, Lamble M, Hope K, Shah M, Neely AL. Soft tissue changes around immediately placed implants: a systematic review and meta-analyses with at least 12 months of follow-up after functional loading. J Periodontol 2017; 88(9):876–886.

[10] Crespi R, Capparè P, Gherlone E. Immediate loading of dental implants placed in periodontally infected and non-infected sites: a 4-year follow-up clinical study. J Periodontol 2010; 81(8):1140–1146.

[11] Machtei EE, Hirsch I. Retention of hopeless teeth: the effect on the adjacent proximal bone following periodontal surgery. J Periodontol 2007;78(12):2246–2252.

[12] Musacchio E, Perissinotto E, Binotto P, et al. Tooth loss in the elderly and its association with nutritional status, socio-economic and lifestyle factors. Acta Odontol Scand 2007; 65(2):78–86.

5 牙龈炎症控制

摘要

一般而言，牙科治疗首先从控制疼痛开始，过程包括急性疾病的控制、明确治疗和维护阶段。急性疾病控制阶段包括对口腔可疑病变进行活检和初步处理、拔除无望牙、初步的根管治疗、龋病控制和牙周病的基础治疗。牙周基础治疗旨在控制牙周炎症，这是大多数修复性治疗的先决条件，通常也是患者护理的第一步。本章介绍如何通过刮治和根面平整（scaling and root planing，SRP）程序、辅助措施、口腔清洁方法和戒烟宣教等非手术方式控制牙周炎症。这些方法也适用于维护阶段，以预防牙周炎症和牙齿脱落。

关键词： 基础治疗、口腔卫生、戒烟宣教

5.1 学习目标

• 根据临床表现，制订旨在减轻牙周炎症的系统性牙周治疗计划。

• 描述如何进行高效的 SRP。
• 描述 SRP 期间使用辅助措施的益处和风险。
• 根据患者的口腔卫生需要，进行个性化的口腔卫生指导。
• 制订帮助患者戒烟的方法。

5.2 病例分析

患者是 30 岁健康的西班牙裔男性，主诉为"牙龈痛"和"龋洞"（初诊情况见图 5.1 和图 5.2）。患者 2 年前曾看过牙医，但已忘记当时的治疗情况。患者自述每天用手动牙刷和含氟牙膏刷牙 2 次，未使用牙线，原因是"牙线会引起牙龈出血"。口腔检查显示游离龈轻度红肿和龈乳头中度红肿，并伴有广泛性牙龈出血、深牙周袋和大量牙石，无其他病理学表现。在放射检查中发现下颌骨部分区域有特发性骨硬化。更值得注意的是，部分后牙表现为轻度的广泛性骨丧失，并伴有𬌗面龋。

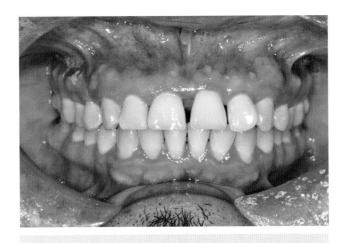

图 5.1 口内照

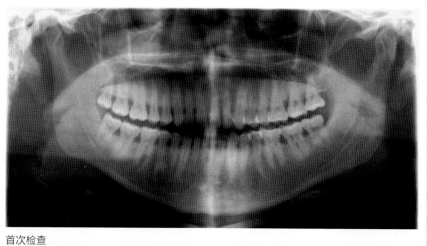

图5.2 初诊和2年后复诊的X线片

首次检查

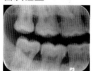 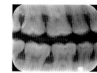 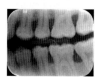

2 年后检查

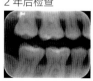 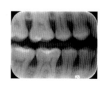 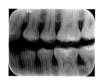 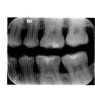

初诊牙周检查的结果如下表所示：

	牙位	1	2	3	4	5	6	7	8	9	10	11	12	13	14	15	16
颊侧	PD (mm)	555	636	637	737	735	536	636	636	635	636	746	637	738	737	747	745
	BOP	111	111	111	111	111	111	111	111	111	111	111	111	111	111	111	111
	CAL (mm)	1	2	2	2	2	2	2	2	2	2	2	2	2	2	2	2
	GR (mm)																
	KGW (mm)	333	555	578	999	999	999	999	999	999	999	999	999	999	999	999	444
	Furc																
	PLQ	1	1	1	1	1	1	1	1	1	1	1	1	1	1	1	1
腭侧	PD (mm)	656	745	745	856	535	636	645	526	635	545	535	536	645	646	668	868
	BOP (1/2)	111	111	111	111	111	111	111	111	111	111	111	111	111	111	111	111
	CAL (mm)																
	GR (mm)																
	Furc																
	Mobil																
	PLQ	1	1	1	1	1	1	1	1	1	1	1	1	1	1	1	1
	牙位	32	31	30	29	28	27	26	25	24	23	22	21	20	19	18	17
舌侧	PD (mm)	758	547	536	635	534	534	445	533	434	435	535	666	646	648	847	767
	BOP		111	111	111	111			1		1		111				111
	CAL (mm)																
	GR (mm)																
	KGW (mm)	999	999	999	999	888	777	777	777	777	777	777	888	999	999	999	999
	Furc																
	PLQ	1	1	1	1	1	1	1	1	1	1	1	1	1	1	1	1

颊侧	PD (mm)	756	645	637	736	534	545	434	635	636	535	636	635	635	437	636	665
	BOP																
	CAL (mm)	2	2	2	2	1	1		1	2	1	2	2	2	2	2	2
	GR (mm)																
	KGW (mm)	456	867	878	879	999	989	989	989	989	989	999	998	998	888	888	543
	Furc																
	Mobil																
	PLQ	1	1	1	1	1	1	1	1	1	1	1	1	1	1	1	1

注：PD 英文全称是 probing depths，表示探诊深度；BOP 英文全称是 bleeding on probing，表示探诊出血，1 代表出血，2 代表溢脓；CAL 英文全称是 clinical attachment level，表示临床附着水平；Furc 英文全称是 furcation involvement（Glickman class），表示根分叉病变（Glickman 分度）；GR 英文全称是 gingival recession，表示牙龈退缩；KGW 英文全称是 keratinized gingiva width，表示角化龈宽度；Mobil 英文全称是 tooth mobility，表示牙齿松动度；PLQ 英文全称是 plaque level，表示菌斑水平，0 代表无菌斑。

提供有关使用牙间隙刷的口腔卫生指导。所有牙齿进行彻底的刮治和根面平整，然后用葡萄糖酸氯己定冲洗。充填所有的龋损。一段时间后，牙周袋逐渐变浅，炎症逐渐减轻，2 年后只剩下一个位点存在 5mm 的深牙周袋。患者初诊后没有发现进一步的影像学骨丧失（图 5.2），情况稳定。

2 年后探诊深度如下表：

	牙位	1	2	3	4	5	6	7	8	9	10	11	12	13	14	15	16
颊侧	PD (mm)		324	424	313	213	313	212	212	312	213	213	213	323	324	324	
	BOP																
腭侧	PD (mm)		324	414	323	323	312	111	223	323	212	213	212	323	334	433	
	BOP																

	牙位	32	31	30	29	28	27	26	25	24	23	22	21	20	19	18	17
舌侧	PD (mm)		325	323	323	312	312	212	212	211	212	223	323	323	424	334	
	BOP		1														
颊侧	PD (mm)																
	BOP		323	323	312	312	312	212	111	111	212	212	223	313	323	323	

从这个病例中可以学到什么？

成功控制牙周病的关键在于去除引起或促进牙龈炎症的刺激因素。在本病例中，患者的牙周病可以用表 5.1 中给出的特征来描述。

基于本病例中描述的牙周病表现为中度的炎症和广泛轻度的附着丧失（1~2mm）/ 骨丧失（在根长的冠 1/3 之内），最符合轻度牙周炎（Ⅱ 期，B 级）的表现。少量局部致病因素（菌斑和牙石）的存在，以及特定微生物和系统性促进因素的缺乏，合理地解释了观察到的疾病严重程度。菌斑和牙石的去除确实基本恢复了牙周健康（除了一个部位），表明大部分牙齿得到了有效的治疗并彻底去除了导致牙周疾病的因素。

表 5.1　病例的牙周病特征

程度	表现	证据
炎症严重程度	红肿和牙龈出血 / 探诊出血	"轻度至中度红肿"，牙龈出血史，有"出血 / 肿胀"的临床记录
炎症深度	累及牙龈、牙周膜和牙槽骨	1~2mm 临床附着丧失、牙根冠 1/3 内的轻度骨吸收
炎症范围	广泛性	几乎所有牙都表现出牙周病的症状
局部因素	菌斑和牙石	牙周检查表中的菌斑水平、X 线片显示出牙石
微生物因素	非特定微生物感染	无菌斑之外的描述
系统因素	无	未描述，相对年轻（30 岁）

31号牙残留的单个牙周袋是需要关注的，因为探诊出血和牙周袋提示存在附着丧失的可能，须进一步治疗。这个部位很可能有残留的龈下菌斑，可能与残留的牙石或其他致病因素（如牙齿轻微倾斜、根面凹陷或食物嵌塞）有关，导致局部炎症加重。

5.3 牙周炎症控制

常见的牙周病是由龈沟内的致病微生物群落引起的，牙周治疗的目的是清除并防止致病微生物群落的定植。因此，牙周基础治疗和牙周维护包括以下内容：

- 机械性去除牙菌斑和牙石，以清除并扰乱原有致病微生物群落。
- 去除 / 控制促进牙周病或组织损伤的因素。
- 口腔卫生指导和其他预防性牙科治疗，以阻止致病微生物群落的生长。

因此，制订基础治疗计划时，应列出牙周评估期间收集的系统和局部因素，以及这些因素所导致的问题，并将这些因素贯穿到后续治疗中。

涉及系统性因素，治疗通常需要咨询内科医生或相应专科医生并与其合作（表 5.2a）。因为牙科医生与患者接触更为频繁，所以牙科医生应该至少提供一定的戒烟劝告和营养建议。牙科医生可以使用合适的 CDT 编码进行保险报销。患者也应该被转诊到内科医生处接受咨询服务，因为内科医生开具的药物和一些营养素或者其他专科推荐用药可能会被涵盖在医疗保险内。

牙周基础治疗通常遵循以下治疗步骤：

- 如果出现急性疼痛或感染，使用适当的止痛剂或抗生素，或通过拔牙或初步的根管治疗来治疗患牙。
- 如果检查中发现任何可疑的口腔病变，可转诊或进行活检处理。
- 检查有问题患牙的可修复性。拔除不可修复牙齿或无望牙。如果患者考虑行种植治疗来代替缺失牙，可以考虑保留牙槽嵴。
- 提供口腔卫生指导。
- 如果可以，可提供其他预防措施（如局部应用氟化物、营养咨询、戒烟宣教）。
- 根据具体情况，使用以下步骤去除牙石：
  ◦ 牙周健康 / 轻度牙龈炎：预防。
  ◦ 牙龈炎伴大量牙石：刮治。

  ◦ 牙周炎：刮治和根面平整。
  ◦ 健康伴牙周组织丧失：维护。
- 任何直接修复治疗和临时修复体。
- 如果需要，进行咬合分析和调整。
- 重新评估牙周状况，并决定是否需要牙周手术或转诊牙周专科医生。一般来说，前 8 个步骤须在 3 个月内完成。
- 如果牙周问题得到解决，则继续进行相应的治疗，如正畸治疗和延期修复，包括固定修复体。种植治疗及其相关修复通常在最后进行，如果需要的话，咬合保护装置要在所有修复治疗完成后制作。
- 一旦治疗完成，患者需进行定期评估，同时基于初诊诊断对患者的牙周情况进行维护（表5.2b），例如：
  ◦ 牙周健康 / 牙龈炎：根据新发牙周病和龋病的风险，每 6~12 个月须进行一次预防或预防性治疗。
  ◦ 牙周炎：根据新发牙周病和龋病的风险，每3~6 个月须进行一次牙周维护治疗和其他预防性治疗。

5.3.1 保险编码

对于使用牙科保险或政府补贴牙科护理项目的患者，要使用适当的治疗编码和文件，这对保险报销非常重要。例如，在美国需要合适 ADA CDT 编码和标准资料（表 5.3）。

从本表可以看出，非手术治疗的编码可能很复杂，不同保险公司的报销要求也可能不同。对于侧重于使用第三方支付方案为患者服务的做法，建议指定一名工作人员监督程序编码和管理保险报销。

5.4 刮治和根面平整

尽管有四种不同措施来去除牙石和菌斑，但在预防、刮治、根面平整和牙周维护方面，使用的手段是相似的。这些手段之间的区别主要在于时间、精力、预期结果以及是否需要对暴露根面进行洁治。不管治疗程序有何差异，均须对患有某些系统性疾病的患者采取相似的预防措施。

5.4.1 患者健康状况的预防性评估

重要的是在进行 SRP 前，询问患者自上次就

图 5.2 （a）系统性因素及相应治疗

具体因素	因素	处理
苯丙胺类药物	与牙龈增生相关的药物	咨询内科医生并尝试使用不同的替代药物（大多数情况无法实现）
钙离子通道阻滞剂		
环孢菌素、他克莫司和西罗莫司		
苯妥英钠 / 苯妥英		
苯巴比妥		
丙戊酸		
抗获得性免疫缺陷病毒（HIV）药物以及灰色病损	与牙龈变色相关的药物	
米诺环素及灰色牙龈病损		
雌激素替代疗法	雌激素替代物	
引起口干的药物、口干症	引起口干的药物	
引起苔藓样反应和苔藓样病变的药物	诱发苔藓样反应的药物	
艾滋病	免疫抑制剂	咨询内科医生，药物治疗完成前进行姑息性治疗
白血病 / 淋巴瘤		
化疗		
放疗及口腔黏膜炎	放射性黏膜炎	
癌症（包括口腔癌）	癌症	转诊专科医生
妊娠及激素水平变化	激素水平变化	注重预防性治疗
性传播疾病和口腔溃疡 / 生长	性传播疾病	转诊进行后续治疗
脑卒中和灵巧度降低	灵巧度问题	根据患者沟通能力调整合适的治疗方案，改良口腔卫生工具（如制作大手柄牙刷）
痴呆症 / 阿尔兹海默病和灵巧度降低		
类风湿 / 骨关节炎和灵巧度降低		改良口腔卫生工具（如制作大手柄牙刷、培训护理人员、使用抗生素漱口水）
灵巧度降低		
类风湿关节炎	类风湿关节炎	咨询内科医生，建议患者接受疾病治疗
糖尿病	糖尿病	
肥胖	肥胖	咨询内科医生，鼓励保持健康的生活方式
营养不良	营养问题	
遗传问题	遗传问题	如有需要咨询医生；对于严重的遗传疾病，只进行姑息治疗；劝阻 IL-1 基因型患者吸烟
IL-1 基因型		
自身免疫性疾病	自身免疫问题	咨询内科医生
吸烟	自身服药情况	询问并协助患者戒除，转诊专科医生 / 戒除咨询 / 参加互助小组
吸毒		
饮酒		

表 5.2 （b）初步治疗过程中的局部因素及其相应非手术治疗

具体因素	因素	处理
菌斑	菌斑	口腔卫生指导
牙石	牙石	刮治或根面平整
特异微生物感染	微生物	合适药物处理
龋病	龋病	检查可恢复性并修复
牙髓感染	牙髓感染	根管治疗
无法修复的牙齿（如残根）	无法修复的牙齿（如残根）	拔除（可能行外科手术）
外展隙／邻间隙过大和食物嵌塞	不良修复	更换不良修复体
龈缘不密合		
修复体悬突		
修复体表面粗糙／修复体断裂／冠折		
修复体尺寸过大／反波浪形修复		
龈下边缘及牙龈炎症	有症状的龈下边缘	咨询牙周专科医生，可能须行牙冠延长术
深牙周袋和牙龈炎症	深牙周袋及牙龈炎症	基础治疗：控制菌斑／牙石
根分叉病变及牙龈炎症	根分叉病变	可能须行牙周手术
牙齿松动	牙齿松动	检查咬合：详见第9章
牙龈退缩及其他膜龈异常	膜龈异常	基础治疗：控制菌斑／牙石 可能须行牙周手术
种植体相关疾病	种植体相关疾病	咨询牙周专科医生
牙列拥挤，正畸矫治器	牙齿位置异常	咨询正畸医生
牙齿旋转／倾斜		
严重的安氏Ⅱ、Ⅲ类错𬌗		
深覆盖／深覆𬌗		
边缘不齐／过低／过高牙齿		
釉质嵴及牙釉质突起	解剖异常	程度轻——牙成形术
根面凹陷		程度重——考虑拔牙
釉珠		
颈部釉突		
牙本质突起、嵴		
牙根／牙齿解剖异常		
部分阻生第三磨牙（或其他牙齿）	阻生牙	拔除第三磨牙，可能需要口腔颌面外科会诊
牙骨质撕裂	牙骨质撕裂	如果发生感染，须拔牙
𬌗创伤	𬌗创伤	咬合分析及调整
磨牙症	不良习惯	制作咬合保护装置，咨询相关专科医生
紧咬牙		
咬指甲		帮助患者戒掉不良习惯
单侧咀嚼		
牙齿穿环		要求患者取下穿环
其他不良习惯		咨询相关专科医生

表 5.3 一般情况下用于牙周基础治疗的通用 CDT 编码

程序	编码	计划	资料 / 报销限度
检查			
清创	D4355	次	检查前，显示牙石的照片 /X 线片
综合检查（基础检查）	D0150	次	每 2 年不超一次
牙周	D0180	次	用于记录疾病情况的牙周图 / 表，通常在初诊检查中由牙周医生使用
定期	D0120	次	可能限制为 1 次 / 年
牙拔除术			
常规（简单）	D7140	牙	显示全部牙齿的放射片
外科手术（包括翻瓣和缝合）	D7210	牙	显示全部牙齿的放射片、图示由全科牙医拔除的牙齿应小于 30%
牙槽嵴保存术	D7953	牙	包括拔牙代码之外
预防治疗			
口腔卫生指导	D1330	次	
戒烟宣教	D1320	次	说明需要的文件
营养咨询	D1310	次	说明需要的文件
局部涂氟	D1206	次	注明龋病危险因素，可能有年龄限制
去除牙石 / 菌斑			
预防性洁治（成人）	D1110	次	＞ 13 岁，每年 2 次
预防性洁治（儿童）	D1120	次	＜ 14 岁，每年 2 次
刮治	D4346	次	通常作为预防费用报销（限度为 2 次 / 年）
SRP	D4341	象限	＞ 3 颗牙，PD 在 4mm 以上，每 2 年一次
需要完整牙周探诊表、全口放射检查、诊断和治疗计划	D4342	象限	＜ 4 颗牙，PD 在 4mm 以上，每 2 年一次
维护治疗	D4910	次	可作为预防费用报销（限制 1 年 2 次） 不能代替预防费用
SRP 辅助措施			
局部应用抗生素	D4381	牙	4mm 以上的探诊深度；不能用于初诊 SRP 治疗；限制每 2 年一次；药物必须经过 FDA* 批准；如果使用，2 年内同一个象限中的骨手术费用不再报销
龈下冲洗	D4921	象限	4mm 以上的探诊深度，可能不报销
牙周给药托盘	D5994	牙列	4mm 以上的探诊深度，可能不报销

* FDA：Food and Drug Administration，美国食品药品监督管理局。

诊以来全身整体状况和口腔健康方面是否有任何变化，并在 SRP 之前解决这些问题。特别应该引起重视的是，存在某些基础疾病的情况下，SRP 治疗期间可能引起一些突发医疗状况，如糖尿病、哮喘、心血管疾病和过敏，以及可能造成雾化细菌感染风险的状况（表 5.4）。

5.4.2 治疗计划和患者准备

为了达到最佳治疗效果，需要建立一个常用预防设施齐全、整洁有序的操作室。以下步骤可有助于提高操作效率并降低牙科焦虑症的发生：

- 进行深度 SRP 前使用非甾体抗炎药（如服用 2×200mg 布洛芬或治疗前 1 小时服用 500mg 对乙酰氨基酚），以减轻治疗后的酸痛。

表 5.4　在刮治和根面平整过程中须注意的医疗状况

状况	降低风险的措施
感染性心内膜炎的高发风险	根据当前美国心脏协会指南预防性使用抗生素。如有需要，咨询患者的内科医生
全关节置换术	风险低，可能不需要服用抗生素。咨询患者的骨科医生
艾滋病	HIV 病毒传播的风险较低，可能有术后感染的风险。对于 CD4 T 细胞数量低或有症状的艾滋病患者，考虑预防性使用抗生素
慢性白血病，化疗	考虑预防性使用抗生素，咨询患者的肿瘤医生
糖尿病	如果血糖控制不理想易发生感染，可以考虑预防性使用抗生素。可在诊室测量血糖，评估低血糖风险。葡萄糖备用。评估心血管或肾脏疾病实施局部麻醉的风险
心血管疾病	评估心肌梗死的风险。在控制疼痛与诱发心血管疾病的风险上，权衡肾上腺素的使用益处
心脏起搏器（或其他植入的电子装置）	避免使用磁致伸缩式超声波洁牙机，除非植入设备已知是被屏蔽的。咨询心内科医生或与设备制造商核实
哮喘	评估哮喘发作风险。如果条件允许可让患者戴上吸入器，超声波产生的气溶胶可能会诱发哮喘
传染病（如流感、感冒、活动性肺结核，其他通过空气飞沫传播的疾病）	如果可以的话，延迟治疗直到呼吸道传染病无传染性。SRP 前用抗生素漱口水漱口。如果使用超声 / 气动装置，则使用强吸
出血性疾病和服用抗凝药	如果有出血性疾病，咨询患者的血液科医生或开具抗凝药物的医生。通常情况下继续抗凝治疗。须采取止血措施和避免不必要的组织创伤

- 操作前打磨器械，以便操作时最大限度地减少器械磨锐时间。
- 按使用顺序摆放器械（即口镜、探针、麻醉剂注射器、洁治器、从前到后的刮治器、牙石探查器、纱布、磨石），并准备好抛光杯和超声波洁牙机。
- 将不透明袋子绑在操作区旁边，谨慎处置带血迹的纱布。
- 患者就位前，用胸巾覆盖器械。

5.4.3　治疗程序

一般来说，预防性治疗、维护治疗和 SRP 的预约复诊结构是一样的。通常在私人诊所，复诊时进行定期检查和预防性治疗时间应该略短于 1 小时，健康患者的实际洁治 / 抛光约为 15 分钟。根据困难程度，每个象限的 SRP 通常需要大约 1 小时，而对牙周维护患者的复诊治疗可能需要大约 1.5 小时或更短的时间。在上述任一程序中，治疗步骤通常如下：

- 检查 / 更新病历。如果需要，更新记录 / 调整治疗。

- 牙科检查：检查评估口腔内外软组织病变、颞下颌关节状况、咬合情况、龋病、失败修复体和牙周病（至少包括牙周袋 / 牙龈出血检查表）。检查方法请参阅第 2 章。
- 如果出现新的疾病，可拍摄放射片并对其进行评估。
- 菌斑显示，提供具体的口腔卫生指导。
- 进行洁治。需要部位行根面平整。一般情况下，先用超声设备去除大部分牙石，然后再用手工器械使牙根表面光滑。
- 抛光牙齿。
- 根据风险因素使用氟化物或其他预防性治疗（如咨询）。
- 确定预约下次复诊时间，并为后续治疗付费。

抛光步骤后可以进行口腔卫生指导，但由于患者看不到当前口腔卫生方法的任何缺陷，会降低宣教意义。同样，可以在 SRP 之后进行牙科检查（步骤 2~3），以便更直观地观察到龋齿和修复体的情况。缺点是不能在刮治之前评估口腔卫生，而在操作前理解影响 SRP 的口腔状况是有益的。

表 5.5 列出了相关口腔状况及其治疗注意事项。

表5.5 增加刮治和根面平整复杂程度的口腔状况

状况	解决方案
根面敏感及牙本质过敏	局部麻醉，避免过度操作，治疗后使用脱敏剂
牙颈部龋和脱矿	避免仪器发生空化效应。仔细去除未受影响的牙面菌斑和牙石。可考虑使用牙齿再矿化术，并尽快充填龋坏部分
牙列拥挤	镰形洁治器用于龈上牙石。尖端精细的超声头及旧的但磨锐的刮治器用于龈下牙石
种植体	使用种植体专用的洁治及刮治器械（如钛材料器械）。向患者宣教口腔卫生
固定局部义齿和冠边缘	刮治器水平滑动。不能在修复体边缘使用超声器械。向患者宣教良好的邻间隙卫生维护
正畸治疗	使用尖端精细的超声仪器并远离矫治器。用牙间隙刷和冲牙器保持口腔卫生
浅龈沟（探诊深度小于3mm）	不应在龈下进行操作

5.4.4 局部麻醉

为SRP提供有效的疼痛控制可提高治疗效率并建立患者信心。考虑以下建议：

- 选择合适的局部麻醉方法：
  ○ 对器械（如探诊）敏感的牙龈及浅牙周袋：在牙龈边缘进行表面麻醉即可。
  ○ 存在深牙周袋（4~6mm）的敏感牙龈：Oraquix有效。
  ○ 深牙周袋（大于5mm）：近膜龈联合处行局部浸润麻醉。
  ○ 敏感牙齿/牙本质过敏：局部浸润麻醉（上颌），下牙槽神经阻滞（下颌）。
- 表面麻醉剂如果可以不受干扰，尽可能长时间使用，其效果最好。
- 进行局部麻醉时，应让患者躺下，直至注射时都要将注射器置于患者视线之外。在进针前采取分散患者注意力的方法（例如拉扯嘴唇/脸颊），以尽量减轻"针刺"的感觉，并避免触及骨膜。缓慢、温和的注射手法配合麻醉剂的预热或使用缓冲液，可以减轻局部麻醉的烧灼不适感。

5.4.5 超声洁治和根面平整

对于经验丰富的牙科医生，快速且高效地进行SRP治疗的关键是使用超声器械。然而对初学者来说，效果可能一般，并造成抛光牙石的形成，这种牙石更难去除。考虑以下原则：

- 工作尖选择：对于龈上牙石和中等深度的牙周袋（4~5mm），使用粗、短（标准尺寸）的工作尖。针对龈下SRP，使用更细、更长的（牙周）

工作尖。金刚砂涂层工作尖不仅可以用于顽固的牙石，而且还可以很容易地判断根面。种植体应使用专用的工作尖，通常是由钛制成。

- 超声器械的水路在使用前应进行清洗，磁伸缩式的插入式手柄在插入磁伸缩式嵌入装置之前应注满水。磁伸缩嵌入装置应小心操作，以防损坏。
- 根据制造商的建议，针对不同尺寸的工作尖应调整合适的功率。通常，标准工作尖的功率是60%~80%，而"牙周"工作尖的功率是30%~40%。
- 启动装置时须调整水流大小，应在工作尖周围产生浓密的水雾。如果仪器手柄变热，说明水流太小。
- 操作者体位和手指支点与手工器械相同。
- 超声波工作尖切勿在牙根表面进行点触，以避免造成凹陷。
- 移动（图5.3）：
  ○ 磁伸缩式（如Cavitron）：将工作尖侧面置于牙根表面，在不同方向上来回移动。
  ○ 压电陶瓷式（如Acteon Satelec）：为了让患者的主观感受不要很强烈，需要将其贴在牙根表面以发挥更佳的效能，工作尖的移动路线相互重叠且与牙根表面平行。

单独使用超声进行洁治和根面平整

有经验的临床医生可以用超声器械进行有效的SRP，其效果即便无法更好，也至少与手工器械相当，有一项电子显微镜研究表明，无论使用哪种方法进行根面平整，表面结构都没有统计学差异[1]。然而，这需要使用多套超声仪器工作尖并掌握使用波"）的振动来去除牙石。这些已经被可以产生更高振动频率的设备所取代，这些振动频率接近或高于可听极限（因此称为"超声波"）。根据振动产生的机制，超声波设备有两大类：磁伸缩式和压电式。表 5.6 比较了两种设备的差异。

5.4.6　手工刮治和根面平整

除初学者外，进行手工操作前应先使用超声设备以清除大部分牙石。为了提高手工器械的效率，应该关注以下几个方面：患者/操作者体位、手指位置、器械、SRP 技巧和器械磨锐。

患者/操作者体位

SRP 过程中术者姿势不当可能会造成术者疲劳、肌肉痉挛及颈部和下背部慢性疼痛。患者体位不当会使 SRP 更加困难。针对术者体位，目标是尽可能实现放松和自我舒适的体位（图 5.3）：

- 双脚平放在地面。
- 大腿与地面平行。
- 良好的腰部支撑。
- 上背挺直。
- 上臂放在胸部两侧。

患者应选取术者能尽量直视术区的体位，除上颌切牙舌侧外的大多数牙齿均可实现：

- 下颌牙齿：患者适当斜躺，下颌平面与地面平行。
- 上颌牙齿：患者完全仰卧。头枕支撑颈部，使头部向后倾斜。上颌平面相对于垂直方向倾斜约 10°：
- 前牙：术者坐在患者后面。
- 后牙：术者坐在患者侧面。

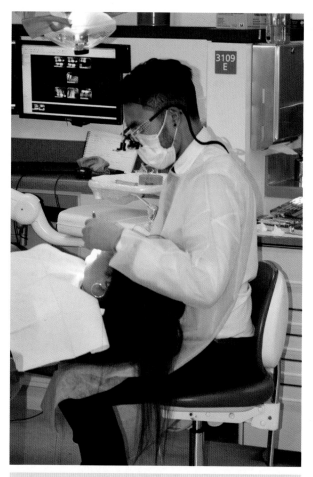

图 5.3　SRP 操作时的标准体位。尽管术者很少能达到完美体位，但应尽可能接近理想休息位以减轻疲劳

方法。在大多数情况下，"混合应用"可能是最实用的方法，即进行超声刮治后再使用手工器械。

磁伸缩式与压电式超声波洁牙机

在历史上，曾经存在由空气驱动的 SRP 设备，它可以产生高音调的、可被听到（因此称为"声

表 5.6　磁伸缩式与压电式设备的不同

机制	磁伸缩式	压电式
手柄	含有带电线圈，产生磁场驱动插入装置震动	由陶瓷盘组成，通电时收缩
插入装置（图 5.5）	工作尖与一束薄金属片相连	只有工作尖
尖端运动	椭圆形/见图 5.5	线形
优点	• 主观上能更有效地去除牙石 • 使用技术上更简单	• 患者感觉更温和 • 可能使根面更为光滑 • 干扰起搏器的可能性小 • 部分设备可以提供无菌冲洗
缺点	• 手柄不能消毒 • 插入装置容易损坏	• 较难有效使用

- 术者相邻的后牙舌侧，牙弓远端的牙齿颊侧：患者头部向术者倾斜。
- 术者相邻的后牙颊侧，牙弓远侧的牙齿舌侧：患者头部远离术者。
- 治疗上颌第二或第三磨牙的远颊区域时，嘱患者向远离刮治牙齿的一侧偏下颌，放入口镜，使得口镜背面朝向前庭沟 / 下颌中缝。
- 上颌切牙的腭侧需要间接观察。
- 下颌切牙的舌侧通常需要患者下颌贴近胸部。

手指位置

为了进行有效的 SRP，应以改良执笔式握持器械，邻近建立稳定的手指支点（图 5.4）。选择合适的手指支点，将会提供一个杠杆的支点，对于运用有限的力量实现 SRP 操作力度的最大化是非常重要的。手指支点应尽可能靠近操作区域，其理想位置可按以下顺序排列：

- 邻牙表面。
- 前牙（需要远离器械，降低支点力度）。
- 对颌牙（因为患者下颌可能会移动，所以缺乏稳定性）。
- 下颌 / 鼻下区域（离牙齿更远，表面柔软）。
- 面颊部（因为没有硬组织支撑，是最不适宜用作手指支点的区域）。

5.4.7 器械

如果不是初学者，为了获得最大效率，在使用手工器械之前，应用超声器械去除大部分菌斑和牙石（图 5.5）。

通用刮治器的使用

接下来，应该用通用刮治器去除所有龈上牙石，重点放在轴角、隆突和邻接区域（图 5.6）。镰形洁治器的三个锋利刃缘均可用来去除牙齿表面的牙石，其尖端可以用来清洁邻接点周围的牙面和牙面凹陷部位（图 5.6）。为了最有效地去除牙石，刮治器的刃缘应紧贴牙面并与牙面成 85° 角。龈下刮治不应使用通用刮治器。

Gracey 刮治器的使用

龈沟浅、周围牙龈健康且没有牙石时，不应使用器械，因为这可能会导致牙龈退缩。针对特定位点的 Gracey 刮治器适宜清除袋内龈下牙石（图 5.7、图 5.8）。一般而言，尽量减少器械翻转和更换以提高刮治速率，有条理的刮治策略可确保对所有根面都进行了清理。

特定位点的 Gracey 刮治器

刮治基本方法是从基础的 Gracey 1/2、5/6 或 7/8 号刮治器开始，刮治所有切牙和尖牙，随后尽可能地涉及后牙的舌面和颊面。对于单颗牙来说，使用刮治器的一侧一次可以刮治大约 3 颗牙齿根面的远颊 1/4 和近舌 1/4，然后再用器械的另一侧来刮治牙齿的剩余面。

后牙特别是磨牙的邻面，通常需要更复杂的器械，不能使用基础的 Gracey 刮治器。对于近中邻面，应使用 Gracey 11/12 号刮治器；对于远中邻面，应使用 13/14 号刮治器（图 5.9）。

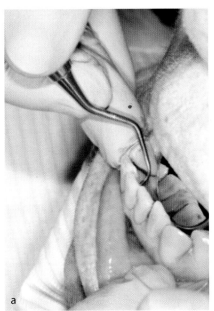

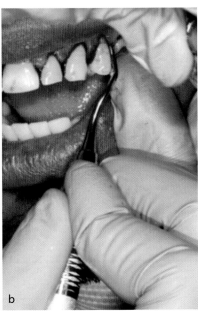

图 5.4 （a、b）手指支点。目的是获得一个稳定的支点，从而最大限度地提高 SRP 操作力度和效率。理想情况下在任何位置和使用何种器械，支点手指都应尽可能靠近器械表面

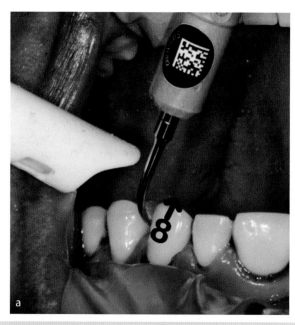
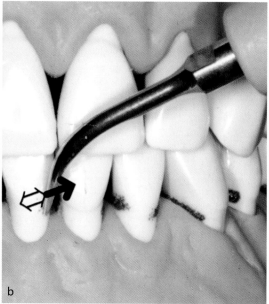

图 5.5　使用磁伸缩式或压电陶瓷式的超声器械。对于任何机器，应使用制造商推荐的功率设置和足够的水流，以保证在振动尖端产生浓密的水雾。此外，确保在使用前彻底冲洗手柄。（a）磁伸缩式（即 Cavitron）：确保将磁伸缩插件插入了充满水的手柄中。轻轻移动器械工作尖的一侧，在有牙石或污渍的区域反复移动，不能将尖端楔入任何缝隙或在一个位点停留太久。当尖端以 8 字形运动时，它会迅速去除任何方向的牙石。（b）压电式：轻轻地将工作尖侧面穿过牙石，大部分区域重叠去除。尖端以线形方式移动，因此对于患者来说，感觉上没有磁伸缩式那么强烈，但需要有比磁伸缩式工作尖更为密集的重叠区域

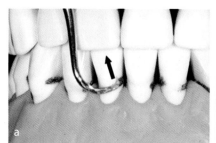
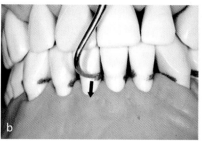
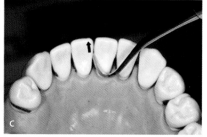

图 5.6　镰形洁治器操作方向。使用两侧刃缘进行拉动洁治动作（a），使用第三侧刃缘进行推动洁治动作（b），间隙清洁（c），一般情况下用洁治器尖端探查牙石，将其置于牙石边缘下方，使用上述任何一种方法从牙石边缘进行刮除，具体选择取决于何种方法最易进入

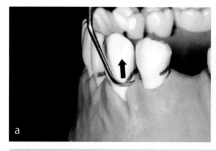
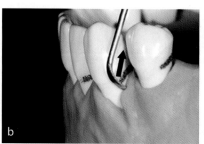
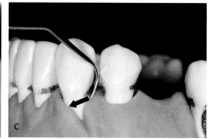

图 5.7　刮治器操作的方向。Gracey 刮治器可沿（a）垂直、（b）倾斜和水平（c）方向刮治。垂直向刮治最为常用，而倾斜和水平向刮治对于后牙的轴角和邻面区域十分有效。当对冠边缘根方的根面进行 SRP 时，水平向刮治非常有效。与洁治器一样，常规方法包括用尖端探查牙石沉积物，将器械刃缘置于沉积物根方，然后使用上述方法，从沉积物边缘开始逐渐刮除牙面沉积物

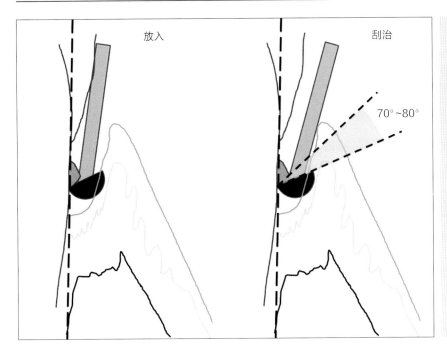

图 5.8 Gracey 刮治器刮除牙石：首先将 Gracey 刮治器的刃缘朝向牙面放入牙周袋，探查牙石，并将刃缘放置在牙石下方。然后，将末端柄稍微远离牙齿，使刃缘与牙面成 70°~80°，然后沿牙齿表面拉动，刮除牙石和感染牙骨质

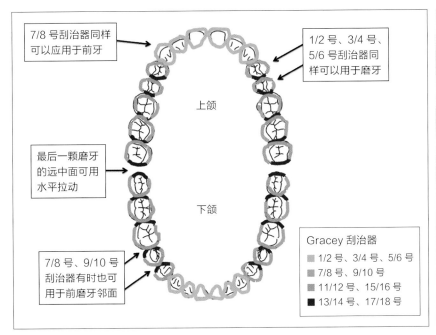

图 5.9 刮治器使用示意图。虽然 Gracey 刮治器起初被设计仅适用于特定的位置，但术者经常可以根据患者的张口度、牙齿的解剖结构和其他因素来扩大使用范围。例如，对于大部分患者，术者可以在具有一定经验的情况下，使用 Gracey 7/8 号刮治器即可完成几乎所有牙面的刮治和根面平整，针对 Gracey 7/8 号刮治器无法到达的磨牙邻面，再使用 Gracey 11/12 号和 Gracey 13/14 号刮治器进行补充刮治

5.4.8 操作要点

不管任何区域，刮治器的工作刃进入牙周袋时都应尽可能与牙面平行，并到达袋底。工作刃进入的深度应该与牙周袋的深度相一致，在进入的过程中应该用工作刃探查牙石。作为插入深度的一个指示，标准 Gracey 刮治器的工作刃通常约宽 0.9mm，长 4mm，末端柄长约 11mm。

牙石通常表现为附着在牙面上、质地硬、边缘粗糙的"突起"，此处龈沟底质地较韧。牙石经常位于釉牙骨质界的根方，看起来像是牙面朝向玻璃般光滑的釉质延伸的台阶。有时在不完善的 SRP 后会发现磨光的牙石，表现为附着在根面上的一个光滑的、圆形"隆起"。

一旦探查到牙石，应将刮治器手柄倾斜，直至工作刃与牙面的角度为 70°~80°，工作刃就会"咬住"牙石（图 5.8）。工作刃在袋内刮治时，应用前臂力量将工作刃贴在根面进行操作，这样就会从根面刮掉部分牙石，重复相同动作，直到感受到根面有玻璃样光滑的感觉。标准 SRP 操作是采取垂直于根尖 - 牙冠的角度，沿牙齿长轴方向刮治，保持

工作刃相切于牙齿横断面（图 5.7a）。

这种刮治方法在牙齿颊舌面上的效果最佳，但在有接触关系的邻面难以操作。在这种情况下，需要倾斜用力才能到邻接点下方（图 5.7b）。在某些情况下，对冠缘根方的根面进行刮治，或者刮治根分叉入口时，需要将工作刃尖端作为"铲子"并在牙齿表面进行水平移动，这样才会取得一定的刮治效果（图 5.7c）。此操作也适用于使用 Gracey 13/14 号刮治器对最后一颗磨牙的远中面进行 SRP。

在修复体边缘区域刮治时应格外小心，刮治器刃缘应该平行于修复体边缘。此外，还应注意避免使用器械刮治龋齿、玻璃离子和临时修复体。

磨锐时机

一旦器械根面平整效率下降，具体表现为牙石刮除能力降低，去除牙石所需的手指力量增加，器械无法"咬住"检测棒，或者刃缘出现白色反光线，此时就应该磨锐工作尖（图 5.10）。根据我们

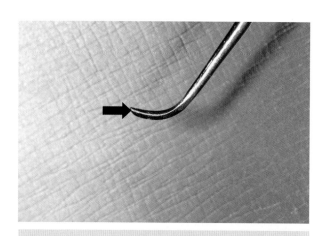

图 5.10　如果器械变钝，在刃缘可见一条亮白色的线，这条线可把刮治器的工作刃和外表面区别开来。如果工作刃锋利，则看不到该线

的经验，大约每刮治 8 颗牙就应对器械进行简单磨锐，当存在顽固牙石、修复体悬突或工作刃磨损的情况下，将缩短器械磨锐时间间隔。

牙石探查

在进行 SRP 后，应通过目测或使用细探针（如 11/12 号，由欧道明大学设计）检查牙面清洁度，确保光滑面上不会存在听觉或触觉上的"咔嚓"感。因为缺乏经验的操作者进行 SRP 后，通常会在以下区域遗留牙石，所以应着重检查：所有牙的轴角、釉牙骨质界、最远中牙面、上颌第一磨牙的近中根凹陷、下颌切牙的近远中根面凹陷以及根分叉入口（特别是存在狭窄区域、V 形或有嵴和凹陷的情况下）。

手用器械的磨锐

如果器械变钝，会导致术者在去除牙石时需要耗费更大的力量和更长的时间。此外，变钝的器械也会抛光牙石，导致牙石变得光滑、圆钝、致密，加大了探查和去除的难度。器械变钝也易打滑，导致牙龈撕裂和患者的疼痛。

定期磨锐可以避免器械变钝，旋转陶瓷磨石、打磨机或者普通手工打磨均可以磨锐器械。磨锐牙周器械最有效的方法是使用打磨机，指定人员需要在器械消毒之前进行这项工作。手工打磨的目的是维持刃缘大约 70° 的内切角，而时钟方法[2] 是获得这个角度的最为简单的方法。以下步骤是成功且安全进行器械磨锐的关键：

- 润湿陶瓷磨石，或者在阿肯色州磨石或印度磨石上滴上一滴矿物油。
- 确认刃缘。
- 牢牢抓住器械。
- 保持刃缘与磨石接触（图 5.11）。

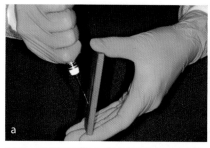
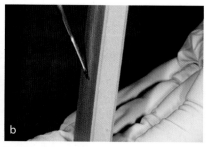
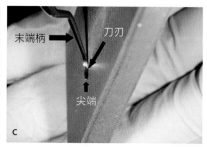

图 5.11　磨锐方法。（a）握紧要磨锐的器械，因为图示是惯用右手的术者打磨 Gracey 7/8 号刮治器，所以将器械固定在上午 11 点位置，磨石固定在下午 1 点位置。（b）关键在于保持刃缘垂直，并使刃缘接触磨石。（c）一旦磨石与器械对正，磨石的数次打磨即可使刃缘锋利。最后检查并确保器械尖端为圆形，并用纱布清除器械上的金属碎屑

- 反复多次平稳地将刀片拉过磨石。避免按压尖端。
- 通过目测或用塑料测试棒检查锋利度，锐利的器械会"咬住"软塑料表面。目视下，钝的刃缘会反光，呈现出一条亮白色的线，当工作刃旋转时会将工作刃和外表面区别开来。如果刃缘锋利，则看不到这条白线。

5.4.9 洁治和牙冠抛光

比较重的色素可以通过空气喷砂机有效地去除，也可以通过细致的超声或手工刮治去除，针对暴露的平坦表面，可以采用转动刷配合细磨砂粉或者粗抛光膏。牙石去除后，应用橡皮杯和抛光膏轻轻抛光牙面。橡皮杯使用时应动作轻柔，并在牙面上快速移动，以避免引起疼痛和牙髓损伤，切勿插入牙龈深处，以免造成牙龈撕裂和退缩。

应注意避免将抛光膏推入深牙周袋内，同时避免使用常规抛光膏进行修复体表面的抛光。修复体表面应使用专用抛光盘和抛光点进行抛光，防止划伤和使修复体表面失去光泽。旋转式抛光刷可以高效地去除像氯己定或烟草等造成的较重色素，同时对正畸矫治器的清洁十分有效。但是，抛光刷极易损伤牙龈组织，不宜在龈缘附近使用。

5.4.10 不同种类的手用器械

除基础型刮治器、通用刮治器和 Gracey 刮治器（图 5.12）之外，制造商还生产了特殊用途的不同种类 Gracey 刮治器（表 5.7）和其他一些适用于特殊患者的器械。例如，因为不锈钢比钛金属硬度高，所以在钛植体表面不应使用不锈钢刮治器，而应选用钛制器械。塑料刮治器因为体积大且易在粗糙的植体表面残留镜下可视的塑料微粒，因此也不适用。根分叉区域的刮治也极具挑战，因为根分叉入口通常略窄于刮治器工作尖，因此不能用常规刮治器或者精细的超声工作尖进行刮治，可选用匙型 DeMarco 根分叉刮治器或有金刚石涂层的 Nabers 探针来去除狭窄根分叉中的牙石。针对厚且顽固的牙石，甚至修复体的悬突，可以选用 Hirschfeld 刮治器来去除。对于大面积暴露的凸出根面，可以使用 McCall 17/18 号刮治器，因为其工作刃的弯曲程度与 Nabers 探针相似。

5.5 理想根面平整目标争议：玻璃样还是缎面样

根面平整完成后，根面应该是"玻璃样光滑"还是"缎面样光滑"一直存在争论，因为若在所有牙根表面实现"玻璃样光滑"，可能会造成牙本质的过度去除。一段时间后会导致根面的"凹槽"，或者在釉牙骨质界下方形成类似苹果核样的较大圆形、光滑根面凹陷。但是，含有嵌入牙石的残留站污层会形成砂纸打磨样表面，很难与"缎面样光滑"表面进行区分。因此对学生而言，把达到"玻璃样光滑"作为预期结果更易操作。

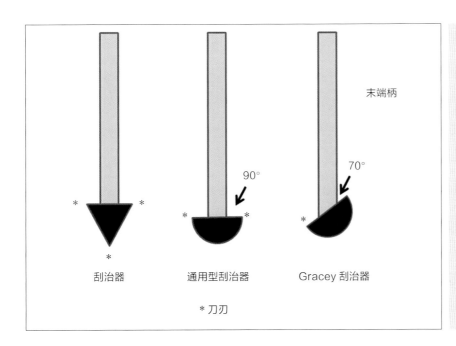

图 5.12 基础型刮治器含有三个刃缘，通用型刮治器有两个，Gracey 刮治器只有一个刃缘。考虑到工作刃倾斜，Gracey 刮治器更易插入牙周袋内且适用于脆弱组织。Gracey 刮治器的工作刃相对于末端柄成 70° 角，而通用型刮治器的工作刃与末端柄的夹角是 90°。这两种刮治器在工作端的刃缘内斜角度一般约为 70°

表5.7 Gracey 刮治器的种类

改进方式	产品名称	特点
金属硬度增加	"Ever Edge"（豪孚迪）。其他制造商则简单地将所有器械换成了最硬等级金属（如美国的 Eagle、Hartzell）	金属硬度越高，刃缘锋利度保持时间越久，从而减少磨锐次数
手柄刚度增加	"刚性"和"超刚性"（豪孚迪）	SRP 时减少器械弯曲度。对刃缘施加更大力量，从而使切削力更强，适用于中重度牙石
工作尖变短	Mini（豪孚迪，其他厂家）	易于在下颌前牙等牙根细小的牙齿上使用
工作刃截面变薄（约 1/2 直径）	Micro（豪孚迪，Nordent）	窄而深的牙周袋
长末端柄（约 3mm）	After-Five Mini-Five "Long"（Nordent）	更易进入深牙周袋，缩短刀片长度的改进型称为 Mini-Five
改进刀柄角度	1/2 vs. 5/6，3/4 vs. 7/8，11/12 vs. 15/16，13/15 vs. 17/18	弯曲程度高的刀柄受邻牙干扰较小，易进入深邻间隙和牙周袋

改进型刮治器的名称会因厂家不同而有所差异，而且某些厂家可能只生产一种材质或刀柄类型的刮治器。

5.5.1 其他策略

虽然手动和超声方法是用于清洁根面的标准手段，然而近年来一些其他方法也在逐步发展应用。这些替代方法通常在资格等级考试中是不规范的，但可在特殊情况下应用。相关方法如下：

- 使用酸类物质（如柠檬酸）或腐蚀剂（如安替佛民）进行化学性牙石清除：这种方法由来已久，考虑到潜在和不可控的组织损伤，且缺乏临床有效性，此方法已不再使用。临床医生有时会用柠檬酸、其他弱酸和乙二胺四乙酸（Ethylenediaminetetraacetic acid，EDTA）等进行"牙根处理"，因为他们相信这些物质可诱使根面更适合于进行再生外科手术。

- 应用金刚砂磨头的旋转器械：考虑到存在过度磨损牙齿结构的可能，该方法通常不用于牙周非手术治疗。然而，这种方法作为牙成形术的一个步骤，可在牙周手术治疗中使用。

- 手术用激光：可以有效去除牙石，消毒根面，并使根面光滑，与传统 SRP 配合钼钇铝石榴石（Er：YAG）激光临床效果相当。但是这类激光价格昂贵，使用不当可能会造成牙根损伤、延迟愈合和严重伤害。

- 空气抛光：这类设备（图 5.13）是将粒子流聚集在牙面，通过粒子的冲击慢慢打磨表面。空

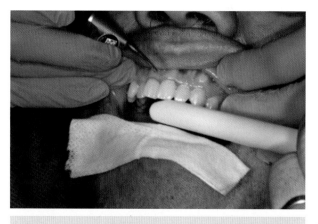

图 5.13 牙科用空气喷砂机。工作尖远离根面，嘴唇上覆盖湿纱布，以阻挡多余的喷雾和研磨碎屑。为防止大量粉尘弥散，高速吸尘器必不可少

气喷砂可去除牙齿外表面的色素，还可用甘氨酸颗粒处理被污染的植体表面。这种方法的缺点是：可能造成组织气肿，异味，舒适度差，产生过量粉尘。

○ 用途：空气喷砂机与超声波装置相似，不同之处在于工作尖靠近牙根表面但不与根面接触。工作尖以"喷枪"的方式扫过根面，目的是去除所有可见的根面污渍。为避免产生过多粉尘，工作尖置入口腔后才能启动，并使其尽可能靠近高速吸尘口。此外，嘴唇或

龈缘放置湿纱布条可以阻隔多余粉尘。

- 牙周内镜（即 Perioscope）：内镜相机可将龈下牙石可视化，便于配合其他方法去除。这种方法有助于单根牙石的清除，但总体临床效果与完善的 SRP 相当。

5.6　辅助刮治和根面平整措施

大量研究表明，SRP 辅助治疗措施可能会提高临床效果。一般来说，这些方法包括使用釉质基质衍生物等生物制剂、SRP 后应用益生菌制剂、外科激光、弱激光照射和光动力疗法、亚抗菌剂量的四环素等宿主调节剂，以及局部应用抗菌药物或抗生素。

5.6.1　激光手术

手术用 Er∶YAG 和掺钕钇铝石榴石（Nd∶YAG）红外线激光可以去除牙石，使牙根表面光滑，并通过特定波长激光的高能集中释放来消毒根面。临床上已有大量证据表明，激光治疗可以辅助 SRP 及咬合调整，明显缩小深牙周袋并获得临床附着。但在一些病例中，关于再生的组织学证据有限 [3]。虽然有限的组织学证据和临床试验数据均表明了 Er∶YAG 和 Nd∶YAG 激光的有效性，但在病例选择和最佳激光治疗方案上仍然存在问题 [3]。如果激光治疗的确有效，那其与牙周外科治疗相比，优点在于痛苦小、创伤小、患者接受程度高。缺点是成本高昂，且需激光防护措施避免患者和操作人员受伤。激光的一般适应证是消除深牙周袋，然而哪些位点和哪些患者最适合用该项技术尚不明确。

5.6.2　弱激光照射和光动力疗法

虽然手术用激光是高效的组织切割仪器，但是低能量密度的可视激光和近红外光谱激光可能会对组织产生生物学效应。例如，低能量红外 / 近红外光谱二极管激光已被证实可以促进成纤维细胞生长，并减少炎症区域的中性粒细胞数量。SRP 配合弱激光照射可以改善探诊出血评分、牙周袋深度和菌斑指数 [4]，但收效甚微。

光动力疗法中，SRP 后须将光敏剂，如甲苯胺蓝（Perio Wave）、吲哚菁绿（Perio Green）置入牙周袋内，再用低水平激光激活光敏剂。激活过程中，这种光敏剂染料吸收能量并传递给周围的氧分子，产生单重态氧。单重态氧活性极高，会氧化其周围的蛋白质，从而杀伤牙周袋中的细菌，可利于牙周袋的减小。两项临床试验表明，与单独 SRP 相比，配合这两种技术能够使探诊深度进一步减少约 0.5mm，但目前此两种技术的具体适应证尚不明确。

5.6.3　宿主调节剂

另一种试图诱导局部组织获得更好临床效果的策略，是通过调节宿主创口愈合机制来实现的。到目前为止，已有研究初步探索了几种具有牙周治疗辅助应用潜能的药物：抗炎药物如非甾体抗炎药包括阿司匹林、多不饱和脂肪酸 [5] 和脂氧素；局部用双膦酸盐，以及促骨形成药物特立帕肽。然而目前，这些药物均没有取得作为 SRP 辅助用药的管理许可。

亚抗菌剂量的多西环素（Perio Stat）是目前唯一可用于临床的宿主调节剂，专门用于减缓附着丧失。多西环素抑制基质金属蛋白酶，而基质金属蛋白酶会分解胶原纤维和细胞外基质，这正是在牙周病发展过程中造成正常结缔组织丢失和附着丧失的原因。在开具的低剂量（每天 20mg）下，多西环素没有抗菌活性，也不引起抗生素耐药性。多项临床试验表明，与安慰剂相比，如果 SRP 术后联合应用亚抗菌剂量的多西环素，会显著获得高达 0.5~1mm 的临床附着获得 [6]。通常，这种药物长期用于具有严重附着丧失或存在附着丧失风险的牙周维护期患者。

5.6.4　局部应用抗菌药物

局部应用抗生素可以有效杀死龈下细菌，因为这种给药方式可在牙周感染部位达到非常高的药物浓度，同时减少全身副作用。一般情况下，局部使用抗菌药物的适应证是 SRP 后尤其是不能进行手术治疗的情况下，局部残留牙周袋（PD ≥ 5mm）和仍然存在炎症。单独进行 SRP 可使牙周袋平均减少 1~2mm，联合应用局部抗菌药物后，牙周袋深度可进一步减少 0.2~0.5mm [7]。但是如果不良修复体或牙石等菌斑滞留因素未去除，那么很难实现良好的临床改善效果。局部应用抗菌药物的临床改善效果往往逊于手术治疗，特别是存在骨缺损或根分叉受累的情况下。目前，最常用的药物如下所示。

盐酸多西环素凝胶（Atridox）

盐酸多西环素凝胶以信封形式封装，内含两支注射器，一支含有盐酸多西环素溶液，另一支含有递送凝胶。注射器连接后，通过前后推动活塞混合内容物，混合后，使用与注射器连接的套管，在完善 SRP 治疗后将凝胶打入牙周袋中。凝胶一旦注入牙周袋便会凝固，如果材料黏附在注射器头，可使用塑料器械将材料推到牙周袋。盐酸多西环素凝胶的优点是单个包装中的材料量通常足够整个口腔使用。

盐酸米诺环素（Arrestin）微球

盐酸米诺环素由配有专用注射器的套件和含有少量黄色药粉的药筒/输送尖端组成。局部使用时，将药筒装入注射器中，并将输送器尖端插入已彻底进行刮治和根面平整的牙周袋中。轻压注射器将药粉推入牙周袋内，材料可足够 1~2 个牙周袋使用（图 5.14）。此药物的优点是易于递送。

氯己定凝胶（Periochi）

氯己定薄片为单个独立包装，单片药物只能用于一个位点。薄片十分坚硬，通常需要小棉钳将其置入紧邻牙面相对较深（＞5mm）和较宽（＞4mm）的牙周袋内。

使用所有药物时，都小心地滴一滴氰基丙烯酸酯组织粘合剂（如 Periacryl-Glustitch）在牙周袋入口处，起到密封牙周袋的效果。对于任何一种药物，局部应用抗生素（CDT 编码 D4381）可以治疗任何部位，且与 SRP 联合应用于相关象限。牙科保险的涵盖范围各不相同，部分保险公司不报销，另一部分公司则只针对 SRP 反应不敏感的患者报销，且限定每个象限两个位点。

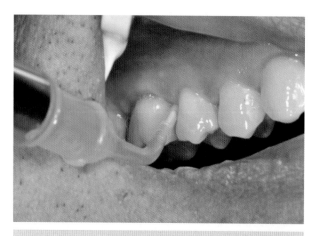

图 5.14 一种局部抗菌药物给药系统。将盐酸米诺环素粉末（黄色尖端组分）装于注射器，尖端插入牙周袋

5.6.5 龈下冲洗

一些临床医生认为，SRP 完成后用抗菌药物（如葡萄糖酸氯己定和聚维酮碘）冲洗牙周袋，可使牙石变得松散、杀灭脱落的细菌，从而取得最佳的治疗效果。常规方法是在 SRP 后，用装有抗菌溶液的套管或注射器冲洗牙周袋。为避免软组织损伤，注射器不能强行插入袋内，应施加温和的压力进行冲洗。

无论是氯己定还是聚维酮碘，尽管手术后牙周袋内细菌数量明显减少，此方法的临床疗效尚不确切，但就长期随访发现，这一方法可能有助于牙周袋深度的进一步减少，平均 2mm。龈下冲洗作为"软组织健康维护"的一部分，也被批评延误了必要的牙周外科治疗，且是牺牲患者利益的赚钱项目。

选取适当的保险编码（即 CDT 编码 D9630 或 D4921）用于费用报销，不过牙科保险很少报销此类费用，一些保险公司只报销简单的龈下冲洗。

5.7 口腔卫生指导

在牙周治疗过程中，维护口腔卫生虽然对疾病治疗作用不大，但对牙周疾病预防和长期疗效起着关键作用。口腔卫生指导对已经存在的龈下菌群影响很小，本身也不能阻止慢性牙周炎的发展。但是改善口腔卫生可以减轻牙龈炎症，良好的口腔卫生有利于非手术治疗和牙周手术治疗（包括组织再生和种植治疗）取得更好的临床效果。

为了有效维护口腔卫生，必须根据患者的需求、能力、学习方式和治疗目标进行个性化卫生指导。有效的口腔卫生指导包括以下内容：

- 使用菌斑指示剂或其他方法将菌斑可视化，使患者可以自己看到菌斑堆积区域。
- 宣教应结合患者背景，并让患者认识到菌斑、现有疾病、关注的问题和治疗目标之间的关系。
- 为患者演示适用于自行操作的口腔卫生方法。针对视觉学习患者，可以利用模型演示，或录制教学视频；对于听觉学习患者，宣教应该全面且清楚；对于动觉学习者，可在其口腔内演示卫生方法。相比单次就诊进行很多指导，每次就诊时集中解决一个方面问题（比如磨牙邻面清洁）可能效果更好。
- 让患者重复医生所演示的方法，确保患者掌握了所教的口腔卫生方法。

• 文件记录菌斑水平和具体指导内容。

鼓励性谈话技巧可能有助于进行口腔卫生指导，此方法最初用于戒酒咨询。在此方法中，牙科医生通过让患者探索和发现他们自己想要改善口腔卫生的原因，进而引导并鼓励患者改善口腔卫生（表5.8）。这个方法需要牙科医生具有反馈性倾听技巧、同理心和非对抗性风格，这样才能影响患者并改变其行为。最新证据表明，鼓励性谈话有助于增强牙科医生与患者之间的沟通、病例接受度[8]和菌斑去除效果。

5.7.1　菌斑显示

菌斑显示方法（如 Young Dental Manufacturing's Trace、GUM RedCote、Sultan Disclosing Solution）有助于对患者宣教和评估其口腔卫生宣教的依从性。菌斑显示剂一般包含一种红色染料（如 FD & C red no. 3、D&C no. 28、碱性品红、樱桃红），这种染料与菌斑结合后不会被冲洗掉，从而使牙菌斑覆盖的牙面显色。双色菌斑显色剂可以对较厚的牙菌斑进行差异染色，新形成的较薄的菌斑染成一种颜色，旧的较厚的菌斑染成另一种颜色。为了减轻染色剂的肥皂味觉，减少不美观的暂时性软组织着色，并避免在衣服上产生永久污渍，菌斑染色时可以采用以下技巧：

• 让患者戴上围兜、斜躺。

• 注水注射器冲洗口腔，吸唾器吸除多余液体。

• 将棉签尖端浸泡在装有少量指示剂的杯子中（能浸泡棉签尖端即可）。

• 用棉签涂抹每个象限的牙面，尤其是牙龈边缘。

• 注水注射器配合高速吸头冲洗每个象限牙面。

• 检查并让患者利用手持镜子观察着色的菌斑部位。菌斑染色方法还可以显示牙面裂纹和修复体边缘。

5.7.2　机械性菌斑清除方法

机械性菌斑清除方法根据菌斑积聚的区域不同，可分成两种：颊面 / 舌面和邻面。如下所示（图 5.15）：

颊舌面刷牙方法

常用的刷牙方法有五种：擦洗法、改良巴斯法、改良 Stillman 法、Charter 法和圆弧刷牙法。其特点、适应证、优缺点如表 5.9、图 5.16 所示。

一般来说，患者的个人刷牙方法只要有效且不会造成组织损伤，都是可以接受的，因为少有证据表明任何一种刷牙方法具有显著优越性[9]。对于持续性菌斑堆积和有牙龈炎症的患者，目标是改进患者的刷牙方法，提高其刷牙效率。如果患者用手动牙刷不能很好地控制菌斑，可以让患者改用旋转震动式电动牙刷来进行更有效的菌斑控制。大手柄的电动牙刷对于灵活性受限的患者来说，也更容易握持。如果患者无法使用电动牙刷，可以将手动牙刷刷柄插入到网球或泡沫管中，这种方法也可以用来辅助患有关节炎或其他残疾的患者进行刷牙。

表 5.8　鼓励性谈话技巧

示例	技巧
"我听说您之前担心牙冠的金属边缘不美观，其实牙冠戴好后是看不见金属边缘的。"	反馈性倾听来解释患者最关心的问题
"现在用我给您的镜子，您能描述一下这个区域牙龈的颜色和形态吗？"	通过开放式问题了解患者对牙龈疾病的不同态度
"您看，它比远离牙齿的牙龈更红肿。"	总结患者的观察
"这是因为炎症导致了您的牙龈组织萎缩。那您认为是什么原因造成了牙龈发炎呢？"	通过反馈肯定患者自己的发现，并诱导其自己得出结论
"没错。"	如果患者的结论与口腔卫生目标一致且并不相悖，应肯定其观点
"您认为现在能做些什么来减轻炎症并防止更多的牙龈丧失呢？"	鼓励患者提出解决方案
"好的，那您能从今天开始做这件事吗？"	得到患者承诺，确认患者是否准备好进行此步骤

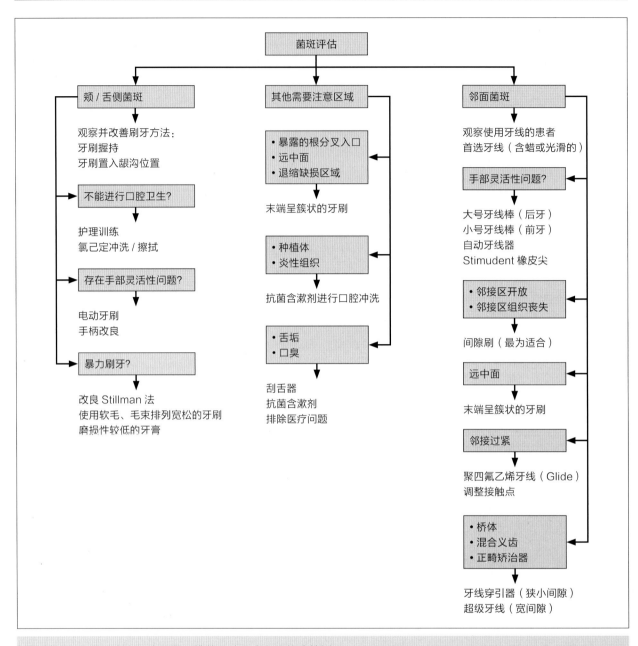

图 5.15 口腔卫生宣教流程图。推荐口腔卫生工具的决策树

邻面刷牙方法

对于大多数牙周病患者来说，口腔卫生存在的问题是牙齿邻面的清洁。目前有很多辅助清洁邻面的工具，但健康牙列一般首选牙线，而受牙周炎影响的牙齿首选牙间隙刷。适应证如下：

- 患牙根面未暴露，患者手部灵活性良好可使用牙线：
  - 虽然不上蜡的牙线能更有效地去除菌斑，但是对患者来说，由棉线或合成材料（如聚四氟乙烯）制成的上蜡、抗断裂的牙线可能更易使用。

- 存在局部固定义齿的桥体和正畸矫治器可使用超级牙线或牙线穿引器。
- 暴露的牙根邻面、根分叉隧道、牙间隙和邻接区开放可使用牙间隙刷：
  - 牙间隙刷应足够小以适应邻间隙；牙间隙刷应保证足够长度，确保从间隙两端进入时，能够到达根面的两侧。
- 狭窄的邻间隙和根分叉入口可使用邻面菌斑清除器。
- 过小间隙／邻接开放区域可使用牙科胶带。
- 种植体的牙周维护除了邻面清洁方法，还增加

表 5.9 刷牙方法

方法	特点	适用	优点	缺点
擦洗法	在牙面水平刷洗		方法简单，患者最常用	难以清除龈缘的菌斑，硬质牙刷和牙膏可能造成牙龈损伤以及牙齿磨损
圆弧刷牙法	在牙面上做圆弧运动，刷颊面时须把牙齿咬在一起	乳牙列	易于理解和掌握（"大圈"），对较小的牙齿效果好，对手部灵活度要求低	对健康成人来说不如其他方法有效
改良巴斯刷牙法	刷毛指向龈沟，小幅度颤动	健康成人戴正畸矫治器者	有效清除龈缘处的菌斑，预防疾病	对手部灵活度有要求，需要耐心
改良 Stillman 刷牙法	刷毛放置在牙龈上，向牙面旋转	颊侧／牙龈退缩的成年患者	最大限度减少对牙龈的创伤	如果前庭沟较浅，菌斑去除效率会较慢且降低
Charter 刷牙法	刷毛指向邻接点	牙周袋切除术后的愈合阶段	避免影响邻近瓣边缘的愈合	如果前庭沟较浅，很难操作

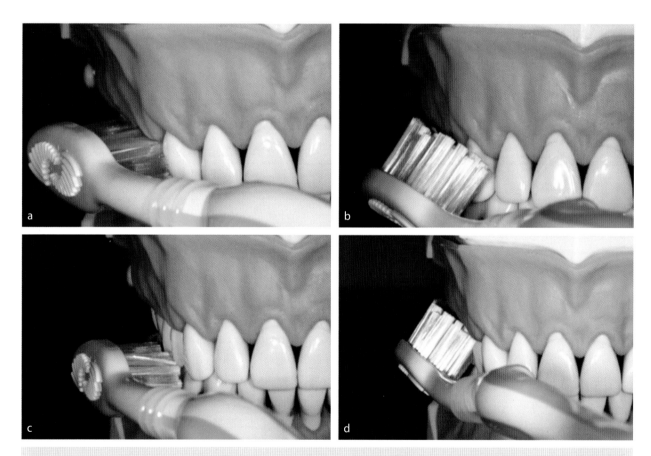

图 5.16 （a~d）不同刷牙方法中牙刷位置的比较。在 Charter 刷牙法中，刷毛朝向邻接区，牙刷侧面靠在牙龈上。然后在每个邻接区轻轻颤动牙刷，建议做过牙周袋缩小手术和牙齿邻面组织缺失的患者使用该方法；在圆弧刷牙法中，牙刷垂直于牙面放置，并呈圆弧状运动。该方法适用于儿童，也适用于手部灵活度受限或存在智力缺陷的成人；巴斯刷牙法的共同点是牙刷刷毛朝向龈沟。在改良巴斯刷牙法中，需要额外在每个牙面拂动牙刷，这种方法对于手部灵活性好的成人来说，能达到较好的菌斑控制效果；Stillman 刷牙法牙刷位置和巴斯刷牙法相似，在改良的 Stillman 刷牙法中，首先将刷毛放在牙龈上，然后向咬合面旋转。这是一种温和的刷牙方法，适用于牙龈退缩和颈部缺损的患者，须引导患者"朝向牙齿拂刷牙龈"

了冲牙器[10]。
◦ 从低水压开始，缓慢增加压力直至患者感到
舒适的程度。

• 手部灵活性差：
◦ 牙签。
◦ 将牙间隙刷安装到长柄上。
◦ 蜂鸟型电动牙线刷。

5.7.3 牙膏

从牙周的角度来看，洁牙剂并不是口腔卫生的
重点，但洁牙剂和预冲洗剂的使用可以提高刷牙的
效率，因为内含的表面活性剂有助于菌斑生物膜的
松解。对于大多数患者而言，任何有助于去除牙菌
斑又不会造成牙齿过度磨损的牙膏都可以使用，但
根据预期效果和特殊成分可以进行牙膏的推荐，如
下所示：

• 抗牙龈炎症和抗牙菌斑作用：
◦ 三氯生：通过抑制牙龈中前列腺素和白三烯
的产生及其抗菌特性，具有直接抗炎的作
用。但这种药物存在争议，因为三氯生对海
洋生物有毒，对人类可能存在雌激素样效
应，还有可能诱导抗生素耐药性的产生。
◦ 其他抗菌药物，如氨醇、精油和其他草本药
物、双胍（氯己定）、季铵化合物（氯化十六
烷基吡啶），以及各种金属盐（含氟化物的
锌、锡、银盐或氨基氟化物）。这些药物有利
于减少菌斑，从而不同程度地改善牙龈炎症。

• 减轻牙本质过敏反应：
◦ 使牙髓神经纤维失活的钾盐。
◦ 牙本质小管封闭剂，如草酸盐（用作漱口水
或脱敏剂）[11]、锶盐和磷硅酸钠钙。
◦ 精氨酸/磷酸钙化合物。

• 减少牙石：阻碍刮治后牙石的形成。
◦ 焦磷酸盐或六偏磷酸盐，抑制菌斑内晶体的
形成，从而减少龈上牙石的形成。

• "美白"或"吸烟者"专用牙膏：
◦ 硅或二氧化硅摩擦剂：侵蚀牙面沉积物。
◦ 有助于裂解沉积物的氧化剂、螯合剂和表面
活性剂。
◦ 通过增加短波反射来提高"亮度"的光敏剂。
◦ 美白牙膏的存在主要问题是可能造成牙齿的
侵蚀，特别是当同时饮用酸性饮料时。

5.7.4 含漱剂

含漱剂有助于清除菌斑，减轻牙龈炎症或口
臭，补充氟化物，缓解口干症状。用于牙周治疗的
含漱剂含有促进菌斑减少和抗炎作用的抗菌成分。
这些含漱剂的优缺点如下：

• 葡萄糖酸氯己定（3M Peridex、高露洁 Peri
Guard 或无酒精口香糖中的 0.12% 成分）：在
减少菌斑和牙龈炎症方面效果显著。氯己定结
合到牙面可以直接发挥长效抗菌效能。缺点是
长期使用（＞2 周）会使牙齿和舌头染成棕褐
色，而且因为氯己定抑制成纤维细胞的生长，
可能会造成伤口延迟愈合。

• 百里香酚、桉树醇、甲醇和水杨酸的精油混
合物（如李斯特林出厂药物及常规配方）：具
有与氯己定相似的抗菌斑、牙龈炎症效果，且
易获得[12]。缺点是显著的高酒精含量（20%~
25%）可能会给酒精复饮者带来困扰，可能存
在但不确切的口腔癌患病风险。

• 氯化十六烷基吡啶和其他季铵化合物（如
Scope）：具有减少菌斑、减轻炎症作用，但作
用略弱于洗必泰和芳香油。与大多数洗必泰和
芳香油含漱剂相比，这种类型的含漱剂中酒精
含量更少或不含酒精。

• 三氯生：直接减少菌斑和减轻牙龈炎症，但因
其存在环境损伤风险而饱受争议（见上文）。
下面还列出了几种未上市的漱口水替代品：

• 芝麻油的"油拔"疗法：起源是吠陀医学，在
一些对非传统医学感兴趣的患者中很受欢迎。
使用方法是将少量的芝麻油放入嘴里，用力含
漱约 15 分钟。有限的科学证据表明，这种方
法可减少菌斑并减轻牙龈炎症，但是这种方法
对大多数患者来说不切实际。

• 过氧化氢（浓度为 1.5%，一般将 3% 溶液等比
例稀释）：可杀灭过氧化氢酶阴性的细菌，漂
白牙齿。缺点是有潜在的致癌风险，同时有关
使菌斑减少的证据尚不一致，长期使用可能造
成组织损伤。

• 次氯酸钠（0.05%~0.25%，用 5% 家用漂白剂
稀释）：非常有效的广谱抗菌药物，可显著减
少牙菌斑和牙龈炎。缺点是处理未稀释的漂白
剂可能导致化学灼伤和衣服损伤，具有强烈的
氯气味。

5.8　戒烟宣教

吸烟是引起严重牙周疾病的最关键因素之一。吸烟还会增加牙周或种植治疗失败的可能，并增加未来罹患牙周疾病、口腔癌和其他重要健康问题的风险。鉴于口腔保健人员与患者互动频繁，在早期阶段识别吸烟对口腔组织造成的影响中发挥着独特作用。由于口腔保健人员与患者见面的次数比内科医生更多，因此由其进行戒烟宣教可能更为有效。

5.8.1　吸烟危害

研究证明，吸烟会给全身健康带来众多风险。

系统性疾病风险因素

烟草含有多种潜在致癌物，它们可以天然存在于烟叶中（如放射性钋），也可以在燃烧过程产生（如多环芳烃，在 DNA 中作为嵌插物）。任何方式的烟草使用均与不同的癌症有关，使用烟草的方式决定了大多数癌症的发生部位。例如，吸烟会导致接触烟雾或参与烟草成分代谢／排泄的组织产生癌症，如口腔、咽、喉、肺、食道、胃、胰腺、膀胱、肾脏和子宫颈。雪茄产生的烟雾颗粒比香烟产生的更大，吸入肺部深度较小，因此癌灶病变会向口腔转移。

香烟烟雾的刺激还会加速肺气肿和支气管炎的发展，增加肺炎患病风险。

多种烟草成分，如烟叶中蒸发／溶解的尼古丁和缓慢燃烧过程中产生的一氧化碳，都是血管和免疫细胞的刺激因素。因此，吸烟与心脏病、心肌梗死、动脉瘤、高感染风险、伤口愈合不良、生育能力下降、阳痿以及包括死胎在内的各种出生并发症有关。

口腔疾病风险

由于吸烟降低了免疫反应的效能，因此可能导致严重牙周病和种植体周围病的发生。癌症更容易发生在口腔中最易接触烟草的区域。对于吸烟者来说，嘴唇、舌头、腭侧牙龈、口底和颊黏膜这些区域可能会形成癌前病变、鳞状细胞癌或疣状癌。对于无烟烟草而言，易患癌区域往往是接触烟草的颊前庭。

吸烟还会引起口臭、牙齿深棕色着色和味觉减弱。由于无烟烟草通常含有糖，同时尼古丁会减少唾液的形成，所以使用无烟烟草者易患根面龋，尤

其是下颌后牙区域。

5.8.2　吸烟者劝导

通常，大多数吸烟者基本都了解一些吸烟的负面影响，并有戒烟意愿。因为许多人都知道戒烟益处，也曾尝试过戒烟，但出于各种原因又开始复吸。

因此，戒烟宣教的重点应放在加强戒烟支持和鼓励而非信息提供和指导。戒烟顾问的角色是让患者进行自我监督，检查患者的健康行为，提供烟瘾克服策略，并通过阐明戒烟益处和指出已取得的健康进展等方式来为患者提供持续的戒烟动力。针对戒烟宣教，可以给患者提供各种手册和传单，列出健康风险、吸烟花费、戒烟策略以及戒烟益处。这些手册通常可以从牙科协会、州组织（例如加利福尼亚州吸烟者帮助热线——1-800-NO-BUTTS）和健康协会（例如国家肺脏协会）免费或低价获得。

一般来说，每次戒烟咨询都遵循以下模式：

- 询问："你目前抽烟吗？"如果不抽，对患者进行表扬并继续进行其他治疗。如果抽烟，确定患者使用的烟草类型、用量、何时使用，以及烟草需求的诱因。
- 建议："作为你的牙科医生，我需要告知你吸烟会导致的口腔疾病（在患者口内进行演示）。"不带偏见地解释并指出吸烟造成的口腔指征。至少，建议转诊到专业的戒烟宣教服务机构。
- 评估："我想知道您的戒烟意愿有多强烈。请用 10 分表，0 分代表完全不感兴趣，10 分代表我现在就想戒烟，来告诉我您的戒烟意愿强烈程度。"
  - 如果答案小于 7，确认患者不愿戒烟："看来您现在还没准备好戒烟，我说的对吗。"如果答案是肯定的，礼貌地对此决定表示尊重，并在需要时提供帮助，说："当然，即使你还没有准备好戒烟，我也希望您考虑一下。我会给您一些资料，下次再询问您是否改变主意。当您准备戒烟时，我可以提供帮助，您也可以从许多免费服务中寻求帮助，如当地／国家戒烟服务的名称。"如果答案是肯定的，则进行下一步，如果答案是否定的，则让患者再次对戒烟意愿进行评分。
  - 如果答案大于等于 7，再次确认患者的戒烟意愿："太好了。看起来您现在已经准备好戒

烟了，我说的对吗？"如果答案是肯定的，那么就进入下一步。如果答案是否定的，则让患者再次对戒烟意愿进行评分。

- 协助："我们定个戒烟日期吧。您准备好现在开始戒烟了吗？"
  - 如果患者准备好了，提供戒烟的初步帮助："太好了。让我们着手从摆脱促使您吸烟/使用烟草的东西开始。如果您随身携带任何烟草产品，我们现在就把它们扔掉吧。扔掉你车里、工作场所和家里的所有烟草产品。收好烟灰缸、烟斗、电子烟等任何患者可能用来吸烟的烟草相关用品。作为一个提示，写下您想要戒烟的原因，并把它张贴在家里您经常吸烟或咀嚼烟草的地方。我会给您一些资料阅读，可能会对您的戒烟有所帮助。"
  - 如果回答是否定的，则鼓励患者确定一个戒烟日期："那也没关系。大多数人都无法做到当场准备戒烟。"但是设定一个戒烟日期，来让您进行戒烟准备，并且每天做一些利于戒烟的改变，是一个不错的主意。例如，确定一个对您有意义的日子，比如您的生日或者周年纪念日，在接下来的4周里，每天做能够帮助您戒烟的事情。这些事情可以是每天减少烟草制品或电子烟的使用，或者把烟灰缸收起来，等等。告诉别人您的戒烟意愿。写下您的戒烟原因，并贴在经常使用烟草的地方。在戒烟日，扔掉所有烟草制品并将（烟灰缸等其他烟草相关用品）收起来。我也会提供一些资料来帮助您戒烟。
  - 如果你有处方权，可提供药物协助："如果您服用一些药物来戒断吸烟冲动，这将有助于戒烟，或帮助您的身体摆脱对尼古丁的依赖。我可以给您提出建议并开具处方，或者您也可以跟您的内科医生讨论药物的使用。然而最重要的是进行戒烟的自我激励，在这点上我也可以给您提供一些策略。这些信息您感兴趣吗？"如果回答是肯定的，则为患者开具处方并提出策略。

  推荐专业机构来提供额外的帮助："我有一份戒烟宣教服务的清单，可能会对您有所帮助，并且大部分都是免费服务。您想进一步了解一下吗？"如果回答是肯定的，则提供这些信息。如果回答是否定的，也要提供一些信息："没关系，我会给您

一些资料以防您需要额外的帮助（提供手册）。如果您需要帮助或有更多问题咨询，给我们打电话就行。"

- 安排一次随访："我们最好进行一次随访，来看看您的戒烟情况，这会让您戒烟的概率增加一倍以上。您想什么时候进行随访呢？"
  - 如果患者提供一个日期："太好了。什么时间进行电话联系比较合适，打哪个电话号码呢？"
  - 如果患者犹豫不决，无法提供一个日期："如果您不确定，我可以在您下次复诊时进行随访，看看您做得怎么样。请记住，只要您勇于尝试，最终会成功的。"

5.8.3 鼓励戒烟

对于犹豫是否要戒烟的吸烟者来说，以下模式可能会有效果。每次就诊时讨论以下内容：

- 相关性：每次就诊时，告知患者一点关于患者的特定信息，强调戒烟与患者自身的相关性。不带偏见地表达出你的观点，并确保将患者的主诉或者重要口腔疾病与之联系起来。在合适的条件下，将戒烟与家庭幸福美满联系起来，比如强调吸烟会让孩子暴露在二手烟中，这可能是戒烟的有力动机。
- 风险：每次就诊时，强调与患者最密切相关的持续吸烟风险。可能包含以下方面：
  - 直接风险：呼吸窘迫、持续咳嗽、不孕不育、哮喘、口臭、牙齿着色、味觉减退、衣服上的烧痕和异味。
  - 长期风险：口腔癌、肺癌、脑卒中、心脏病发作、牙齿脱落、牙科治疗失败、感染风险、伤口愈合不良以及家庭火灾危险。
  - 对他人的影响风险：配偶患癌症的风险增加，孩子哮喘的风险增加，孩子可能养成吸烟习惯，婴儿猝死综合征的风险增加。
- 奖励：每次就诊时，找出一个与患者相关的戒烟的潜在好处。
  - 健康改善：更佳的体质、体能和外表。
  - 生活质量提高：食物味感更好，空气更清新，家庭成员更健康，减少经济负担。
  - 幸福感增强：自信，给孩子树立好榜样，减少对烟草风险的担忧。
- 障碍：讨论过去的戒烟尝试，以及不想戒烟的

原因。解决或提供克服障碍的策略：

- 戒断症状：提供辅助药物。
- 失败恐惧：频繁随访，进行鼓励，增强患者信心。
- 体重增长：建议锻炼，营养咨询。戒烟期间使用安非他酮或尼古丁口香糖可能会减少体重增长。
- 缺乏支持：使用咨询服务。加入一个互助小组。
- 欲望：提出克服欲望的策略。欲望只能持续几分钟，而有效活动可以克服且度过这段时间。
- 烟草带来的愉悦感：提供酒石酸伐尼克兰（一种不含尼古丁的戒烟药物）以阻断吸烟时的愉悦感觉。
- 抑郁：支持互助小组的小组讨论可以在提供心理咨询的同时起到帮助作用。临床抑郁症需要精神科医生来治疗。
- 反复：向患者解释戒烟需要多次才能成功。平均来说，吸烟者需要戒烟9~12次才能成功。
  - 不断强调相关性、风险、回报，并讨论存在的困难，最终很可能会激发患者的戒烟意愿，但同时也可能导致不配合的患者退出治疗。

5.8.4 戒烟用药

虽然药物不是戒烟所需的必要因素，但其通常可以提高戒烟成功的可能性。一般说来，牙医可以开具三种药物：尼古丁替代物、安非他酮（Zyban）和酒石酸伐尼克兰。

尼古丁替代物

一般来说，如果患者有心血管疾病、胃溃疡、糖尿病、抑郁症、哮喘或ས钠饮食的病史，使用尼古丁替代物时应与内科医生进行沟通。尼古丁替代物一般不需处方，是辅助戒烟的最常用首选药物。为确保尼古丁替代疗法的有效性，吸烟者必须在服用第一剂尼古丁替代物之前戒烟。下述尼古丁替代物形式可供选择：

- 尼古丁贴片：无需处方即可获得，可为通常全天吸烟的尼古丁替代疗法患者提供持续支持。贴片易于使用，通常可抑制晨起烟草欲望。贴片的一个缺点是不能提供香烟那样的"口感"，而且在睡前使用贴片可能会影响睡眠。对于吸烟者而言，使用剂量取决于每天吸烟的数量：

  - 重度吸烟者（每天10支以上或半包）：第1~6周使用21mg贴片，每天1次；第7~8周使用14mg贴片，每天1次；第9~10周使用7mg贴片，每天1次。
  - 轻度吸烟者（每天少于10支）：第1~6周使用14mg贴片，每天1次；第7~8周使用7mg贴片，每天1次。

- 尼古丁口香糖：无需处方即可获得，因其提供了一个替代的口腔习惯，有助于患者更好地进行尼古丁控制。与传统口香糖相比，尼古丁口香糖相当坚硬，需要用力咀嚼10~20次，才能感受到辛辣的味道。产生这种感觉后，口香糖需要在颊黏膜处保持大约5分钟。当味道消退时，需要再次咀嚼口香糖以释放更多尼古丁。尼古丁口香糖可有效减少戒烟期间的体重增加，但有义齿患者难以使用。服用剂量取决于每天吸烟的数量：

  - 重度吸烟者（每天25支以上）：4mg规格口香糖。第1~6周每1~2小时1片；第7~9周每2~4小时1片；第10~12周每4~8小时1片。
  - 轻度吸烟者（每天少于25支）：2mg规格口香糖。第1~6周每1~2小时1片；第7~9周每2~4小时1片；第10~12周每4~8小时1片。

- 尼古丁含片：无需处方即可获得，其优点与尼古丁口香糖类似。剂量取决于吸烟习惯，患者需要在12周内将每天使用的含片数量从12~20片慢慢减少到3片：

  - 醒来后半小时内吸烟：4mg规格。
  - 醒来半小时后吸烟：2mg规格。

- 尼古丁鼻腔喷雾剂（10mg/mL，每个鼻孔喷雾1次）：需要开具处方，可能具有鼻腔刺激性。但是它可能更适合过去经常吸烟的患者和重度吸烟者。起始剂量为每小时2~4次（每天最多80次），患者自行记录使用次数。患者需每天减少2次使用喷雾次数，直到戒烟成功。

- 尼古丁吸入器是一种类似香烟的吸入器，使用方便，手感与香烟相似。对于重度吸烟者而言，这种吸入器可能无法提供足够的尼古丁，且使用时会产生口哨声。起始剂量是每天6~16盒，患者每周减少一盒用量，直至戒烟成功。

5.8.5 其他药物

虽然尼古丁替代疗法对于常规戒烟来说已经足够了，但重度吸烟者和那些有长期不成功戒烟史的患者，可能需要其他药物。

安非他酮（Zyban）

安非他酮是一种作用于大脑中多巴胺通路的抗抑郁药物，可有效降低对烟草的渴望。它作为尼古丁替代疗法的补充十分有效，但如果戒烟者患有癫痫、饮食失调、正在接受酒精/药物成瘾治疗，或者已经在使用安非他酮或单胺氧化酶抑制剂进行抗抑郁治疗时，则不应开具此药物。安非他酮还可以引起一些患者的情绪变化、多梦或自杀念头，如果开具安非他酮则须密切随访。

对于戒烟而言，如果患者仍在使用烟草，应给患者开具 150mg 的安非他酮处方，并嘱患者前 3 天晨起服用 1 片。3 天后，剂量增加到每 12 小时 1 片，并指导患者 2 周内戒烟。戒烟后，持续服用安非他酮 7~12 周来巩固戒烟，最后一周剂量逐渐减少到 1 片。

伐尼克兰（Chantix）

伐尼克兰可阻断引起吸烟愉悦感的尼古丁受体，消除了继续吸烟的主要诱因。它不能与尼古丁替代疗法一起使用，且常会产生一些副作用。最常见的副作用是恶心，也可能会产生不寻常的梦境。罕见情况下，会导致部分患者的情绪变化或产生自杀念头。药物是薄膜包装，且提供了何时服用的说明，因此易于使用。在第 1 个月，医生会开具一个含有 0.5~1mg 药片的"入门级"药包，而在接下来的几个月里，只要有需求，"持续性"药包就会一直开具。如果开始服药时出现恶心症状，服用半片可有助于避免恶心。通常，患者在开始服用伐尼克兰时可以吸烟，但建议患者在 3 个月内完全戒烟。

5.9 关键要点

- 菌斑是牙周病的病因。局部因素（如牙石、不良修复体、牙齿位置异常等）以及系统性疾病和全身因素（如吸烟、糖尿病、妊娠等）均能影响甚至加重疾病的严重程度。

炎症控制始于去除生物膜的口腔卫生指导。SRP 基础治疗的目的是形成光滑、清洁、坚硬的牙面。

- 建议以"混合形式"结合使用电动和手用器械。超声工作尖有很多类型，应根据其易获得程度和有效性进行选择。手用器械应该进行磨锐来保证其使用安全和效率。
- 可以使用 SRP 辅助措施，这些措施可能会很有效。但其有效性仍取决于根面的清洁程度。
- 患者口腔卫生的自行维护是成功的关键（并不是所有患者都需要使用牙线）。单一尺寸牙线也无法满足所有人的需求。
- 吸烟严重危害全身和口腔健康。
  - 戒烟宣教至少应该包括"询问"烟草使用情况、"告知"吸烟风险、恰当"评估"戒烟意愿、"协助"戒烟以及"安排"戒烟随访。
- 尼古丁替代剂等药物可以协助戒烟。

5.10 复习题

思考以下病例并进行问题练习：

一位 43 岁的患者主诉"牙龈出血"，有胃反流病史和吸烟史。自述每天服用 1 次奥美拉唑，按需服用抑酸剂。大约 15 年烟龄，每天吸烟 1 包。整日吸烟的原因是他很容易感到无聊，抽烟能让他有事可做。最近一次口腔就诊，是 3 年前进行的一次"口腔洁治"治疗，自述使用软毛牙刷刷牙，当食物卡在牙齿间时，"有时"会用牙线。1 个月前，左上第一磨牙由于剧烈牙痛，在一家免费提供紧急牙科治疗的社区医院被拔除。以下为全口代表区域情况（临床表现见图 5.17，X 线片见图 5.18）。

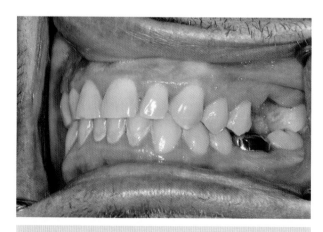

图 5.17 患者口内照

11	12	13	14	15	牙齿	22	21	20	19	18
513	424	425		523	PD（颊侧）	424	324	424	545	423
*	**	**		*	BOP（颊侧）	**			***	
524	434	434		634	PD（舌侧）	435	325	535	554	534
*	**	*		**	BOP（舌侧）		*		***	***
1	1	2		2	最重 CAL	2	2	2	3	1
					根分叉（舌侧）				1	
					根分叉（颊侧）				1	
		1			牙齿松动度					

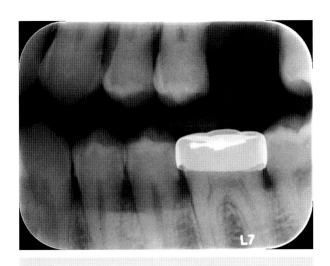

图 5.18　左下前磨牙 / 第一磨牙区殆翼片

学习目标：根据临床表现，制订系统牙周治疗计划，旨在减轻牙周炎症。

1. 对以下说法做出判断。

说法 1：吸烟与牙周病的严重程度增加有关。

说法 2：应该对这位患者提供戒烟宣教。

A. 两种说法均正确

B. 两种说法均错误

C. 只有说法 1 正确

D. 只有说法 2 正确

2. 对该患者左下象限牙列进行非手术的牙周基础治疗，下列选项中哪个方法最为合适？

A. 维护治疗

B. 预防治疗

C. SRP，1~3 颗牙齿

D. SRP，4 颗以上牙齿

3. 请对以下说法进行判断：

不锈钢牙冠不能作为此病例的永久修复方案，因为如果没有专用器械，就不能对它进行刮治和根面平整。

A. 该说法和理由都正确，且有相关性

B. 该说法和理由都正确，但没有联系

C. 该说法正确，但理由不正确

D. 该说法不正确，但理由正确

E. 该说法和理由都不正确

学习目标：描述提高刮治和根面平整（SRP）效率和效果的方法。

4. 请对以下说法进行判断：

说法 1：此患者不能使用超声器械。

说法 2：为了获得最佳的牙面光滑度，在使用超声器械之前应使用手用器械。

A. 两种说法均正确

B. 两种说法均错误

C. 说法 1 正确，说法 2 错误

D. 说法 1 错误，说法 2 正确

5. 以下哪种型号 Gracey 刮治器专门用于左下第二前磨牙的舌面？

A. 1/2 号

B. 7/8 号

C. 11/12 号

D. 13/14 号

6. 以下问题中只有一项不是由于钝的刮治器引起的。哪一项不是？

A. 被磨光的牙石

B. 增加操作者的疲劳度

C. 更严重的器械磨损

D. 可能造成组织损伤

7. 以下方法中有一个不能提高 SRP 的效率，是哪一个？

A. 包括手指支点在内的正确的人体工程学

B. 锐利的器械

C. 频繁更换器械

D. 超声仪器

E. 刮治器改进型（如 Everedge、Rigid 等）

学习目标：描述 SRP 中所使用辅助措施的益处及风险。

8. Er：YAG 和 Nd：YAG 激光一般用于下列哪个选项？

A. 辅助进行 SRP

B. 代替传统 SRP 器械，单独使用

C. 专门用于软组织手术

D. 很少使用，因为半导体激光器更便宜而代替了它们

9. 请对以下说法做出判断。

说法 1：盐酸米诺环素由含有氯己定的凝胶薄片组成。

说法 2：与单独进行 SRP 相比，局部应用抗生素可使牙周袋缩小 1~2mm。

A. 两种说法均正确

B. 两种说法均错误

C. 说法 1 正确，说法 2 错误

D. 说法 1 错误，说法 2 正确

学习目标：根据患者的口腔卫生需求，进行个性化的口腔卫生指导。

10. 考虑到该患者是一名手表修理员，最适合用于 22~23 号牙齿区域邻面清洁的辅助工具是什么？

A. 簇状刷

B. 牙线

C. 牙间隙刷

D. 超级牙线

11. 判断以下说法的因果关系：该患者的刷牙方法对任何牙龈萎缩的患者都有效，因为低磨损性的软毛牙刷和牙膏会防止损伤组织。

A. 说法和原因均正确且相关

B. 说法和原因都是正确的，但无关

C. 说法是正确的，但原因不正确

D. 说法不正确，但原因正确

E. 说法和原因都不正确

12. 请对以下说法做出判断。

说法 1：氯己定最常见的副作用是牙齿着色。

说法 2：氯己定与牙面结合后具有持续的抗菌活性。

A. 两种说法均正确

B. 两种说法均错误

C. 说法 1 正确，说法 2 错误

D. 说法 1 错误，说法 2 正确

13. 根据病史，有什么具体的方法可以帮助这位患者戒烟？

A. 酒石酸伐尼克兰（Chantix）

B. 参加支持小组

C. 锻炼

D. 对抗无聊的策略

14. 对于寻求非处方药治疗的首次戒烟患者，以下哪种辅助药物有用？

A. 尼古丁贴片 21mg

B. 尼古丁口香糖 2mg

C. 尼古丁鼻腔喷雾

D. 尼古丁吸入剂

5.11 参考答案

1. A. 长期吸烟与慢性牙周炎的严重程度增加密切相关，鉴于烟草对口腔健康的危害，应该告知患者吸烟对口腔健康的不利影响，并鼓励吸烟者戒烟。

2. D. 患者超过 3 颗牙齿均有明显的牙周袋和牙石附着（见 X 线片），并表现出牙炎症状（附着丧失和放射性骨吸收）。为了去除导致牙周炎的牙石，需要进行 SRP。因为至少有 4 颗牙齿有很深的牙周袋和大量牙石，治疗计划应该采用"多于 4 颗牙齿"的 SRP 代码。

3. C. 成年患者不应该使用不锈钢冠作为永久修复体，原因有很多，如外形不良、密合性差、存在龋病复发的风险、咬合接触不良，以及修复体和牙齿存留的不确定性。虽然很难对修复体的金属悬突及不良外形进行刮治和根面平整，但也可以用常规手用器械的工作尖采用平行于牙冠边缘的移动来进行刮治。

4. B. 患者没有限制使用超声仪器的系统性疾病，可以选择只用手用器械来对 19 号牙进行操作，所以说法 1 错误。因为超声处理后的牙面比手用器械处理过的更粗糙，所以为了尽可能获得最佳光滑牙面，应最后使用手用器械，说法 2 错误。

5. B. 前牙使用 Gracey 1/2 号刮治器。11/12 号刮治器是为后牙近中面设计的，13/14 号刮治器是为后牙远中面设计的。

6. C. 钝的器械会将牙根表面的牙石打磨光滑，且去除牙石的效率较低，所以需要花费更多的精

力，也会使操作者疲劳。此外，由于器械很钝，它可能会意外滑离牙面而造成周围软组织撕裂。

7. C. 每次更换器械，都需要耗费时间来把用过的器械放回治疗盘，挑选并拿起一把新的器械，判断它的锋利程度并磨锐它，调整注意力回到正在操作的牙面。因此，为了获得最高工作效率，如无必要应避免更换器械。

8. A. Er∶YAG 和 Nd∶YAG 激光是可以切割硬组织的外科激光，可作为 SRP 的辅助手段用于牙周治疗。虽然可以将这些激光作为单一疗法，但是因为 SRP 的完成在很大程度上取决于对牙石的探查，所以使用激光会造成治疗的困难和效率低下，因此激光不能做到单独使用。

9. D. Arrestin 的活性成分为米诺环素。洗必泰是氯己定薄片中的活性成分。在局部抗菌药物释放研究中，牙周袋平均减少了不到 0.1mm。

10. B. 根据患者的职业特点，可以判断其手部灵活性好，没有任何的活动受限。因为 22 号牙和 23 号牙之间的邻间隙比较小，且大部分区域被软组织充满，牙线是最适合这个区域的口腔卫生辅助工具。

11. D. 虽然低磨损性的软毛牙刷和牙膏对防止组织损伤十分有效，但强力的刷牙方法仍然会引起牙龈退缩，故不推荐使用。

12. A. 使用氯己定含漱剂一般来说是安全的，但因为氯己定会结合在口腔表面（包括牙齿），所以长时间使用会使牙齿染成棕色。

13. D. 根据描述，患者无聊的时候就会抽烟。因此，戒烟策略必须为他提供一个消除无聊的方法，比如培养一个爱好，或者建议他选择吸烟之外的方法来让他的保持忙碌，比如使用按摩球或益智玩具。锻炼和参加支持小组总体上是有帮助的，但针对本病例不是特别实用。在本病例中，酒石酸伐尼克兰可能有效也可能无效，因为患者吸烟是用来消除无聊的，而不一定是为了享受。

14. A. 患者烟瘾很大（每天 1 包），因此需要 21mg 尼古丁贴片。2mg 尼古丁口香糖适用于烟瘾较轻者，吸入剂和鼻腔喷雾需要处方。

5.12 循证活动

- 检索文献，判断使用电动牙刷的患者能否比手用牙刷患者实现更为理想的菌斑控制。

- 检索文献，确定长期使用抗菌含漱剂（如洗必泰和芳香油）能否显著减轻牙龈炎症。在课堂上讨论最佳的含漱剂类型。

- 进入得克萨斯大学圣安东尼奥健康科学中心网站，网址为 https://cats.uthscsa.edu/，点击牙科学版块 CAT，并检索有关激光治疗牙周炎的综述。阅读您所找到的所有 CAT，基于现有文献判断结论是否仍然正确。

- 根据 Sauve S 等人在"CAT：学习如何批判性评价"中提供的大纲，新创建一条有关全口消毒的优点的 CAT（或其他无法获取 CAT 的主题）（Ann R Coll PhysDoctors Surg Can. 1995; 28:396−398）。

参考文献

[1] Marda P, Prakash S, Devaraj CG, Vastardis S. A comparison of root surface instrumentation using manual, ultrasonic and rotary instruments: an in vitro study using scanning electron microscopy. Indian J Dent Res 2012; 23(2):164–170

[2] It's About Time to Get on the Cutting Edge. Chicago, Illinois: Hu-Friedy; 2009

[3] Mizutani K, Aoki A, Coluzzi D et al. Lasers in minimally invasive periodontal and peri-implant therapy. Periodontol. 2000 2016;71(1):185–212

[4] Cappuyns I, Cionca N, Wick P, Giannopoulou C, Mombelli A. Treatment of residual pockets with photodynamic therapy, diode laser, or deep scaling. A randomized, split-mouth controlled clinical trial. Lasers Med Sci 2012;27(5):979–986

[5] Sculley DV. Periodontal disease: modulation of the inflammatory cascade by dietary n-3 polyunsaturated fatty acids. J Periodontal Res 2014;49(3):277–281

[6] Deo V, Gupta S, Bhongade ML, Jaiswal R. Evaluation of subantimicrobial dose doxycycline as an adjunct to scaling and root planing in chronic periodontitis patients with diabetes: a randomized, placebo-controlled clinical trial. J Contemp Dent Pract 2010;11(3):009–016

[7] Garrett S, Adams DF, Bogle G, et al. The effect of locally delivered controlled- release doxycycline or scaling and root planing on periodontal maintenance patients over 9 months. J Periodontol 2000;71(1):22–30

[8] Curry-Chiu ME, Catley D, Voelker MA, Bray KK. Dental hygienists' experiences with motivational interviewing: a qualitative study. J Dent Educ 2015;79(8):897–906

[9] Wainwright J, Sheiham A. An analysis of methods of toothbrushing recommended by dental associations, toothpaste and toothbrush companies and in dental texts. Br Dent J 2014;217(3): E5

[10] Goyal CR, Lyle DM, Qaqish JG, Schuller R. Evaluation of the plaque removal efficacy of a water flosser compared to string floss in adults after a single use. J Clin Dent 2013;24(2):37–42

[11] Sharma D, McGuire JA, Amini P. Randomized trial of the clinical efficacy of a potassium oxalate-containing mouthrinse in rapid relief of dentin sensitivity. J Clin Dent 2013;24(2):62–67

[12] Van der Weijden FA, Van der Sluijs E, Ciancio SG, Slot DE. Can Chemical Mouthwash Agents Achieve Plaque/Gingivitis Control? Dent Clin North Am 2015;59(4):799–829

6 牙周袋变浅

摘要

对于重度牙周炎患者，牙周非手术治疗后仍会存在难以消除的深牙周袋。虽然有可能通过反复刮治、根面平整等非手术方法使牙周袋变浅，但是对于大多数患者来说，则须通过手术方法来消除深牙周袋。本章将介绍完善非手术治疗后深牙周袋仍然存在的原因，以及治疗计划的制订和手术具体操作。这些方法也适用于冠延长术，预防修复体侵犯牙槽嵴顶附着组织所导致的并发症。

关键词：牙周袋变浅、手术治疗、冠延长术

6.1 学习目标

- 了解深牙周袋变浅手术的适应证。
- 制订牙周袋变浅的手术治疗方案。
- 掌握牙周袋变浅的手术方法。
- 明确冠延长术的手术时机。

6.2 病例分析

患者是 63 岁的南亚裔男性，要求洁牙，近 10 年来未行口腔保健治疗。有高血压病史，但通过改变饮食习惯和进行放松疗法后症状缓解，同时患有 2 型糖尿病，每天注射一次 5mg Glucotrol XL（格列吡嗪），血糖控制良好。患者自述医生未要求其居家监测血糖，但须定期去医院监测。上个月打印的血糖测定结果显示：血清葡萄糖为 102mg/dL；HbA1c 为 6.2%。

尽管患者多年未看牙医，但是除"感觉需要清洁"外，无任何其他牙齿相关治疗需求。每天用硬毛牙刷刷牙 2 次，每天使用牙线 2 次。当问及是否有牙齿磨耗和其他异常咬合习惯时，患者表示并不清楚，但之前接诊的医生高度怀疑他有夜磨牙的习惯。

口外检查发现患者除左侧听力下降外，面部皮肤、淋巴结、甲状腺、脑神经、唾液腺、咀嚼肌和颞下颌关节均未见异常。口内检查，除发现牙周病和左侧舌缘平齐咬合面平面有一直径为 2mm 的白色圆形小结节外，未见其他异常。牙齿𬌗面磨耗，伴有少量牙体缺损，但修复良好。

血压为 124/83mmHg，脉搏为 70 次 / 分。

初诊牙周检查的结果如下表所示（临床检查见图 6.1，放射检查见图 6.2）。

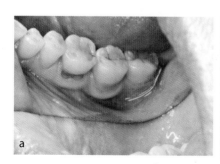
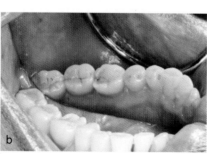

图 6.1 右下颌初诊情况

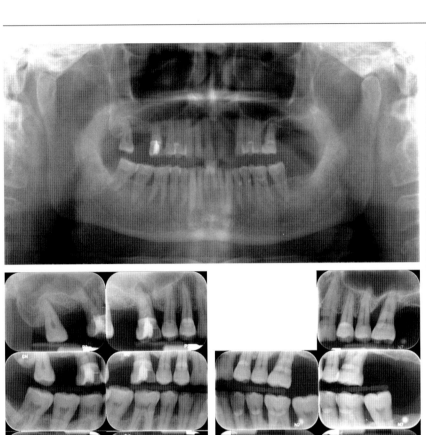

图6.2 初诊 X 线片

牙位	1	2	3	4	5	6	7	8	9	10	11	12	13	14	15	16
颊侧 PD (mm)	325		434	323	323	313	323	322			223	323	323	983		
BOP								1			1			11		
CAL (mm)	5		7	5	5	5	5	8			4	4	4	10		
GR (mm)			333	121	232	122	233	554			211	101	101	112		
KGW (mm)	554		334	434	354	555	555	444			444	444	533	222		
Furc			1													
PLQ	0	0	0	0	0	0	0	0			0	0	0	0		
腭侧 PD (mm)	449		446	424	624	433	333	333			223	323	324	635		
BOP (1/2)	11				1						1	1		111		
CAL (mm)	9		8	4	6	4	5	8			4	5	5	9		
GR (mm)			342	12	21		112	354			22	22	21	264		
Furc			2											2 1		
Mobil	3							1						3		
PLQ	1		1	1	1	1	1	1			1	1	1	1		

	牙位	32	31	30	29	28	27	26	25	24	23	22	21	20	19	18	17
舌侧	PD (mm)	746	437	435	323	322	222	222	222	222	223	322	323	424	667	663	
	BOP		1												1		
	CAL (mm)	7	7	5	3	3	3	5	5	5	5	3	4	4	8	8	
	GR (mm)			11			1	123	233	232	232		1		121	122	
	KGW (mm)	1	667	656	655	444	333	333	433	344	433	444	555	656	666	667	
	Furc		1												1		
	PLQ	2	3	3		1	1	1	1	1	1				1	1	
颊侧	PD (mm)	524	426	425	323	323	323	342	322	223	332	233	323	323	626	657	
	BOP		1												1	11	
	CAL (mm)	5	7	6	4	3	3	5	5	5	6	3	4	3	6	7	
	GR (mm)		241	121	11	1	1	11	222	222	232	1	2		1	21	
	KGW (mm)	334	324	324	444	434	435	444	444	444	444	444	433	545	545	444	
	Furc			1											1		
	Mobil								1	1	1					1	
	PLQ	2											1			111	

注：PD 英文全称是 probing depths，表示探诊深度；BOP 英文全称是 bleeding on probing，表示探诊出血，1 代表出血，2 代表溢脓；CAL 英文全称是 clinical attachment level，表示临床附着水平；Furc 英文全称是 furcation involvement（Glickman class），表示根分叉病变（Glickman 分度）；GR 英文全称是 gingival recession，表示牙龈退缩；KGW 英文全称是 keratinized gingiva width，表示角化龈宽度；Mobil 英文全称是 tooth mobility，表示牙齿松动度；PLQ 英文全称是 plaque level，表示菌斑水平，0 代表无菌斑。

1 号、3 号和 14 号牙预后无望，初诊检查后拔除。患者全口牙齿行 SRP 治疗，指导患者使用软毛牙刷，掌握柔和的刷牙方式，同时指导患者如何使用牙间隙刷。部分牙周袋变浅，但下颌磨牙区仍然存留深牙周袋。

SRP 后的牙周袋深度情况如下：

	牙位	1	2	3	4	5	6	7	8	9	10	11	12	13	14	15	16
颊侧	PD (mm)				223	323	323	323	322			223	322	333			
	BOP				1	1											
腭侧	PD (mm)				223	523	322	322	322			222	323	322			
	BOP													1			

	牙位	32	31	30	29	28	27	26	25	24	23	22	21	20	19	18	17
舌侧	PD (mm)	733	435	325	323	222	332	222	222	212	122	213	324	323	647	532	
	BOP																
唇侧	PD (mm)	1	11	1			1		1	1				1	11		
	BOP	423	426	324	323	322	323	342	222	223	422	223	323	314	627	542	

对下颌区域进行局部骨修整术，并对重度骨缺损进行植骨，嘱患者每 3~4 个月复诊一次进行牙周维护。这些手术措施使牙周袋深度降到了正常水平，且通过定期牙周维护使其术后 2 年均维持在该水平。

术后 2 年的牙周袋深度情况如下：

	牙位	1	2	3	4	5	6	7	8	9	10	11	12	13	14	15	16
唇侧	PD (mm)				223	323	323	323	323			223	323	323			
	BOP				1												
腭侧	PD (mm)				323	323	332	323	323			334	433	423			
	BOP				111	111	111	11									

牙位	32	31	30	29	28	27	26	25	24	23	22	21	20	19	18	17
唇侧 PD (mm)	545	434	424	323	323	322	222	222	422	232	323	323	333	434	444	
BOP	1	1	1	1		1	1	1 1							1	
舌侧 PD (mm)				1	1		1	1	1						111	
BOP	324	334	424	423	323	323	323	323	323	323	323	323	423	433		

从这个病例中可以学到什么？

此病例证明，深牙周袋的成功消除，可能需要非手术措施与手术治疗的联合应用来实现。此病例得益于患者身体健康和其为改善口腔卫生状况所付出的努力，比如他的有效但过于用力的口腔卫生措施，良好的依从性，以及其愿意通过改变生活方式有效降低了血压。不同于第 5 章中的病例，该患者骨缺损更不规则，这也解释了此病例需要进行手术治疗的原因。骨缺损很可能造成深部龈下菌斑的积聚并加速缺损区域邻近牙面的牙石沉积，同时骨缺损的形态及周围软组织覆盖造成无法去除所有沉积物。通过外科手术方式暴露并去除沉积物，可以有效促进愈合并降低深牙周袋。探诊深度较浅的患者牙周维护效果是可预期的，这也是可监测的牙周稳定性的原因所在。

6.3　手术适应证

一般来说，使牙周袋变浅的手术治疗适用于依从性好、接受完善非手术牙周治疗后仍然存留深牙周袋的患者。

6.3.1　残留深牙周袋的风险

残留的深牙周袋存在如下风险：

- 增加了附着水平进一步丧失和最终造成牙齿脱落的风险。
- 牙周病导致的持续的活动性疾病和潜在系统性风险因素。
- 深牙周袋和牙龈出血可造成取模不精确，导致不良修复体和早期治疗失败。
- 增加牙周脓肿及其伴发疼痛的风险。
- 增加种植体周围病的风险。
- 正畸治疗中，不可预测的牙齿移动和牙齿脱落风险。
- 时间更长、难度更大的牙周维护治疗，疗效可能也不确切。

因此，在进行正畸和复杂修复治疗（例如种植治疗，冠修复以及固定 / 可摘局部义齿修复）之前，需要消除深牙周袋。

6.3.2　发病因素

残留深牙周袋通常是由非手术治疗后残留的龈下菌斑或牙石所造成的。除了操作者的失误或缺乏经验，下列因素也可能阻碍牙石的彻底清除：

- 深牙周袋：在深度大于 5mm 的牙周袋中，牙石不太可能被完全去除。
- 牙周袋解剖结构：有些牙周袋解剖结构迂曲，同时袋口牙龈组织也会干扰直视牙石和器械进入。
- 骨缺损：覆盖有袋壁组织的骨缺损区域入口狭窄，影响器械进入。
- 根分叉入口：对于磨牙而言，这是残留深牙周袋的主要原因。
- 牙根表面畸形（如发育沟、釉突、嵴、根部凹陷和釉珠）均与残留深牙周袋有关。这些异常结构无法去除，这是造成非手术治疗后仍然残留深牙周袋的常见原因。常见部位如下：
  ◦ 上颌侧切牙腭侧中央的畸形舌侧沟。
  ◦ 上颌第一前磨牙较深的近中根部凹陷。
  ◦ 根分叉入口处的牙颈部釉突。
  ◦ 上颌第二磨牙和第三磨牙的根分叉入口附近。

龋坏造成的持续炎症、不良修复体、生物学宽度的侵犯、咬合创伤和牙髓感染也可造成残留深牙周袋。

6.3.3　适应证

一般来讲，最后一轮 SRP 之后 1~2 个月开始进行正畸和复杂修复治疗（例如冠桥修复），局部义齿和种植治疗之前，需要重新进行牙周评估，决定是否需要进行牙周手术。如果 SRP 已完成，但仍须进行牙齿拔除、龋病控制和咬合、牙髓感染的管理，且口腔疾病仍在进展过程中，则应通过频繁牙周维护和口腔卫生指导来进行牙列维护，直至初步治疗完成。

如果满足以下条件，则表明须进行牙周袋变浅手术：

- 患者要求治疗且低水平的菌斑指数表明他能保留牙齿。
- 基础治疗完成。
- 残留牙周袋深度不小于 5mm（基于治疗的原则，不同牙医的临界值或"临界探诊深度"可能会存在差异）。

6.3.4 降低牙周袋深度与恢复生物学宽度

一个造成深牙周袋的特例是当修复体侵犯了生物学宽度时，会造成持续炎症，从而导致不良修复体周围的持续性深牙周袋。如果不进行纠正，会进一步造成附着和骨丧失，即使最终恢复了生物学宽度，但也会付出不可控的退缩和演变为局部重度慢性牙周炎的代价。

生物学宽度的纠正可通过冠延长术来实现，其方法与牙周袋变浅手术类似。因此，本章结尾将阐述临床冠延长术的适应证和操作步骤。

6.3.5 全身禁忌证

患者若有未治愈的危及全身健康疾病，例如近期（6个月内）出现心肌梗死或脑卒中的患者，以及任何需要紧急治疗的情况，均严禁进行牙周手术。

绝大多数慢性病患者可接受牙周手术治疗，包括有癌症病史、HIV、癫痫、糖尿病、肝硬化、肾脏疾病、出血性疾病、哮喘和稳定心血管疾病的患者。这些情况下，需要咨询患者的主治医生来评估系统疾病的现状，并与医生共同制订手术前后的治疗方案。为了知情同意需要，应在术前详细讨论手术风险和管理步骤，并记录在病历中。

某些神经、心理疾病可能限制了知情同意能力，例如痴呆症、精神分裂症和躁郁症等情况，需要进行特殊护理。除与患者进行适当讨论之外，还应与患者看护人或法定监护人讨论手术风险、疗效、术后护理、是否需要镇静和替代方案等问题。患者应尽可能地参与讨论过程，知情同意过程应详细记录。相同流程同样适用于一些特殊情况，如手术对象是未成年人。

对于有双膦酸盐使用史或头颈部放疗史的患者，手术前需要讨论下颌骨坏死的低风险性。目前，此类患者牙周手术的风险尚不明确，但可能与

口服双膦酸盐类药物患者的拔牙风险相当（每年大约 100 000 患者中会出现 1~90 例）。出于知情同意的目的，讨论中需要具体描述骨坏死的体征和症状，以及相应治疗方案。

6.3.6 口腔禁忌证

完全性骨吸收造成的严重松动牙齿是牙周手术的禁忌证，因为手术暴露会导致牙齿当场脱落。

一般而言，由于第三磨牙很难操作，所以不开展牙周袋变浅手术，通常的治疗选择是在牙周手术前或术中拔除该牙。同样地，对于对颌无牙或义齿的患牙，拔除也是可选择的治疗方案。

6.3.7 知情同意

牙周手术前必须获得患者的知情同意，若患者不同意即无法手术。知情同意要求讨论疗效、手术风险、手术过程、术后预期、替代方案和手术过程中使用的材料。知情同意书可证明谈话的确进行了，患者签字的表格可为讨论提供证据。

一般而言，牙周袋变浅手术可提高牙齿和包括种植体在内修复体的长期存留率，从而更好地维护口腔健康。

牙周手术风险包括典型的手术风险，如术后出血、疼痛、感染和延期愈合。一般来说，牙周袋变浅手术会因为改变了深牙周袋，从而导致牙龈退缩，造成暴露的牙齿变长，牙齿之间龈组织丧失，以及可能需要数月才能恢复的牙齿敏感。手术也可能导致组织愈合期间的牙齿暂时性松动，尤其易发生在冠根比不良的牙齿。

在制订治疗计划期间，应始终讨论牙周手术的替代方案。通常，该替代方案可能是牙周维护治疗，但此方案可能无法消除牙周疾病；或拔除病变牙齿，此方案需要昂贵修复费用，例如种植或义齿修复。

6.3.8 手术时机

一般而言，决定手术是否开展取决于诸多因素：开业政策，手术操作的舒适度和医师的技能水平，设备可用性，经济可行性，椅位使用时间的考量，患者偏好和是否能接触到牙周专科医生，且手术范围和类型都需要考虑。尽管已有学者指出，何种类型患者可能从牙周专科医生的治疗中获益，但是如果存在以下特点，也表明该病例适合于全科医

生的治疗：

- 整体健康状况良好。
- 可接受长期治疗。
- 美学要求较低（除去上前牙区域）。
- 器械易于进入口腔且患者张口度正常。
- 单独存在的牙周袋（每象限 1~2 个牙位）。
- 中等深度的残留深牙周袋（4~6mm）。
- 轻微骨丧失，最多有轻度骨缺损。
- 术者具备进行简单类型牙周袋变浅手术的翻瓣、根面平整和缝合能力。对于更复杂的手术，牙医需要能够做到：
  - 使用手术器械进行常规的生理性骨形态修整。
  - 进行骨移植材料操作。
  - 在骨缺损区域应用膜材料。
  - 进行复杂缝合以获得最佳临床效果。

6.4 手术计划制订

从全科医师和专科医师两种角度出发，制订手术治疗计划，能够获益颇多。因为全科医师会制订出非常实用的治疗计划，专科医生采用后，可以更加容易地给患者进行解释，从而提高患者的接受度和依从性。如果计划实施手术，恰当的治疗计划可增加保险报销的概率，同时确保充分的术前准备，比如为手术准备合适的材料和器械。

6.4.1 牙周袋类型——骨上袋和骨下袋

制订使牙周袋变浅的手术计划时，首先要判断是否需要去骨。主要通过对比影像学表现和临床测量结果，来判断残留深袋是骨上还是骨下袋。

- 骨上袋：袋底位于牙槽嵴顶的冠方。临床上一般表现为中等深度的牙周袋（通常为

4~5mm[1]），牙槽嵴顶的影像明显与 CEJ 平齐，没有局部骨缺损。临床附着水平小于 CEJ 到牙槽嵴顶的距离。

  - 假性牙周袋属于骨上袋的一种，特征性表现是没有附着丧失（CAL＝0）。影像学上，可显示为深黑灰色的软组织阴影，临床上，可发现增厚的牙龈组织。通常来讲，这些情况与造成牙龈增生、磨牙后垫和上颌结节的因素有关。
- 骨下袋：袋底位于牙槽嵴顶的根方。较深的探诊深度与牙槽嵴顶的放射学改变相关，具体可表现为牙槽嵴顶消失、漏斗型骨缺损形成或出现多个明显的骨平面。在狭窄的邻间牙槽骨区域，也会单独出现突然的骨水平下降。

6.4.2 骨上袋的治疗方法

骨上袋形成的最主要原因是残留的龈下牙石，可能也与牙龈组织过度增生有关，牙周袋变浅手术一般不需要去骨。选择何种牙周袋变浅手术更好，取决于需要纠正的异常组织特征（表 6.1）。

牙龈切除术

牙龈切除术适用于增生牙龈的简单去除，须满足：

- 假性牙周袋周围出现过度增厚、纤维化和增大的牙龈。
- 用精细牙石探针探诊时袋内牙齿表面光滑。

牙龈翻瓣术 / 外科清创术

如果目标是去除骨上袋内残留牙石，通常是选择一些改良牙龈翻瓣术。为了获得最佳的临床效果，要求：

- 骨上袋 - 治疗本身不会造成骨缺损。
- 袋内可探查到类似于粗糙牙面样的牙石。

表 6.1 骨上袋的治疗计划

手术问题				治疗
骨上袋	角化龈缺失	缺牙位点附近近远中组织增生	牙龈过度肥厚	
√	P	P	P	龈瓣
√	√	P	P	根向复位瓣
√	N/A	√	√	远中楔形瓣
√	×	P	√	牙龈切除术

缩写：√存在问题；×，如果此问题存在，则不应使用该治疗方法；N/A，治疗不受此问题影响；P，有效地应用该治疗方法可以解决这个问题。

牙龈翻瓣术可以作为其他手术的替代手段，例如：

- 牙龈切除术，适用于牙龈组织过度肥厚。
- 骨手术，可以减少牙龈退缩，但不利于牙周袋变浅。

牙龈翻瓣术可作为再生性手术的第一步。关于治疗计划和收费，牙龈翻瓣术通常根据手术象限和翻瓣大小来收费。例如，适合单个独立牙周袋的 ADA CDT 编码为 D4241，对于一个象限中存在多个牙周袋而言，编码则为 D4240。

虽然牙龈翻瓣术适用于大部分骨上袋的消除，但也存在一些特殊的手术方法。

远中楔形瓣术

远中楔形瓣术适用于缺牙区邻近牙面的单个骨上袋。许多情况下，第三磨牙拔除后，在第二磨牙远中面、磨牙后垫或上颌结节上存在过度增厚的软组织。

根向复位瓣

在存在骨上袋伴角化龈组织不足情况下，可使用作为牙龈翻瓣术改良型的根向复位瓣技术，保存角化龈。改良根向复位瓣可用来进行角化龈组织增量（见第 8 章）。

6.4.3 骨下袋的治疗方法

尽管牙龈翻瓣术可使骨下袋变浅，但是骨切除术或再生治疗的效果通常更为有效。受累区域骨缺损的深度决定是行骨切除术还是再生手术。骨缺损的类型和位置，以及手术医生的偏好，决定了特定位点的再生手术方法。

6.4.4 骨缺损类型

通过观察同一区域在不同亮度和对比度情况下的数字化放射片（如𬌗翼片和磨牙 / 前磨牙根尖片），对骨缺损的深度和类型进行判断诊断（见第 2 章，放射学评估）。骨缺损深度分类如下：

- 浅：根向骨缺损为 1~2mm，不适宜行再生手术，骨组织再生难以实现。
- 深：根向骨缺损超过 2mm，再生手术可能有效。
- 宽：近远中向骨缺损超过 1mm，适合植骨。
- 窄：近远中向骨缺损不超过 1mm，可能需要手术扩大范围来保证手术入路。

骨缺损类型划分如下：

- 3 壁骨袋：界限清晰的锥形骨缺损，通常发生

于下颌第二磨牙处。随着放射片的亮度增加，近中或远中骨壁首先出现，其次显现颊和舌骨壁的模糊冠方边界。

- 2 壁骨袋：是最常见的骨下袋类型。
  - 牙槽间隔呈凹坑状吸收，有颊和舌侧 2 个骨壁，常见于磨牙之间。随着亮度调高，缺损的底面影像首先显现，随后出现颊舌壁的淡影线条。
  - 混合 2~3 壁骨袋是一种漏斗形缺损，发生于邻面根分叉区域周围，颊侧骨壁较高，邻间骨壁高度中等，腭侧壁不存在或高度极低。影像学检查常显示为弥散性骨缺损。
- 1 壁骨袋：典型表现为邻面明显的斜坡状近远中骨壁，颊舌侧邻间骨壁较窄，常发生于前磨牙和前牙。
  - 缺牙间隙倾斜的牙齿出现斜坡样骨缺损，即 1 壁骨袋。
- 0 壁骨袋：牙槽骨破坏严重区域，常发生于下颌切牙与前磨牙。影像学上很容易对此类缺损进行判别，其表现为明显的局部牙槽嵴顶高度下降，以及牙槽嵴顶边缘的突然中断。
- 骨开裂：颊 / 舌侧骨缺损区域，牙根的颈 1/2 部分暴露，骨开裂的形成与牙弓外牙齿的位置不良有关。影像学检查很难发现，检查时发现局部牙龈退缩或过薄提示存在骨开裂可能。
- 骨开窗：少见的窗口样骨缺损，部分牙根暴露，通常发生于尖牙或第一前磨牙的根尖周围。常规影像学检查很难发现，通常都是在手术时发现。
- 影像学上宽而平坦的邻间牙槽骨，可能表现为 2 壁骨袋。通常，𬌗翼片显示致密且明亮的邻间皮层骨影像，而根尖周 X 线片呈现出与 2 壁骨袋相类似的 2 条明显界限。临床检查通常没有牙周袋。
- 严重的邻面牙槽骨缺损：与混合 2~3 壁骨袋类似，表现为皮质骨影像消失，但无相关牙周袋，好发于下颌切牙之间。

6.4.5 浅骨下袋——骨手术

尽管再生方法可用于浅骨下袋的治疗，但骨手术可直接消除这类缺损，获得更为有效的可预期袋深变浅效果。但是在所有牙周袋变浅手术中，骨手术会造成最大程度的组织退缩，因此不建议在上颌

前牙区使用。当存在以下情况时，骨手术非常适合骨缺损的治疗：

- 浅骨下袋。
- 几乎没有存留的骨壁。
  ○ 1 壁和 0 壁骨袋，包括斜坡样缺损。
  ○ 由扶壁骨和骨嵴引起的不规则骨边缘。

对于治疗计划和计费，骨外科手术通常根据象限和翻瓣的大小收费。例如，适合单个骨下袋的 ADA CDT 编码为"D4261"，骨切除手术，每个象限 1~3 颗牙齿，对于单个象限中的多个骨下袋，编码为"D4260"。

6.4.6　深骨下袋——再生方法

若骨缺损的深度超过 2mm，此时骨手术须去除的骨组织过多[1]，所以再生方法更为适用。所有再生方法的治疗计划都需要入路性手术，如牙龈翻瓣术或骨手术。对每个象限，要为每个特定位点选择适合的再生策略。

所有类型的缺损——生物活性材料

生物活性材料是指任何有助于再生缺损组织的材料。最常用的材料是釉基质衍生物（Emdogain），它是一种来自猪牙牙胚的蛋白混合物，据说可以通过模拟牙根发育过程来刺激再生。釉基质衍生物可以方便应用于任何位点，但使用与否需要取决于外科医生的偏好和其预期的效果，因其临床改善效果有限，所以应考虑其是否值得应用。

其他材料包括重组血小板衍生生长因子（rhPDGF-BB，商品名为 GEM21），成纤维细胞生长因子 2（FGF-2，正在研发中，可能最终由 Sunstar 发布）[2, 3]，以及从患者自身外周血中获取的自体血小板浓缩物[4]。无论采用何种材料，都应像入路性手术和其他再生方法一样，根据特定位点进行治疗计划的制订和设计（比如使用 CDT 编码 D4265）。

宽 2 壁骨袋或 3 壁骨袋——植骨

植骨材料是应用于骨缺损区域的固态或半固态材料，可刺激丧失硬组织的再生。目前可采用的骨移植材料有很多，且都已有科学证据支持，植骨通常可将骨缺损尺寸降低到原来的 1/2 或 1/3。若可能的话，冻干同种异体骨（freeze-dried bone allograft，FDBA）是首选植骨材料。若无法使用 FDBA，或者患者对大多数 FDBA 移植物中的防腐剂（如庆大霉素或杆菌肽）过敏，则可以替代使用异种或异质移植物。FDBA 具有以下优点：

- 与脱矿骨移植材料相比，其吸收速度较慢，因此更易获得可预期的再生效果。
- 不同于异种移植材料（如牛或其他非人类动物的骨）或某些异质材料（如固体羟基磷灰石等合成材料），FDBA 可被软硬组织取代。
- 不同于自体移植物（如患者自身或同卵双胞胎的骨），不需进行二次取骨手术。

具有以下特征的骨缺损，其骨移植效果最可预期：

- 缺损区域足够宽以容纳骨颗粒（＞1mm）。
- 具有足够的骨壁来保存移植材料，例如：
  ○ 3 壁骨袋。
  ○ 牙槽间隔凹坑状骨吸收。
  ○ 与邻间隙分叉缺损相关 2 和 3 壁骨袋。

由于深骨缺损常也与不规则骨边缘和扶壁骨有关，因此进行骨移植时需要配合使用骨手术。植骨术通常按位点收费，第一个位点（D4263）和任何其他附加位点（D4264）均有专用 ADA CDT 编码。

具有良好手术入路的窄缺损——引导性组织再生术

引导性组织再生术是在骨缺损区域覆盖屏障膜，以引导骨组织和牙周膜细胞优先长入缺损区域，同时将上皮细胞阻挡在外。引导性组织再生术可将骨缺损深度平均减少 3mm。为了使手术有效，骨缺损区域暴露清楚且保证手术入路，这样才能使膜材料牢牢固定在牙齿周围。通常，引导性组织再生术的适应证如下：

- 缺损较窄（暴露根面被彻底清理干净）。
- 界限清晰的骨缺损，并具有良好的手术入路。
  ○ 与邻面根分叉无关的 3 壁骨袋。
  ○ 下颌牙牙槽间隔的凹坑状吸收。
  ○ 与颊侧根分叉入口相关的骨缺损。

尽管不可吸收膜也可用于引导性组织再生术，但是专为牙周再生手术设计的可吸收膜仍是首选材料，因为它能避免二次手术，且并发症较少。除需牙龈翻瓣术或骨手术入路性手术按象限收费外，引导性组织再生术通常按牙位制订治疗计划和收费（CDT 编码为 D4266）。

其他缺损——再生方法的联合治疗

无确凿证据表明某一种再生方法的临床效果优于其他方法，同时多种再生方法的联合应用，疗效也未必优于单一再生方法。然而，牙周外科医生通常会联合植骨和引导性组织再生术以及生物活性材料，治疗一些再生难度较高的骨缺损，比如：

- 非常大的骨缺损（比如第三磨牙拔除造成的缺损）。
- 深的1壁和0壁骨袋，虽然其再生效果难以预测。
- 骨开裂和骨开窗。
- 与根分叉相关的深而宽的骨缺损。

在这种情况下，需要对每个位点选择适用的入路性手术（骨手术或牙龈翻瓣术），并联合植骨、引导性组织再生术和生物活性材料进行治疗。

表6.2总结了残留深牙周袋的手术治疗方案。

6.4.7 术中特殊事项的知情同意

治疗计划程序的一部分包括讨论手术的风险和局限性，以及用通俗易懂的方式向患者介绍手术方案、疗效和替代疗法。虽然常规讨论可在制订治疗计划之前进行，从而预判患者行外科牙周手术的意愿，但也应根据制订的手术计划进行一些特别的讨论：

- 植骨材料、屏障膜和生物活性材料：患者需要

知道所有再生材料的来源，必须给予患者表达其所关心问题的机会并讨论替代方案，特别是患者对某些材料（如牛骨、提取自猪组织的釉基质蛋白和膜材料、器官移植的同种异体材料）有免疫排斥反应时。

- 再生手术存在只能部分消除或未能消除深牙周袋的可能。
- 再生材料可能会产生的问题，比如不可吸收膜的暴露、移植骨颗粒的暴露、延迟愈合、比常规手术更严重的术后肿胀、较高的术后感染风险。

6.4.8 术后护理

术后护理应始于提供预防性药物并在手术前对愈合效果进行有效预估。

为了减轻术后疼痛，患者应在手术前1小时服用镇痛药：

- 对于大多数患者，在手术前1小时服用400mg布洛芬，并根据需要每4小时服用一次，最多服用5天，同时术后间歇性冰敷镇痛效果明

表6.2　袋变浅手术的治疗计划指南

位点	牙周袋类型	缺损深度	缺损宽度	缺损类型	手术
上颌前牙	假性牙周袋				牙龈切除术
	骨上袋				牙龈翻瓣术*
	骨下袋	浅			牙龈翻瓣术*
		深			牙龈翻瓣术*+生物活性材料或植骨
其他位点	骨上袋				牙龈翻瓣术
	骨下袋	浅			骨手术
		深	窄	3壁骨袋	骨手术+GTR†
				凹坑状吸收（下颌骨）	
				颊/舌根分叉	
			宽	3壁骨袋	骨手术+植骨†
				混合壁袋	
				凹坑状吸收	
			其他类型（0壁、1壁骨袋，>3mm的大缺损，骨开裂，骨开窗）		骨手术+GTR和植骨†

* 微创手术或采用龈乳头保存术；† 生物制剂的选择应用。
表格从左到右读取。GTR、植骨和生物活性材料通常按部位制订计划，而骨手术和牙龈翻瓣术按象限制订计划。

显。根据患者的偏好，布洛芬可每 6 小时服用 600mg，或每 8 小时服用 800mg。

- 若布洛芬无效，则可在手术前 1 小时服用 325mg 阿司匹林或 325mg 对乙酰氨基酚，并根据需要每隔 4 小时服用 1 次，同时间歇冰敷。

尽管没有确凿证据证明抗生素可以预防术后并发症，但当使用骨移植物或膜材料时，让患者在手术前 1 小时开始服用抗生素都是有好处的。

患者的术后医嘱应包括以下内容：

- 术区 24 小时不能刷牙、漱口、吐痰或用吸管。
- 假如创口出血，用湿纱布或湿的黑茶袋用力按压出血区域 10~15 分钟。
- 出现疼痛是正常现象，疼痛加重通常发生在术后第 2 天晚上，然后痛感迅速减轻，通常在 1 周后消失。疼痛加剧一般表明存在术后感染，需要使用抗生素治疗（如每 6 小时服用 300mg 克林霉素）。伤口延迟愈合可能引起持续性疼痛，这种疼痛会缓慢消退。
- 最初几月内可能出现牙齿敏感，或感觉牙齿松动，这些症状会自行消退。持续的牙齿敏感可用草酸钾凝胶（如 Thermatrol）或其他脱敏剂（如 Gluma）治疗。
- 术区一般在术后几周即可恢复健康组织形态，术后 6 周方可进行牙科治疗。术后 3 个月后可行袋变浅情况检查，但是牙周袋变浅手术的确切疗效可能需要长达 2 年的时间才能确定。
- 正常的口腔卫生保健不应推迟超过 1 周，非常重要的是，术后 6 周即可继续进行牙周维护，每 3 个月 1 次的维护治疗可获得最佳的长期疗效。

6.5 手术方法

6.5.1 器械

牙周袋变浅手术可由用于牙科治疗的常规感染控制器械和基础牙周手术器械完成，包括：

- 局部麻醉器械和用品。
- 口镜和牙周探针。
- 手术刀和刀片（如，适用于大多数切口的 15c 号刀片；用于楔形切口和某些中厚切口的 12 号和 12d 号刀片）。
- 用于去除肉芽组织的牙周手术刀（如用于邻间组织的 1/2 Orban 刀片；用于楔形切口和牙龈切除术的 15/16 Kirkland 刀片）。

- 骨膜剥离器（如 Molt-9 和 Prichard）。
- SRP 器械（如 1/2 号、7/8 号、11/12 号、13/14 号，镰型刮治器，超声工作尖和超声设备）。
- 外科手机。
- 无菌冲洗耗材（如装有无菌盐水的单针筒注射器，装有替换用无菌生理盐水的钢碗，用于存储带血车针的装有无菌生理盐水的钢碗）。
- 用于磨除硬组织的车针（如 4~8 号球形金刚砂车针的末端金刚砂涂层可用于大部分去骨操作，4~8 号高速钨钢车针用于去除骨刺，备牙用圆柱形或锥形金刚砂车针）。
- 组织钳。
- 止血钳。
- 缝合用品（如后牙区域用 "4-0" 缝合线，"5-0" 缝合线用于前牙区域或纵向切口；反角针；1/2 圈或 3/8 圈针），持针器（如 Castroviejo）和线剪。
- 无菌纱布块。
- 手术吸引头。
- 最好有但非必需的器械：骨移植用注射器，Rhodesback 后退凿（收集碎骨），Hirschfeld 锉（光滑牙面）。

与大多数牙周手术一样，使用含有 1：100 000 肾上腺素的 2% 利多卡因常规麻醉即可完成手术。距设计翻瓣边缘约 5 mm 处，局部浸润注射 2% 利多卡因和 1：50 000 肾上腺素，有利于术区保持视野清晰。配合术前镇痛药的使用，在手术结束时局部浸润注射含 1：100 000 肾上腺素的 0.5% 丁哌卡因（即麻卡因），可有助于减轻术后疼痛。

6.5.2 翻瓣设计

一般而言，所有牙周袋变浅手术都会形成全厚瓣或粘骨膜瓣，会向后掀开整个牙龈，包括上皮、疏松结缔组织和骨膜，从而暴露牙槽骨。

术语

设计翻瓣时，描述切口和翻瓣类型的术语如下（图 6.3）：

- 全厚瓣或粘骨膜瓣：用力将手术刀片切入至硬的牙槽骨表面，并一直保持两者接触。然后可用钝的器械将牙龈和黏膜从骨面剥离。
- 半厚瓣：用手术刀将牙龈锐性切开，留一层结缔组织和骨膜附着于下方骨面。

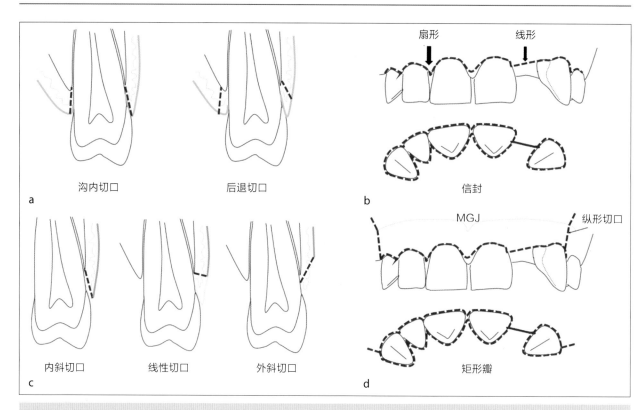

图6.3 切口类型和基本翻瓣设计。（a）沟内切口尽可能靠近牙齿，而后退切口切向牙槽嵴顶时距牙齿的距离由袋深度决定。（b）适用于无牙区的扇形和线性切口的信封瓣。（c）内斜切口去除牙周袋内壁，线性切口形成较钝的组织边缘，外斜切口去除上皮组织和多余的结缔组织。（d）矩形瓣是一个信封瓣（b），需要在信封瓣的边缘附加纵行全厚切口，用于松解。值得注意的是，瓣的高度要小于纵向切口高度的一半，同时瓣的底部宽度要小于瓣的上部

- 信封瓣：沿近远中向，仅切开牙齿旁边的牙龈组织，将牙齿和周围骨组织暴露在口袋内或像信封样组织打开。
- 直切口：手术刀垂直切开牙龈。
- 外斜切口：用于去除大部分上皮的斜行切口。
- 内斜切口：去除上皮内侧组织的斜性切口。
- 线性切口：两点间的直线切口。
- 扇形切口：沿着邻近牙齿颊侧 / 舌侧轮廓切开的切口。
- 沟内切口：切口应尽可能靠近受累牙齿。
- 后退切口：切口应与颊 / 舌侧牙面保持一定距离平行。
- 纵向切口：从瓣边缘到前庭区域的连续线性全厚切口。切口从瓣中部略微向外倾斜，且松解长度必须小于瓣高度的一半。
- 三角瓣：近中或远中单独增加纵向切口的信封瓣。
- 矩形瓣：在近中和远中均做纵向切口的信封瓣。

信封瓣设计原则

一般而言，用于牙周袋变浅手术的瓣设计如下：

- 后牙区和下颌前部：
  ○ 单个牙周袋：牙周袋所在位置做 1/6 圆弧切口的信封瓣。
  ○ 多个牙周袋：在尖牙远颊轴角做纵向切口，形成三角瓣。
  ○ 信封瓣的部分切口是在牙周袋的位点做后退切口，其余部分做沟内切口。
- 上颌前部：
  ○ 单个牙周袋：保留龈乳头的小信封瓣切口（见下文）。
  ○ 多个牙周袋：在尖牙远颊轴角做纵行松弛切口和龈乳头保留切口的矩形瓣。

出现以下情况时，须对翻瓣设计进行改良：

- 无牙区：切口位于牙槽嵴中央。
- 缺少角化牙龈：即使有牙周袋，也不能使用后退切口。
- 牙龈过厚：增加距离牙齿的切口后退距离，以去除更多组织。
- 缺牙区存在过厚近远中组织：远端楔形切口设计。

常规切口和瓣剥离

良好的局部麻醉完成后，标准切口和瓣剥离方式如下：

- 设计切口：
  - 想象并牢记术区的重要解剖结构（如颏孔）。
  - 缺乏角化组织区域不能使用后退切口。
  - 确定上述纵向切口的数量和位置。切勿在颏孔或舌面上进行切口。
  - 检查牙周袋深度，将牙周探针插入组织直至骨面，以测量腭侧组织厚度。如下设计后退切口（表6.3）。
  - 若近缺牙区牙齿的近/远中牙面上存在牙周袋，应设计楔形切口。

- 从远中到近中形成瓣的信封部分：

  在预先设计的后退距离处，将刀片平行于牙齿，然后插入刀片（如15c号）开始形成切口，穿过组织直至骨面。

- 在牙周袋和角化龈区域，不论是沟内切口还是后退切口，都要小幅度平缓地移动刀片，并始终保持向中线移动时紧贴骨面。

- 在需要的地方做楔形切口（请参阅下文）。

- 如果需要，则须在做任何垂直松解之前，先要在尖牙远颊位置做一个从龈缘到膜龈联合、深达骨面的纵向连续切口。一旦切到达膜龈交界处，稍微倾斜切口以扩大皮瓣底部，并将其延伸到前庭底部的一半位置。

- 首先，将手术刀片完全插入到瓣边缘和龈乳头顶的切口中，通过扭转动作掀起瓣边缘，然后用逐渐变宽的骨膜剥离器把整个瓣从骨面剥离（翻瓣步骤见图6.4）。翻瓣后将暴露出干净、浅黄色的骨面，或附着少许红色组织。将组织瓣翻起至刚好超过膜龈交界所在的位置，或朝向上腭底部一半的位置。注意颏孔等重要解剖结构。

- 将手术刀或Orban刀插入近远中组织及龈乳头残留部分的根方，将邻间隙内牙龈乳头残留部分从牙齿和牙槽嵴顶去除。用锋利的刮治器或刮匙取出并清除所有残留的牙间组织。

基础牙周翻瓣术也称为外科清创术，包括翻开全厚瓣，清理牙根表面，并将组织紧密缝合，使其紧贴骨面。对于非手术SRP治疗后仍残留4~6mm的龈袋，这种基础牙周翻瓣术通常十分有效。

手术改良

以下是几种实用的改良瓣的设计。

改良Widman翻瓣

该术式对于存在轻度深牙周袋（4~5mm）及牙龈退缩轻微的前牙区十分适用。与传统的翻瓣设计相比，这种术式后退距离最小（0.5~1mm），确保足够的翻瓣以直视根面。

根向复位瓣

为使袋变浅，对龈瓣进行了改良，使用内翻褥式缝合、悬吊缝合和锚式缝合，将龈瓣的边缘缝合在牙槽嵴顶水平。与传统翻瓣术和改良Widman翻瓣术相比，该手术可以通过将龈瓣根向复位保存角化龈，但也造成了最多量的退缩。这种方法不适用于需要完全关闭创口的再生性手术。根向复位瓣的一种改良型可以使用半厚切口达到角化龈增量效果（见第8章）。

楔形切口

楔形切口可用于去除缺牙区相邻牙齿近/远中牙面过度肥厚的牙龈组织，为了达到使袋变浅的最佳效果，须按以下步骤完成楔形切口（图6.5）：

- 根据组织的位置用力将牙周探针向远中或近中方向穿过增厚的组织进行探查，以确定楔形切口的终点。深入探查组织直至正常厚度（3~4mm）的组织，或缺牙区（如上颌结节的

表6.3 后退尺寸

探诊深度（龈缘到沟底）	组织厚度（龈缘到骨面）	刀片/标记点离开牙齿
0~3mm	0~5mm	接近牙齿（沟内）
4~5mm	6~7mm	1~2mm[*]
6~7mm	7~8mm	3~4mm[*]
7+mm	9+mm	5mm[*]

　*确保角化龈宽度超过4mm。如果角化龈宽度小于5mm，切口须更接近牙齿，以保存角化龈。在这种情况下，尝试将组织根向缝合，并使用牙周塞治剂保持组织更近根方。

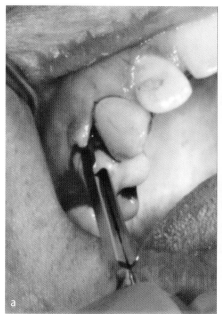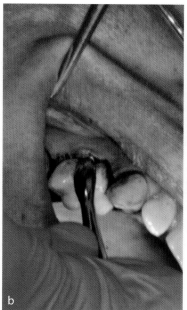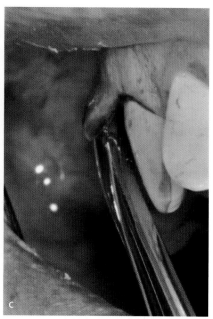

图6.4　翻瓣术的关键初始步骤。（a）完成所有切口，将手术刀完全插入邻间隙切口开始翻瓣，扭转刀片翻起龈乳头。（b、c）将 Molt-9 尖端用力抵住骨面，推至瓣底部。一旦整个龈乳头被翻开至颊侧 / 舌侧中央，使用 Molt-9 的宽底部继续完成翻瓣

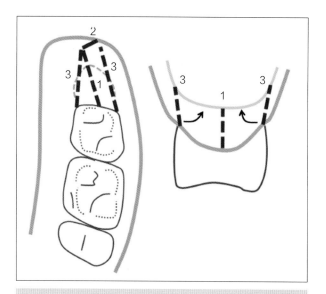

图6.5　楔形切口。对于骨上袋，去除全部多余组织是必要的

末端，咬合平面与磨牙后垫的交点，邻牙）的末端，或距牙齿的 1cm 距离为止。

- 从此端点开始，朝牙齿方向在增厚组织区域做一直线切口。该步骤可使用 12d 刀片。
- 如果楔形切口的终端距离牙齿小于 1cm，需要做一个小的全厚纵行松弛切口，方向为从牙槽嵴的舌侧到颊侧。

- 做一全厚、线性、内斜切口（刀片边缘朝向牙槽骨边缘），连接楔形切口末端和牙齿的颊线角。12d 刀片适用于此步骤和后续步骤。
- 做一全厚、线性、内斜切口（刀片边缘朝向牙槽骨边缘），连接楔形切口末端和牙齿的舌侧线角。
- 使用骨膜剥离器掀起瓣的边缘，显露下面的牙槽骨。
- 用骨膜剥离器、Kirkland 手术刀和球形手术金刚砂钻去除瓣边缘之间的、附着在牙槽骨上的牙龈。此步需要确保不能损伤瓣边缘和根面。
- 进行下一步手术。
- 使用垂直内翻褥式缝合，尽可能减小组织厚度。

保留龈乳头切口

　　如果术区位于上颌前牙区，采用龈乳头保留方法，能降低袋变浅术后龈乳头丧失。

　　龈乳头保留术步骤如下（图 6.6）：

- 环绕缺损区所有牙齿做全厚沟内切口，确保不要切到龈乳头。
- 制造保留龈乳头的切口：
  ○ 如果邻间隙的宽度大于 2mm，则从骨缺损相邻的牙齿颊面中部，做一个线性、稍内斜的全厚切口，注意手术刀的刀尖始终触及骨面并朝向骨缺损的颊缘。

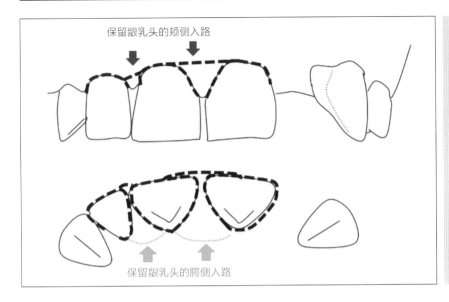

保留龈乳头的颊侧入路

保留龈乳头的腭侧入路

图 6.6 保留龈乳头的切口设计，取决于牙周袋偏颊侧还是偏舌侧

- 如果邻间区域较窄，则从骨缺损邻牙的邻面线角，做一个线性、稍内斜的全厚切口，将刀片尖端朝向骨缺损的颊缘。
- 将手术刀插入切口，在骨缺损顶部朝向舌侧，水平穿过缺损，从缺损处的肉芽组织中分离出龈乳头。
- 使用小型骨膜剥离器或 Orban 刀，将整个龈乳头朝接触点方向轻轻翻起，使其可自由移动。
- 用钝的器械将龈乳头组织向舌侧推入到接触点下方。
- 翻起颊侧组织，使其越过龈乳头根方的膜龈联合处。
- 行 SRP 并植骨。
- 使用 6-0 的缝线，将垂直外翻褥式缝合关闭的瓣边缘。

牙龈切除术

牙龈切除术用于切除过厚的牙龈，用的是外斜切口。

步骤如下：

- 使用 2% 利多卡因加 1 : 50 000 肾上腺素浸润麻醉术区组织，然后进行切开。
- 探诊邻间和唇颊侧的深度。在整个牙齿周围相当于袋底水平位置的牙龈外表面，用尖器械刺穿牙龈来标记袋底位置。此时，要检查探针是否穿过软组织，或被硬组织阻挡。调整冠方的龈切除术轮廓，直到没有骨组织阻挡。
- 基于牙周袋深度的标记，想象正常牙龈组织，包括龈乳头的正常凸起形态，牙齿侧面的扁平组织（最厚 3mm）和正常的探诊深度（最多

3mm）。
- 用锋利的手术刀完成软组织成形：手术刀从前庭切向袋底部，并沿深袋边缘移动。
- 用 Kirkland 手术刀去除分离的牙龈。
- 用力按压湿纱布止血 10 分钟。术后第 2 天可能会有少量出血。
- 为患者提供无酒精的口腔消毒剂。指导患者在术后 24 小时开始使用。

6.5.3 手术清创和成形

深牙周袋消除成功的关键是去除根面的所有牙菌斑和牙石。步骤如下：

- 用超声洁牙机和刮匙去除骨缺损中的肉芽组织。
- 使用超声洁牙机去除所有可见的残留牙石，只留下灰白色根面。
- 检查牙根区缺损，如是否存在牙本质嵴、突出的根分叉顶和釉质突起。
- 用外科手术金刚车针消除根部不良形态。
- 用 Gracey 刮匙去除玷污层，形成玻璃样光滑的根面。

6.5.4 骨切除术

如果存在骨下袋，须采用骨手术消除浅的缺损，修整深的缺损步骤如下（图 6.7）：

- 去除扶壁骨、小骨赘和骨刺：充分暴露这些解剖结构，并将大号骨膜剥离器顶端置于此处。使用大号外科手术用钨钢车针配合充分冲洗，磨除骨组织直至变平。
- 用球钻去除顶部骨质，以消除斜坡样缺损，形

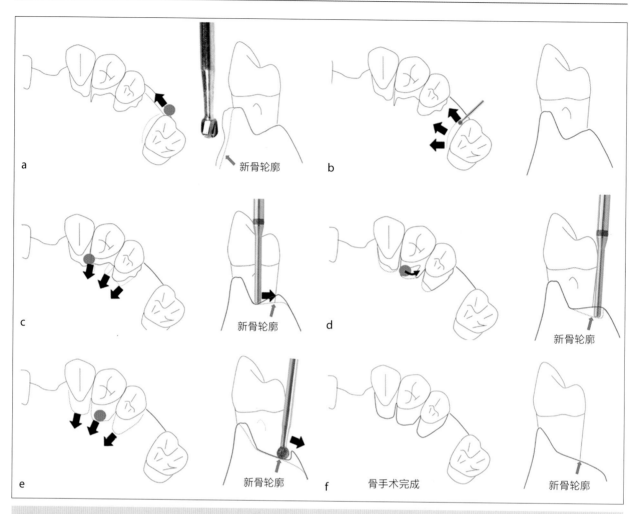

图6.7 骨手术步骤。（a）使用大号钨钢车针去除骨刺。（b）光滑斜坡状缺损。（c）对于浅骨缺损，标记舌侧缺损深度。对于深骨缺损，减低并平滑缺损骨壁，使其在接受再生治疗前成为3壁骨袋。（d）使用步骤3中标记的深度为指引，通过移除根面附近牙槽骨来恢复其抛物线形态。（e）使用金刚砂车针光滑骨面和牙面。注意颊侧应少量去骨以保留颊侧骨高度。这可防止邻间隙组织过度退缩。（f）检查并保证骨预备是平滑的，且具有正常的生理轮廓

成朝向邻牙的马鞍状形态。

- 对于较浅的邻间缺损（深度小于2mm），使用末端切割金刚砂车针，把车针尖端置于缺损底部，探查该位点深度。启动车针，将车针向牙槽嵴的舌侧移动，以标记舌侧缺损的根尖范围。

- 对于累及颊/舌侧根分叉的浅骨缺损，使用末端切割金刚砂车针在颊/舌壁标记缺损范围。第7章详细介绍了根分叉病变的治疗方法和生物学的成型方法。

- 对于中等和较深的缺损，需要暴露缺损区，查看是否可以通过去除缺损周围的骨质，将其修整成为3壁骨袋。如果可行，使用末端切割金刚砂车针修整缺损的边缘，主要集中在舌侧去骨。

- 使用末端切割金刚砂车针，去除根面附近的骨头，将先前所做标记平滑连接。确保牙根舌侧

中部牙槽嵴顶高度低于牙槽间隔和根分叉区牙槽骨高度。对于颊侧牙槽骨，尽可能保持邻间牙槽骨骨高度，并形成扇贝形的骨外形，使牙根颊侧中部牙槽骨的高度略低于牙槽间隔和根分叉区骨高度。

- 使用球形外科金刚砂车针以消除牙槽骨的所有沟槽和扶壁骨结构。骨-牙界面为平滑的扇贝形结构。

- 对先前无法触及的区域进行刮治和根面平整。

- 继续进行其他手术。

6.5.5 生物活性材料的应用

使用生物活性材料时，一般需要遵循制造商的说明书。对于釉基质衍生物，需要分两个步骤进行：

- 在根表面上覆盖含有EDTA的透明凝胶，对

根部表面进行处理。

- 10~20 秒后，将其冲洗干净，然后在根面上放置乳白色釉基质衍生物凝胶。

对于生长因子，用提供的无菌溶液重构蛋白质，将其混合（或滴入）在提供的载体（例如海绵或颗粒）上，置于缺损中。

6.5.6 植骨术

虽然植骨时使用植骨膏可能与使用复合材料一样简单，但这种方法无法保证始终可行，而且颗粒状植骨材料无法包含惰性凝胶材料，难以使用。使用上市的颗粒状骨移植材料，过程如下（除非制造商有特殊规定）：

- 确保彻底清除缺损区肉芽组织、血凝块和碎屑。
- 让助手小心地将装有无菌移植物的容器从外包装中拆出，置于无菌工作台表面，小心打开骨移植物的容器。静电可能导致部分移植骨颗粒逸出。保留骨移植标签用于记录。
- 轻轻地将无菌溶液（如无菌生理盐水；如果可能的话，可使用无血小板血浆）滴入容器中，直到容器中有相当量的溶液。
- 用无菌仪器轻轻搅拌骨颗粒，使颗粒湿润并排净气泡。
- 让植骨材料静置并吸收液体几分钟。
- 用盐水浸湿的无菌纱布尖端吸出多余的液体。移植材料应具有湿砂样的稠度和黏性（图 6.8）。这一步骤很关键，适当的稠度或"润湿性"可保证操作的简易性。

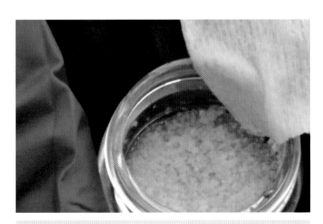

图 6.8 易于同种异体骨颗粒应用的一个关键步骤是用无菌生理盐水将其水化，并用无菌纱布去除多余水分。这使得同种异体骨颗粒类似于湿砂，易于植入和骨移植材料的改建

- 如果操作须根据说明书进行，重复第 2~5 点。
- 用无菌盐水快速冲洗骨缺损区域。若骨缺损区域无出血，可快速搔刮缺损区骨壁，引起出血。
- 牙周手术过程中，若遇到典型的小范围骨缺损，使用无菌骨膜剥离器的扁平头将材料填塞到缺损区域，要防止材料掉落，并轻轻挤压使材料就位。对于非常大的缺损（如残留拔牙窝），可以与填充冷凝银汞合金类似的方式向骨移植注射器中装入骨移植物，然后用注射器将骨移植物轻轻打入缺损区域。
- 将骨移植物材料轻轻填压到骨缺损区域。不要过量填充。
- 手术后，完成所有必要的骨移植手术记录，如果组织银行规章需要的话，需要寄回骨移植的信息反馈。

6.5.7 膜的应用

膜的应用步骤如下：

- 确保应用膜的区域没有软组织碎屑存在，瓣可以抬高到距缺损边缘至少 2cm，应在保证与膜有 1~2mm 重叠的前提下覆盖缺损区域。
- 让助手小心地装有膜的无菌封装袋从外包装袋中移到无菌台。小心地打开封装袋，将膜与无菌包装分离。
- 使用迷你眼科剪，将无菌内膜信封剪成模板，直至其整齐地贴在缺损处并重叠约 3mm。
- 用纱布清洁并干燥模板，并将实际的膜裁成相同的形状。
- 将细的可吸收缝合线（如 5-0 缝合线）从膜上面向根面一侧的一角穿出（图 6.9）。
- 如果制造商要求水化膜，可膜覆盖缺损区域。如果膜需放置于邻间隙，可以将一半的膜卷成 L 形，将卷起的膜插入邻间隙并将其展开覆盖缺损区域。
- 缝合线置于牙齿周围后，从下向上穿过膜的一角，绕过牙齿后在缝合区打结，使其锚定在牙齿上（图 6.9）。
- 将瓣盖住膜，垂直外翻褥式缝合。

6.5.8 缝合

缝合对于牙周手术的成功至关重要。一般而言，组织会在被缝合的位置愈合，因此再生方法能否成功取决于瓣边缘未发生移动，没有暴露出下方

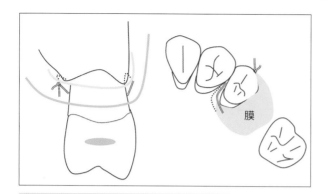

图6.9 内翻悬吊缝合可将膜牢牢固定在牙齿上，并将其覆盖在邻近骨缺损区域

的膜或移植材料。

通用缝合原则

缝合时，请牢记以下原则：

- 对于除尼龙和聚四氟乙烯以外的大多数常用缝合线来说，2-1-1结比较安全。打这种外科手术结时，首先绕持针器顺时针2圈后缝合，然后是逆时针1圈和另一个顺时针绕1圈。
- 打外科手术结时，拉紧包含针头的缝合线末端（针头）。
- 缝合线的自由端长度保证不超过2.54cm。
- 3mm规则：缝合线在瓣上的进针点应距瓣边缘至少3mm，距离相邻的缝合点3mm。结的线头长为3mm。这个规则尤其适用于连续缝合。
- 保持组织为粉红色。
- 缝合顺序为从远中到近中，前庭到牙槽嵴顶，颊侧到舌侧，从游离瓣到附着组织。
- 将组织缝合在所需位置上。
- 对于牙周袋变浅手术，避免在瓣下方留有空隙。
- 确保缝合线结紧贴组织，否则可能会影响愈合。
- 尽可能将线结放置在邻间隙或颊侧，这样能使患者感到舒适。
- 薄组织缝合时需要较细的缝合线，并且进针点保证远离切口线。

褥式缝合（垂直或水平，外翻或内翻）

褥式缝合是牙周袋变浅手术和再生手术首选缝合方式，因为它需要深入瓣基底，并进入瓣的黏膜骨膜侧。这种缝合方式可以根向复位组织，将瓣的边缘向冠方移动，并固定屏障膜。适应证如下：

- 需要最大程度减少牙周袋深时，使用内翻褥式缝合。
- 再生手术时使用外翻褥式缝合。

通常，垂直（外翻/内翻）褥式缝合适用于牙齿间缝合，而无牙区使用水平（外翻/内翻）褥式缝合。

可通过以下步骤进行内翻垂直褥式缝合（图6.10a）：

- 将缝针插入颊瓣基底。为了进行根向牵引，需要用缝针将前庭底附近的未翻起组织缝合。向冠方牵拉时则需要缝合膜龈交界处组织。
- 将缝合线穿入舌侧的接触点下方。
- 将针插入舌瓣的中间部分，根向3mm穿出。
- 将缝合线穿回接触点下方的颊侧。
- 轻轻拉紧缝合线，直到瓣边缘紧贴牙槽骨，然后打2-1-1结。

可通过以下步骤进行外翻垂直褥式缝合（图6.10c）：

- 松解骨膜：直视粘骨膜瓣底面的骨膜，在瓣基底部，将整个瓣长度的近远中向1mm用锋利的刮刀将骨膜切开。可用肾上腺素、抽吸和纱布按压控制出血。
- 从上皮侧将针穿入颊瓣底部。勿缝合膜或移植材料。
- 在邻接点下方穿过并越过膜/移植物到达舌侧。
- 从骨膜侧将针穿入并穿至舌侧瓣底部。
- 将针穿入距舌侧瓣底部一定距离的冠方位置，回插到组织。
- 在邻接点下方穿过并越过膜/移植材料进入颊侧。
- 将针穿入颊侧瓣底部冠方并穿至骨膜侧。
- 轻轻拉紧缝合线，直到瓣边缘对位，并打成2-1-1结。

可通过以下步骤进行内翻水平褥式缝合（图6.10b）：

- 将针穿入颊瓣基部。为了行根向牵引，用针将前庭底附近的未翻起组织缝合。向冠方牵拉时需要缝合膜龈交界处组织。
- 将针穿入舌侧瓣底部（避开口底或较大血管附近区域），穿出至近中（或向远中，但此方向较难操作）。
- 将缝线从组织上方穿回颊部。
- 轻轻拉紧缝合线，直到瓣边缘贴合下面的牙槽骨，并打2-1-1结。

可通过以下步骤进行外翻水平褥式缝合（图6.10d）：

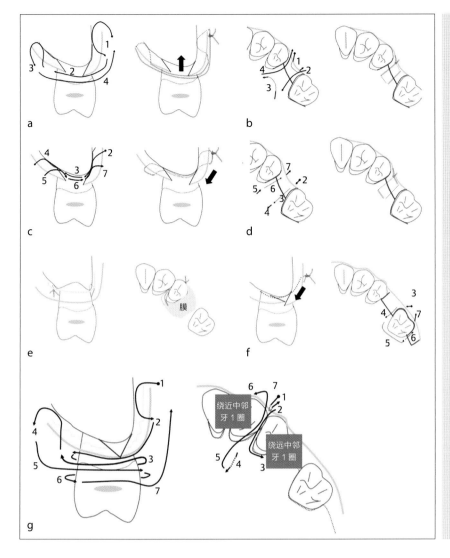

图 6.10 复杂的缝合用于固定瓣。(a)垂直内翻缝合,用于牙齿之间的牙周袋变浅。(b)水平内翻褥式缝合,使关闭的组织紧贴无牙区牙槽嵴。(c)垂直外翻褥式缝合,将组织覆盖在移植材料上,增加组织厚度。(d)水平外翻褥式缝合,用于覆盖无牙区牙槽嵴上的移植材料。(e)内部悬吊缝合,使膜紧贴牙齿。(f)用于推进或横向复位皮瓣的外部悬吊缝合。(g)悬吊-褥式组合缝合方法,牢固贴合牙齿和下方牙槽骨,尤其适用于骨手术

- 松弛骨膜进行垂直外翻褥式缝合。
- 将针穿入颊侧瓣底部,距瓣边缘根向有一定距离。
- 将缝合线从牙槽嵴顶移植材料/膜上方穿到舌侧。
- 从骨膜侧到前庭一定距离的位置将针穿入舌侧瓣。
- 在第三个进针点的近中一定距离将针穿入舌侧瓣。
- 将缝合线从牙槽嵴顶移植材料/膜上方穿到颊侧。
- 在第一个进针点近中位置将针从骨膜侧插入颊侧瓣。
- 轻轻拉紧缝合线,直到瓣边缘对位,并打成2-1-1 结。

悬吊缝合(内或外)

悬吊缝合可用于固定膜和瓣的冠向/侧向复位。内悬吊缝合用于将膜固定在牙齿上,因为缝线完全被埋在组织下,因此需要使用可吸收线(图6.10e)。外悬吊缝合将瓣锚定在牙齿上,会有部分缝合线暴露于口腔。悬吊缝合必须在其他缝合方式(如单纯间断和连续缝合)关闭瓣边缘之前进行。

用外悬吊缝合法进行组织复位,步骤如下(图6.10f):

- 选择需要移动的瓣。
- 松解组织瓣(如外翻褥式缝合)。
- 在距要移动瓣中心的近中 2mm 处进针。
- 在瓣底夹持针头。
- 根据预期移动方向选择合适的锚定牙。
- 从锚定牙近中接触点进针,包绕牙齿,从远中接触点穿出。
- 从骨膜侧距瓣中心的远中 2mm 处进针。
- 逐渐拉紧缝合线,直到组织到达所需位置。
- 确定复位在预想位置后,打 2-1-1 结。

- 完成缝合以关闭瓣。

悬吊 - 褥式组合缝合方法

悬吊 - 褥式组合缝合方法能将组织牢牢固定在牙齿上，保证了瓣的高度稳定。下述的垂直内翻褥式 - 悬吊缝合组合缝合方法，是牙周袋变浅手术和冠延长手术最主要的缝合方式（图 6.10g）。

- 在近前庭和根尖处的颊侧瓣基底部进针，朝邻间接触点穿针。调整针头方向，使其重新在略低于牙槽嵴顶的冠状面上出现。
- 在接触点下方将针头穿过瓣边缘，并穿至舌侧。
- 若远中无牙，请跳过此步骤。若有牙，则将缝线环绕在远中牙上；将其绕回到下一颗牙齿的远中接触点下方的颊侧。环绕牙齿，然后穿过最初的邻间隙接触点回舌侧。
- 在舌侧瓣略靠牙槽嵴顶根方的位置进针，并使针重新出现进针点根方 3~4mm 处。
- 在邻接点下方将针头穿过瓣边缘至颊侧。
- 若近中无牙，请跳过此步骤。若有牙，将其环绕在近中牙上；将其绕回到下一颗牙齿的近中接触点下方的舌侧。环绕牙齿，然后穿过最初的邻间隙接触点回颊侧。
- 拉紧缝合线，观察组织是否回缩并紧贴牙齿。当组织看起来已经牢牢固定，而且仍然呈粉红色时，打 2-1-1 结。
- 如有必要，在切口附近用单纯间断缝合法缝合瓣边缘。

单纯间断缝合

在最初褥式缝合后，需要对位瓣边缘，将其与纵向切口的邻近组织缝合。单纯间断缝合可以达到以下效果：

- 将瓣的一角与周围组织对齐（对于矩形皮瓣，第一个角的缝合稍松）。
- 关闭纵向切口。
- 在腭侧保留龈乳切口处，对位瓣边缘。
- 外翻褥式缝合后，缝合牙齿之间的龈乳头尖端。

简单的缝合步骤如下：

- 将针尖穿入颊侧瓣边缘的根方。
- 在接触点下方穿至舌侧。
- 将针从舌侧瓣或未翻起瓣的下方穿过。
- 在接触点下方穿回颊侧。
- 打 2-1-1 结。

锚式缝合

作为根向瓣的最后缝合步骤，锚式缝合即瓣内部的单纯间断缝合，主要用于：

- 将根向复位瓣膜固定到骨膜下（使用 6-0 缝合线）。
- 将根向复位瓣膜向前庭方向推动（使用 3-0 缝合线）。

锚式缝合的步骤如下：

- 将组织固定在新的位置。
- 对于半厚瓣，将针冠根向穿入瓣和骨膜。为了前庭向的牵拉，缝合深部的前庭组织。
- 将针旋转穿过组织，使其出现在前庭底部附近。
- 打 2-1-1 结，打结必须足够紧，保持结的稳固，并形成一些组织束。

连续缝合（锁边和非锁边）

连续缝合与单纯间断缝合相比，更适用于较长的纵向切口和无牙区的缝合。连续非锁边缝合能快速地关闭长且直的瓣边缘。但是连续锁边缝合比非锁边缝合可以更好进行组织管理。

连续缝合步骤如下：

- 朝向切口线，在松解瓣上进针。
- 将针穿过另一瓣边缘的下面。
- 打 2-1-1 结，但仅将自由端的长度剪至 3mm。
- 返回松解瓣的边缘，在距上一缝合点 3mm 处再次朝向切口线进针。
- 将针从另一瓣边缘下面穿过。
  - 锁边缝合：
    - 不是拉紧缝合线，而是悬起 5.08cm 长的缝合线环（自由环）。
    - 提起自由环，旋转一次，然后将针穿过该环。
- 重复第四点和第五点，直到瓣关闭。确保每个环同样牢固。
- 对于最后一个环的处理，保持线环游离。提起此环的顶点，将其视为"自由端"进行缝合线打结。
- 打 2-1-1 结，并修剪两个针末端的"自由端"。

6.6 牙冠延长术

牙冠延长术是在损失相应区域支持骨组织的代价下，暴露健康的牙齿结构，从而挽救部分无法修复的患牙。牙冠延长术也用于改善某些病例的美观问题，比如上颌前牙牙冠过短或牙龈暴露过多。

6.6.1 适应证

牙冠延长术可以考虑用于解决以下修复性问题：

- 龈下龋坏。
- 牙齿折裂达龈下。
- 侵犯了嵴顶附着组织：通常，患者会抱怨修复后出现持续的"牙龈酸痛"，牙周治疗无效。临床上，不会检查到有开放冠边缘或龋坏的迹象，并且修复体的根向边缘在龈沟内探测不到。影像学检查示，修复体距牙槽骨过近，并且与正常邻牙相比，CEJ 距牙槽骨的距离更短。
- 牙齿过短，牙冠预备空间不足。
- 牙冠过短。
- 被动萌出异常：唇颊侧龈边缘位于 CEJ 冠方超过 2mm，或者唇颊侧影像学骨水平距 CEJ 不足 2mm。

牙冠延长术与切除性牙周袋变浅手术相同，手术效果容易预测，手术风险也较低。

6.6.2 禁忌证

牙冠延长术的全身和牙科禁忌证与牙周袋变浅手术相同。此外，明确病例是否适用于牙冠延长时，需要考虑以下几点（图 6.11）：

- 牙齿是否该保留？
  - 牙齿过于倾斜或错位，无法行正畸纠正。
  - 牙齿无保留价值：如第三磨牙和无对颌牙齿。
  - 患者无法或无意保留牙齿。
- 牙齿可以修复吗？如果靠经验无法确定，参照以下几点：
  - 彻底去腐。如果剩余的牙体组织不足以进行修复治疗，建议拔牙。
  - 如有必要，尝试进行根管治疗。如果无法完成根管治疗，建议拔牙。
  - 用桩-核材料修复牙齿，预备修复体最终的龈缘或骨边缘。尽量达到最好的直视效果。如果无法达到此效果，建议拔牙。
  - 检查牙齿。如果预备高度和间隙不足，考虑选择其他替代方法。
- 牙冠延长术可以重新恢复生物学宽度而又不会对该区域牙齿造成损伤吗？
  - 放射学检查显示，最终冠边缘下方 3mm 处出现新的骨水平影像。
  - 在新的骨水平上，冠根比能否保持 1∶1 或

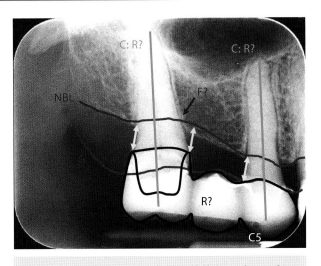

图 6.11 确定牙冠延长术是否能挽救牙齿：1. 在 X 线片上描绘最后的修复状态，并确定牙齿是否可修复（R？）。必须有足够量的牙体组织，提供足够的预备量（＞4mm），足够的咬合间隙（＞1.5mm），足够的牙本质肩领（＞1mm），且如果需要能够进行根管治疗。2. 通过牙龈影像（G）的轮廓或 CEJ/ 健康修复体边缘到术区牙槽骨的距离，来确定软组织厚度，作为生物学宽度（B）的评估依据。3. 依据计划的修复体边缘设计生物学宽度（B），来决定平行于新修复边缘的骨边缘（NBL）。4. 检查新的骨水平是否仍然保持合适的冠根比（C：R？），且不暴露根分叉入口（F？）。如果是，则牙冠延长很可能会成功。R：restorable，恢复；G：gingival，牙龈；B：biologic width，生物学宽度；NBL：new bone level，新骨边缘；C：R：crown-to root radio，冠根比；F：furcation entrances，根分叉入口

更好比例？
  - 在新的骨水平上，该区域是否会存在根分叉暴露？
  - 如果对上述任一问题的回答是肯定的，请考虑使用其他方法，例如生物学的成型方法。
- 如果露齿，牙冠延长术会解决对侧牙齿的美观问题吗？

如果为对所有四个问题答案都是肯定的，牙冠延长术可能有助于牙齿的修复和保留。

6.6.3 "露龈笑"的 Coslet 分型

造成患者抱怨的"露龈笑"原因有很多，包括牙齿被动萌出异常、过度肌肉活动和骨骼畸形。最初控制疾病后，应先通过正畸检查评估"露龈笑"的原因。其他导致"露龈笑"的原因排除后，确定 Coslet 分类有助于治疗计划的制订。通过拍摄根尖

X 线片和局部麻醉牙龈后探查牙槽骨，然后按下面步骤进行评价：

- 确定 CEJ 和牙槽嵴顶之间的影像学距离：
  - 如果牙槽嵴顶位于 CEJ 根方超过 1mm，则骨性关系正常：Coslet A 型。
  - 如果牙槽嵴顶距小于 1mm，则骨量过多：Coslet B 型。
- 在牙齿轴线角和唇颊面中部，把牙周探针插入龈沟和组织中，直至感受到坚硬的骨组织，确定组织的总厚度。探针尖端到龈边缘的距离即组织的总厚度。
- 测量角化龈的宽度。
  - 如果总厚度超过 4mm 并且少于角化龈，则为 Coslet 1 型。
  - 如果总厚度超过 4mm，且多于角化龈，则为 Coslet 2 型。
  - 如果总厚度不超过 4mm，则为正常值，为 Coslet 0 型。
- 结合 Coslet 分型制订治疗计划，如 "1+ B 型""0+A 型"。
- 治疗计划的适当程序（请参阅下文）。

6.6.4　治疗计划

治疗目的是修复还是治疗被动萌出，牙冠延长术的治疗计划是不同的。

用于修复治疗目的冠延长术

制订治疗计划需要收集以下信息：如需进行修复，是否存在牙周炎，以及牙龈厚度是否过量。考虑到这些因素，治疗计划应按照表 6.4 中所示的方式进行。

用于治疗被动萌出异常的牙冠暴露

牙冠延长术用于治疗被动萌出，应遵循先前确定的 Coslet 分型进行（表 6.5）。

6.6.5　术中特殊事项的知情同意

与所有牙周手术一样，牙冠延长术也必须获得知情同意。除了一般手术风险与牙周手术相同，还必须告知患者，牙冠延长后该区域牙齿会显得更长。此外，即使进行了牙冠延长术，但仍存在患牙难以修复的风险，特别是如果牙齿在修复之前折断。如果初次手术切除的组织不足，可能需要二次手术。

除了牙周手术的常用替代方法（如拔牙和保持牙齿原样），还有一些牙冠延长的替代方法适用于某些病例：

- 具有足够剩余根长牙齿进行正畸牵引。
- 生物学的成形方法（见第 7 章）。
- 成为覆盖义齿基台的牙齿。

6.6.6　手术方法

牙冠延长术与骨手术相似[5]，包括以下步骤（图 6.12）：

- 局部麻醉后，用蚊式钳颊舌向轻轻摇动临时修复体并取出。

表 6.4　牙冠延长术治疗计划

牙周状况	需要去骨	需要修复	治疗计划
无牙周炎	是	是	单颗牙的"临床冠延长"
		否	单颗牙的"牙冠暴露"
	否——多余的组织		单个象限的"牙龈切除术"
存在牙周炎	是		单个象限的"骨手术"
	否——多余的组织		单个象限的"牙龈翻瓣术"

表 6.5　用于治疗被动萌出异常的牙冠暴露

Coslet 分型	0：正常牙龈宽度	1：过量角化龈	2：缺乏角化龈
A：正常的 CEJ- 骨关系	正常 不需要治疗	单个象限的"牙龈切除术"	"根向复位瓣"
B：过量骨组织	单个牙的"牙冠暴露"	单颗牙的"牙冠暴露"	单个象限的"根向复位瓣"（包括去骨）

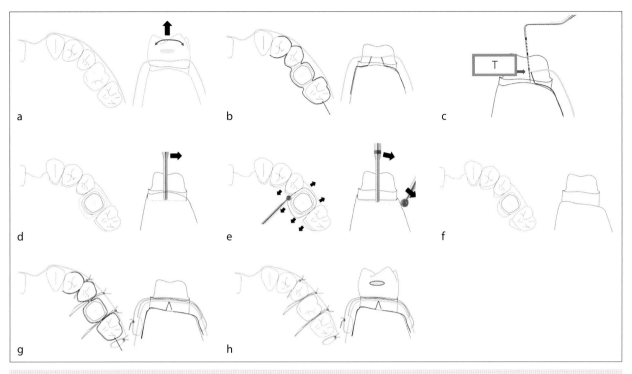

图 6.12 常规牙冠延长术的步骤。(a)去除临时修复体。(b)如果该位点有足够的角化龈,在需要做冠延长的牙齿上,进行合适的后退切口做信封瓣。(c)确定瓣边缘厚度(T),约等于生物学宽度。(d)使用末端切割车针去除牙齿周围的骨组织,形成一个凹槽。当槽型缺损的底部距修复边缘为"T"mm 时,停止组织去除。(e)颊舌向移动末端切割车针标记凹槽底部,球钻平滑骨质达凹槽水平。确保形成光滑的扇形骨轮廓,保证颊/舌侧牙槽骨位于邻间隙和分叉区骨组织的根方。(f)检查术区去骨量是否足够。(g)使用垂直内翻褥式或悬吊-褥式组合缝合方法,使瓣紧密贴合下方牙槽骨和牙齿。(h)用暂封水门汀替换临时修复体。确保清除多余的水门汀,并检查咬合,保证最轻的正中咬合接触,没有咬合干扰。T: thickness,厚度

- 在牙齿周围做 1/6 弧度的全厚度信封瓣。若角化龈超过 4mm,冠延长术区域做 1~2mm 后退距离的切口。
- 清除肉芽组织,对暴露的牙面进行刮治和根面平整。
- 标记相邻健康牙齿龈瓣厚度"T",通常为 2~3mm。
- 用末端切割车针去除牙周围骨质,直到根方骨缘至预备边缘"T"mm。在牙齿周围形成槽型的骨缺损。
- 将槽型的缺损作为骨手术中的牙周缺损进行治疗,通过手术用球钻去除邻近骨组织,重建平滑的抛物线状解剖结构。唇颊侧/舌侧牙槽骨嵴顶应低于邻间隙牙槽骨嵴顶。
- 磨除唇颊侧/舌侧骨组织突起,如外生骨刺和扶壁骨。
- 通过复位瓣和检查剩余的瓣是否恰好位于边缘以下,来判断是否去除足够的骨组织。

- 垂直褥式缝合将组织缝合复位(如 4-0 或 5-0 缝合线)。
- 使用少量的暂封用水门汀临时粘封,并清除多余水门汀。
- 后牙修复须在手术 8 周之后进行,前牙至少需要 3 个月才能进行修复。

6.7 关键要点

- 当完成非手术治疗后仍有残留深牙周袋时,应进行手术干预。残留深牙周袋通常是由于隐藏的龈下菌斑和牙石,以及不规则的骨缺损或牙根表面结构异常所致。不良修复体侵犯生物学宽度,而造成持续性炎症,是手术治疗的另一指征。
- 牙周袋可以分为骨上袋和骨下袋。没有附着丧失的假性牙周袋属于骨上袋。
- 牙龈翻瓣术针对软组织。采用切除或再生方法

的骨手术针对骨组织缺损。骨切除术最适合浅的缺损，而再生方法更适合深的缺损。

- 骨袋的剩余壁数越多，骨缺损植骨的预后越好，比如窄的 3 壁骨袋再生效果最好，而 0 壁骨袋预后最差。生物活性材料和屏障膜均有特定用途；操作者必须熟悉它们的适应证。

- 包括牙冠延长术在内的手术方法：翻瓣设计的底部始终都要宽于顶部。纵行松弛切口的高度不超过瓣高度的 1/2，且应位于龈乳头的两侧。瓣边缘须始终覆盖于健康的牙槽骨，因此瓣的尺寸会从缺损区域向外延伸 1~2 个牙齿的距离。

- 缝合可确保组织固定在预期位置。褥式缝合可以是垂直或水平式，外翻或内翻式。单纯间断缝合、连续缝合和悬吊缝合可以确保瓣在合适位置愈合。

- 牙冠延长术利于牙齿的修复和解决美观问题，像所有骨手术一样，牙冠延长术也必须制订周密的治疗计划。

6.8 复习题

一位 67 岁的非裔美国女性因右下口内疼痛就诊。患者已有 2 年未看牙科医生，现在感觉喝冷饮时出现间歇疼痛。患者身体健康，没有任何已知疾病，但是几年前因治疗牙齿疼痛服用了青霉素，出现荨麻疹和呼吸困难症状。

口腔外检查发现面部皮肤、淋巴结、甲状腺、脑神经、唾液腺、咀嚼肌等均未见异常，只有左侧颞下颌关节在张口运动时出现轻微的摩擦音。口内检查示，除牙周炎的牙龈炎症表现外，没有黏膜病理学改变。18 号牙和 17 号牙的发育沟色素沉着，尖探针检查发现 18 号牙中央窝处卡探针。

血压为 130/70mmHg，脉搏为 68 次 / 分。

初诊时牙周检查结果如下：

	牙位	1	2	3	4	5	6	7	8	9	10	11	12	13	14	15	16
颊侧	PD (mm)	336	523	522	433	323	333	333	323	333	332	233	323	423	423	333	4410
	BOP		1				1			1							
	CAL (mm)	6	6	2													10
	GR (mm)	1	1														
	KGW (mm)	667	655	532	345	333	333	445	454	444	544	444	544	455	444	434	444
	Furc																
	PLQ	2	2	2	2	2	2	2	2	2	2	2	2	2	2	2	2
腭侧	PD (mm)	326	844	533	334	334	433	433	434	333	323	424	332	322	334	435	555
	BOP (1/2)	11	1														
	CAL (mm)	6	8	3												1	1
	GR (mm)																
	Furc																
	Mobil							1	2	2	2						
	PLQ	2	2	2	2	2	2	2	2	2	2	2	2	2	2	2	2
	牙位	32	31	30	29	28	27	26	25	24	23	22	21	20	19	18	17
舌侧	PD (mm)				433	334	323	323	323	333	322	332	222	333	333	533	454
	BOP																
	CAL (mm)								1							1	1
	GR (mm)																
	KGW (mm)				777	666	555	555	555	555	555	666	778	999	999	999	999
	Furc																
	PLQ				3	2	2	2	2	2	2	2	2	3	3	3	3

颊侧														
PD (mm)	534	433	323	322	333	322	333	323	432	434	335	423	333	
BOP		1									1			
CAL (mm)	2	1									1			
GR (mm)														
KGW (mm)	644	657	334	333	333	333	333	333	322	433	343	554	555	
Furc														
Mobil					2	2	2	2	1					
PLQ	3	3			2	2	2	2	2	3	3	3	3	3

注：PD 英文全称是 probing depths，表示探诊深度；BOP 英文全称是 bleeding on probing，表示探诊出血，1 代表出血，2 代表溢脓；CAL 英文全称是 clinical attachment level，表示临床附着水平；Furc 英文全称是 furcation involvement（Glickman class），表示根分叉病变（Glickman 分度）；GR 英文全称是 gingival recession，表示牙龈退缩；KGW 英文全称是 keratinized gingiva width，表示角化龈宽度；Mobil 英文全称是 tooth mobility，表示牙齿松动度；PLQ 英文全称是 plaque level，表示菌斑水平，0 代表无菌斑。

SRP 后的牙周袋深度如下：

牙位	1	2	3	4	5	6	7	8	9	10	11	12	13	14	15	16
唇侧 PD (mm)	333	324	423	323	323	323	324	323	433	323	324	323	323	325	623	
唇侧 BOP																
腭侧 PD (mm)	336	633	422	424	424	333	233	324	423	323	323	323	424	324	445	
腭侧 BOP	1	1											1			
牙位	32	31	30	29	28	27	26	25	24	23	22	21	20	19	18	17
舌侧 PD (mm)				323	423	323	333	323	323	323	323	223	424	433	333	455
舌侧 BOP																
唇侧 PD (mm)				1												
唇侧 BOP				334	323	323	323	323	323	323	323	333	325	633	323	333

初诊检查情况如下（临床表现见图 6.13，影像学检查见图 6.14）。

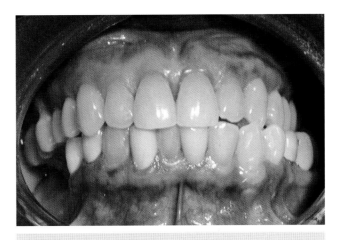

图 6.13 初诊口内正面照

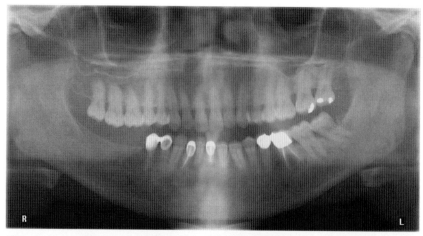

图 6.14　影像学检查

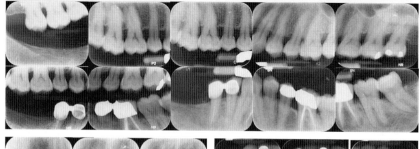

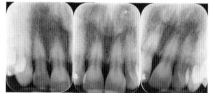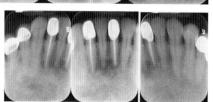

学习目标：识别牙周袋变浅手术的适应证。

1. 此病例中，初诊时 16 号牙存在明确的远中深牙周袋。正如缩减复诊时已拔除，拔除的可能原因是什么？

A. 骨丧失过多

B. 保留价值低

C. 患者不配合

D. 没有对殆牙齿

2. 14 号牙和 15 号牙之间持续存在牙周袋的可能原因是什么？

A. 根分叉入口处残留菌斑

B. SRP 不彻底

C. 邻间接触不良

D. 15 号牙根管感染。

3. 如果因为持续深牙周袋拔除 14 号牙和 15 号牙，以下哪项是修复过程中最不需要担心的问题？

A. 有限的窦嵴距

B. 缺少合适的可摘局部义齿基台

C. 缺少合适的固定局部义齿基台

D. 缺乏后部止点

学习目标：为牙周袋变浅手术制订治疗方案。

4. 您的修复方案包括制作可摘局部义齿，修复右下磨牙。哪种治疗计划可使牙周袋变浅并最大程度地重新获得附着的机会？

A. 1~3 颗牙的牙龈翻瓣术

B. 1~3 颗牙的骨手术

C. 1~3 颗牙的骨手术 +2 号牙的引导组织再生术

D. 1~3 颗牙的牙龈翻瓣术 +2 号牙的植骨术

5. 对于 14 号牙和 15 号牙之间的残留深牙周袋，哪种治疗方案可最大程度地减少袋深？

A. 1~3 颗牙的牙龈翻瓣术

B. 1~3 颗牙的骨手术

C. 1~3 颗牙的骨手术 +15 号牙的引导组织再生术

D. 1~3 颗牙的牙龈翻瓣术 +15 号牙的植骨术

6. 对于 19 号牙和 20 号牙之间的残留深牙周袋，哪种治疗方案可以最大程度地减少袋深？

A. 1~3 颗牙的牙龈翻瓣术

B. 1~3 颗牙的骨手术

C. 1~3 颗牙的牙龈翻瓣术 +20 号牙的植骨术

D. 以上都不是

学习目标：掌握牙周袋变浅手术操作

7. 如果您使用骨手术来减小 2 号牙和 3 号牙之间的牙周袋，哪种瓣和缝合设计最合适？

A. 全厚信封瓣，垂直内翻褥式缝合

B. 改良维德曼瓣，垂直内翻褥式缝合

C. 全厚信封瓣，单纯间断缝合

D. 改良维德曼瓣，单纯间断缝合

8. 如果您在 2 号牙和 3 号牙之间的深牙周袋中使用了再生疗法，哪种瓣和缝合设计最合适？

A. 根向复位瓣，锚式缝合和垂直内翻褥式缝合

B. 根向复位瓣，外部悬吊缝合和外翻褥式缝合

C. 三角瓣，外部悬吊缝合和外翻褥式缝合

D. 三角瓣，锚式缝合和垂直内翻褥式缝合

9. 患者说她不想使用猪来源的产品。哪种再生手段最有可能受此影响？

A. 同种异体移植

B. 异种移植

C. 用可吸收膜引导组织再生术

D. 釉基质衍生物的应用

学习目标：识别牙冠延长术的适应证。

10. 因为冠体积过大并引起持续炎症，你去除了 29 号牙冠的上面一半后，发现了明显的龋坏。因此，去腐后，重做根管治疗，并使用桩核和临时材料重新修复牙齿。取模过程中，由于排龈线难以放置，不能获得理想的龈下边缘形态。下一步计划应该是什么？

A. 拔除

B. 牙冠暴露

C. 牙冠延长术

D. 不做处理

11. 在对 29 号牙行牙冠延长术时，下列哪个原因会限制冠延长的量？

A. 根长

B. 根分叉入口

C. 28 号牙长度

D. 牙冠组织量

6.9 参考答案

1. B. 从病例照片中可以看出，患者的菌斑指数较低，同时考虑到存在多个修复体，但牙列维护整体状态良好，排除了患者依从性较差的情况。虽然 16 号牙是第三磨牙，对患者的重要性没那么高，但它与 17 号牙有咬合，周围有良好的骨支撑，因此是否拔牙存在争议。

2. A. 至少一张影像学照片显示，15 号牙近中根分叉入口在牙槽骨水平的冠方。虽然理论上 SRP 治疗不彻底是导致残留深牙周袋的可能原因，但如果不进行手术，很可能无法进入分叉。邻面接触关系看似正常，排除此因素。在全景片上，15 号牙似乎存在根尖透射影。仔细检查根尖周，根尖周牙周膜间隙正常，因此判断它是由不规则的袋底解剖结构所致。

3. C. 如果 14 号牙、15 号牙和 16 号牙缺失，前磨牙、尖牙和对侧磨牙仍可作为可摘局部义齿基台。显然，缺少远端基牙难以设计固定义齿，并且存在不规则的窦底解剖结构以及拔牙后的骨质丧失，不经过上颌窦提升术可能无法进行种植。患者左上后牙缺失，后部止点的缺乏的焦点问题，因为没有磨牙咬合关系。这会导致垂直距离丧失，必须使用颌堤进行确定。

4. D. 这里存在的问题是 2 号牙具有明确的中度 2 壁骨袋，近中壁存在斜坡，同时颊壁因为围绕着根分叉，所以朝向舌侧开口。由于治疗目标包括牙周组织再生，因此出于最佳再生效果的考虑需要再生治疗。牙龈翻瓣术再生效果有限，许多临床试验表明，大多数再生治疗在刺激骨组织生长方面优于牙龈翻瓣术。骨手术通常导致附着丧失，而不是附着获得。由于这是上颌磨牙，邻间隙区域较窄，因此与植骨相比，放置屏障膜比较困难，因此植骨术为首选。

5. B. 这里的目标是通过骨手术最大程度地消除深牙周袋。此外，这里的缺损比右侧缺损小，造成再生方法结果难以预测。虽然牙龈翻瓣术在骨缺损存在的情况下可达到减小袋深的效果，但存在骨缺损时，骨手术更有效。

6. D. 这里的问题是 20 号牙远中存在大范围继发龋，牙周手术无法解决此问题。这是适合牙冠延长术的典型病例，因为该区域没有牙周炎引起的骨质丧失，但是从𬌗翼片上可以看出，龋齿侵犯了生物学宽度。

7. A. 改良维德曼瓣不能为骨手术提供足够的手术入路，但是全翻起的信封瓣可以做到。单纯间

断缝合将瓣边缘缝合在一起，但不能控制组织厚度，并且其牙周袋变浅的效果不理想。垂直内翻褥式缝合，能在切口区域施加力量，使组织向前庭方向收紧。两种特点有利于减少袋深，使得该病例中缝合更倾向于单纯间断缝合。

8. C. 对于组织再生而言，您需要确保将组织覆盖到屏障膜和移植材料上，这可以通过悬吊缝合和外翻褥式缝合实现。锚式缝合不能用于移植区，因为在移植部位没有锚定物。根向复位瓣不适用于组织再生，因为它将暴露出植入物，导致较低的再生潜能。全厚三角瓣利于再生，因为它可以提供进入骨缺损区域的入路，并且具有一定的再生潜能。

9. D. 釉基质衍生物是由猪胚胎的牙胚制成，可能会使患者感到不适。如果您使用猪来源骨组织，异种来源会是一个问题。然而，异种移植物通常来源于骨，因此不存在相关问题。同种移植物来自器官捐献者，患者的担心不成问题。不可吸收的引导组织再生膜是人工合成的，而且不可吸收的膜通常来源于牛。您需要格外注意，因为可吸收的膜材料可能来源于猪。

10. C. 您需要修复 29 号牙，因为牙冠暴露仅用于显露牙齿，而不需对其进行修复，所以排除牙冠暴露。不采取任何措施是不可行的，因为需要获得精确印模。可以尝试电切或软组织激光消除术，在取模之前人为地制造龈沟，已有信息表明可能用这些方法消除龈沟，但存在侵犯生物学宽度的风险。拔牙通常是一种选择，但是在这种情况下应避免拔牙，因为可以通过牙冠延长术来修复患牙。

11. A. 在此区域中，29 号牙的牙根最短，这限制了牙冠延长的量，因为牙冠延长需要保持良好冠根比，最好大于 1：1。附近没有根分叉，也没有影像学证据表明前磨牙有分叉。

6.10 循证活动

- 查找评价其他使牙周袋变浅的方法（如激光、生长因子、组织 - 工程材料和可流动膜）的相关研究，并讨论其优点。

- 从您的指导老师、科室或互联网上获取一个临床病例，并讨论最适合的外科治疗方法。让您的指导老师（或导师）基于他的经验，提出治疗见解。

- 严格评估本章介绍的外科手术病例，并讨论如何提升外科手术技术。让您的指导老师（或导师）介绍他如何进行牙周袋变浅的手术，并将其与此处介绍的方法进行比较。

- 进入得克萨斯大学圣安东尼奥健康科学中心网站，网址为 https://cats.uthscsa.edu/，点击牙科学版块的 CAT，并检索有关再生治疗的综述。阅读您所找到的所有 CAT，基于现有文献判断结论是否仍然正确。

- 根据 Sauve S 等人在 "CAT：学习如何批判性评价" 中提供的大纲，新建一条治疗 III 度根分叉病变的 CAT（或其他无法获取 CAT 的主题）（Ann R Coll Phys Doctors Surg Can. 1995;28:396–398）。

参考文献

[1] Carnevale G, Kaldahl WB. Osseous resective surgery. Periodontol 2000 2000;22:59–87

[2] Cochran DL, Oh TJ, Mills MP, et al. A Randomized Clinical Trial Evaluating rh-FGF-2/β-TCP in Periodontal Defects. J Dent Res 2016;95(5):523–530

[3] Kitamura M, Nakashima K, Kowashi Y, et al. Periodontal tissue regeneration using fibroblast growth factor-2: randomized controlled phase II clinical trial. PLoS One 2008;3(7):e2611

[4] Dohan DM, Choukroun J, Diss A, et al. Platelet-rich fibrin(PRF): a second- generation platelet concentrate. Part I: technological concepts and evolution. Oral Surg Oral Med Oral Pathol Oral Radiol Endod 2006;101(3):e37–e44

[5] Rosenberg ES, Cho SC, Garber DA. Crown lengthening revisited. Compend Contin Educ Dent 1999;20(6):527–532, 534, 536–538 passim, quiz 542

7 根分叉病变的治疗

摘要

根分叉病变给牙周非手术治疗和手术治疗带来了特殊的挑战，根分叉病变的控制必须从牙周和修复两个角度来探讨。本章回顾了根分叉病变带来的挑战，并提出了多种治疗方法。

关键词：根分叉病变治疗、牙齿改形、牙根切除

7.1 学习目标

- 认识根分叉病变对牙齿预后的影响。
- 制订根分叉病变的控制策略。
- 描述 I 度和 II 度根分叉病变的手术方法。
- 描述深 II 度和 III 度根分叉病变的手术方法。

7.2 病例分析

一名 44 岁东亚女性从当地牙科诊所转诊来进行牙周评估。她对自己的骨丧失情况感到担忧，牙科诊所的主管医生告诉她，她将失去自己所有的牙齿。该患者无已知的系统性疾病史及过敏史，三四年前曾进行内科查体。她有过 4 次正常的妊娠史，并且自 5 年前的最近一次妊娠以来，牙龈出血变得更频繁。牙科护理方面，该患者大概 20 年来没有看过牙医，直到最近她觉得自己需要清洁牙齿并因费用低而就诊于牙科诊所。近日，她感觉有些咀嚼不适且有些牙齿（15 号牙、23~25 号牙）松动。她自述每餐后都会用软毛牙刷刷牙，并且每天用牙线清洁牙齿一次。详细询问病史，她表示丈夫说她有夜磨牙习惯。

右上象限的初诊牙周检查的结果如下表所示：

	牙位	1	2	3	4	5	6	7	8
颊侧	PD (mm)		526	643	323	424	323	333	322
	BOP		1	11		1			1
	CAL (mm)		6	7	2	1	1	1	1
	GR		1	22	1	1			
	KGW (mm)		646	647	747	757	767	757	858
	Furc			2					
	PLQ								
腭侧	PD (mm)		735	646	324	323	233	233	332
	BOP (1/2)		1						
	CAL (mm)		3	8					
	GR (mm)		11	22					
	Furc			3 3					
	Mobil							1	1
	PLQ								

注：PD 英文全称是 probing depths，表示探诊深度；BOP 英文全称是 bleeding on probing，表示探诊出血，1 代表出血，2 代表溢脓；CAL 英文全称是 clinical attachment level，表示临床附着水平；Furc 英文全称是 furcation involvement（Glickman class），表示根分叉病变（Glickman 分度）；GR 英文全称是 gingival recession，表示牙龈退缩；KGW 英文全称是 keratinized gingiva width，表示角化龈宽度；Mobil 英文全称是 tooth mobility，表示牙齿松动度；PLQ 英文全称是 plaque level，表示菌斑水平，0 代表无菌斑。

除牙周病外，口内外检查未发现明显异常。其牙周病损在右上象限尤为明显，如 3 号牙（右上第一磨牙）存在深牙周袋及近远中贯通的根分叉病变，且其颊侧有一深在的根分叉入口（图 7.1）。

指导患者如何在磨牙区使用间隙刷并进行了洁治、刮治和根面平整，这些措施可改善探诊出血，但对其他指标改善有限，使得根分叉入口更易被探及。

	牙位	1	2	3	4	5	6	7	8
颊侧	PD (mm)		324	622	314	313	223	322	212
	BOP								
	CAL (mm)		3	8	3	1	1	1	1
	Furc		1	2					
	PLQ			1					
腭侧	PD (mm)		523	423	223	323	323	322	213
	BOP		1			1			
	CAL (mm)			8					
	Furc			2					
	Mobil							1	1
	PLQ		1						

注：PD 英文全称是 probing depths，表示探诊深度；BOP 英文全称是 bleeding on probing，表示探诊出血，1 代表出血，2 代表溢脓；CAL 英文全称是 clinical attachment level，表示临床附着水平；Furc 英文全称是 furcation involvement（Glickman class），表示根分叉病变（Glickman 分度）；GR 英文全称是 gingival recession，表示牙龈退缩；KGW 英文全称是 keratinized gingiva width，表示角化龈宽度；Mobil 英文全称是 tooth mobility，表示牙齿松动度；PLQ 英文全称是 plaque level，表示菌斑水平，0 代表无菌斑。

牙科医生接下来对其进行了牙周手术，对根分叉入口进行清理成形，磨除根分叉入口处根面凹陷，并放置骨移植材料。手术进一步消除了牙周袋并使得根分叉病变变浅，同时影像学上也有改善（图 7.1c）。

	牙位	1	2	3	4	5	6	7	8
颊侧	PD (mm)		322	422	212	212	212	213	222
	BOP		1						
	CAL (mm)		3	5	3	1	1	1	1
	Furc			1					
	PLQ								
腭侧	PD (mm)		322	225	213	213	322	213	312
	BOP			11		1			
	CAL (mm)								
	Furc			2					
	Mobil							1	1
	PLQ								

注：PD 英文全称是 probing depths，表示探诊深度；BOP 英文全称是 bleeding on probing，表示探诊出血，1 代表出血，2 代表溢脓；CAL 英文全称是 clinical attachment level，表示临床附着水平；Furc 英文全称是 furcation involvement（Glickman class），表示根分叉病变（Glickman 分度）；GR 英文全称是 gingival recession，表示牙龈退缩；KGW 英文全称是 keratinized gingiva width，表示角化龈宽度；Mobil 英文全称是 tooth mobility，表示牙齿松动度；PLQ 英文全称是 plaque level，表示菌斑水平，0 代表无菌斑。

从这个病例中可以学到什么？

该病例强调了根分叉病变患者牙周综合治疗的重要性，通常需要通过非手术和手术治疗相结合的方式来处理根分叉病变。根分叉病变的治疗目标并非必须消除根分叉病变，而是能够创造一个探诊深度浅易于清洁的局部环境。再生治疗成功消除了深牙周袋并改善了影像学表现，该病例还可进一步通过修复和手术治疗改善牙齿外形以利于维护。但患者拒绝进一步治疗，根分叉病变的存在将对该疾病的进展构成长期风险。

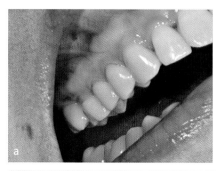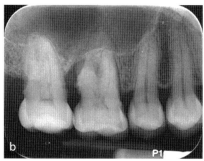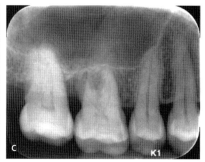

图7.1 （a）右上象限的初诊照片；（b）初诊根尖片示3号牙伴有深在的骨缺损和根分叉病变；（c）术后4个月根尖片示根分叉区可见部分充填影像

7.3 认识根分叉病变对牙齿预后的影响

从该病例中可以看到，根分叉病变使牙周非手术治疗后牙周袋更易持续存在，这将是牙周病复发的长期风险。

7.3.1 根分叉病变描述

虽然根分叉病变的分类系统有多种，但Glickman分类法是最常用的一种。在手术治疗设计中，要重点关注牙周根分叉病变的特点，具体如下：

- 根分叉的位置：
  ◦ 上下颌磨牙对比：引导组织再生在下颌磨牙中效果更可靠。
  ◦ 颊舌侧与邻面对比：引导组织再生不可能有效封闭邻面根分叉入口。
- 与骨缺损的关系：骨缺损可通过再生手术改善。
  ◦ 缺损的深度：再生手术对于深在的骨缺损疗效更确定（深度超过2mm）。
  ◦ 骨壁：对于根分叉病变，骨壁的存在可能有助于再生材料存留并增加组织再生的可能性。通常，颊舌侧根分叉区的骨缺损在根分叉入口相对的面仅有一面骨壁。
- 根分叉的外形：
  ◦ 尖的倒置V形：需要修整圆滑移行以增加再生成功概率。
  ◦ 圆的倒置U形：在洁治、刮治和根面平整中操作较倒置V形更易清理。
- 根分叉入口的宽度：窄（<1mm）与宽。
  ◦ 如果根分叉入口过窄，则需要通过手术增宽；如果无法实现，则治疗成功率降低且需要考虑拔牙。
  ◦ 宽的根分叉入口更有助于组织再生和牙周基

础治疗的进行。过宽的下颌磨牙根分叉还可通过隧道成形以便于清洁。
- 根分叉的水平向深度：
  ◦ Glickman Ⅰ度和"浅"Glickman Ⅱ度根分叉病变：根分叉入口处骨缺损未超过髓室底（大约为牙齿颊舌向宽度的1/3或随着年龄增长更宽）。牙齿改形术可能不需要配合根管治疗。
  ◦ "深"Glickman Ⅱ度根分叉病变：根分叉区骨缺损低于髓室底，牙齿改形术前可能需要配合根管治疗，且需要考虑更激进的牙齿改形方法（如截根术或牙半切术）。
  ◦ Glickman Ⅲ度根分叉病变：再生机会更低。
- 牙根表面畸形的存在，如牙颈部釉突、釉珠、嵴：
  ◦ 如果这些因素不被去除，则治疗成功可能性减小。

7.3.2 根分叉病变带来的挑战

根分叉受累牙齿牙周病进展风险的增加与多根牙的解剖结构有关。

根分叉解剖形态

任何多根牙和有根面深凹陷的牙齿均有发生根分叉病变的风险：

- 上颌第一和第二磨牙：颊侧中央、远中舌和近中舌根分叉入口。
- 下颌第一和第二磨牙：颊舌侧中央根分叉入口。
- 上颌前磨牙（尤其是第一前磨牙）存在近远中根面凹陷。
- 下颌切牙有近远中根面凹陷。

牙周病累及根分叉的风险取决于根柱的长度，即釉牙骨质界与根分叉入口之间部分。根柱短者存在早期出现根分叉病变的风险，因为少量的附着丧失或者骨丧失即可导致根分叉暴露于口腔（图7.2a）。

在所有磨牙中，颊侧根分叉入口是距离CEJ最近的，使其更易被探及。通常，下颌磨牙的根分叉入口位于CEJ根方约3mm处，上颌磨牙的根分叉入口则位于CEJ根方约5mm处。

根分叉大小在不同个体牙齿之间差异较大。根分叉入口的宽度通常在距根分叉顶0.5mm，最宽到3mm的范围内，且牙根分叉角度通常为15°~30°。磨牙根分叉区域的深度为7~8mm（从一侧到另一根分叉入口），而前磨牙约为3mm。作为对比，一支新的经典标准尺寸Gracey刮治器的刃宽0.9mm、长4mm。由于刮治器的刃不能触及根分叉的顶部，且周围组织通常会阻挡刮治器的刃部完全进入根分叉区，有些根分叉入口利用刮治器完全清理干净是非常困难的（图7.2b）。

除根分叉大小的限制外，根面解剖异常也可能导致难以进入根分叉入口（图7.2c），且常常是导致局部根分叉病变的主要诱因。与根分叉病变相关的根面解剖异常包括以下几方面：

- 颈部釉突：指向根分叉入口的楔形小舌状突起，在根分叉病变磨牙中检出率约为80%，最常见于下颌第一磨牙，其次为上颌第一磨牙和第二磨牙。颈部釉突难以通过临床检查和影像学检查发现，通常发现于手术过程中。
- 釉珠为牙根表面圆形、光滑的釉质团，可能包

含牙本质甚至牙髓。其在磨牙中检出率超过10%，上颌第一磨牙和第二磨牙最为常见。由于釉珠处无牙周附着，牙周袋中釉珠的暴露会导致数毫米的附着突然丧失，因此其常与局限性重度牙周破坏有关[1]。

- 牙骨质突通常为在牙根面发现的成簇小尖锐突起，有时与磨牙根分叉入口有关。
- 分叉嵴为横跨根分叉入口顶部的牙本质嵴，形成了一个利于菌斑堆积的龛室，常见于同时伴有颈部釉突的牙齿。
- 根分叉与根面凹陷：几乎所有下颌磨牙的近远中根都有0.4~0.9mm深的根面凹陷。在上颌磨牙中，近颊根通常有一个深达0.7mm的根面凹陷，然而腭侧根通常为突起的，远颊根面向根分叉入口的一面则为平坦曲线。由于根分叉入口的空间限制，根面凹陷处完全清理干净是非常困难的。
- 大概一半的磨牙根分叉区存在副根管开口，且在牙髓坏死的患牙中可能参与根分叉病变的发生。
- 靠近根分叉入口的修复体提供了易于菌斑堆积的额外区域，且邻面修复体与根分叉病变风险增加有关。

这些解剖性因素的影响给口腔治疗带来了一些风险，且从以下几方面影响牙齿的最终生存率。

口腔卫生

根分叉病变在牙根表面产生凹陷和转角，导致

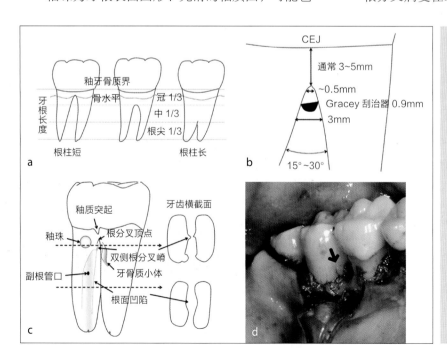

图7.2 根分叉病变相关的根分叉特点。（a）根柱长短不同，即使在只有少量附着丧失或牙槽骨丧失的情况下，根分叉入口位于牙根的冠方1/3的牙齿也更容易发生根分叉病变。（b）根分叉入口的平均直径阻碍了刮治器的使用，常影响根分叉病变患牙的非手术治疗效果。（c）各种牙根表面异常可能给根分叉入口的治疗增加了额外困难。（d）牙根表面缺陷常与根分叉入口的持续性深牙周袋有关。例如，术中发现的15号牙根分叉附近的小釉珠

牙刷刷毛无法进入，且如第5章所示，牙线会越过这些凹面。虽然邻间刷可进入浅的根面凹陷，但对于深的楔形根分叉病变会使邻间刷也无法清洁。虽然橡胶头邻面牙龈按摩器和牙签能够触及颊侧根分叉病变，但也不能完全清洁根分叉入口处，尤其是在伴有牙本质嵴或沟的情况下。因此，根分叉入口处易于菌斑堆积，从而导致牙龈炎症风险增大，继而造成局部附着丧失或骨丧失。

洁治、刮治和根面平整

根分叉解剖是刮治和根面平整的主要障碍，因为50%~60%磨牙的根分叉区要小于刮治器的刃。由于根分叉的顶端总是尖锐的，且比刮治器要窄，对于Ⅱ度和Ⅲ度根分叉病变几乎不可能通过刮治器完全完成刮治和根面平整。由于超声工作尖较刮治器的刃要小，其用于根分叉区治疗效果更好。然而，即便是细圆形的超声工作尖可能也无法完全适用于根分叉沟处，因此使根分叉区便于清洁的唯一解决方案是用金刚砂车针将根分叉顶部重塑为更宽的圆形结构。

脓肿形成风险

暴露的根分叉入口可成为牙周脓肿的源头，因为其作为一个小空间易于被软组织封闭，且一项研究表明发生于多根牙的牙周脓肿几乎90%都与根分叉病变有关。

手术方式

根分叉病变也给手术带来了挑战，因为牙周手术治疗的成败取决于能否行彻底的刮治和根面平整，如前所述，这在根分叉病变中很难实现。此外，多数根分叉入口的邻面位置使得刮治和根面平整以及放置骨移植物和屏障膜以封闭根分叉入口极具挑战性。因此，再生方法在上颌磨牙邻面根分叉病变中的治疗效果相较于颊舌侧根分叉更不可预测。

修复

将修复体边缘置于根分叉入口的凸出向内倾斜的牙本质/牙骨质表面比放置在CEJ以上的健全釉质上难度更大。技工也很难在这些部位形成一个边缘适应性良好的金属铸件。除非在牙冠戴入前经技工或医生调整，否则瓷层容易急剧缩窄从而使冠边缘在根分叉入口处形成悬突。此外，根分叉病变给牙冠预备增加了风险，因为根分叉入口处的窝洞预备很容易造成龈壁穿孔。这将给应用成形片封闭窝洞造成极大困难，从而容易使银汞合金或树脂在根分叉入口处形成悬突。

对预后的影响

虽然根分叉病变肯定会增加牙周病的风险，使其预后变差，但牙周治疗可以使根分叉病变患牙保留数年。根分叉病变患牙手术治疗后10年存留率为77%~93%[2]。与之相对，根管治疗患牙的10年存留率为74%~97%。

即使是伴有贯通根分叉病变的预后无望患牙，有时也能通过再生手术成功治疗和保存[3]，也可通过隧道成形术为患者提供口腔卫生维护通路，或者采用截根法将病变牙根去除来保留患牙并延迟牙齿缺失5~10年[4]。因此，不应在未权衡拔牙修复方案和牙周治疗保存患牙方案利弊的情况下拔除伴根分叉病变的患牙。

7.4 根分叉病变管理策略的制订

通常，根分叉病变患牙的治疗策略主要包括以下几种：

• 姑息保留。
• 拔除。
• 降低牙周袋深度及牙齿改形（图7.3）。

7.4.1 姑息保留

姑息保留是创伤最小的治疗方法。适应证如下：

• 患者已完成洁治刮治和根面平整，但其他牙周基础治疗仍在进行中。
• 患者拒绝其他治疗且知晓新发疾病及牙齿丧失的风险。
• 无其他可行的治疗方法，患者想要尝试保留患牙，应向其告知患牙自身条件差且存在最终牙齿丧失的风险。
• 以下情况根分叉病变患牙是可保留的：
  ○ 探诊深度浅（不超过4~5mm）且无探诊出血。
  ○ 根分叉入口易于口腔卫生维护及专业清理：
    – 根分叉区域外形凸出。
    – 宽根分叉入口（>1mm）。
    – 根分叉水平向宽度浅。

如果符合上述任何一个适应证，应当3~4个月进行一次常规牙周维护。如果根分叉病变患牙可进行维护，那么就不会导致牙齿丧失。

这种治疗方法的优点是创伤最小，必要时可允许选择进一步的治疗方案，同时避免了拔牙和牙齿修复。

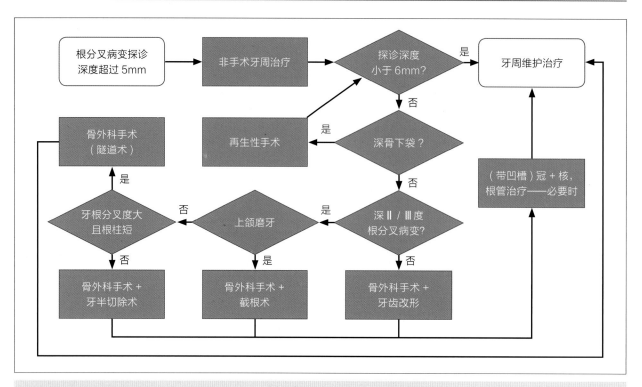

图 7.3　根分叉病变的治疗计划，不是按现状维护或拔牙。如果牙齿出现根分叉病变、深牙周袋，但患者希望保留患牙并通过治疗改善，那么下一步是牙周非手术治疗，包括口腔卫生指导和洁治、刮治和根面平整。如果未能解决深牙周袋问题，对适合再生的深骨下袋应首先尝试再生手术，因为这可能对根分叉病变有所改善。如果不适合再生或深牙周袋问题未解决，应通过骨外科手术联合牙齿改形重塑浅Ⅱ度或Ⅰ度缺损患牙的牙齿形态及周围骨质。如果是上颌磨牙的根分叉有较深的水平深度，则通过截根术可能消除根分叉病变。对于下颌磨牙，隧道术可为根柱短、牙根分叉度大的患牙提供口腔卫生通路。否则，牙半切除术可通过切除牙根或将每半颗牙变为前磨牙样牙以去除下颌磨牙的根分叉顶。牙半切除术、截根术和牙齿改形后每个保留的牙齿都需要全覆盖修复。根管治疗和桩核修复则是牙半切除术、截根术后必需的，可能也是牙齿改形后所需要的治疗

该治疗方法的缺点为只在不伴根分叉相关疾病的情况下提供了明确的"治疗"。在大多数伴活动性病变的临床情况下，牙周维护只是明确治疗实施前的一个权宜之计。

7.4.2　拔除

对于根分叉病变，一个明确的治疗方法为拔牙。虽然预后无望牙通常都会被拔除，但是特殊情况下根分叉病变患牙的拔牙指征包括以下几方面：

- 患者无保留患牙意愿。
- 患牙对患者或整体方案中无治疗价值。
- 牙周治疗不可能改善患牙预后且对患者和牙医来说治疗成功率太低时，这通常适用于伴有以下情况的患牙：
  - 牙齿松动度Ⅱ度或Ⅲ度。
  - 严重广泛性骨丧失超过 60%。
  - 伴发牙髓感染。

- 牙根解剖条件差：窄的根分叉入口、牙根距离近、釉珠等。

该治疗方法的优点是以较低的初始成本消除患牙未来牙周病风险，同时这也是牙弓中第二和第三磨牙发生根分叉病变时简单有效的牙周治疗方法。

该治疗方法的主要缺点为咬合功能的丧失及拔牙后发生的骨丧失。牙齿修复对于除第二、第三磨牙外的任何牙齿可能都是必需的。缺失牙修复的成本是较高的，种植治疗是口腔治疗中花费最高的。此外，缺失牙的修复很有可能是需要定期更换的，且存在疾病复发的风险。因此，对于多数患者，其牙科治疗的目标为尽可能长久地保存天然牙。

7.4.3　降低牙周袋深度联合牙齿外形修整法

治疗目标为通过牙周与修复治疗方法尽可能保留根分叉病变患牙。以下情况的患牙为其适应证：

- 对于患者及整体治疗重要的牙齿（尤其是第一磨牙）。
- 不松动的牙齿。
- 有修复可能性的牙齿。
- 患者愿意接受治疗且想要长期保留患牙。

该治疗方法的优点是其以相对低的成本保留牙齿及功能，同时有助于长期的牙周维护治疗。该方法不存在缺点。

7.4.4 降低牙周袋深度的方法

通过维护口腔卫生、牙周基础治疗可消除牙周袋，虽然这些牙周非手术治疗方法可能无法解决根分叉病变，但是更健康的牙龈状态将便于后续治疗。

以下方法可有效维护口腔卫生：

- 选择末端有一缕刷毛的牙刷，可用于非常宽、颊侧暴露和最远中的根分叉入口。
- 小的间隙刷可插入宽且暴露的根分叉入口。
- 橡胶头按摩器（例如 GUM 牙龈按摩器）可用于窄的根分叉入口。
- 冲牙器（如果可能的话，最好配用于龈下的工作尖）适用于任何根分叉病变。

以下工具可能有助于牙周基础治疗的进行：

- 超声工作尖包括细牙周工作尖。
- DeMarco 根分叉刮治器。
- 带金刚砂涂层的 Nabor 探针可用于窄的根分叉入口。

通常情况下，非手术治疗不会消除根分叉病变的相关牙周袋。通常需要进一步尝试再生治疗，尤其是当根分叉入口伴有大范围的骨缺损时。在大多数病例中，该方法可创建一个更小、更浅的根分叉病变以便进一步的明确治疗，且再生性治疗不可能使根分叉病变恶化。为此，只要患者愿意接受治疗，对于非松动牙的Ⅲ度根分叉病变甚至也应当尝试再生性手术。

7.4.5 对于根分叉病变的治疗，单独行骨外科手术并不够

单纯骨外科手术不能作为根分叉病变治疗的唯一目标，因为其并不能解决根分叉病变问题。骨外科手术后，根分叉周围牙周袋可能会消退且根分叉区可进行专业清理，但对于患者来说，其清洁仍是困难甚至是不可能的。因此，患牙仍存在发生新病变的风险。

7.4.6 牙齿改形

对于大多数伴牙周袋的根分叉病变患牙，尽管需要消除牙周袋，但除非再生性手术偶尔将根分叉区完全充填，否则根分叉病变不可能完全消除。更可能的是，根分叉仍存在且持续性给口腔清洁和维护带来困难，并进一步导致该位点的新发病变。

唯一可能直接消除根分叉病变的方法是通过牙齿改形术对牙齿进行塑形。

牙齿改形通常需要完全覆盖且带凹槽的修复体（图 7.4），以便于口腔卫生维护及之前根分叉区域的刮治。该修复体的关键在于不能在根分叉区形成悬突，其特点为在该区域形成一条延伸到咬合面的光滑金属沟。

牙根改形需要根据根分叉的深度和位置按照不同方式实施：

- 根分叉的深度在两个方向上均小于牙齿的 1/3——牙齿改形术：
  ○ 这可能作为牙周袋消除手术的一部分（如骨外科手术）。
  ○ 根据去除旧的修复材料和龋坏后剩余牙体组织的情况，可能需要桩核。
  ○ 如果牙髓已暴露，可能需要根管治疗。
  ○ 除非无牙本质暴露，否则都需要一个完全覆盖的修复体（如金属烤瓷冠）。
- 根分叉的深度在两个方向上均超过牙齿的 1/3：
  ○ 上颌：如果腭根和其中 1 个颊根正常且无牙周受累可考虑截根术。
  ○ 下颌：可考虑牙半切除术，连同病变牙根一起摘除或将患牙分割为 2 个"前磨牙"形状的牙齿。
  ○ 任何一种治疗方案都需要根管治疗、桩核以及全冠修复体（或牙半切除术后，针对各自牙根分别制作牙冠修复体）。
  ○ 如果下颌磨牙的根柱较短、牙根较长且根分叉入口宽（＞1mm），隧道成形术是一种选择。隧道成形术是骨外科手术治疗的一部分，且行隧道成形术的牙齿不需要后期修复。

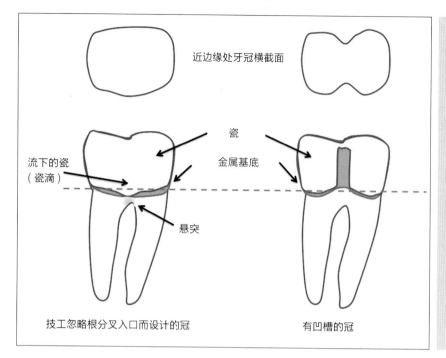

近边缘处牙冠横截面

瓷

金属基底

流下的瓷
（瓷滴）

悬突

技工忽略根分叉入口而设计的冠　　　　有凹槽的冠

图 7.4　根分叉病变区域，冠边缘必须顺应根分叉的轮廓，且制作冠的技工必须了解该区域的根分叉情况。由于用于制作牙冠的主铸造模具无根分叉区域的标志，技工通常会制作一个根分叉区凸出的冠，且所使用的瓷容易往下流，尤其在颊舌侧中央。如果这在戴冠前不纠正，金属边缘会进入根分叉入口，并与流下的瓷一起形成悬突。为了避免这种悬突，应当使技工意识到该区域应当为"凹陷的"，且需要充分抛光金属

7.5　Ⅰ/Ⅱ度根分叉病变的手术治疗

根分叉病变治疗的重点在于使患牙变得可维护。根分叉病变的手术治疗目标包括：消除龈下牙石和根面解剖异常等促进因素；形成一个不易于菌斑滞留的根面并重建利于创口愈合和牙周健康的正常局部解剖。根分叉病变的手术治疗有三种不同方法：切除术、再生性手术和牙齿改形。

7.5.1　知情同意和术前准备

不管是选用何种治疗，在术前都应与患者讨论受益、风险和替代方案，并在病历中准确记录。一般来说，根分叉手术治疗的益处在于增加了患牙存留的可能性。风险则为典型的手术风险，如损伤、出血、肿胀、疼痛、局部瘀伤和感染，以及牙周手术的典型牙周风险，如牙齿相对伸长、牙龈退缩、牙根敏感、牙齿松动增加和治疗后可能达不到预期结果。除这些风险外，患者还需要认识到，在某些情况下可能需要配合包括根管治疗在内的修复治疗，且长期疗效取决于良好的家庭护理和定期的专业牙齿清洁。与一般的牙周袋消除手术一样，根分叉手术治疗的替代方法是完全不治疗、继续非手术治疗或拔牙。所有替代方案都可能带来较高的牙齿脱落风险，如果患者选择不接受牙周手术，则需要了解这种风险。

术前准备与一般的牙周袋消除手术相似。患者应在术前数小时内预先使用镇痛药，如布洛芬（400mg，每 4 小时 1 次），并根据手术的大小和深度，准备 4~7 天用量的药（非处方药，如美林或普通布洛芬 200mg；或处方药 400mg 片剂）。如果在手术中使用了骨移植材料或膜，或者如果患者免疫力较差（如控制不佳的糖尿病），患者还需要预先使用阿莫西林等抗生素。通常对于大多数再生性手术和患者，可以从术前 1 小时开始服用 1 周的阿莫西林，每次 500mg，每天 3 次。

7.5.2　再生性治疗

根分叉受累患牙的再生性治疗可延长牙齿的寿命，且如果有效则会形成一个易于菌斑控制的根分叉病变。

适应证

根分叉病变永久性切除治疗前，无论何时有机会改善且患者愿意接受，都应将再生性手术作为根分叉病变患牙牙周治疗的一部分尝试进行治疗。

一般来说，符合以下条件的根分叉病变患牙应尝试进行再生性手术：

- 深在的骨缺损。
- 颊侧或舌侧 Glickman Ⅱ度根分叉病变伴有深的水平骨板。
  ○ 引导性组织再生在下颌磨牙中效果最佳，但是对于上颌邻面的根分叉缺损效果不佳。

即使治疗效果的可预测性较低，符合以下条件的患牙也可尝试行再生性手术：

- 使用骨移植物的邻面 Glickman II 度根分叉病变。
- 采用引导性组织再生手术的下颌磨牙 Glickman III 度根分叉病变。
- 浅的骨缺损。

即使在这些病例中引导性组织再生手术的疗效不可预测，依然可能改善牙齿的临床预后期望，尤其是由一名有经验的术者完成时。

风险

再生性治疗的手术风险通常与牙周手术一样。再生性手术的主要风险是治疗后无效果，不能改善特定牙齿的预后期望。如果不能解决根分叉问题，则需要行二次切除性手术以明确治疗根分叉病变。与切除性手术相比，移植材料和膜的放入可能会增加术后感染、延迟愈合、膜或移植物早期暴露、肿胀和疼痛的风险。

优势

再生性手术可解决根分叉病变或便于简化后续永久性治疗且无过多风险。

技术

该手术与以消除牙周袋为目的再生性治疗相似。

器械及麻醉

需要以下器械：

- 局麻注射器及短 / 超短针头。
- 口镜和牙周探针。
- 手术刀和刀片（即 15c 号刀片）。
- 骨膜剥离器。
- 洁治器、刮治器。
- 外科手机配备无菌冲洗装置（即装有无菌生理盐水的注射器）。
- 再生性材料（即骨移植物、膜和生物制剂）。
- 用于硬组织磨除的手术车针。
- 缝合物品（即 5-0 缝线；P3 缝合针可用于精细组织缝合，FS-2 可用于磨牙间缝合）。
- 持针器（即 Castroviejo）和线剪。
- 骨移植物注射器，用于夹持膜的组织镊。
- 用于切除邻面组织 Orban 牙周手术刀。

与大多数牙周手术一样，该手术可在含 1：100 000 肾上腺素的 2% 利多卡因局部浸润麻醉下完成。含 1：50 000 肾上腺素的 2% 利多卡因局部浸润麻醉可有助于获得更清晰的术野。

瓣的设计

再生手术瓣的设计需要尽可能保留牙龈组织，使其能完全覆盖膜和植骨材料。为完全暴露牙槽骨和牙根表面，可采用全厚瓣。切口步骤如下：

- 检查牙龈并确定炎症和肿胀区域的位置。翻瓣时，这些部位易被撕裂，导致瓣可能在这些区域发生移植物或膜的暴露。因此，处理这部分组织时要格外小心。注意再生更不易成功的薄龈区域。

- 在受累区域制备信封瓣：
  - 确定瓣的最远端点：如果再生手术涉及牙列末端牙齿，从上颌结节的远端或咬合平面与磨牙后垫的交点开始。如果再生手术不涉及末端牙齿，则从最远端牙齿的远中面开始。
  - 从先前确定好的最远端切口位置开始，将刀片（15c 号）穿过全层组织直至骨面，平稳移动并保证刀刃紧贴骨面，沿牙槽嵴径直向末端牙齿的远中面移动手术刀。切至末端牙齿远中面后，在牙齿的颊侧和舌侧，继续向近中移动手术刀，尽可能沿牙齿的龈沟走行，并始终保持与牙槽嵴顶的接触，直至尖牙的远颊侧和远舌侧。

- 在同一象限尖牙的远颊线角处制备纵向松弛切口，直至近前庭底处。

- 首先将手术刀片完全插入瓣边缘和龈乳头尖端的切口，用扭力翻起组织瓣边缘，然后从小到大依次用不同尺寸的骨膜剥离器将整个皮瓣抬离骨面。这将出现一个干净的淡黄色骨表面，几乎没有红色软组织附着。将组织翻起直至越过膜龈联合，或直至腭板的约一半位置。

- 在颊侧，用组织钳牵拉瓣暴露瓣下面的骨膜。大约在膜龈联合水平沿整个组织瓣轻轻切开骨膜 1mm，并感觉组织瓣边缘获得少量弹性。这将有助于组织瓣覆盖膜或移植材料。

- 将手术刀或 Orban 刀插入剩余软组织的近中、远中和顶端，把残留的邻面龈乳头从牙齿和牙槽嵴顶上分离，用锋利的洁治器或刮治器移除每一处残留组织。

骨去除

检查暴露的缺损。如果骨缺损太窄，无法对根分叉表面进行根面平整，则用圆形钨钢手术车针略微加宽骨缺损的入口。去除根分叉入口附近的任何台阶或凸起，以便放置膜。

牙根表面处理

如前所述进行刮治和根面平整，形成无任何牙石或菌斑的光滑根面。使用金刚砂车针去除釉珠、釉质突起、凹槽、根面凹陷和其他已知会干扰再生的牙根表面异常。将根分叉入口扩大至直径至少 3mm，并确保入口呈倒 U 形。注意不要意外暴露牙髓组织。车针修整后，将根分叉入口重新刮治并平整根面。如果有生物制剂生产商指导，可按照说明使用牙根处理剂（即 Emdogain 试剂盒中的 EDTA 凝胶）。

骨移植物应用

让助手小心地打开外包装，把无菌移植物放到无菌操作台表面，让助手保存好任何所需的骨移植物相关文件，包括组织库卡片。

根据随移植容器提供的说明，将微粒状骨移植材料浸湿。通常，这包括将无菌润湿溶液（即无菌生理盐水或未使用的局麻药）滴入植骨容器中，轻敲容器以释放植骨材料中滞留的气泡，并将植骨材料浸泡在液体中几分钟。用湿润的无菌海绵垫（5cm×5cm）吸走多余的水分，留下具有一定黏稠度的湿砂样移植材料。如果使用自体骨片，根据器械说明，使用采集器械从骨组织多余区域收集，注意不要损伤牙根和重要结构。

用干净的骨膜剥离器将植骨颗粒放入任何骨缺损处。将植骨材料轻柔地充填入缺损处，注意不要填塞过紧或过度填充缺损。

膜的应用

让助手小心地把屏障膜的无菌内包从外包装中放到无菌操作台表面。

将包袋与屏障膜分离，并放置在屏障膜旁。用线剪从包袋上剪下一片，或取用膜提供的模板材料。将该材料放于骨缺损处，并用线剪修剪直至顺应覆盖在骨缺损或移植材料上。该模板应类似于围裙一样顺应贴合缺损和牙齿周围，并延伸超过骨缺损边缘至少数毫米。该模板还须置于牙齿的釉牙骨质界处。待模板形状贴合后，取下该模板，吸干附着的液体，将其覆盖在屏障膜上，并按照模板修剪膜的形状。确保屏障膜顺应模板边缘后移开模板。除非屏障膜自带缝线，否则取一根小的可吸收缝线（即 4-0 肠线），并小心地将其穿过膜的一个角。带有缝合针的膜侧将朝向牙齿。

有一些膜在干燥状态下最容易操作，浸有血液的膜太粘且易碎，不容易操作。在牙齿邻面，将膜卷成棒状可能有助于其就位，通过邻间隙穿过后，再展开膜的颊舌侧。将膜放置在缺损或移植材料上，通过牙齿近中最接近邻间隙的部位进针，环绕到牙齿的远端邻间隙部位出针，将缝线从膜下方穿至表面，然后打外科结，从而将膜紧密固定在牙根表面，并覆盖在缺损或移植材料上。

缝合

再生手术缝合的目标是确保软组织覆盖住移植物或膜，并尽量减小瓣动度。倒置垂直褥式联合悬吊缝合可以通过将组织瓣边缘牢牢固定在牙齿上、将组织瓣牢固锚定在下方的移植物或膜上、最小化组织厚度来满足这些要求。对于这种缝合技术，选择合适的缝合材料（如弧度为 3/8 的倒三角带线针，肠线线径为 5-0，编号为 FS-2）和显微持针器（如 Castroviejo）。

- 若采用纵向松弛切口，则可通过单纯间断缝合将瓣的近、远中边缘分别与周围组织对位，并确保不要对组织瓣施加额外的拉力。
- 使用倒置垂直褥式缝合悬吊缝合联合方式连接邻面皮瓣边缘。
  - 对于每个邻间隙，将针刺入邻间隙附近组织瓣根方的未翻瓣组织中，并在膜龈联合冠方的组织瓣表面穿出。
  - 将缝针和缝线从接触点下方和瓣的外部递到舌侧。
  - 如果邻面接触的远中有牙，则将缝线在该牙周围绕一圈，方法是将缝线从牙齿远中绕回颊侧，并通过原本的邻间隙（即近中邻间隙）再次穿回舌侧。如果远中没有牙齿，则将缝线环绕在近中邻牙。紧贴牙拉紧缝线。
  - 将缝针从邻间隙附近舌侧瓣边缘根方约 5mm 处刺入舌侧瓣，并从组织瓣根方未翻瓣区的组织穿出。
  - 将缝针和缝线从接触点下方和瓣外部的间隙递回到颊部。
  - 如果邻间隙近中有牙，则将缝线从牙齿近中递回舌侧，并通过原本的邻间隙再次穿回颊侧，将缝线缠绕在牙齿周围。如果近中无牙，则再次将缝线缠绕在远中牙齿上。紧贴牙齿拉紧缝线。
  - 打结，使组织被推向牙齿及下面的牙槽骨。
  - 在每个邻面接触处以及最远中和近中牙齿表面重复该步骤。

- 在纵行松解切口处采用单纯间断缝合连接组织瓣和周围组织。
- 用湿纱布加压止血。组织通常在缝合后便可止血。

7.5.3 牙齿改形术

牙齿改形术旨在对牙齿表面进行塑形以便于其维护治疗，预期良好。它由 Melker 博士提出，使用特定的车针来处理整个牙根表面（图 7.5，图 7.6）[5-7]。

适应证

该方法可直接消除根分叉病变，可用于以下情况的治疗：

- Glickman Ⅰ度和浅 Glickman Ⅱ度根分叉病变。
- 结合牙半切术或截根术的 Glickman Ⅲ度和深 Glickman Ⅱ度根分叉病变。

除根分叉病变的治疗外，牙齿改形术也可用于牙根表面缺陷（如发育沟、釉突、牙本质嵴）和牙根表面异常（如凸起、沟和修复体暴露）。

这也是传统冠延长术的替代方案（图 7.7），其相较于常规冠延长术去骨量更少。

无论适应证如何，牙齿改形后牙齿通常都需要冠修复，对于根分叉较深或有继发龋的牙齿，可能还需要根管治疗和桩核冠修复。

风险

从患者的角度来看，除了极低的术中出血、术后疼痛和术后感染这些典型手术风险，没有其他风险。患者要了解这种技术需要牙齿修复治疗，且牙齿的形状会与原始牙齿略有不同。

虽然在愈合过程中暴露的牙本质可能导致牙齿敏感，但术后应用根面药物可有效预防牙齿敏感。对于浅Ⅰ、Ⅱ度根分叉病变患牙，意外牙根暴露的概率很低。对于执业医师来说，该技术要求具备翻起半厚瓣的能力及良好的修复技能。

优势

该技术比再生性手术可预测性更好。从患者角度来看，该方法保留了现有的牙齿、牙龈及牙槽骨，避免了一些再生手术的二次手术问题，且手术风险很小。

从医生角度来看，该技术可以保留预后较差的患牙，否则该牙将需要种植修复。牙齿改形术也可用于修复不适于传统牙冠延长术的根分叉病变牙。与传统的牙冠延长术相比，它有几个优点：完全去除旧的边缘，从而允许最少量去骨。通过保留骨组织和保留根分叉区的完整性，不会使现有冠根比变得更差；同时形成一个光滑的牙根表面，从而有助于修复及维护。

牙齿改形术成功的关键在于形成一个便于医生刮治清理及患者家庭卫生维护的牙根面。

技术

该技术的术前术后准备很重要，治疗步骤如下（图 7.6）。

器械和局部麻醉

所需要的器械和牙周袋消除手术相同：

- 局麻注射器和相关物品。
- 口镜和牙周探针。
- 血管钳。
- 圆柄手术刀和刀片（即 15c、12d 刀片）。
- 骨膜剥离器。
- Goldman-Fox 牙周刀（或其他合适的手术刀）。
- 洁治、刮治和根面平整（SRP）器械。
- 外科手机及无菌冲洗用品（即装有无菌生理盐水的注射器）。
- 用于硬组织磨除的手术车针（用于牙齿的 F-82 粗砂和细砂金刚砂车针，6 号钨钢球钻，8 号金刚砂球钻）。
- 修复车针和调整临时修复体的材料。
- 组织镊。
- 缝合物品（如 5-0 号肠线用于表浅组织的缝合，爱惜康 FS-2 缝合针用于磨牙的邻间缝合，P-3 缝合针用于薄组织的缝合）。
- 持针器（如 Castroviejo 持针器）和线剪。骨凿、骨挫和牙周刀可能会有用但是非必需。
- 草酸钾脱敏凝胶（如 Thermatrol）。
- 聚羧酸类水门汀（如 Duralon 和 Tylok）。

与大多数牙周手术一样，可以通过颊舌侧的局部浸润麻醉来完成。用 2% 利多卡因和 1：50 000 肾上腺素进行局部浸润，有助于获得更清晰的手术视野。

术前准备

- 评估牙齿周围的牙龈组织。如果牙龈菲薄且呈半透明状，除骨修整和牙齿改形外，治疗计划还应包括结缔组织移植。
- 去除所有龋坏、现存的修复材料。如果牙髓暴露则行牙髓治疗。
- 用树脂核材料恢复牙齿形态（需要时）。

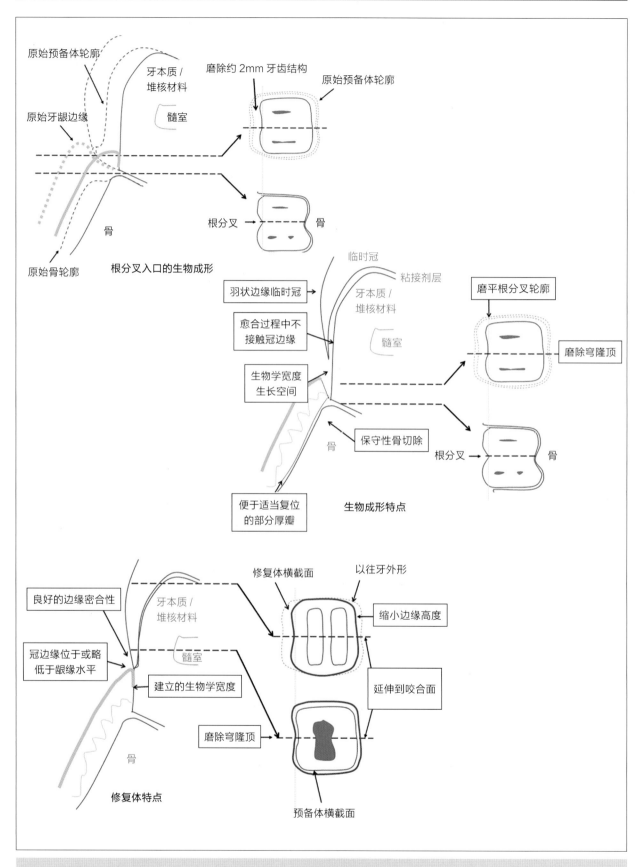

图 7.5 牙齿改形术的特点

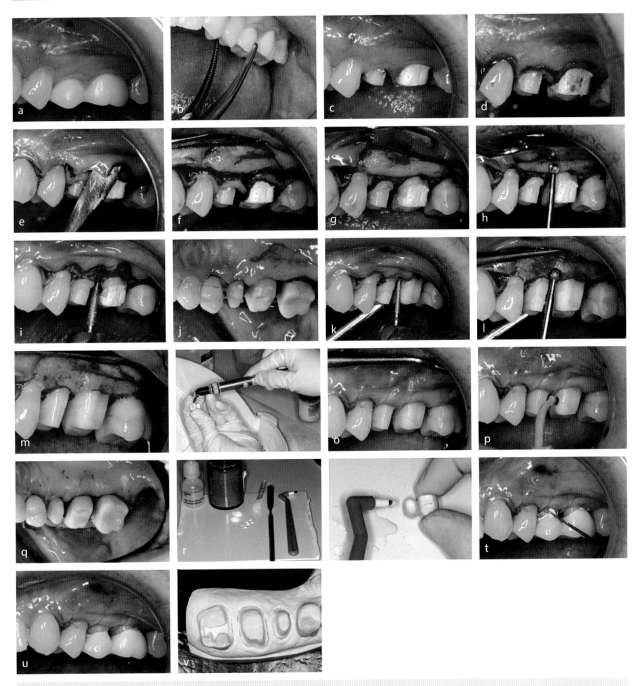

图 7.6　牙齿改形的步骤。（a~c）取下临时冠。（d~f）通常用于牙齿改形，使用半厚瓣。在该病例中，为了暴露外生骨疣，需要翻起全厚瓣，并在骨疣下方用刀片分离组织。该病例首先要去除增生组织。（g~i）去除骨疣和预备体边缘。（j、k）磨除根分叉顶、根面凹陷和其他牙根缺陷。（l、m）形成抛物线形的光滑骨形态。（n）清理临时冠上的油污。（o）缝合组织瓣。（p、q）应用脱敏剂封闭牙本质小管。（r~u）重新粘接边缘设计为羽状的临时冠，为牙龈的再附着和生物学宽度再发育预留空间。（v）一旦组织稳定，取模，获得最终边缘（图片由 Melker 博士提供）

- 在健康牙齿结构上预备羽状边缘，羽状边缘有利于保留牙齿结构。
- 使用丙烯酸树脂临时材料制备临时冠，并使用聚羧酸类水门汀粘固（如 Durelon 和 Tylok）。

手术流程

- 局部麻醉。

- 使用血管钳夹住临时牙冠切 1/3 处，轻轻摇动取下临时冠，注意避免破坏临时冠。
- 术区评估并确定翻瓣的近远中范围，通常需包括改形牙近远中的 1~2 颗牙。如前所述，沿龈沟做一个延续的切口，并在需要去除增生 / 病变组织时稍远离牙齿。如果存在外生骨疣，则

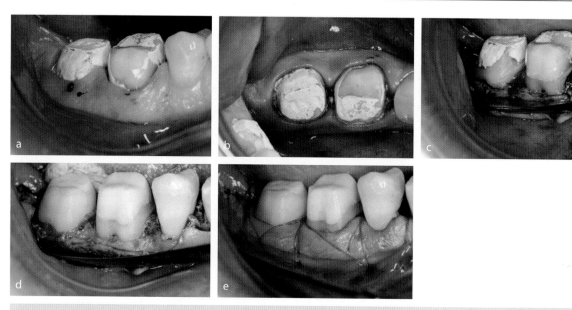

图 7.7　牙齿改形术可作为保守性去骨的传统牙冠延长术替代方法。（a~b）去除临时材料后，可看到现有牙面。（c）翻开部分厚瓣显露出 30 号牙和 31 号牙的根分叉。一个重要的问题是之前冠边缘位置与 30 号牙近中的骨距离非常近。通过传统牙冠延长术，近中侧需要预留 3~5mm 为生物学宽度提供空间。如果为了形成一个适当的生理骨轮廓，就去除颊侧和舌侧的几毫米骨以形成弧形结构是非常可惜的，这将显著削弱牙齿的支持力，因为该手术不仅要去除患牙的支持骨，邻牙也需去除等量骨。相对的，牙齿改形术仅去除现有的根分叉组织、原冠边缘，只需要最少量地去骨就能形成抛物形表面形态。牙齿改形术允许在原有牙龈缘冠方形成新的生物学宽度，从而避免了非必需的去骨并保持牙齿的稳定性。（d）牙齿改形术完成。注意观察保守性去骨和消除的根分叉区域。（e）缝合使组织紧密贴合下方的骨和牙齿，以便顺利愈合（图片由 Melker 博士提供）

翻起全厚瓣以充分暴露这些骨性突起；否则，应小心剥离组织瓣边缘以形成一个半厚瓣，使牙槽骨上余留一层结缔组织。15c 刀片可用于剥离龈乳头并从此处开始剥离半厚瓣。4 号 Goldman fox 刀片可用于去除附着在牙齿上的组织。

- 用 6 号外科金刚砂车针去骨，重建生物学宽度，形成良好生理外形，并用钨钢球钻（8 号）去除骨疣。牙根表面的偶发裂纹将在下一步去除。
- 用 F-82 粗颗粒和超细颗粒等金刚砂车针进行牙齿改形：
  - 磨除残留的釉质和 CEJ，并去除所有原有的刀状 / 肩台边缘。
  - 去除颈部釉质突起。
  - 磨除根分叉顶。
  - 牙根修整平滑 / 消除根面凹陷。
  - 使用超细颗粒的金刚砂车针（F-82）进行最终牙根表面抛光。
- 用金刚砂球钻修整牙槽骨，消除骨疣，确保形成良好的形态。

- 如须矫正较薄的牙龈组织，必要时须取结缔组织瓣移植（见第 8 章）。
- 用 5-0 号肠线将组织牢固缝合在牙槽嵴顶（以照片作为指导）。
- 在暴露的牙根表面涂草酸钾脱敏凝胶（如 Thermatrol），45~60 秒后，轻轻吹干。重复 2~3 次。
- 清理临时冠。
- 调整并用聚羧酸盐粘接剂（如 Durelon）重新粘固临时冠。在缝合后用粘接剂粘固临时冠时，冠边缘必须距离缝合牙龈组织 1mm 以上，以保证生物学宽度冠方修复移位。因此，需要调整临时冠边缘以避免接触组织。
- 提供术后和特殊的口腔卫生指导：术后当晚开始用氯己定漱口水漱口（如 PerioGuard 0.12% 氯己定，473.12ml，刷牙后口含约 14.79ml 30 秒，每天至少使用 2 次牙线）；术后当天睡前使用含氟牙膏（如 Prevident，含 1.1% 氟化钠）；饭后用水 / 李施德林漱口水漱口。

术后处理

- 术后 4 周，重新制作 / 修整临时冠边缘，保证冠边缘离开组织边缘 1mm，以允许组织再生；重新粘固。

- 术后 14 周，重新预备为平龈刀状边缘。如果已行牙髓治疗，剩余牙齿结构发暗，则可将边缘略伸入沟内，避免美观问题。
- 修复牙齿。在根分叉区域，根分叉形态必须连至咬合面。
- 需要时提供长期口腔卫生指导，确保其充足的维护。考虑长期氟化物治疗（如每天用氟化亚锡冲洗）以防止出现继发龋。

牙齿改形术后根面敏感治疗

虽然不常见，但一些患者在牙生物成型术后会有较明显的牙齿敏感症状。对于需要大范围牙齿改形的患者，以下治疗可改善该问题。

脱敏剂

- 醋酸泼尼松龙滴定液 1%（美国药典）。
- 菲尼克斯医药公司的牙齿脱敏剂（Super Seal）垫底。
- 高露洁公司的 Prevident 含氟凝胶（1.1% 氟化钠）。
- 高露洁公司的 Prevident 氟保护漆，含氟 5%。
- 高露洁公司的抗敏脱敏贴。
- 3M Espe Cavity Shield 5% 氟化钠。
- Sultan Topex 医用氟化物冲洗。

脱敏治疗
手术

缝合后使用 Super Seal。牙齿必须充分干燥，每颗牙齿上滴 1 滴，30~40 秒后轻轻吹干，重复 3~4 次。如果牙齿根分叉区被严重磨改，须再滴 1 滴 1% 泼尼松龙。

给予患者 1.1% 氟化钠 Prevident 凝胶，在家漱口，每日 2 次。

第一周

使用通用型种植体刮治器（双头）进行刮治，因其由塑料制成，患者感觉更舒适。

用可缓解敏感的高露洁脱敏糊剂对患者进行抛光，棉签的木质端可用于在邻面涂抹糊剂。

如果患者不能刷牙，则在牙齿上滴 1 滴泼尼松龙。用 Sultan Topex 医用氟化物漱口水含漱 1 分钟。每天用 Prevident 凝胶 2 次。Prevident 凝胶应在使用后吐掉，使用后 30 分钟内不得进食、饮水或漱口。

如果患者能够开始刷牙，则在牙齿上滴 1 滴泼尼松龙。将 Prevident 漆或 3M Espe Cavity Shield 涂到牙齿上。在 4 小时内指导患者使用常规牙膏刷牙。患者在使用常规牙膏刷牙后，开始使用 Prevident 凝胶，每天刷牙 2 次，每次 1 分钟。Prevident 凝胶应在刷牙后吐掉，且使用后 30 分钟内不得进食、饮水或漱口。

之后数周

所有治疗均基于患者是否能够刷牙。

如果患者不能刷牙，在牙齿上滴 1 滴泼尼松龙。用 Prevident 凝胶保持一天，含漱 2 次。用 Sultan Topex 医用氟化物漱口水含漱 1 分钟。

如果患者能够开始刷牙，则在牙齿上滴 1 滴泼尼松龙。将 Prevident 氟保护漆或 3M Espe Cavity Shield 涂到牙齿上。在 4 小时内指导患者使用常规牙膏刷牙。患者在使用常规牙膏刷牙后，开始使用 Prevident 凝胶，每天刷牙 2 次，每次 1 分钟。

治疗一直持续到患者无不适感觉为止。

一般术后护理

因为根分叉病变的手术方法与牙周袋消除术很相似，所以其愈合过程也相同，一般而言，牙周手术的出血通常与毛细血管相关，通过适当的缝合技术即可止血。牙周手术后如有术后出血，可在任何出血区用湿纱布或湿红茶袋压迫 10~15 分钟，可有效止血。且最好通过以下方式预防术后疼痛：提前告知患者术后可有轻微不适、良好的手术技术、术前单次应用非甾体抗炎药（如阿司匹林、布洛芬或对乙酰氨基酚）以及术后间歇性使用冰袋。根据我们的经验，不适症状在麻醉刚消失时最为严重，并在术后 1 天内迅速减轻。牙本质过敏可以用牙本质小管封闭剂（如草酸钾凝胶）治疗。如果采用切除或再生方法，最重要的医嘱为告知患者术后 24 小时内不漱口、吐口水或用吸管喝水，以使血液完全凝固及创口开始愈合。偶尔，患者可能发生术后感染，表现为愈合期间疼痛突然增加。感染通常可以通过骨累积的广谱抗生素克林霉素（即每 6 小时 300mg）来消除。

7.6 深 Ⅱ / Ⅲ 度根分叉病变的手术治疗

深 Ⅱ 度和 Ⅲ 度根分叉通常意味着患牙预后较差，且常常在最初治疗时便早期拔除患牙。然而，经适当的病例选择，深根分叉病变可成功治疗且患牙可维持多年。如前所述，尽管不可预测，但再生可用于减少或消除深根分叉病变。更可预测和长期维持的是，牙齿改形术也可有效消除深根分叉病变，虽然它们将需要牙齿修复治疗。同样，传统的牙根切除和牙半切术也需要修复治疗和根管治疗，因为它们旨在通过去除穹隆顶或连同牙根去除根分叉的一侧来消除根分叉病变。相反，隧道技术通过扩大Ⅲ度根分叉病变入口为患者提供口腔卫生维护通道。

7.6.1 截根术和牙半切除术

截根术和牙半切除术是牙齿改形原则的延伸，通过去除病变牙根及对牙齿改形使该牙不再存在根分叉顶，从而消除根分叉病变。因为该治疗可能会暴露髓室，所以这些牙齿常需要配合根管治疗、桩核冠修复。

适应证

一般而言，除涉及严重根分叉病变外，行牙根切除术或半切除术的牙齿还须具有以下要求：

- 良好的根分叉手术入路：最好为根柱短和根分叉入口宽的牙齿。对于牙根间隔近的牙齿，牙根切除是困难的。根柱较长的牙齿很难切除牙根，且很可能没有足够的骨组织支持以发挥该治疗的价值。
- 良好的冠根比：牙根切除术会去除骨性支持，这些牙齿需要强壮的剩余牙根来支持持续的咬合力。
- 剩余牙根强壮：带状、过窄的牙根容易折断，因此不适合此项技术。同样，根管粗大或有过多次牙髓再治疗病史的牙齿也不适合该治疗。
- 牙根与牙冠长轴一致：由于牙根切除区域是治疗后牙齿的力学薄弱点，咬合力需要平行于剩余牙根的长轴。
- 正常骨性结构：为了便于牙齿维护，剩余牙根周围不能有深牙周袋。为了防止牙周袋形成，确保剩余牙根的颊/舌侧骨水平低于邻面/根分叉骨水平，这一点非常重要。
- 不存在过大的咬合力：牙根切除的牙齿由于经过根管治疗且缺乏牙根支持，容易发生折裂，尤其是牙根切除患牙位于牙弓最远端时。为避免根折，牙根切除的牙咬合面要比正常磨牙小，上颌磨牙𬌗面通常设计成 L 形以应对缺失的牙根；下颌磨牙，每半牙的牙冠通常呈前磨牙样。牙根切除的牙不应采取单端桥修复，且

伴有口腔副功能的患者不应进行牙根切除。
- 良好的口腔卫生：牙根切除后的牙齿容易患龋，因为它们特有的轮廓容易导致菌斑滞留。因此，该技术仅适用于愿意并能够使用牙线或其他口腔卫生维护辅助手段维护牙齿卫生的患者。
- 牙医/技工的修复技术：在牙根切除的牙齿上创造一个良好边缘适合性的修复边缘比在标准牙冠上更具挑战性，需要技工和牙医更多的关注。

含牙半切术在内的牙根切除术治疗步骤如下：

- 根管治疗：这一步在完整牙齿上操作更简单，因为用橡皮障隔离和夹住牙齿时，在三角形或截成两半的牙齿上操作更为困难。
- 桩核：在完整牙齿上更容易进行，一些支持材料可能会加强牙齿，使切除更容易进行。根据剩余牙根形状，可能需要应用桩以增强材料的固位。
- 牙根切除术——二选一：
  ○ 截根术适用于上颌磨牙和除具有近远中 2 个牙根的下颌磨牙外的其他多根牙。
  ○ 牙半切术适用于有近远中 2 个牙根的下颌磨牙。
- 牙冠（烤瓷熔附金属全冠或铸造金属全冠）：该牙冠必须具有与牙根切除后牙齿形状相匹配的穿龈轮廓，并易于患者清洁。全瓷冠和数字化冠修复（如瓷睿刻）因其备牙量大，可能不适用。

优势

在种植体广泛用于替换预后不良患牙之前，牙根切除术常用于保留重度根分叉的患牙。良好的患者依从性、手术技巧和高质量的修复体，有可能使牙根切除后的牙齿及周围牙龈保持多年良好的健康状态（图 7.8）。

风险

术前，除牙周手术相关的常规知情同意外，患者还须了解口腔卫生的重要性，且术后牙齿将小于原始牙齿。此外，还须告知牙根切除的牙齿在10 年后很可能会失败，因为经过该治疗后的牙齿10~15 年存留率为 56%~97%。

手术技术

外科手术过程类似于先前描述的切除方法，并采用牙齿改形，具体如下：

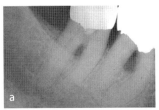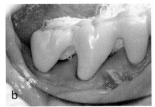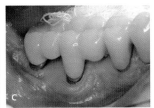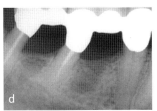

图 7.8 伴深根分叉病变患牙，看似预后不佳或无望，但可以通过牙根切除术和勤于维护取得长期成功疗效。该患者在 30 年前就诊，根分叉病变（a）通过牙半切除术和修复得以治疗（c）。在治疗、维护、更换修复体 30 年后，骨高度基本未变（b），且牙龈看起来是健康的（d）（图片由 Melker 博士提供）

- 如牙齿改形术中所述，在牙弓 1/6 分区制备部分厚瓣。

- 从根分叉入口开始，将直径至少 1mm 的钨钢或金刚砂球钻插入根分叉区，并将车针拉向咬合面方。这可去除穹隆顶。

- 遵循根分叉解剖结构，如下颌磨牙可将牙齿一分为二，上颌磨牙注意遵循的 L 形根分叉走行，重复第一步。

- 当牙根与剩余牙体完全分离时，使用锥形车针磨平该断面，注意消除任何飞边。

- 如果需要去除牙根（特别是上颌磨牙），用小型根尖剥离器轻轻剥离牙根，并用小镊子或咬骨钳取出。

- 使用刀状或肩台车针（取决于对修复边缘的偏好）形成一个位于牙槽骨冠方约 3mm 的连续修复体边缘。对于厚龈生物型患者，该距离应该更大，因为瓣的厚度很可能超过 3mm。确保整个牙齿包括根分叉区域周围的边缘清晰，并且在牙体预备中没有飞边。

- 用手用工具或细粒度金刚砂车针平滑任何粗糙的骨或牙齿表面。

- 完成剩余手术步骤（即移植）和缝合组织瓣，以保证牙槽嵴处的最小软组织厚度。

- 戴临时冠。

7.6.2 隧道成形术

虽然牙根切除术和牙半切除术可有效治疗深根分叉病变，但也存在牙的保守治疗方法，即隧道成形术，该手术可将深根分叉病变转变为利于口腔卫生维护的宽的贯通根分叉通道。临床上令人惊讶的是，虽然该技术可形成明显 Glickman Ⅳ 度根分叉病变的牙齿，但实际上可以长期保留预后"无望"的患牙，因为隧道式牙齿在手术成功后不会有额外的根分叉骨丧失。该手术的优点是不需要根管治疗或修复，对于一些没有龋病但伴有深根分叉病变的牙齿，该手术可能非常有用（图 7.9）。

适应证

一般来说，隧道成形术除深根分叉病变外，尚需要满足以下标准：

- 良好的根分叉手术入路：最好是根柱短、根分叉入口宽、牙根分叉角度大的牙齿。特别适用于 Ⅲ 度根分叉病变的下颌磨牙。对于间隔紧密的牙根，在根管不暴露的情况下进行隧道成形几乎是不可能的，而根柱较长的牙齿尝试隧道成形术，则必须去除较多的骨。

- 良好的口腔卫生：这对于这些牙齿的维护是绝对必需的，因为患者需要仔细清洁根分叉隧道，以防止根面龋发生。

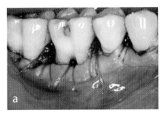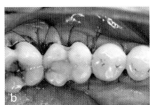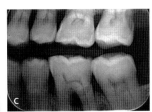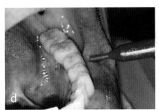

图 7.9 隧道成形术。（a、b）手术完全暴露根分叉，且将缝线穿过根分叉有助于隧道维持，以便从两侧插入间隙刷维护根分叉区。（c）19 号牙的隧道 X 线片。（d）患者可每日 2 次用间隙刷插入根分叉入口清洁来维护根分叉（a~c 由 Melker 博士提供）

- 正常的骨性结构：为了便于牙齿维护，剩余牙根周围不能有深牙周袋。为了防止牙周袋形成，要确保剩余牙根的颊／舌侧骨水平低于邻面／根分叉骨水平，这一点非常重要。
- 不存在过大的咬合力：隧道成形术在去除牙齿结构的同时可能使根分叉区承受能力变弱，这可能会导致牙折发生。

隧道成形术的治疗设计很简单，因为它是骨切除手术的变体，并且隧道手术不需要修复治疗。手术方案仅涉及"骨外科"和"牙齿改形"。

优势

与牙根切除术一样，该技术也用于保留严重根分叉病变的患牙，尤其是在现代种植治疗出现之前。与牙根切除术相比，这种技术很少需要根管治疗和牙齿修复。

风险

术前，除与牙周手术相关的常规知情同意外，患者还需要了解口腔卫生在预防龋齿和牙齿治疗失败中的重要性。此外，患者须知晓从外观上牙齿会比以前长很多，并且"在牙齿两边的牙龈附近各有一个洞"，患者需要从两边插入邻面刷进行每天至少 2 次的清洁，以维护该牙齿。患者还需要知道隧道成形术是一种保留预后"无望"患牙的方法，且这些牙齿最常因为"龋病"发生而失败。

从牙医的角度来看，该手术的一个主要缺点是根分叉区骨的去除。当隧道成形术失败并最终拔除患牙时，牙槽骨高度将大幅降低。由于该手术主要用于下颌磨牙，骨高度降低可能会影响种植治疗，其下牙槽神经上方骨高度可能不足以进行种植体植入。

手术技术

手术过程与先前描述的切除术方法相似，类似于骨修整术，具体如下：

- 如牙齿改形中所述，为牙弓 1/6 区制备半厚瓣。
- 用末端切削车针磨除颊舌侧骨，使其位于邻面骨水平根方，并清楚地暴露出颊舌侧根分叉入口。这需要在冠根方向上暴露约 4mm 的根分叉入口。
- 从根分叉入口开始，将直径至少 1mm 的钨钢或金刚砂球钻插入根分叉区域，并沿着根分叉走行小心地去除根分叉区骨。注意不要钻入牙齿。小心地从根分叉两侧磨除骨直到牙齿下方出现一个清晰的隧道。
- 降低根分叉隧道的底部位置，直到隧道底低于

穿隆顶约 4mm。

- 在根分叉入口轻柔地行牙齿改形，使穿隆顶变圆，消除根分叉内的根面凹陷。注意不要磨穿根管或髓室。
- 通过复位组织瓣并插入邻间隙刷以检查是否去除了足够的骨。如果间隙刷不容易穿通到另一侧，则需要去除更多的骨来降低根分叉隧道底部。
- 用手用工具或细粒度金刚砂车针平滑任何粗糙的骨或牙齿表面。
- 严密缝合组织瓣。对于根分叉入口，确保采用反式垂直褥式缝合使缝线穿通根分叉入口。

指导患者在术后数天内开始使用间隙刷清理根分叉通道，以保持隧道开放，防止食物嵌塞。

7.7 关键要点

- 根分叉病变通常由根面凹陷、嵴和釉质突起等局部因素引起。
- 根分叉病变本身对预后没有不良影响。
- 根分叉治疗的目标是消除根分叉入口附近的牙周袋，使根分叉区更容易维护。
- 根分叉病变的治疗包括非手术治疗，可能包括翻瓣术、骨切除术和浅、深根分叉病变的再生治疗。深根分叉病变可能需要截根术、牙半切除术或隧道术。
- 经治疗的根分叉缺损牙齿可存活约 10 年，通常因为龋病或根折而失败。

7.8 复习题

58 岁的非裔美国男性，有高血压和高胆固醇病史，近年来未行牙科治疗，今日来诊要求牙科检查。现服用氢氯噻嗪 12.5mg、阿托伐他汀 20mg、坦索罗辛 0.4mg，每天 1 次。否认已知的过敏史。自述除刷牙牙龈出血外，没有其他牙科问题。每日刷牙 2 次，但表示很难用牙线清洁后牙。

血压为 125/78mmHg，脉搏为 69 次／分。

口外无明显异常，除磨牙区存在牙龈炎症外，口内黏膜和唾液组织外观正常。

咬合关系为尖牙保护𬌗，安氏 I 类，覆盖 2mm，无深覆𬌗。

牙周检查表的结果如下所示（图 7.10 的临床照片和图 7.11 的 X 线片）：

牙位		1	2	3	4	5	6	7	8	9	10	11	12	13	14	15	16
颊侧	PD (mm)		437	848	725	636	535	323	333	633	343	627	527	638	636	734	
	BOP		111	111	111	111	111	111	111	111	111	111	111	111	111	111	
	CAL (mm)		5	6	6	2	2	2		1	1	2	3				
	GR (mm)															2	2	
	KGW (mm)		888	888	888	888	888	888	888	888	888	888	888	888	856	655	
	Furc		1	1												1	1	
	PLQ		2	2	2	2	2	2	2	2	2	2	2	2	2	2	
腭侧	PD (mm)		337	637	634	426	525	524	423	323	323	235	636	637	526	633	
	BOP (1/2)		111	111	111	111	111	111	111	111	111	111	111	111	111	111	
	CAL (mm)														5	5	6	
	GR (mm)			2	2												
	Furc		1 1	1 1	1 1	1 1							1 1	1 1	1 1	1 1	
	Mobil																
	PLQ			2	2	2	2	2	2	2	2	2	2	2	2	2	

牙位		32	31	30	29	28	27	26	25	24	23	22	21	20	19	18	17
舌侧	PD (mm)	647	534		424	533	333	323	323	323	323	323	427	637	648	736	
	BOP	111	111		111	111	111	111	111	111	111	111	111	111	111	111	
	CAL (mm)	5										2	5	5	5	5	
	GR (mm)																
	KGW (mm)	555	555	555	555	555	555	555	555	555	555	555	555	555	555	555	
	Furc	2	2												2	2	
	PLQ	2	2		2	2	2	2	2	2	2	2	2	2	2	2	
颊侧	PD (mm)	527	833		424	423	425	323	323	323	323	323	426	323	335	536	
	BOP	111	111		111	111	111	111	111	111	111	111	111	111	111	111	
	CAL (mm)		4			2	1	1	1								
	GR (mm)																
	KGW (mm)	555	555		555	555	555	555	555	555	555	555	555	555	555	555	
	Furc	2	2												2	2	
	Mobil																
	PLQ	2	2		2	2	2	2	2	2	2	2	2	2	2	2	

注：PD 英文全称是 probing depths，表示探诊深度；BOP 英文全称是 bleeding on probing，表示探诊出血，1 代表出血，2 代表溢脓；CAL 英文全称是 clinical attachment level，表示临床附着水平；Furc 英文全称是 furcation involvement（Glickman class），表示根分叉病变（Glickman 分度）；GR 英文全称是 gingival recession，表示牙龈退缩；KGW 英文全称是 keratinized gingiva width，表示角化龈宽度；Mobil 英文全称是 tooth mobility，表示牙齿松动度；PLQ 英文全称是 plaque level，表示菌斑水平，0 代表无菌斑。

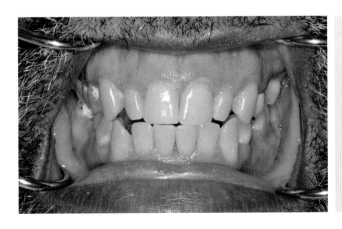

图 7.10 病例的口腔正面照

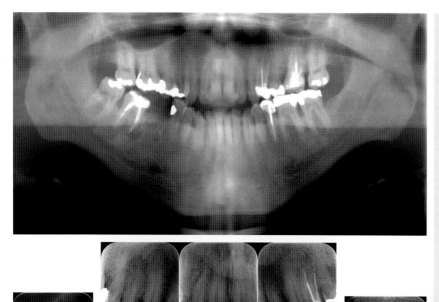

图 7.11　回顾病例的初诊 X 线片检查结果

学习目标：认识根分叉病变对牙齿预后的影响。

1. 对于 3 号牙，除菌斑外，还有哪个位于牙齿远中的明显因素可导致根分叉病变的发生？

A. 釉珠

B. 根折

C. 银汞合金悬突

D. 牙本质嵴

2. 对于 14 号牙，位于牙齿近中的以下因素中哪个不可能导致根分叉病变发生？

A. 龋坏

B. 缺乏邻面清洁

C. 外形凸出

D. 釉珠

3. 对以下说法做出判断。

说法 1：15 号牙的近中根分叉会影响该牙齿近中侧龋损的修复。

说法 2：舌侧根分叉病变是最难寻找手术入路的。

A. 两个说法均正确

B. 两个说法均错误

C. 只有说法 1 正确

D. 只有说法 2 正确

学习目标：为根分叉病变管理制订策略。

4. 该患者在初诊检查时存在探诊深度较深及根分叉病变的问题，并希望尽可能多地保留牙齿。除口腔卫生指导外，接下来应该做什么治疗？

A. 洁治、刮治、根面平整

B. 牙周袋消除手术

C. 截根术 / 牙半切除术

D. 再生性手术

5. 在包括更换 19 号牙上的银汞合金修复体的非手术治疗后，现探诊深度为 4mm，牙龈呈珊瑚粉色，无探诊出血。但牙龈萎缩暴露了 19 号牙更多的根分叉，现在为深 II 度根分叉病变。需要做什么治疗？

A. 骨外科手术

B. 牙周维护治疗

C. 再生性治疗

D. 隧道成形术

6. 牙石和菌斑水平较低，31 号牙伴有深 II 度根分叉病变，探诊深度不变。以下哪种技术最有可能用骨填充根分叉入口？

A. 骨外科手术

B. 再生性治疗

C. 手术清创

D. 牙齿改形

学习目标：描述 I 度和 II 度根分叉病变的手术方法。

7. 对以下说法做出判断。

说法 1：根分叉的手术治疗通常包括翻起全厚瓣。

说法 2：因为这允许组织瓣更大程度的根向复位。

A. 两个说法均正确

B. 两个说法均错误

C. 说法 1 错误，说法 2 正确

D. 说法 1 正确，说法 2 错误

8. 从病例来看，以下哪颗牙齿对牙齿改形的准备工作要求最少？

A. 31 号牙

B. 18 号牙

C. 3 号牙

D. 14 号牙

9. 以下哪种缝合方式最适合用于 14 号牙和 15 号牙根分叉治疗后将组织瓣固定于骨上？

A. 反式垂直褥式缝合

B. 8 字形缝合

C. 单纯间断缝合

D. 深悬吊缝合

学习目的：描述 II 度和 III 度根分叉病变的手术方法。

10. 下列哪颗牙齿最适合行截根术？

A. 14 号牙

B. 2 号牙

C. 18 号牙

D. 31 号牙

11. 以下哪颗牙齿最适合隧道成形术？

A. 14 号牙

B. 2 号牙

C. 18 号牙

D. 31 号牙

7.7 参考答案

1. C. 银汞合金悬突很可能是患牙牙周病的促进因素。X 线片上没有釉珠的表现，其表现为牙根表面圆形的高密度影像。牙本质嵴在 X 线片上很少看到，除非其位于牙根上，且胶片曝光意外地突出了它的位置，否则由于它们太小而无法在传统 X 线片上看到。根折是极不可能的，因为 X 线片中无根折影像学表现。根折通常表现为牙折裂片的裂纹或分离，并导致大范围的骨丧失。

2. D. 该牙无釉珠。然而，其促进因素为牙根表面的龋坏，患者自称无法使用牙线且近中轮廓过凸。

3. C. 牙齿近中有明显的龋坏，且恰好是根分叉入口的冠方，这给去腐带来了困难。虽然由于舌的存在舌侧根分叉病变入路变得复杂，但其难度低于受邻牙阻挡的近远中根分叉入口。

4. A. 该患者初次检查时未接受过牙周治疗。与任何未经治疗的牙周病一样，第一步是非手术治疗，如洁治、刮治和根面平整。尽管可以进行各种手术干预，但不建议进行，因为组织会感染且难以处理。此外，手术时间有限，术中可能没有足够的时间进行洁治、刮治和根面平整。

5. B. 牙周维护治疗。关键是要记住，根分叉病变只有在疾病发生时才需要治疗。在这种情况下，即使存在根分叉病变，但其探诊深度较浅，也无炎症，意味着牙周是健康的。骨修整术是可能需要的，可以与牙齿改形一起应用，以打开根分叉入口，使其更便于清洁。然而，由于没有疾病表现和探诊出血，必须假定患者已经能够保持该区域的清洁和维护根分叉病变患牙。同样，再生性治疗也不是必需的，因为这已经是无疾病的状态。可以行隧道术，因为它是一个深根分叉病变，但即使存在疾病，仍希望在接受这种破坏性治疗之前先尝试再生性治疗。

6. B. 再生性治疗。虽然外科清创术后会发生一些骨再生，但只有应用骨移植物或膜的再生性手术才能使丢失的骨实现再生。骨切除手术可导致骨丧失。在大多数情况下，牙齿改形是再生的先决条件，但其本身对骨再生几乎没有作用。

7. D. 根分叉治疗需要暴露骨，这意味着需要采用全厚瓣。但是，使用部分厚瓣或全厚瓣均可实现根向复位。部分厚瓣用于软组织手术,如带蒂瓣和软组织移植,因为这些手术中无血供的移植物需要包埋在软组织中,以便获得血供。

8. D. 14 号牙只有浅根分叉病变(至少临床表现上),且已接受根管治疗及桩核修复。3 号牙仍有活髓,可能需要根管治疗,因为远中根分叉的预备可能会暴露银汞合金悬突下的髓角。18 号牙伴有 Ⅱ 度根分叉病变,可能需要根管治疗。31 号牙已行根管治疗,但 X 线片上根分叉区可见三角形透射影像,这意味着根分叉受累较深,该牙齿可能需通过牙半切术或隧道成形术以更好地处理。

9. A. 反式垂直褥式缝合使组织更贴近骨面,因为缝线锚定在前庭深部的组织中,且因其从组织瓣的冠方穿越牙槽嵴上方,从而可对组织瓣施加压力。单纯间断缝合简单地将两个组织瓣边缘拉在一起,如果有任何作用的话,它也仅会将组织向上推到组织瓣边缘。8 字缝合将组织拉向 8 字的中心,主要用于拔牙部位。通常悬吊缝合绕牙齿进行锚定,并将组织拉向牙齿,这可能导致组织紧贴在牙齿上,使愈合后组织变厚。

10. A. 14 号牙。该牙齿已行根管治疗,且牙根分开,近颊根由于骨丧失而几乎暴露。3 号牙须行根管治疗,且牙根间隔小,可能难以去除。18 号牙和 31 号牙是下颌牙,更适合行牙半切除术。

11. D. 31 号牙。该牙根分叉最大,且已行根管治疗。牙半切术和隧道术对上颌牙并不适用,因为上颌牙拥有 3 个牙根和根分叉。18 号牙未行根管治疗,且因其牙根分散且根分叉区已有一定程度的骨丧失,其今后可能需要行隧道术。唯一的缺点是其剩余牙根的骨内部分不是很长。

7.10 循证活动

- 查找评估或报道本章中未描述的治疗根分叉病变的其他罕见方法(即激光、根分叉封闭)的研究,并就其优点进行辩论。

- 从您的机构中找一个根分叉病变的临床病例(或在网络上查找病例),并讨论本章中介绍的哪种方法最适合您的病例。确保讨论每种方法的风险和优势,并确定哪种方法最有可能用于保留您的病例中的牙齿。

- 批判性评价本章介绍的手术,查阅已发表的病例文献或其他教科书,并讨论您是否可以以及如何改善每种手术。尽管证据可能有限,但请解释您会有何不同想法及原因。

- 前往得克萨斯大学圣安东尼奥健康科学中心网站,网址为 https://cats.uthscsa.edu/,点击牙科学版块的 CAT,并检索再生性根分叉治疗的综述。阅读您可以找到的任何 CAT,并根据当前文献讨论本文总结是否仍然正确。

- 按照 Sauve S 等人在"CAT:学习如何批判性评价"中提供的大纲,新建关于治疗 Ⅲ 度根分叉病变(或 CAT 内没有的任何其他主题)的 CAT(Ann RColl Physicians Surg Can.1995;28:396–398)。

参考文献

[1] Romeo U, Palaia G, Botti R, et al. Enamel pearls as a predisposing factor to localized periodontitis. Quintessence Int 2011;42(1):69–71

[2] De Beule F, Alsaadi G, Perić M, Brecx M. Periodontal treatment and maintenance of molars affected with severe periodontitis(DPSI = 4): An up to 27-year retrospective study in a private practice. Quintessence Int 2017;48(5):391–405

[3] Rosen PS, Froum SJ, Cohen DW. Consecutive case series using a composite allograft containing mesenchymal cells with an amnion-chorion barrier to treat mandibular class Ⅲ / Ⅳ furcations. Int J Periodontics Restorative Dent 2015;35(4):453–460

[4] Needleman I. How long do multirooted teeth with furcation involvement survive with treatment? Evid Based Dent 2010;11(2):38–39

[5] Melker DJ, Richardson CR. Root reshaping: an integral component of periodontal surgery. Int J Periodontics Restorative Dent 2001;21(3):296–304

[6] Strupp WC Jr, Melker DJ. Maximizing aesthetics using a combined periodontal-restorative protocol. Dent Today 2003;22(5):60–62, 64–69

[7] Tucker LM, Melker DJ, Chasolen HM. Combining perio-restorative protocols to maximize function. Gen Dent 2012;60(4):280–287, quiz 288–289

8 改善牙龈退缩和膜龈缺损

摘要

在牙周检查中，深牙周袋往往是最易引起注意的，但软组织缺损则经常在常规检查中被忽视。这存在很大问题，因为软组织缺损可能不表现明显的疾病症状，但实际比较严重，从而引起修复困难，甚至导致牙齿缺失。随着缺损变大和时间推移，治疗软组织缺损也会变得越来越困难和难以预测，最终无法治疗。

关键词：退缩、膜龈缺损、矫正手术

8.1 学习目标

- 回顾健康牙周组织的适当软组织尺寸的重要性。
- 制订预防、管理或纠正膜龈问题的治疗计划。
- 描述牙龈组织增量的手术策略。
- 描述复位牙龈和前庭黏膜的手术策略。

8.2 病例分析

一位 57 岁的白人女性，自述左侧尖牙看起来比右侧的牙齿都要长，想改善前牙的不均匀外观。系统病史为曾有全关节置换、胃食管反流病和磺胺类药物过敏史，目前每天服用一次 10mg 泮托拉唑。牙科病史为过去曾接受定期牙科治疗，包括修复治疗、根管治疗和正畸治疗。她年轻时曾对龋齿进行过充填修复治疗，此后这些修复体已被更换多次。她还充填修复了随时间推移出现的牙齿表面病损。数十年前曾对 3 号牙进行过根管治疗。在青少年时期，为解除牙列拥挤，拔除了 6 号牙和 24 号牙，进行了正畸治疗。她在下颌切牙的舌侧戴着固定的不锈钢丝保持器。她自述白天有时会咬紧牙关，对咬合板感兴趣。她每天用电动牙刷刷 2 次牙，从牙龈到牙面进行拂刷，每周用牙线 2~3 次以维护口腔卫生。

口外检查没有异常发现，没有淋巴结肿大，肌肉触诊和开口度正常。口内检查，除一些牙齿边缘龈炎症外，口内组织看起来一切正常。唾液流量正常，腺体触诊正常。口内牙齿清洁且修复良好，牙齿咬合面均可见磨损，并且修复边缘有着色。患者为安氏 I 类咬合，组牙功能殆。血压为 120/90mmHg，脉搏为 59 次/分。重点区域资料见图 8.1。

为患者提供口腔卫生指导，以确保其无须剧烈刷牙即可保持较低的菌斑水平。去除 11 号牙上的旧充填体，因为其被染色且边缘有凹陷，然后在相同冠边缘的位置将其替换为树脂改性的玻璃离子聚合物修复体。在手术之前，制造一个刚性支架，以在愈合期间覆盖并保护腭侧的供体伤口。结缔组织移植手术的进行可减少龈退缩程度，使游离龈变厚，并改善了外观（图 8.1 对比治疗前后）。伤口愈合良好，术后无出血，患者仅有一天中度疼痛，之后几天内无疼痛。之后 3 个月内，组织外观与周围的牙齿相匹配，并且该象限中的牙齿龈缘均匀，患者非常满意。计划根据患者的经济状况，安排对其他象限的牙齿进行额外的纠正治疗。

从这个病例中我们可以学到什么？

虽然这个患者没有严重的牙周病，表现为探诊深度浅、很少或没有附着/骨质丧失、良好的口腔卫生和很少的探诊出血，但是这个患者有多处膜龈问题。由于患者被 11 号牙龈退缩所困扰，因此具有治疗指征。同时，这个患者有几点因素可能导致牙龈退缩，如正畸治疗、唇侧充填修复和副功能习惯。用力过大的刷牙可能导致唇侧牙龈退缩，但在这个病例中证据不足。不过，她仍需要提高邻间隙的口腔卫生维护。

树脂改性玻璃离子可以提供更亲水的表面以促进组织适应，并降低龋坏风险，因此其用于充填修复而且部分充填体被软组织覆盖。矫正手术表现了结缔组织移植手术的主要特征，如极好的色彩匹配、根部覆盖得到改善、组织增厚和极小瘢痕等。鉴于造成牙龈退缩的主要因素是过去发生的，该处出现新退缩的风险似乎很低。

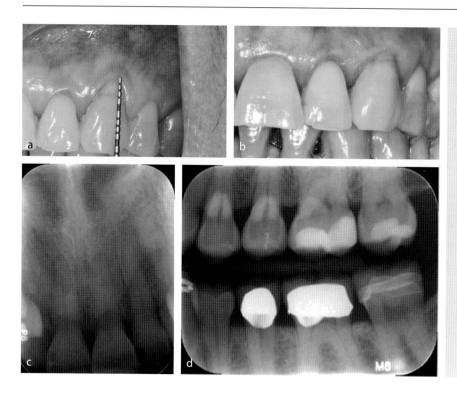

图 8.1 （a~d）该病例的初始表现（X 线片）以及结缔组织移植后表现。注意 11 号牙的牙龈边缘位置，相比较于 10 号牙牙龈或 11 号牙唇面的着色线

上颌牙齿牙周检查的结果如下表：

	牙位	1	2	3	4	5	6	7	8	9	10	11	12	13	14	15	16
唇侧	PD (mm)		223	322	322	212		212	212	212	212	212	312	212	212	212	
	BOP																
	CAL (mm)		1			1					2	5★			2	2	
	GR (mm)										1	3★			1	1	
	KGW (mm)		555	767	656	656		656	767	567	767	757	656	656	555	555	
	Furc																
	PLQ											1					
舌侧	PD (mm)		113	314	212	212		112	211	112	212	212	212	212	212	212	
	BOP			1													
	CAL (mm)																
	GR (mm)																
	Furc																
	Mobil																
	PLQ		1	1	1	1		1	1	1	1	1	1	1	1	1	

注：PD 英文全称是 probing depths，表示探诊深度；BOP 英文全称是 bleeding on probing，表示探诊出血，1 代表出血，2 代表溢脓；CAL 英文全称是 clinical attachment level，表示临床附着水平；Furc 英文全称是 furcation involvement（Glickman class），表示根分叉病变（Glickman 分度）；GR 英文全称是 gingival recession，表示牙龈退缩；KGW 英文全称是 keratinized gingiva width，表示角化龈宽度；Mobil 英文全称是 tooth mobility，表示牙齿松动度；PLQ 英文全称是 plaque level，表示菌斑水平，0 代表无菌斑。

8.3 识别膜龈手术适应证

虽然牙周治疗通常侧重于减少炎症和牙周袋，但获得适当的软组织尺寸和特征对于牙周健康也很重要。

8.3.1 牙龈退缩的危害

正常的牙龈生理轮廓是有着匀称的扇贝状唇舌侧边缘，这有助于维持良好的口腔卫生并保护包覆的牙骨质和牙本质免于暴露在口腔环境中。牙龈退缩导致的根面暴露而往往会影响美观。与釉质相比，裸露的根面通常色暗，而且由于牙本质和牙骨质表面较粗糙，更容易着色和附着菌斑。同时，这些表面也比釉质更软、矿物化程度更低，因此容易产生根面龋，使其修复不同于自然、健康的牙齿表面。如上文所述，牙龈退缩的严重程度也趋于不均匀，从而导致上述病例中牙齿外观看起来更长和不均匀。

除美观问题外，暴露的根面也往往很敏感，每当冷物质接触敏感表面时，都会造成短暂但剧烈的疼痛。敏感度很严重时，即使触摸敏感表面也会导致疼痛。

因此，在理想情况下，如果可以，牙龈退缩应尽可能避免和纠正。实践中发现，很多区域的牙龈退缩是不可逆的，往往是因为牙周病而造成的不可逆组织损伤。由于大多数牙周炎患者无法达到理想的愈合情况，这些患者须采用折中的牙周治疗方案：牙周袋变浅但可能退缩加重，因为这样可以更容易地维持牙周状况和降低牙齿脱落的风险。然后，为应对可能随之而来的牙龈退缩，必须通过患者宣教、口腔卫生指导、氟化物和脱敏药物的应用以防止退缩进一步加重。

8.3.2 牙龈退缩的病因

以下因素与牙龈退缩有关，并常常导致牙龈退缩：

- 牙龈炎症：牙龈退缩通常伴有牙周炎的附着丧失和骨丧失，因为牙龈纤维和支持组织的持续破坏将导致牙龈边缘向根方迁移。在多数人群中，与菌斑和牙石沉积有关的牙龈炎症与牙龈退缩的关系最密切[1]。同理，老年人和男性也易牙龈退缩，因为老年人和男性患者更易患更严重的牙周病。诊断上，由持续炎症导致的牙龈退缩多发生于邻间隙，因为这些位点菌斑指数很重且伴有明显的牙周病。治疗上，如果某位点的牙龈退缩与炎症、菌斑、牙石的堆积有关，那么口腔卫生宣教和刮治、根面平整是预防进一步的组织损伤所需要的。

- 吸烟和使用无烟烟草：这些因素往往与牙龈退缩有关，因为烟草的使用会加剧牙周病，导致附着丧失和牙龈支持组织的破坏。吸烟史或无烟烟草放置区牙龈退缩的加剧都揭示了其牙周病加重。因此，在这个病例中，牙周治疗需要包括戒烟咨询。

- 用力过大的刷牙方式：刷牙用力过大或使用硬质牙刷长期以来一直与牙龈损伤、唇侧牙龈退缩和牙齿表面磨损有关，尽管这种关系并未体现在所有研究中[2]。临床上可以通过观察患者刷牙的力度来评估。如果刷牙用力过大，退缩最明显的地方会是牙弓突出处，比如尖牙。

- 穿孔：唇或舌穿孔与牙龈退缩相关，位置邻近舌唇饰品处，应劝阻患者不要佩戴口内穿孔装饰品。

- 咬合创伤：这长期以来一直与龈裂有关，一些研究表明，咬合干扰与局部牙龈退缩有关。

- 慢性创伤：不良修复体（不适合的可摘局部义齿卡环）或破坏性的不良习惯造成的慢性创伤可能导致局部退缩。

- 正畸治疗：在少数患者中，其与牙龈退缩的少量增加有关，但正畸牙齿移动在某些情况下也可以纠正牙龈退缩。尽管唇侧移动牙齿可能导致牙龈退缩，但更可能还有其他因素，如刷牙用力过大和牙齿移到新的位置的组织厚度减少，均可能使牙龈易于退缩。根据我们的经验，由于下颌骨质薄弱和牙龈较薄，下颌切牙比较容易出现这个问题。

- 薄龈组织：薄龈组织更易发生退缩。

- 系带牵拉：高位系带附丽有时与牙龈退缩相关，通常发生在上中切牙的唇面，偶尔靠近前磨牙。系带牵拉可以通过用手指施压移动嘴唇和脸颊组织识别，并观察系带组织黏膜，其会将牙龈向系带的冠方牵拉。

- 软组织紊乱：非常罕见的软组织疾病，如黏膜类天疱疮，与增加的牙龈退缩有关，因为牙龈无法抵御正常的咀嚼和刷牙的力量。

8.3.3 角化组织缺失的相关风险

牙龈退缩相关的另一因素是角化组织的缺失。然而，尽管各种横向研究显示了这一关系，而一些队列研究没有发现明显关联，角化组织缺如与牙龈退缩的相关性仍备受争议。

某个角化龈不全的牙位是否将进展为牙龈退缩，决定性因素是该位点是否出现由牙菌斑堆积或刺激局部组织的龈下修复物存在诱发的炎症。推测是因为当牙刷刷毛摩擦到更脆弱的黏膜时会引起刷牙的不适感，角化龈不全的牙齿更容易出现菌斑指数高，产生炎症。

种植牙缺乏牙齿的牙龈附着机制，究竟多少角化龈才足以保持种植体周围组织健康这个问题也同样有争议。对于天然牙齿,一些研究表明角化龈的缺失使牙齿出现炎症概率更高[3],而另一些研究没有找到该联系的确凿证据。而对于种植体,现有证据似乎倾向于种植体周围充足的角化龈对长期健康和种植体存留更有利。同样,关键因素是口腔卫生,而角化龈的存在更容易保持口腔卫生和有利于种植体维护。

角化龈不足的原因

膜龈联合的位置更多取决于控制颌骨发育和口腔上皮细胞分化的基因因素。因此,一些个体先天角化龈不足,更容易出现膜龈缺损。任何人当牙周病破坏牙龈边缘并靠近膜龈联合时,角化龈不全将会进展加重。

需要多少角化龈?

一般而言,对于种植体,大约需要至少 2mm 角化的黏膜来增进健康。对于天然牙齿,这个问题取决于口腔卫生和是否有龈下修复需求,因为没有附着龈的牙齿在牙龈没有炎症的情况下可能不会发生牙龈退缩。对于需要修复的牙齿,至少需要 2mm 以上的附着龈,建议最好有包括 3mm 附着龈的 5mm 角化龈。

8.3.4　牙龈厚度、生物型和修复

薄龈组织的牙龈退缩可能性更大、再生治疗有效性降低,更容易在修复过程中受损,导致进一步退缩。

薄牙龈组织与薄生物型有关,特点如下:

- 光滑、半透明、脆弱的牙龈组织。
- 龈乳头细长。
- 探诊时可见透过牙龈边缘的牙周探针阴影。

如果患者属于薄生物型,制订治疗方案时应做如下考虑:

- 在上颌前牙修复采用龈下边缘前,用结缔组织移植物进行牙龈增量。
- 对于上颌前牙的种植治疗,考虑额外进行结缔组织移植术。
- 术中谨慎处理以避免龈瓣坏死和延迟愈合。

8.3.5　高位系带附丽的问题

系带附丽是正常口腔解剖的一部分。如果系带附着位置太靠近牙齿,可造成局部角化龈不全或出现牙缝。系带附丽过高可通过在从不同方向牵拉颊

和唇,观察系带插入到牙龈缘的距离。系带附着过高在如下情况下应考虑手术:

- 影响美观。
- 影响言语功能。
- 妨碍正畸治疗。
- 刷牙不便。
- 干扰咬合重建。
- 干扰牙周再生手术和种植手术。
- 牙龈退缩:临床可见牵拉系带导致退缩缺损邻近的牙龈苍白。

8.3.6　充足的前庭沟深度的重要性

牙周检查常常忽视前庭,但对于某些患者而言前庭深度可能有重要影响。一般来说,在上前牙区前庭皱襞位于唇侧边缘龈根方 6~7mm,这个区域的前庭往往最浅。表浅的前庭本身对牙周健康无害,但由于它限制了日常刷牙和邻面清洁,菌斑、牙石更容易在此堆积。同时,表浅的前庭增加了义齿固位和印模的难度,对种植体周围组织健康也有负面影响[4]。

一些手术,比如侧向转位瓣和带蒂瓣需要充足的前庭深度才能实施。另一些手术,比如骨增量术可能会减小前庭深度,从而可能会造成口腔卫生问题,除非通过其他手术进行纠正。

8.3.7　医学禁忌证

改善软组织缺损的手术不应该在系统疾病未控制的情况下实施。一般来说,这种手术比牙周袋消除手术更易出血,更依赖于软组织愈合。因此,出凝血障碍或服用抗凝和抗血小板药物的患者需要多学科诊疗协作,而该手术对免疫功能紊乱和存在软组织疾病的患者可能效果不佳。

牙科禁忌证

对于膜龈手术,牙科几乎没有禁忌证。当局部牙龈健康时,膜龈手术更容易实施,临床效果更佳。鉴于此,建议在膜龈手术之前先处理牙周袋问题和消除炎症。根面覆盖术在牙齿过度突出于牙弓外时更具有挑战性。正畸治疗可使牙齿排列整齐、减轻牙齿外突,可能有助于根面覆盖术。因此,所有正畸治疗均应在膜龈手术前完成。

表浅的前庭增加了实施带蒂瓣手术和结缔组织移植物良好受区预备的难度。冠向复位瓣由于牙龈和黏膜的冠向移位而实际加重了前庭浅的问题。在

这些情况下，应该考虑增加前庭深度的手术，比如游离龈移植术、根向复位瓣术和前庭成形术。

8.3.8 知情同意

与任何手术一样，应该在同患者讨论风险、获益和备选方案后取得书面知情同意书。

膜龈手术的特殊优势取决于其针对的特定需求。不过总体而言，膜龈手术可改善口腔卫生、覆盖敏感牙根表面、为修复治疗提供更好的软组织恢复力，因而延长牙齿寿命。

膜龈手术的风险与大多数口腔手术类似。最常见的风险是术后术区延长出血时间、中度疼痛、术区软组织肿胀。对于软组织移植术，术区的软组织在愈合过程中可能会逐渐由灰色到紫红色，最后变为粉红色。与所有手术一样，膜龈手术也存在手术结无法达到预期效果的风险。

膜龈手术的备选方案常是不进行手术治疗。通常，在致病因素被清除后，膜龈状态基本长时间不会恶化。尽管长期可能出现病情恶化，但常规牙周维护是大多数膜龈手术有效的替代方案。

8.4 设计预防、处理或改善膜龈问题的治疗方案

牙龈退缩、角化组织缺失、组织过薄、系带附丽和前庭过浅等膜龈状态一旦出现下述情况，应该给予治疗：

- 发生牙周炎的标志：牙周袋形成、发红或水肿。
- 病情恶化的证据：之后的维护随访中发现牙龈退缩和附着丧失加重。
- 妨碍口腔卫生维护的证据：尽管患者努力改善，持续的菌斑、牙石堆积仍不见好转。
- 当患者存在牙龈美观问题时，可以通过手术改善。
- 存在单纯唇侧 / 舌侧牙龈退缩区域的牙本质过敏症。
- 由单纯唇侧 / 舌侧牙龈退缩造成的根面龋。
- 牙齿修复的必需龈缘或龈下角化组织缺少或厚度不足。
- 正畸治疗时发现存在角化组织缺少、厚度不足或根面覆盖缺失、局部高系带附丽等问题。
- 无牙区进行牙周或种植相关手术时，发现其存在角化组织缺失、厚度不足、高系带附丽等问题。

8.4.1 膜龈问题的预防

膜龈问题的彻底纠正通常需要手术治疗，最好避免膜龈问题的发生。因此，在每次牙科检查时，都应该评估并及时处理牙龈退缩的危险因素，如牙龈炎症、吸烟、口内打孔装饰品和过于用力的刷牙方式。

不宜过分强调口腔卫生指导对预防膜龈问题的重要性。我们的临床经验发现很多患者采用过于用力的刷牙方式并期待"将牙周袋刷走"。最近有证据表明，指导患者采用温和有效的去除菌斑的技巧并长期使用可轻微改善牙龈退缩[5]。对于有暴力刷牙习惯的患者，推荐采用改良 Stillman 刷牙法，配合刷毛超软的牙刷（如 Nimbus Microfine）和磨损性低的牙膏（如小苏打粉或艾禾美健齿倍洁牙膏）。

为了预防由牙科治疗导致的膜龈问题进展，在修复治疗和正畸治疗前应评估软组织状态。如果软组织量不足，患者应知晓牙龈进一步退缩的风险和术后采用膜龈手术矫正的可能。

8.4.2 膜龈问题的处理

处理膜龈问题包括首先要识别膜龈问题、纠正促进因素、针对各个膜龈问题设计的治疗方案。

识别膜龈问题

对于任何有膜龈问题的牙齿或位点，识别各个膜龈缺损、判断其对患者和牙科治疗的影响程度都很重要。膜龈问题可以按下述分类：

- 牙龈退缩或根面覆盖缺失。如果是这个问题，应注意：
  - 牙龈退缩的深度（是否超过膜龈联合）。
  - 牙龈退缩的宽度（窄或宽）。
  - 牙龈退缩的位置（单纯位于唇 / 舌侧或累及邻间隙）。
  - 牙龈退缩的程度（发生于单颗牙或多颗牙）。
- 角化龈 / 附着龈的缺失不伴有深牙周袋。
  - 如果附着龈丧失是由于深度超过角化龈宽度的深牙周袋造成的，则是一个牙周袋消除问题，治疗参考前述方案（见第 6 章）。
- 组织厚度不足（或薄生物型）。
- 高系带附丽。
- 前庭浅。
- 组织变色。
- 露龈（上颌前牙唇侧）。

- 组织过厚或牙龈肥厚。

许多膜龈手术需要获取口腔内软组织用于移植，应提前确认下述问题：

- 患者愿意接受二次手术以获取口内软组织。
- 口内有合适的供区：
  - 腭部适用于大多数情况：具有正常的宽度和深度（＞10mm），靠近前磨牙和第一磨牙区域覆盖有健康且厚的组织。
  - 上颌结节适用于获取少量结缔组织移植物：组织较厚。

手术成功的预后

针对牙龈退缩和根面覆盖，许多临床分型（如：Sullivan&Atkins，Miller）被用来辅助确定治疗方案和判断预后，不过都有局限性[6]。一般来说，获得根面覆盖的手术可能性取决于表8.1中的因素。

角化龈增量手术的成功主要取决于手术的方式和患者的情况两方面因素（表8.2）。

组织增厚的手术高度可预测，主要取决于术者的手术技巧和患者的机体愈合力。与之相似，只要手术操作完善、患者能够正常愈合，系带切除术和前庭成形术的效果同样可预测。

表 8.1　可能影响根面覆盖和牙龈退缩矫治预后的因素

影响因素	改善预后	降低预后
牙龈退缩缺损的位置	唇侧（最易）/舌侧	邻面（一般不可纠正）
深度	浅（膜龈联合以上）	深（超过膜龈联合，可能需要复合手术）
宽度	窄	宽
缺损数目	单牙（最易）	多牙（较难矫治）
牙齿的位置		唇侧倾斜/扭转的牙齿
牙根的解剖	正常 不向骨外突出	存在牙根缺损 牙根明显向骨外突出
修复体因素	无龋齿 无修复体 干净的牙根表面	牙根表面修复体（牙龈一般不覆盖修复物）
组织厚度	正常/厚牙龈	薄牙龈
全身状况	正常	吸烟 任何影响伤口愈合的情况
口腔卫生		粗暴的刷牙方式 较差的口腔卫生

表 8.2　可能影响角化龈手术预后的因素

影响因素	改善预后	降低预后
如果进行软组织移植，获取合适移植物的可行性		腭部较浅 薄腭侧组织 薄移植物
伤口稳定性	术后移植物/组织不移动	肌肉过度活动 手术入路受限 组织过于松弛 移植物不能固定 缝合差
美观要求	无	必须与周围组织颜色相匹配（常规移植物不能满足）
全身情况	总体健康状况良好	吸烟 任何影响创口愈合的疾病

手术时机

如果病历显示牙龈情况稳定，且患者对治疗无兴趣，则膜龈状况可以通过定期评估、常规牙周维护、温和的刷牙技巧来进行管理。

不过，彻底治疗膜龈状况通常需要手术，而手术成功率很大程度取决于术者的手术技巧。因此，转诊牙周科医生是保证手术成功最重要但最容易的一步。手术医生必须掌握的关键技术是翻起半厚瓣、能够处理难以缝合的脆弱组织。膜龈手术的难易程度范围从相对较易到难如下：

- 单个、纤维性、界限清楚的系带行基本的系带松解术。
- 在非美观区系带切除位点移植游离龈移植物以预防系带重新附丽（如下颌中切牙根部的前庭位置）。
- 在种植修复或可摘局部义齿修复前对缺乏角化龈／前庭的后牙无牙区进行增量。
- 用结缔组织移植物对后牙薄牙龈组织进行增量。
- 涉及多颗牙的复杂移植术或复合手术。

8.4.3 治疗计划

纠正膜龈缺损的手术方案可能很复杂，而且取决于手术医生对特定技术的个人偏好。通常来说，治疗方案始于识别膜龈问题的本质并选择针对该问题的最佳处理方案。有时，为取得理想效果，可能要依次结合进行数种手术（表8.3）。

增加根面覆盖／改善牙龈退缩

虽然很多技术可改善根面覆盖，但增加根面覆盖或改善牙龈退缩的首选方案是结缔组织移植术。这一技术采用一片结缔组织（或类结缔组织基质）覆盖受区根面（见本章8.5.3的结缔组织移植术）。结缔组织片常于术中取自患者本人的腭部，一般按需要根面覆盖的牙数收费。如果相邻的几个位点都需要行结缔组织移植术，手术医生一般会为增加的位点提供折扣，以便取得手术同意。

如果口内无合适供区或患者拒绝组织的获取，可以考虑选择组织库中的同种异体真皮基质衍生物作为替代移植材料。当患者牙龈退缩的范围较大或

表8.3 膜龈问题相关的手术方案

理想效果／要求

手术	获取根面覆盖／改善	多个邻接位点	需要供区	获取角化组织	增加组织厚度	切除系带	加深前庭	消除变色*	颜色匹配	去除肥厚组织
分层根向复位瓣术	×	√	×	√	×	•	√	×	√	×
带蒂瓣术	√	×	•	×	×	0	×	×	√	×
结缔组织移植术	√	√	√	•	√	×	×	×	√	-
非自体结缔组织移植术	√	√	×	×	√	×	×	√	√	-
游离龈移植术	•	√	√	√	√	√	-	×	×	×
冠向复位瓣术	√	√	×	×	√	×	×	√	√	-
系带切除术	•	√	×	×	×	•	√	0	0	•
前庭成形术	0	√	×	•	×	•	√	√	0	×
引导组织再生术	√	√	×	0	-	×	×	√	√	√
牙龈切除术／龈瓣术	-	√	×	-	-	×	×	√	√	√

选择与膜龈问题最匹配的手术：
√ 最可能达到效果的手术
• 有一定改善效果的手术
0 没有效果的手术
× 不能达到效果的手术
- 会产生相反效果的手术
* 当牙龈变色或增生的原因未知时，建议将切除的牙龈送到口腔病理科行病理学检查

腭部较浅时，采用自体结缔组织可能也不可行，可采用同种异体移植物来防止腭部组织的过度切取。一些手术医生也在根面覆盖术中使用可吸收胶原蛋白膜替代结缔组织移植物，并取得了不错效果。以上情况下，患者一般按每颗牙使用的非自体结缔组织移植物数量付费。

另一个备选方案是用带蒂皮瓣（包括双蒂皮瓣）将临近牙龈转位至缺损处。

相比自体结缔组织移植物，这个手术的优点在于不需要行腭部手术，但确实需要退缩区域周围有足够的牙龈和前庭深度。由于此手术从邻近牙龈获得组织，最适用于单个孤立的牙龈退缩缺损。与结缔组织移植术一样，手术按牙数收费。

既可以替代结缔组织瓣又可以替代带蒂瓣的备选方案是冠向复位瓣术，其可通过冠向移动龈缘实现多个相邻牙的根面覆盖。这个手术通常按每个象限牙龈翻瓣术收费。手术缺点是其并没有增强组织厚度或角化程度，并且缩短了前庭深度。

角化组织增量

虽然结缔组织移植术可以使牙齿周围组织增厚变韧，但角化组织增量的经典式仍是游离龈移植术，其同样按牙数收费。术中，获取一片带上皮的组织并移植到角化组织缺失的位点。通常，移植组织取自患者腭侧，不过这种做法经常导致受植区出现一片颜色较浅的牙龈斑块，并可能导致明显疼痛。为克服这些局限性，源于患者自身牙龈细胞的组织工程组织移植物（Gintuit）或 3D 打印模拟组织的胶原基质（Mucograft）正处于研发中，有望最终取代自体移植物。同结缔组织移植术一样，手术医生可能会对额外增加的牙齿收费打折，来辅助获得手术同意。

作为游离龈移植术的备选并可以避免采用腭部供区和牙龈移植物愈合后呈"轮状斑块"外观的方案是根向复位瓣的半厚瓣变种式，此术按象限收费。根向复位龈瓣在此并不是用于降低牙周袋，而是分离有限的角化龈量，并重新复位根方的角化龈从而使切口两侧的牙龈上皮覆盖开放创面，进而形成新的额外角化组织。相比游离龈移植术，其缺点在于更依赖手术医生的技术水平且结果难以预测。

纠正以牙龈退缩和角化组织缺失为特征的复合缺损

当牙龈退缩缺损超过角化组织的宽度产生根面覆盖不全和角化组织缺失等问题时，会导致一个特殊的膜龈问题。这也可能合并系带附丽于牙龈退缩缺损基底部，通常发生于下颌中切牙或磨牙的颊根。针对该问题的有效方法可分为两步。第一步，行游离龈移植术增加角化组织并加深前庭，同时去除任何到缺损基底部的系带附丽。愈合数月后，接着做第二个手术来冠向复位新组织到牙根面，从而解决牙龈退缩缺损的问题。

尽管大多数时候此法可行，但它在高度活动的位点（当患者仅接受自然牙龈颜色完美匹配时）或不能行游离龈移植术时应用受限。在这种情况下，结缔组织移植术或非自体结缔组织移植术联合双蒂瓣术可以达到根面覆盖的效果，尽管其不能产生角化组织。

另一个备选方案是引导性组织再生术，同样可以覆盖根面。

组织增厚

组织增厚最好通过在原有牙龈内插入结缔组织移植物以实现。或者，也可应用非自体移植物或胶原膜，尽管这些材料组织增厚效果常不及自体移植物。

切除系带附丽 / 前庭加深

系带可通过基础的系带松解术来切除，不过当系带较宽且角化组织缺失时，游离龈移植术可能更有效。

虽然游离龈移植物可局部加深前庭，但如果需要大范围前庭加深则需要行前庭成形术。

8.5 牙龈增量手术

8.5.1 器械

牙龈增量手术通常包括一般牙科感染控制装置和基本牙周手术装置，主要包括：

- 局部麻醉器材、用品。
- 口镜和牙周探针。
- 刀柄和若干刀片（15c 号刀片适用于传统增量手术）。
  - 有些医生可能会用显微刀片和其他一些特殊器械以缩小创口和缩短愈合时间。
  - 两个 15c 号刀片，相距 1.5mm，安装在同一个双头刀柄上，在获取软组织方面特别有用。但是对于这一类手术，这个配置并不是必需的。
  - 多种不同种类的腭部软组织获取器已经上

市，可以用于结缔组织或者上皮组织取材，但这些设备也是非必需的。

- 洁治器和刮治器用于根面平整。
- 小的组织镊。
- 无菌的木制压舌板。
- 止血剂。
- 无菌生理盐水（或额外的局麻药）。
- 缝合用品（如 6-0 号的可吸收缝线、PGA 线、1/2 或 3/8 弧度无损伤缝合圆针），持针器（如 Castroviejo）和线剪。
- 组织胶水（如 Glustitch），一种医用级别的氰基丙烯酸酯溶液。
- 氧化纤维素（或可置于伤口的其他止血、可吸收制剂）。
- 无菌纱布垫。
- 手术吸唾头。
- 可选：一个小棉卷、根面处理剂（如含有 250mg 的盐酸四环素胶囊、柠檬酸、EDTA 溶于无菌生理盐水的饱和溶液）。

正如大多数牙周手术一样，手术可以在 2% 利多卡因加 1 : 100 000 肾上腺素的局部浸润麻醉下完成。2% 利多卡因加 1 : 50 000 肾上腺素的局部浸润麻醉有利于创造更加清晰的术区，0.5% 丁哌卡因和 1 : 100 000 肾上腺素（如 Marcaine）可用于术后的延长麻醉。

8.5.2 患者的术前准备

膜龈手术最常见的术后并发症（如出血、疼痛和肿胀）可以通过良好的术前准备来减轻。接下来的步骤可以改善患者的愈合过程并获得良好的术后体验：

- 告知患者术后会有一些疼痛和出血，这是愈合过程中的正常表现。最强烈的疼痛应该出现在患者的麻醉药刚刚消退的时候，之后疼痛感会慢慢减轻，术后可以给予止痛剂。
- 在行取腭部组织的膜龈手术之前，应该先制作一个手术护板：
  ○ 根据治疗计划设计腭护板并通过技工室制作。例如，可以将 ADA CDT 代码 D4999（报告中未指定的牙周手术）与腭护板（即制造手术腭护板以在牙龈移植术后的伤口愈合期间保护供区）一起用于计费。

○ 取腭部的藻酸盐印模。
○ 技工室制作腭护板。腭护板需要有坚硬的树脂基托覆盖腭部并延伸至邻间隙中，像一个临时的可摘局部义齿。腭护板应该在拟取供体组织处有一个缓冲表面（深度大约 1mm）。这个区域后期在戴入前可以塞一个软衬垫以增加舒适感。
○ 手术之前调节腭护板以使它可以紧贴于腭部并牢牢地抓住牙齿。
○ 腭护板紧密贴合于腭部是十分重要的，因为它在术后可以对上腭供体创口处加压以辅助止血和防止肿胀。它同时也作为一个坚固的屏障在术后保护创口，加速愈合并极大减轻疼痛。

- 指导患者在术前服用非处方镇痛药（如 400~600mg 布洛芬、325mg 阿司匹林或 500mg 对乙酰氨基酚），并嘱患者术后如果需要的话，每 4~6 小时可以按这个剂量继续服用。确保患者明白镇痛剂可以使用的最大剂量和止痛药可以减轻但不会消除疼痛。
- 如果患者曾有过受伤后易出现明显的软组织肿胀史，可以考虑给予短期低剂量的甾体药（如 0.25mg 地塞米松），在术前服用，之后每 6 个小时一次直到术后 3 天。腭部显著的组织肿胀会导致剧烈疼痛，因为水肿会牵拉腭部致密的结缔组织，而类固醇药物可以减轻水肿引起的疼痛。
- 术后 2 天开处短期短效阿片类药物，同时也可以联用消炎止痛药。比如，每 4~6 小时给无阿片类用药史的患者 5mg 盐酸羟考酮，或者一种合适的止痛 - 阿片类药物联合用药（如氢可酮酒石酸氢盐和 325mg 对乙酰氨基酚，7.5mg 氢可酮酒石酸氢盐和 200mg 布洛芬）。确保遵照地方法规使用阿片类药物并且告知患者成瘾风险和正确丢弃方法。
- 指导患者术后冰敷以控制疼痛。对通常的颊侧受体区，用毛巾包裹一个冰袋，轻放于术区对应的面部皮肤处可有效控制疼痛。用冰屑或冰棍对腭侧的供体区冷敷，可缓解疼痛。
- 指导患者在术后几天，用温盐水漱口，术区会感觉舒适。

8.5.3　结缔组织移植术

目前获得牙根覆盖和软组织增厚的一种已建立的、非常普遍且通用的方法是用冠向复位瓣覆盖上皮下结缔组织移植物。根据类型和获取结缔组织移植物的方式以及受区的切口设计，此过程有很多变化。以下介绍的步骤非常类似于朗格尔（Langer）博士最初对移植的描述，是结缔组织移植过程中比较容易学习的方法之一。

上皮下结缔组织移植物结合冠向复位瓣

从受体附近的颊侧区域浸润麻醉和供体区域的腭大神经阻滞麻醉开始。

准备受体区域

受体区采用传统的沟内切口术式（图 8.2）。

- 评估受体区的退缩缺损和邻间龈乳头。在裸露的牙根表面寻找 CEJ 和膜龈联合的位置。
- 对于退缩缺损的根方部分，分离半厚瓣起始于沟内切口，将手术刀对准牙槽嵴顶。推进刀片直到其接触覆盖唇侧根部表面的骨嵴顶。
- 当靠近骨时，将刀片稍微滑动到唇侧，以便可以感觉到骨头的边缘。小心地将刀片推入组织下方，注意确保不要穿通牙龈。
- 将刀片绕牙槽骨推进，使大部分牙龈保持在骨的唇面，从而在牙唇侧的牙龈下形成一个半圆形的袋。
- 根据刀片的插入深度可以明确其已经越过膜龈交界。此后可能会出现有限的出血。
- 小心地沿着缺损的冠方推进刀片，确保大部分牙龈保留在刀片的唇侧，而刀片的舌侧接触覆盖有薄层结缔组织的牙槽骨表面。继续前进直至到达牙槽间隔的嵴顶，该处将接近 CEJ 的唇侧顶点。
- 继续沿近牙槽骨侧面推进刀片，直到到达相邻牙齿的龈沟为止。这应该可以完全潜行分离邻牙的牙龈至龈乳头的根部，一直分离到超过膜龈联合一定距离。

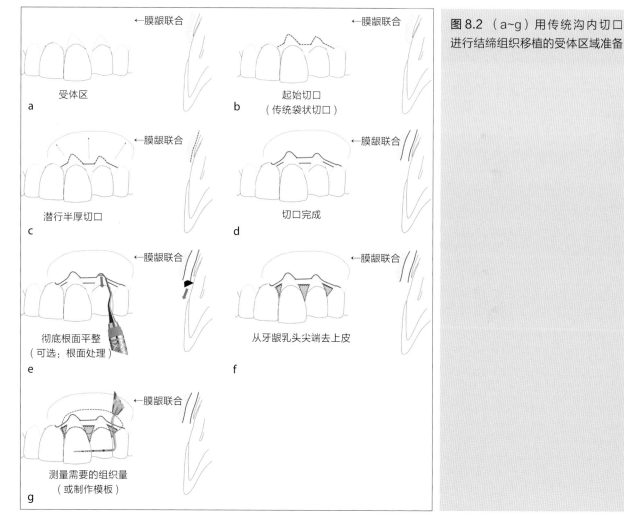

图 8.2（a~g）用传统沟内切口进行结缔组织移植的受体区域准备

- 在相邻潜行分离组织的冠方，从牙龈缘与暴露的 CEJ 交界处稍靠近冠方的位置经牙龈乳头做一个直线切口，切口水平向到达邻牙。在退缩缺损的两侧均这样切开。最终将打开一个弥漫性出血的大组织袋。

- 用手术刀削去龈乳头的上皮组织。方法是将手术刀沿着牙齿的长轴放置在牙根的唇侧，沿牙的轮廓到邻间骨间隔处。一旦到达牙槽间隔，沿着牙槽间隔的唇面一直到相邻的牙齿，同时保持刀片的根-冠方向相同。这将去除牙龈乳头的唇侧上皮，暴露出带有少量毛细血管出血的浅粉红色组织。

- 用洁治器和刮治器彻底进行刮治和根面平整。此过程会产生一个干净、坚硬、像玻璃样的光滑的微平坦根面。此时可去除所有根部修复体或龋坏组织。

- 使用一块干净的、最好是无菌的硬纸板或箔纸（如在大多数手术刀片包装中保护刀片的棕色硬纸板）制作用于组织移植的模板，并用线

剪将其裁成一定尺寸。修整模板保证其能覆盖 CEJ 根向的牙根和缺损周围 3~4mm 的骨/骨膜。

- 可选，有一些研究表明根面处理剂有益，另有一些研究则显示没有：先止血，取一个棉卷，用根面处理剂（如 EDTA、柠檬酸和四环素）浸泡，然后用根面处理剂磨光牙根表面约 1 分钟。

- 用湿的无菌纱布覆盖受区。

供区组织的获得

虽然获取腭部组织的方法很多，但对经验不足的术者，这里介绍的双平行切口可能是最容易的（图 8.3）：

- 对腭部进行评估，注意前磨牙附近组织增厚的区域，并注意第二磨牙附近腭部软组织增厚的位置，标志着腭大孔的位置。

- 将模板放在前磨牙附近较厚的腭黏膜上。模板的边缘应距龈缘 3mm，根方边缘应离开腭底。旋转模板以查看哪个方向能最好地覆盖较

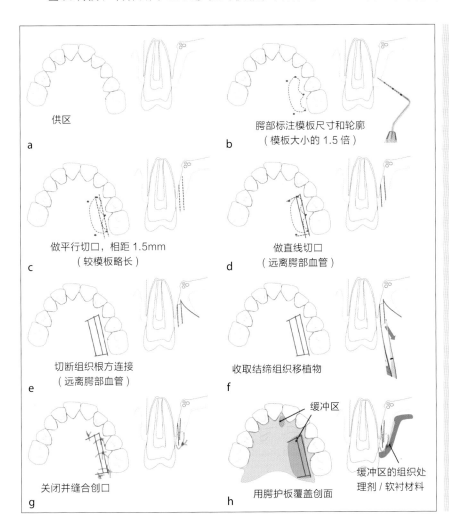

供区

a

腭部标注模板尺寸和轮廓
（模板大小的 1.5 倍）
b

做平行切口，相距 1.5mm
（较模板略长）
c

做直线切口
（远离腭部血管）
d

切断组织根方连接
（远离腭部血管）
e

收取结缔组织移植物
f

关闭并缝合创口
g

缓冲区
用腭护板覆盖创面
h

缓冲区的组织处理剂/软衬材料

图 8.3（a~h）使用平行切口设计从腭部获取结缔组织移植物。使用双刃手术刀是最简单的方法

厚的腭部组织。用牙周探针刺入下面的软组织标记模板的各个角。

- 用一个新的手术刀片，沿模板标记点向牙槽骨方向做一个直线的全厚切口。确保不侵犯相邻牙齿的龈缘。这将是结缔组织移植物的冠方边缘。
  - 手术变异：使用双刃手术刀片，沿着冠方模板标记做线性切口，但将刀片平行于骨表面，注意确保刀片不会穿通上皮。这将即刻产生均匀厚度的结缔组织片。
- 在此线性切口的近端和远端，创建2个全厚垂直切口，止于模板的根方边界处。确保不要太靠近硬腭底部，因为这可能会切断腭大动脉并导致严重的出血。但无论如何远中垂直切口会导致一些出血。
  - 如果使用双刃手术刀，将制造2个类似于书页的瓣。中间的"页面"是结缔组织，现在可以用手术刀从其底部切除，而外部"页面"的上皮现在可以缝合到其周围的组织上，以覆盖供区。
- 用组织钳向后提起皮瓣的冠方边缘，并通过轻压手术刀近远中向移动，从皮瓣边缘切开上皮层，使其距皮瓣表面1.5~2mm。继续进行此操作，直至完全揭开下面的结缔组织，同时不穿通或撕裂上皮瓣。
- 用组织钳夹住结缔组织的冠方边缘，并用手术刀将其从下方的骨面上切下来。这应该会获取一块海绵状的、伴有出血点的黄粉色的薄层组织。用无菌纱布施加间歇压力，并用含肾上腺素的麻醉剂浸润可大大减少此过程中的出血。

此步骤的目标是获取一块形状近似模板且厚度约为1.5mm的结缔组织。

- 一旦到达软组织区域的底端后，将解剖刀朝着腭壁的骨面（而不是腭底），切开皮瓣的根方边界，以游离软组织移植物。
- 将软组织移植物转移到无菌压舌器上，并在其上滴几滴无菌生理盐水（或麻醉药）以保持湿润。
- 取上皮瓣并将其紧紧按压在空供区下面的骨/结缔组织上几分钟，以达到止血的目的，并通过一系列简单间断缝合将上皮瓣缝合到周围组织。缝合后，用湿纱布覆盖该部位，并让助手再次施加压力直到止血。
- 戴入腭护板（如果已制成）。
- 当移植物轻轻黏附在压舌板上时，可以很容易地将其清洗并用手术刀修整。检查移植物。切除任何腺体组织，其表现为深粉红色的致密结节。脂肪组织为黄色，与淡粉红色的结缔组织对比分明。虽然可以允许保留一些脂肪组织，但尽量用手术刀修剪纯黄色组织的区域，同时保持移植物的完整。轻轻冲洗掉移植物中的大块红色血凝块。如果移植物含有深粉色的组织，这是腭黏膜上皮的边缘，应从移植物中切除。

将结缔组织移植物植入受区

获得结缔移植物后，需要尽快植入（图8.4）：

- 将移植物插入受区袋中。如果移植物不能完全放入袋中，可进一步扩大分离半厚瓣直至适合。
- 使用可吸收的细缝合线，通过单纯间断缝合将移植物的冠方的近中和远中边缘固定在去上皮的邻间组织上。不要过度拉紧缝合线以防撕裂

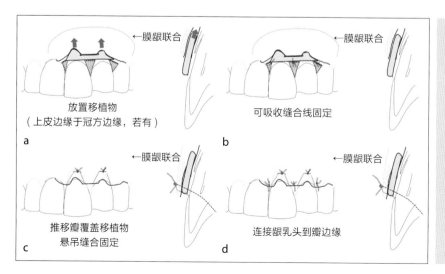

图8.4 （a~d）将结缔组织移植物植入组织瓣袋中

移植物。移植物只需在根方表面上被覆即可。

- 可选：如果骨面有足够的组织附着并且易于手术操作，可将移植物的根方边缘固定在下面的骨膜上。但这并非总是可行的，因为缝合难度有时较大。

- 将受区的皮瓣边缘唇侧中部使用悬吊缝合覆盖移植物，采用单纯间断缝合线固定邻近组织。受植区的皮瓣边缘应像毯子一样完全覆盖移植物和牙根面。

- 压迫 5 分钟以促进止血并消除移植物周围的任何血液积聚。确保均匀并垂直向移植物部位施加压力，以免使移植物脱出。

- 像其他任何口腔手术一样进行常规术后医嘱，并重复有关止痛的医嘱。

结缔组织增量的变化术式

尽管上述手术有些传统，但是出于如减轻疼痛、手术时间、手术入路解决方案等各种目的，对该手术进行了大量的改进，其中许多是相当有效的。

结缔组织来源的变化

尽管上腭是用于牙龈退缩治疗中自体结缔组织的最常见来源，但是麻醉和术后疼痛始终是腭部供区部位所关注的问题。也可从上颌结节获取用于根面覆盖的软组织，尽管这取决于是否存在充分发育的上颌结节。

为纠正多个牙龈退缩缺损，可能会出现所需的结缔组织数量超过自体软组织的可用数量这种情况。在这种情况下，脱细胞真皮基质，一种来自器官供体皮肤真皮的厚胶原基质，可替代腭部组织用于治疗牙龈退缩。真皮基质以厚白色毡状条带形式储存于类似于再生膜的无菌包装中，使用前需要将其多次放入无菌盐水中以恢复原状。经过润洗后，当前水化的膜可以像上皮下结缔组织移植物一样使用。必须注意要将带有孔的一侧朝向受区皮瓣放置，因为该侧包含基底膜，应该会促进上皮组织生长。脱细胞真皮基质移植物的问题是其结果差异很大，并且根面覆盖量通常少于自体移植物[7]。一种替代脱细胞真皮基质移植物的新材料是模拟真皮胶原结构的 3D 打印胶原海绵（Mucograft），但这些材料的有效性如何尚不明确。

另一种替代腭部组织治疗牙龈退缩的方法是引导组织再生术。其中，可吸收膜或不可吸收膜用于在暴露根面促进牙周支持组织再生，尽管用退缩牙龈组织覆盖该膜可能具有挑战性。

供区切口设计的变化

这里介绍的活板门法是原始的上皮下结缔组织移植手术的一部分，相对容易执行。但是，结缔组织也可以通过单次切口获取，这似乎能比传统的活板门法改善愈合并减轻术后疼痛[8]。另一种方法是使用平行切口并取消垂直切口，从而使伤口更小和疼痛更轻（见图 8.5a，比较切口设计）。使用专用工具，例如双刃手术刀或腭部组织采集器（如 Unigraft 刀）可以使操作更容易。

受区切口设计变化

外科医生为受区开发了许多不同的切口设计以改进最初的结缔组织移植概念，旨在通过最小化切口面积并避免附加切口来减少术后疼痛和缩短愈合时间。这些变化的一些示例展示如下（图 8.5b）：

- 隧道上皮下结缔组织移植物，其中该移植物被插入到数颗牙齿之间的潜在的唇侧牙龈组织隧道中。

- 隧道技术的一种变型，从侧面通过垂直切口插入移植物。

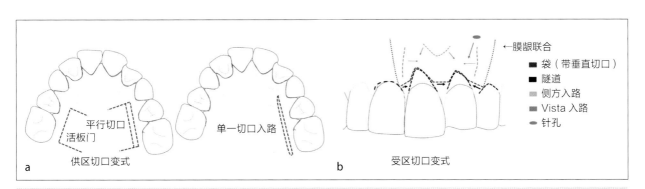

图 8.5 结缔组织移植物的变化。（a）通过设计不同切口获取腭部结缔组织的术式变化。（b）较知名的受区切口设计变化的比较视图

- 前庭切口骨膜下隧道通道（vestibular incision subperiosteal tunnel access，VISTA），移植材料从前庭切口插入[9]。
- 针孔外科手术技术，可将胶原膜通过退缩缺损附近的小孔插入[10]。

8.5.4 牙龈移植术

与结缔组织移植不同，角化组织增量术的变化较少，因为游离龈移植术是获得角化牙龈的最可靠方法[7]。目前的技术仍与Bjorn博士在1963年的最初描述类似。该术式与本章介绍的结缔组织移植程序相似，不同之处在于，移植物包括一体的上皮和结缔组织，并且移植物被放置到去上皮的组织表面。

游离龈移植术

为达到最佳的止痛和止血效果，需要在术前制作一个能覆盖上腭的刚性手术护板。手术开始前应对术区部位周围的颊部行浸润麻醉和对供区的腭大神经行阻滞麻醉。

受区准备

受体区准备步骤如下（图8.6）

- 评估受区，即牙龈退缩和邻近的乳头。寻找膜龈联合的位置，这将是切口位置。寻找系带附丽，并在放置移植物之前将其去除。
- 从距离附着龈缺损部位1颗牙的膜龈联合处做半厚切口。将刀片切入组织，深度约为1.5mm，此时一般手术刀片的斜角部分几乎消失在组织中。
- 切开组织使其横跨膜龈缺损牙的近远中牙。
- 拉开嘴唇或颊部（取决于缺损的位置），向切口根方的黏膜施加压力。将刀片对准切开的半厚切口底部，确保方向平行于牙面或牙槽骨表面。
- 轻轻地用锋利的手术刀片在切开的半厚切口中做往复移动，切开组织，此时在骨表面上保留有一厚层红色结缔组织。其目的主要是剥离上皮且保持下方结缔组织完整，因为至少需要1mm的结缔组织才能固定移植物。注意这些切口会扩大牙龈和黏膜之间的缝隙，从而产生一个组织袋。
- 切断所有遇到的结缔组织或系带附丽的肌肉，并加深组织袋达到移植物2倍宽度。确保不要切断任何重要的结构，例如颏孔。通常，对于5~6mm宽的移植物，大约需要12mm的空间。
- 用手术刀刮除膜龈缺损周围龈乳头和牙龈的上皮组织。可以将手术刀沿着牙齿的长轴方向置于牙根唇颊面，并遵循牙齿和邻间隙处骨的轮廓。一旦到达邻间隙的骨面，沿着牙间的骨表面移动到邻牙，同时保持刀片的根冠向不变。这样应该可以去除龈乳头的唇颊侧上皮，从而暴露出带少量出血毛细血管的粉红色组织。
- 洁治器和刮治器彻底进行刮治和根面平整，以创造更健康的愈合环境。
- 使用干净的、最好是无菌的材料（如手术刀包

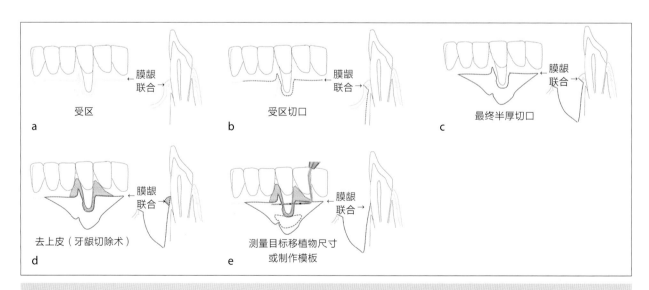

图8.6 （a~e）游离龈移植的受区部分准备。为了改善颜色匹配程度，用锋利的手术刀刮掉移植区冠方组织的上皮直至组织轻微出血（d）

装中用来保护刀片的棕色硬纸板）制作组织移植模板，并用线剪将其裁成一定尺寸。通常，移植物模板的形状应像盾牌一样，可覆盖角化组织缺失的区域和其周围 1/2 牙的宽度，以应对移植物愈合时约 50% 的收缩。

- 用湿的无菌纱布覆盖受区，直到准备进行下一步（图 8.7）。

获取供体组织

尽管获取组织会有一些差异，但是以下方法很常见（图 8.7）：

- 对腭部进行评估，注意前磨牙附近组织增厚的区域，并注意第二磨牙附近腭部软组织增厚的位置，标志着腭大孔的位置。
- 将模板放在前磨牙附近较厚的腭黏膜上。模板的边缘应距牙龈缘 3mm，根方边缘应离开腭底。旋转模板以查看哪个方向能最好地覆盖较厚的腭组织。用牙周探针刺入下面的软组织，并标记模板的各个角。
- 使用新的手术刀片，沿模板标记点向牙槽骨方

向做一个直线的全厚切口，注意将手术刀片没入组织 1.5mm，即手术刀刃部的宽度。 确保不侵犯相邻牙齿的牙龈缘以防牙龈退缩，并注意避让腭底的腭大动脉血管束。此时会伴有少量出血。

- 使用组织钳在切口轮廓内夹住组织的一角，然后将其弯向移植物，露出组织面。
- 在距上皮表面 1.5mm 的组织面轻轻前后移动手术刀刀片。夹起组织，并从下面的结缔组织中慢慢剥离上皮层。
- 朝着移植物的中心移动，稍微增加切口深度使移植物变厚（约 2.0mm），可见包含一薄层深粉红色的结缔组织。
- 朝着移植物的远端移动，稍微减小切口深度使移植物变薄（约 1.5mm）。
- 拿起移植物并将其置于无菌压舌板上。在其上滴一些无菌生理盐水以保持其湿润。
- 立即让助手用一块湿纱布在腭部裸露的结缔组织上施压 5~10 分钟。

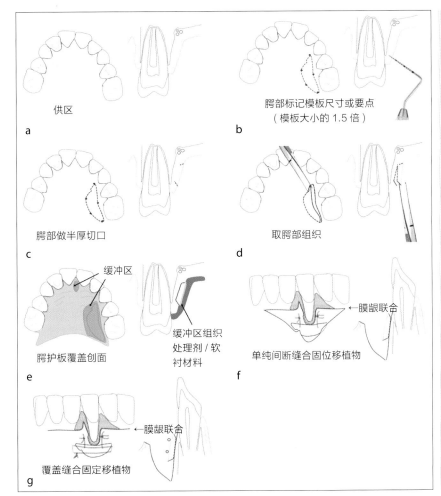

图 8.7（a~g）获取游离龈移植物并将其应用于受区（这种特殊的"NMB"护板设计是由 CDT 的 Nazir 先生、Mardirossian 博士和 Boehm 博士开发的）

供区

a

腭部标记模板尺寸或要点（模板大小的 1.5 倍）

b

腭部做半厚切口

c

取腭部组织

d

缓冲区

腭护板覆盖创面

缓冲区组织处理剂 / 软衬材料

e

←膜龈联合

单纯间断缝合固位移植物

f

←膜龈联合

覆盖缝合固定移植物

g

- 如果仅靠压力不能止血，在伤口上放置止血剂（如氧化纤维素），并重新施加压力 5~10 分钟。
- 如果供体远中根方角落有持续的出血，则在紧邻供区的远中根方位置进行单纯间断缝合，注意打结要紧。
- 在裸露的结缔组织上滴 1~2 滴组织胶。在其上覆盖湿纱布来"愈合"组织胶。注意不要将组织胶滴在患者的舌头和眼睛或手套上。

- 当助手在腭部施加压力时，修剪移植物。用湿纱布轻轻擦拭移植物以清除血块。当移植物附着在木制压舌板上时，确定上皮呈浅粉红色。从移植物中去除任何较大的黄色脂肪组织，以及任何结节样腺体组织。如果上皮表面有皱褶，应将其修剪。修剪结缔组织一侧使移植物厚度不超过 2.0mm。用解剖刀修剪近中、根方和远中边缘形成 45° 的斜面，这样有利于上皮轻轻爬到结缔组织移植物上。
- 一旦腭部止血，立即戴入腭护板。

将游离龈移植物植入受区

获取后要尽快使用游离龈移植物（图 8.7f、g）：

- 观察确定移植物的上皮侧，保持移植物黏附在木质压舌板上，在其冠方近中角部分缝入缝合线，牵拉缝合线使大部分缝合线穿过移植物。
- 在助手的帮助下，将木制压舌板上的移植物移到患者口腔附近。此时从牙龈基底部到膜龈缺损的近中进针，使其从接近龈乳头基底部的冠方几毫米处出针。采用单纯间断缝合打结，使移植物的近中冠方的角最终靠在膜龈缺损近中的膜龈联合处。
- 使用单纯间断缝合将远中冠方的角缝合至膜龈缺损远中的膜龈联合处。此时，移植物应该被动附着在膜龈联合根方的去上皮黏膜上。
- 使用反式水平褥式缝合将移植物压在下面的结缔组织上。
  - 从移植物近中根 1/3 处进针到下方的结缔组织，然后从移植物的近中冠 1/3 处出针。
  - 从移植物远中冠 1/3 处进针到下方的结缔组织，然后从移植物的远中根 1/3 处出针。
  - 打外科结。此时，应该有 2 条水平缝合线在移植物的冠向和根向的各 1/3 处上方走行。
- 使用反式水平-垂直褥式缝合进一步固定移

植物：
  - 从移植物近中 1/3 处的根方较远处（此处应在龈乳头的根方）进针，然后从紧邻移植物根方的组织出针。
  - 从紧邻移植物近中 1/3 处的冠方牙龈基底处进针，然后从位于移植物近中 1/3 处冠方的龈乳头位置出针。
  - 从移植物远中 1/3 处冠方的龈乳头位置进针，然后从位于移植物远中 1/3 处冠方紧邻的牙龈基底处出针。
  - 从紧邻移植物远中 1/3 根方的组织处进针，然后从移植物远中 1/3 根方较远处的组织出针。
  - 在牙龈袋的基底部打外科结。这将延迟上皮形成并显著增加深移植区前庭深度。该缝合将在整个移植物上形成一个"#"形图案从而将其牢牢地固定在位。

- 检查时用力拉动嘴唇或脸颊，观察移植物是否移动。移植物不应相对下面的组织移动。如果它确实移动了，应加深移植物周围的组织袋，直到移植物不移动为止。此步骤是因为移植物的移动会造成移植物失败。
- 用湿纱布牢固地在移植物上加压止血，并排出任何可能妨碍移植物存活的空气或血液。
- 像其他任何口腔手术一样进行常规术后医嘱，并重复有关止痛的医嘱。

术式变化

牙龈移植术基本类似，需要使用到一种类似于马铃薯削皮器的腭部组织采集器，将其用于剥离上皮组织。这对获取较大腭部组织条带比较有用。为了改善色彩匹配，一些研究人员建议使用游离龈移植物，将该移植物的近中、远中和根方部分去上皮 [11]。为了提高在龈乳头退缩和缺乏角化组织的区域获得根面覆盖的有效性，有学者提出了"游离龈移植物单元"这个概念，其包括来自腭部供区的龈缘和龈乳头。

近来，为了避免获取腭部组织引起的疼痛和颜色不匹配的问题，有一种已经上市的服务可以获取少量患者的牙龈，通过组织工程制备牙龈移植物（即 Gintuit）。一些研究人员建议使用小的牙龈螺钉或组织胶来固定移植物，而不是使用缝合线，但是这种方法是否能替代传统的缝合技术尚不可知。

8.5.5 根向复位瓣术

根向复位瓣术的皮瓣通常用于解决牙周袋的问题，同时可保留原有的角化龈。这类手术中，半厚瓣法已经被使用多年，通过对膜龈联合的根向复位来获得角化组织。如今，通过切口将角化组织切成包含牙龈缘的冠方部分和一个可移动的根向部分，使其可被用来根向复位。产生的浅的、狭缝状的开放性伤口中充满了肉芽组织，这些肉芽组织将被来自切口根方和切口冠方边缘的角化龈中的能够产生角蛋白的上皮细胞覆盖，从而形成新的角化龈。由于种植体植入部位通常角化龈变少，因此该程序特别适用于种植治疗。对于有牙的部位，该方法可作为一种游离龈移植术的替代方法，因为它可以在很长的距离内产生额外的角化龈，并且具有良好的色彩匹配性。然而，该方法的主要局限性在于它需要至少一些预先存在的角化龈，并且对薄龈生物型的患者极难成功。尽管它通常会产生良好的颜色匹配，但它也可能在切口的根方产生明显的白色瘢痕。

尽管可以根据特定病例的需求和术者的喜好来对这种手术进行多种术式变化，但一般简化步骤应该包括如下几步：

- 首先评估术区，确定膜龈联合的部位和角化龈的量。确定具有最小角化龈的区域，并在近中和远中延伸 2 颗牙齿作为切口范围。检查切口部位的牙龈组织是否厚实、健康，因为薄、易碎和感染的组织可能会在手术过程中撕裂并导致不良的预后。

- 在接受手术的 1/6 象限内的前庭和唇颊侧黏膜进行足量的局部浸润麻醉。用含 1∶50 000 肾上腺素的 2% 利多卡因在唇颊侧黏膜完成浸润，一次几滴即可。

- 在膜龈联合和龈缘最低点之间的中点，由远中到近中行直线形的半厚瓣切口。手术刀片应进入组织约 1.5mm（手术刀斜面的宽度）。

- 通过拉动嘴唇（或脸颊）或将口镜柄放入前庭，在前庭黏膜上施加根向和侧向的张力。该张力可使原始切口张开。

- 在前庭持续紧张的情况下，将手术刀片插入切口中，使其与牙面和唇颊侧牙槽骨表面平行。在切口内轻轻地来回移动刀片，这将松弛切口边缘并扩大切口裂隙。间歇地用无菌纱布施加

稳固压力以控制出血。

- 继续锐性分离牙龈，穿过膜龈联合，同时在骨表面留存大量软组织。注意不要穿透颊侧瓣，因为有时在膜龈联合处的牙槽嵴会有咬边现象。继续向下分离切口直到冠方和根方的切口边缘之间有 4~5mm 宽的间隙。

- 用缝合线将根方切口边缘固定在新的根方底部结缔组织上：对于每个乳头根方，从切口根方边缘根侧 3mm 处进针，以使其缝入大量的骨膜组织并从前庭底部附近出针。打外科结，以便将组织牢牢地固定在下方的结缔组织上，但避免将结拉紧到组织变白的程度。

- 用无菌纱布向切口部位的牙槽骨和前庭施加稳固压力以止血。当前牙龈上应该有一个浅的线性间隙，露出几毫米的裸露结缔组织。在接下来的 1~2 周内，其将充满上皮，并在约一半的面积产生新的牙龈。

- 术后常规医嘱。

8.5.6 带蒂瓣术

对于单个孤立的颊舌侧牙龈退缩缺损，根部覆盖同时达到角化组织增量的传统方法是带蒂瓣术，也称为侧向转位瓣术，因其移动一定区域的牙龈并将其向近中或远中转移到一块裸露根面。如前所述，该手术的优势在于既可增加根部覆盖，又可获得角化组织，同时保持极好的色彩匹配。然而，其主要限制因素是，需要相邻区域有厚龈或正常牙龈生物型的足够的角化龈和足够的前庭深度以利于皮瓣移动。该过程通常可如下进行（图 8.8）：

- 评估有牙龈缺损和邻近牙龈区域。观察牙龈缺损的大小，查看其附近是否有 2 倍于缺损的角化龈。确定从缺损哪一侧旋转组织到缺损中，该侧将是供体侧。另一侧将是受体侧，将被用作带蒂瓣的锚点。确保受区由厚龈组成，还要确保供区组织较厚且健康。评估前庭检查其深度足以容纳转位的带蒂瓣。

- 提供充足的浸润麻醉。

- 取一个新的手术刀片，从受区去除上皮，在近远中方向暴露一条 4~5mm 宽的结缔组织带。

- 将手术刀片插入与供区相邻的牙龈缺损基部的沟中，并保持其近远中向角度平行于牙槽骨面。推动刀片直至其没入组织中，没入深度为退缩缺损宽度的 2 倍。保持靠近牙槽骨，然后

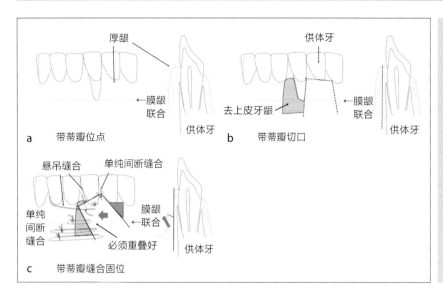

图 8.8 （a~c）带蒂瓣术。为了使带蒂瓣起作用，重要的是供区的结缔组织要厚，可以剥离大面积的上皮，以便为重新定位的带蒂瓣提供血供。对于缝合，重要的是保持带蒂瓣与大面积的去上皮组织重叠且又不被过度拉伸。裸露的区域将被周围的牙龈填满

将刀片冠向移动直至 CEJ 冠方 2mm。其目的是创造一个几乎与全厚瓣一样厚度的瓣，但仍然保留有少量组织覆盖骨面。

- 将手术刀片重新插入牙龈缺损基部的沟中，并通过沿骨表面根向移动刀片，进一步分离供体组织，直至分离通过膜龈联合。

- 现在，通过在供区牙龈缘 CEJ 冠方 2mm 处沿近远中向行全厚、直线形切口，直至退缩区域宽度 2 倍的距离制备一个带蒂瓣。

- 从此处开始，做一个轻微倾斜的垂直切口直达前庭深部，使瓣底宽于瓣顶，从而产生一个斜角形的牙龈组织或带蒂瓣。

- 彻底刮治和根面平整裸露的牙根面。

- 可选：涂抹根面处理剂（即柠檬酸、EDTA）并清洗根部表面。

- 悬吊缝合以将组织固定在退缩缺损上：从带蒂瓣冠 1/3 中点部位进针，从瓣的下面出针。继而从缺损侧邻间隙龈乳头基部进针，从缺损对侧的接触点下方出针。将缝合线环绕牙齿到受体区域另一侧并绕回到接触点。打结，将组织固定于裸露的根面。

- 采用超细缝合线行一系列单纯间断缝合，将瓣固定到受体区域，注意每冠根向 3mm 距离缝一针，注意进针点需距离瓣边缘 3mm。最后，牙根和邻近软组织应该完全被粉红色软组织覆盖。在供区，有暴露的红色结缔组织。

- 用湿纱布对根面上方的带蒂瓣施加稳固压力以止血。

- 常规术后医嘱。

8.5.7 术式变化：双蒂瓣和双蒂瓣结合结缔组织移植物

带蒂皮瓣的一种变式是双蒂瓣，其用退缩缺损的两侧牙龈覆盖牙根表面。该手术的优点是需要较少的牙龈和较小的瓣移位，从而避免损害血供，并且可用于没有充足的邻近牙龈组织行单带蒂瓣时。该程序对于修复单个狭窄的牙龈退缩缺陷（Stillman 裂）很有用。尽管手术要求高，需要许多细缝合线将 2 个带蒂瓣连接在一起，但其可与结缔组织移植物结合，从而可靠地增加根的覆盖范围和组织厚度。

8.6 描述再定位牙龈和前庭黏膜的手术策略

有时，可能也需要再定位牙龈或前庭黏膜以使其形成有利于口腔健康的膜龈结构。

8.6.1 冠向复位瓣术

在结缔组织移植不可行的情况下，冠向复位瓣可为多而浅的牙龈退缩缺损提供根面覆盖。冠向复位瓣可以重新定位游离龈移植物，其最初用于纠正伴有根面覆盖缺失的角化龈不足问题。

冠向复位瓣术式众多。一种方法是创建一个半厚瓣，然后将其冠向复位到牙齿上，正如本章前面讲的结缔组织移植术一样。另一种改善牙根覆盖且几乎无痛的简单有效的方法是半月状冠向复位瓣（图 8.9），前提是组织健康且探诊深度最小：

- 为术区和邻牙区域进行充分浸润麻醉。

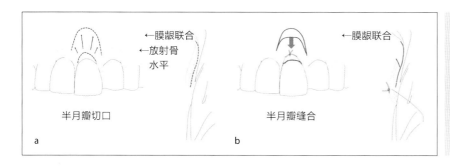

图 8.9（a~b）制作半月瓣的步骤。从牙龈沟到膜龈联合做 1 个潜行的半厚瓣切口，形成 1 个具有冠向滑动倾向且覆盖浅的退缩缺损的上皮桥。通常不需要缝合，但是悬吊缝合可将组织固定在更近冠方的位置

- 根平暴露的根面。
- 做半月形切口：
  - 将手术刀插入牙龈缺损基部的龈沟中，手术刀大致平行于牙面，并对准牙槽骨的唇颊面。
  - 将刀片沿骨面推进直到超过膜龈联合，该深度略大于退缩缺损的深度。
  - 从该位置沿着牙龈缘的走行近远中向扫动刀片，止于距离龈乳头 2mm 的位置，因为该区域将为皮瓣提供血液。这将产生较大的牙龈袋。
  - 将刀片重新插入袋中，并改变刀片朝向远离骨表面的角度。将刀片更深地插入，并以远远超过退缩缺损深度的深度穿透牙龈或黏膜。向近中或远中移动刀片以形成月牙形切口线。现在应该在牙根表面覆盖有宽阔的牙龈桥，并随着组织的弹性向冠方爬行，且随组织弹性向冠方牵拉覆盖裸露根面。
- 用湿纱布将牙龈桥移至裸露的根面，并在此处保持 5 分钟，直到血凝块将移植物固定在新位置。通常不需要缝合。
- 检查组织。新月形切口根方不应有裸露的硬组织。如果有，要么将组织根向牵引缝合，要么

取一块游离龈移植物置于开窗的位置。
- 止血，常规术后医嘱。

8.6.2 系带切除术

系带切除术是消除系带牵拉的简单手术。该手术不仅可以轻松地利用电刀或软组织激光完成，而且还可以通过传统的手术刀快速完成。轮廓分明的纤维状系带可通过以下方法清除（图 8.10）：
- 在要切除的系带区域进行充分浸润麻醉。
- 拉动嘴唇（或脸颊）以活动系带使其更明显。
- 用止血钳夹住牙龈附近的系带。
- 用组织剪或手术刀切开牙龈处止血钳附近的系带。
- 用组织剪或手术刀从前庭黏膜表面切下系带基部。
- 这会在之前系带处形成菱形伤口。为了减少重新连接的机会，采用一系列不可吸收缝合线（即单纯间断缝合）缝合开放的伤口。在此缝合的目的不是封闭伤口，而是将异物和刺激物置于伤口中，从而延迟伤口愈合，进而有利于手术目标的愈合，阻止系带重新附着（图 8.10d）。

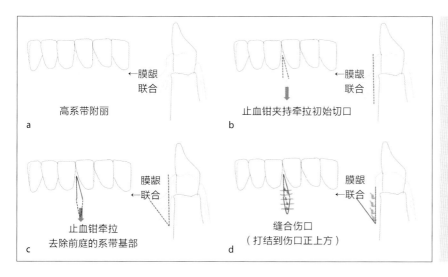

图 8.10（a~d）系带切除术的手术步骤

- 湿纱布加压止血。
- 常规术后医嘱。

对宽系带附丽，系带重新附丽风险更大。系带切除术的一种变式是在系带切除部位上增加游离龈移植物，这是防止系带重新附丽的有效方法。

8.6.3 口腔前庭成形术

虽然口腔前庭成形术一般被认为是修复前的口腔颌面外科手术，但也存在牙周应用场景，即前庭浅且角化龈量少造成口腔卫生难以维护时。这通常发生在下颌前牙区，在这种情况下，游离龈移植物和系带切除术都无法形成足够的区域。解决方案是Edlan-Mejchar前庭成形术。该技术在前庭黏膜制作半厚切口，将黏膜重新定位在牙槽嵴形成非移动的假附着龈，并通过二期愈合产生新的黏膜。对于大面积前庭过浅和角化组织不足，该方法可通过更好地控制牙菌斑来改善口腔健康。前庭成形术可以通过以下步骤实现：

- 评估前庭并确定膜龈联合。观察需要增加多少"附着"龈和前庭深度。通常，目标是使距牙龈缘的"附着"龈达到5mm，并使距牙龈缘的前庭深度达到10mm。一般在距龈缘10mm的根方/唇面做切口。注意重要结构（如颏孔）的位置，并检查前庭黏膜是否存在任何异常大血管（直径大于1mm）。如果有大血管，可考虑转诊有经验的外科医生进行凝血和清除这些血管。
- 对唇颊侧黏膜和前庭黏膜充分进行浸润麻醉，确保深入前庭。用2%利多卡因和1：50 000肾上腺素进行少量浸润。
- 大幅度拉动嘴唇，使前庭黏膜远离膜龈联合。用锋利的手术刀在距牙龈边缘所需距离处切开黏膜，这将成为新前庭的底。从尖牙到尖牙做平滑、略弯曲的切口。刀片仅需穿透黏膜约0.5mm，这时瓣的切口边缘将开始分离。
- 现在将手术刀刀片对准冠方瓣边缘，并在裸露的软组织纤维上来回移动手术刀片向骨的方向分离。继续切割，唇组织将变得更加活动，并且切口冠方一侧的黏膜将向牙槽骨塌陷。继续此步骤，以达到1~2mm的组织厚度，避开重要结构并朝牙槽骨推进，直到手术刀组织面接触到硬组织为止。
- 从该处开始，继续沿牙槽骨表面锐分离切开，

直到达到所需的前庭深度。
- 将牙槽骨切口边缘冠方的黏膜悬垂在牙槽骨上，并用湿纱布将其牢牢地压住。如有必要，可使用缝合线将组织锚定在新位置，但因黏膜很容易黏附在骨膜上，通常是不需要的。
- 将湿纱布放入加深的前庭，然后按压嘴唇对纱布加压，直到止血。
- 术后常规医嘱。尽管前庭的术口看起来既开放又大，但很容易形成肉芽组织，并在2周内充满新的上皮。

8.7 关键要点

- 识别软组织缺损是牙周综合治疗的一项重要部分，但通常被忽视。尽早识别和治疗有利于获得可预期结果和提升成功率。
- 针对牙龈退缩的牙周治疗，经常要权衡牙周袋降低和进一步牙龈退缩的影响。
- 通常，需要2mm的角化黏膜来维护牙齿和种植体的牙龈健康。
- 尽管有多种手术策略进行根面覆盖和矫正膜龈缺损，但都有赖于识别问题、控制诱因和选择恰当的手术方案。
- 术前使用镇痛药、手术护板、使患者抱有合理预期可大大降低膜龈手术术后并发症。

8.8 复习题

一位56岁的西班牙裔女性患者，主诉局部义齿松动、前牙伸长。除了牙缺失，她身体健康，并于2周前体检过。无服用药物、保健品史，否认吸烟史。自述9年前最后一次看牙医时戴入局部义齿。义齿起初很适合，长期使用逐渐松动，照片中她取下了局部义齿。

血压为120/59mmHg，脉搏为65次/分。

口外检查无异常发现，皮肤、淋巴结、肌肉、颞下颌关节外观、感觉正常。口内检查发现一些咬合面和邻面存在浅龋（2号牙牙合面、3号牙近中邻面、6号牙和12号牙近远中邻面、14号牙远中邻牙合面、15号牙牙合面、19号牙颊牙合面、20号牙牙合面、29号牙牙合面）。向患者指出检查结果时，她提及这些牙有时对冷空气和果汁敏感。口内检查也可见一些磨损面和楔状缺损（2号牙、20~26号牙、28~29

号牙），患者自述她会在精神紧张时（如驾驶时）紧咬牙关。口腔癌筛查没有发现任何损伤或唾液腺异常。患者腭侧牙周袋深15~20mm，覆盖以健康厚牙龈，尤其靠近前磨牙处牙龈覆盖良好。不过，存在包含单发5~6mm的牙周袋，以及明显唇颊面和邻面牙龈退缩的牙周病指征。

患者临床表现如图8.11所示，放射片如图8.12所示。

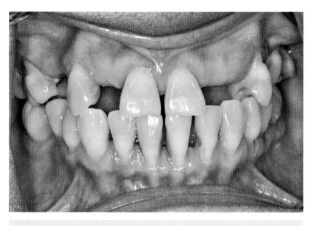

图8.11　初诊口内正面观

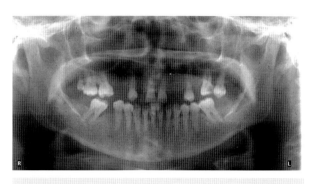

图8.12　初诊曲面断层片

牙周检查的结果如下所示：

	牙位	1	2	3	4	5	6	7	8	9	10	11	12	13	14	15	16
颊侧	PD (mm)	333	322	226			323		323	333			433		533	433	
	BOP																
	CAL (mm)	2	3	6			2		2	2			5		5	5	
	GR (mm)		12	344			11						233		233	342	
	KGW (mm)	999	989	855			969		989	988			877		656	768	
	Furc			2											1	1	
	PLQ																
腭侧	PD (mm)	223	323	323			323		323	323			423		525	523	
	BOP (1/2)																
	CAL (mm)												3		24	3	
	GR (mm)												2			11	
	Furc		1	1											2	1	
	Mobil																
	PLQ																

	牙位	32	31	30	29	28	27	26	25	24	23	22	21	20	19	18	17
舌侧	PD (mm)		324		222	222	222	322	223	222	223	323	222	322	422		
	BOP																
	CAL (mm)		4		5	3	3	5	6	5	5	4	3	2	6		
	GR (mm)		233		233		2	343	344	334	333	321	1	111	433		
	KGW (mm)		433		569	768	669	655	656	756	666	879	999	989	989		
	Furc		2												2		
	PLQ																

颊侧	PD (mm)	335	222	322	222	222	222	222	222	222	222	222	323
	BOP												
	CAL (mm)	3	6	3	2	4	5	5	5	4	5	4	3
	GR (mm)		654	222		2	232	243	333	2	243	42	23
	KGW (mm)	766	447	857	989	757	748	858	969	999	769	979	866
	Furc												1
	Mobil												
	PLQ												

注：PD 英文全称是 probing depths，表示探诊深度；BOP 英文全称是 bleeding on probing，表示探诊出血，1 代表出血，2 代表溢脓；CAL 英文全称是 clinical attachment level，表示临床附着水平；Furc 英文全称是 furcation involvement（Glickman class），表示根分叉病变（Glickman 分度）；GR 英文全称是 gingival recession，表示牙龈退缩；KGW 英文全称是 keratinized gingiva width，表示角化龈宽度；Mobil 英文全称是 tooth mobility，表示牙齿松动度；PLQ 英文全称是 plaque level，表示菌斑水平，0 代表无菌斑。

对患者进行口腔卫生宣教，对所有存在 5mm 及以上深度的牙周袋的牙齿进行刮治和根面平整。去除龋坏组织并直接进行复合树脂充填。复诊时发现，探诊深度变为 2~3mm，无探诊出血，但牙龈退缩和角化龈基本没有改变。但是 21 号牙例外，其近颊线角可见高系带附丽，探诊深度接近 2mm，而角化龈只有 1mm。在重新制作上颌局部义齿前，你对患者牙龈状态进行评估，并思考能否改善膜龈情况。

学习目标：识别膜龈手术适应证。

1. 造成患者牙龈退缩的病因或诱因是什么？（多选）

A. 牙周炎

B. 吸烟

C. 正畸治疗

D. 咬合创伤

2. 判断以下说法是否正确。

说法 1：如果你打算封闭 8 号牙和 9 号牙之间的裂隙，考虑该位置行系带切除术。

说法 2：21 号牙的系带附丽很可能是该牙牙龈退缩的促进因素。

A. 两个说法都正确

B. 两个说法都不正确

C. 只有说法 1 正确

D. 只有说法 2 正确

3. 假如你是接诊该牙龈退缩患者的全科牙医，下述选项中哪项是将患者转诊到牙周专科医生的决定性因素？

A. 病史复杂

B. 牙龈退缩程度

C. 需要行大范围前庭成形术

D. 严重牙周病

学习目标：制订预防、管理或纠正膜龈问题的治疗计划。

4. 该病例中的患者现使用中等硬度的牙刷和有漂白功能的牙膏。当你观察患者刷牙时，下述哪个动作最可能加重牙龈退缩？

A. 从牙龈到牙齿拂刷牙面

B. 清洁沟缝时摆动刷头

C. 用力清洁唇侧牙面

D. 在牙齿和牙龈上划大圈

5. 观察该病例下颌切牙周围牙龈组织，出现了哪些膜龈状况？

a）唇侧牙龈退缩

b）没有附着龈

c）邻面牙龈退缩

d）牙龈薄

e）前庭浅

A. a，b，d

B. b，c，e

C. b，d，e

D. a，c，d

6. 判断以下说法是否正确。

说法 1：下颌切牙根本不可能增加根面覆盖

说法 2：因为此牙间龈乳头高度已经退缩

A. 两个说法都正确且相关

B. 两个说法都正确但不相关

C. 说法 1 正确，说法 2 不正确

D. 说法 1 不正确，说法 2 正确

E. 两个说法都不正确

7. 如果你的目的是增加下颌切牙的根面覆盖和增厚唇侧牙龈，你需要下述哪一个手术方案？

A. 游离龈移植术

B. 结缔组织移植术

C. 根向复位瓣术

D. 龈瓣术（用于冠向复位）

学习目标：描述牙龈组织增量的手术策略。

8. 下述选项中哪一个是几乎所有膜龈手术的基本要素？

　　A. 分层切口

　　B. 胶原蛋白膜的使用

　　C. 腭部组织的获取

　　D. 超过膜龈联合的组织提拉

9. 判断以下说法是否正确。

说法 1：用于游离龈移植术的腭部移植物包含上皮。

说法 2：游离龈移植术和结缔组织移植术的受区切口完全相同。

　　A. 两个说法都正确

　　B. 两个说法都不正确

　　C. 说法 1 正确，说法 2 不正确

　　D. 说法 1 不正确，说法 2 正确

10. 该病例中，什么增加了下颌切牙结缔组织移植术的难度？

　　A. 腭部浅

　　B. 受区组织薄

　　C. 患者病史

　　D. 前庭浅

学习目标：描述复位牙龈和前庭黏膜的手术策略。

11. 判断以下说法是否正确。

说法 1：针对 21 号牙，放置游离龈移植物需要行系带切除术。

说法 2：针对 21 号牙，置入的游离龈移植物后期可冠向复位。

　　A. 两个说法都正确

　　B. 两个说法都不正确

　　C. 说法 1 正确，说法 2 不正确

　　D. 说法 1 不正确，说法 2 正确

12. 在行 Edlan-Mejchar 前庭成形术后，会出现：

　　A. 牙槽嵴上的巨大溃疡

　　B. 牙槽骨暴露

　　C. 前庭的游离龈移植物

　　D. 前庭黏膜覆盖牙槽嵴

8.9　参考答案

1. A 和 D. 邻面组织缺损的最佳解释是患者的广泛型牙周炎病史，主要证据是大多数区域存在邻面骨丧失。唇颊侧牙龈退缩似乎与磨损型的创伤有关，这反过来又与咬合创伤有关，可能是由患者的紧咬牙习惯和牙缺失导致。患者否认吸烟史，牙齿染色可能是龋坏或特定食物引起。患者自述没有接受过正畸治疗，其略显错乱的牙列和缺乏牙根改变表明所述真实。虽然不在答案中，但其可能的促进因素是患者的解剖结构，因其具有切牙唇倾且有薄龈生物型的解剖特点。例如下颌切牙的牙根表面和牙槽骨可从牙龈透出。

2. A. 从照片可见，8 号牙和 9 号牙的邻间龈乳头有宽系带附丽且存在缝隙。正畸治疗可以封闭间隙，但没有永久钢丝保持的情况下，系带附丽很可能引起复发。使 21 号牙牙龈退缩情况令人担忧的情况是病例照片中红肿显示的炎症存在和高系带附丽，因高系带附丽很可能会使已经存在的退缩加重。

3. B. 患者总体健康状态良好，所以本病例病史复杂不是问题所在。如果情况不同，病史复杂的患者可能从与牙周专科医生的合作中受益。尽管本患者存在几处明显的系带，但从照片可见的前庭空间较大不足以成为行前庭成形术的指征。尽管该患者只有中等的骨丧失和孤立的重度唇颊侧附着丧失，患者的牙周状况似乎可以稳定，因其复诊的牙周评估中仅有少量附着丧失。所以，转诊的主要原因应是牙龈退缩位点的数量，照片显示几乎每颗牙齿都存在牙龈退缩。

4. C. 这里列举的几个技术动作中，采用刷毛用力清洁牙龈缘是最粗暴的刷牙方式。选项 B 描述的是改良巴氏刷牙法，因其几乎没有单向的刷毛运动而不剧烈。选项 A（Stillman 刷牙法）和选项 D（Fones 刷牙法）由于刷毛力道不直接朝向牙龈边缘，最不可能对龈缘造成组织损伤。

5. D. 从图片中来看，前庭深度似乎足够容纳牙刷刷头。其有充足的角化龈，记录显示其角化组织（MGJ）厚度为 5mm，唇侧探诊深度 2~3mm，因而有 2~3mm 附着龈。通常，2mm 及以上宽度的附着龈可视为足量。但从图像和牙周记录表可见患者确实存在唇颊侧和邻面牙龈退缩。牙根似乎可以通过组织隐隐可见，提示薄龈型。

6. D. 归因正确，该邻面龈乳头高度是限制根面覆盖的主要因素。如果该病例龈乳头健康、充满邻间隙且有足够的骨支持，完全根面覆盖是很可能的。然而，在 CEJ 水平缺乏邻间组织提供充足血供和前体细胞的情况下，完全根面覆盖是不可能的。虽然邻间组织受损，但部分根面覆盖依然是可能的，因其深的唇侧退缩缺损仍被软组织包绕。

7. B. 在选项中，只有结缔组织移植术（无论自体或其他来源）可以增加根面覆盖和增厚组织。游离龈移植术只增厚角化组织，除非再行联合冠向复位瓣术，否则不会增加根面覆盖。冠向复位瓣术本身可能增加根面覆盖，但不增加组织厚度，注意其也是该病例需求。本病例中，根向复位瓣术是最差的方案，因其只增加角化组织，但不增加根面覆盖和组织厚度。

8. A. 基本上，任何膜龈手术在某个时候均需要用到分层切口，因其有助于增加组织瓣的动度或创造接受软组织移植物的受植床。胶原蛋白膜在膜龈手术中使用有限，主要用于引导性组织再生术。获取腭部组织在自体结缔组织移植术和游离龈移植术中常用，但不用于任何基本带蒂瓣或复位瓣中，因此不能认为它是膜龈手术必备。除了腭部组织，也可以用同种异体材料作为替代移植物。超过膜龈联合的组织提升是一种术中需要达到骨面的全厚瓣有用的概念。对膜龈手术而言，组织经常需要被切开超过或接近膜龈联合以使瓣边缘或蒂移动，但这不是绝对的。

9. C. 游离龈移植术和结缔组织移植术通常均需要获取腭部组织，但切口不同。游离龈移植术的受区切口一般始于膜龈联合，根向延伸，而结缔组织移植术一般在切口设计中涉及一些牙龈组织。

10. B. 虽然选项中所有情况都可能成为获取结缔组织的障碍，但在该病例中只有软组织过薄问题显著。据该病例描述，患者腭侧牙周袋深 15~20mm，靠近前磨牙除有充足的组织覆盖，理应能提供充足的结缔组织移植物。凝血障碍和结缔组织疾病会影响移植术，但患者总体健康状态良好。前庭表浅会增加冠向复位术的难度，但该病例并不存在此问题。

11. A. 由于系带可能会在愈合过程中造成移植物移位，该位点的手术计划应包括在游离龈移植术之前或术中切除系带。对于牙龈退缩伴有角化组织缺失的位点，应采用两步法手术方式，即先以游离龈移植术进行组织增量，然后采用冠向复位瓣术增加根面覆盖。

12. D. Edlan-Mejchar 前庭成形术将牙槽嵴、前庭、唇的既有黏膜复位到牙槽嵴，同时暴露部分唇侧的结缔组织。术中没有牙槽骨暴露，因而愈合迅速且疼痛轻微。此类前庭成形术不使用游离龈移植物。

8.10　循证活动

- 找出本章中没有详细阐述的关于膜龈手术和技巧的评价或报道（见手术变式）并讨论它们的应用价值。
- 从指导老师 / 机构或网络中获取临床案例并讨论最佳手术治疗方案。请指导老师基于临床经验提供关于治疗方案的建议。
- 批判性评价本章中出现的手术病例，讨论如何改进手术技巧。请指导老师描述他如何实施膜龈手术，与本章提供的方法进行比较。如有机会，咨询其他你能接触到的牙周医生的手术方案，比较这些方法的异同。
- 进入得克萨斯大学圣安东尼奥健康科学中心网站，网址为 https://cats.uthscsa.edu/，点击牙科学版块的 CAT，查找关于牙龈移植术的综述。阅读能找到的 CAT，讨论基于当前文献，这些结论是否仍然正确。
- 根据 Sauve S 等人在"CAT：学习如何批判性评估"中提供的大纲，创建治疗膜龈问题中关于釉基质蛋白、再生术、组织工程或生长因子等话题的 CAT（或任何 CAT 专栏中还未出现的话题）（Ann R Coll: Physicians Surg Can; 1995; 28:396-398）。

参考文献

[1] Chrysanthakopoulos NA. Prevalence and associated factors of gingival recession in Greek adults. J Investig Clin Dent 2013;4(3):178-185

[2] Heasman PA, Holliday R, Bryant A, Preshaw PM. Evidence for the occurrence of gingival recession and non-carious cervical lesions as a consequence of traumatic toothbrushing. J Clin Periodontol 2015;42(Suppl 16):S237-S255

[3] Ueno D, Nagano T, Watanabe T, Shirakawa S, Yashima A, Gomi K. Effect of the keratinized mucosa width on the health status of per Ⅱ mplant and contralateral periodontal tissues: A cross-sectional study. Implant Dent 2016;25(6):796-801

[4] Halperin-Sternfeld M, Zigdon-Giladi H, Machtei EE. The association between shallow vestibular depth and peri-implant

parameters: a retrospective 6 years longitudinal study. J Clin Periodontol 2016;43(3):305–310

[5] Dörfer CE, Staehle HJ, Wolff D. Three-year randomized study of manual and power toothbrush effects on pre-existing gingival recession. J Clin Periodontol 2016;43(6):512–519

[6] Pini-Prato G. The Miller classification of gingival recession: limits and drawbacks. J Clin Periodontol 2011;38(3):243–245

[7] Tonetti MS, Jepsen S; Working Group 2 of the European Workshop on Periodontology. Clinical efficacy of periodontal plastic surgery procedures: consensus report of Group 2 of the 10th European Workshop on Periodontology. J Clin Periodontol 2014;41(Suppl 15):S36–S43

[8] Fickl S, Fischer KR, Jockel-Schneider Y, Stappert CF, Schlagenhauf U, Kebschull M. Early wound healing and patient morbidity after single-incision vs. trapdoor graft harvesting from the palate—a clinical study. Clin Oral Investig 2014;18(9):2213–2219

[9] Zadeh HH. Minimally invasive treatment of maxillary anterior gingival recession defects by vestibular incision subperiosteal tunnel access and platelet-derived growth factor BB. Int J Periodontics Restorative Dent 2011;31(6):653–660

[10] Chao JC. A novel approach to root coverage: the pinhole surgical technique. Int J Periodontics Restorative Dent 2012;32(5):521–531

[11] Cortellini P, Tonetti M, Prato GP. The partly epithelialized free gingival graft(pe-fgg)at lower incisors. A pilot study with implications for alignment of the mucogingival junction. J Clin Periodontol 2012;39(7):674–680

9 松动牙的管理

摘要

牙齿松动是与牙周病相关的最直接表现之一，与牙周袋深度或附着水平不同，牙齿松动很容易被患者理解。但是，对于牙齿松动能做什么呢？与牙菌斑、探诊出血和牙周袋深不同，这个临床指标很少因刮治和根面平整而改变。本章介绍了引起牙齿松动的原因，以及它与𬌗创伤的联系。虽然𬌗治疗是一个非常大的课题，值得拥有单独的教科书和课程，但本章旨在提供有关牙齿松动如何进展，𬌗创伤与牙松动的关系，以及牙松动与牙周病关系的基本理解。本章也对如何识别𬌗创伤、分析咬合、治疗轻微的咬合错乱，以及减轻牙松动提供指导。

关键词：松动、调𬌗、夹板

9.1　学习目标

- 识别牙齿松动的原因。
- 鉴别𬌗创伤。
- 纠正𬌗创伤。
- 减轻牙齿松动。

9.2　病例分析

患者是 62 岁的白人男性，主诉有几颗牙齿脱落，上一次牙齿治疗是在 7 年前，现就诊要求"全面治疗"。

过去 20 年里，患者每天吸烟 2 包，曾考虑过戒烟，但目前为止仍未实现。患者患有慢性背痛，当疼痛时就服用 10mg 的氨酚氢可酮（Norco），同时患有高血压，每天服用 50mg 阿替洛尔及 50mg 去甲替林。患者每天还服用 1mg 叶酸，大约在两年半之前，因为"低骨密度"接受了 2 次静脉注射地舒单抗注射液（Prolia）。

血压为 147/85mmHg，心率为 69 次 / 分。

口外检查发现，由于曾从事建筑工作，患者面部皮肤表现出日光性弹性组织变性，其余面部皮肤、淋巴结、甲状腺、面神经、唾液腺、咀嚼肌和颞下颌关节均无异常。口内检查，除牙周病和软腭附近有轻度的尼古丁口炎外，无其他明显的黏膜病变。可见部分折裂的牙齿和修复体（3、13、14 和 30 号牙），大量楔状缺损（3、6、7、10~12，19~25，27~30 号牙），同时存在中度磨耗。患者是安氏 Ⅱ 类 1 分类的组牙功能𬌗。面部轮廓为凸面形。覆盖为 5mm，覆𬌗约为 50%。患者自述妻子告诉他有夜磨牙现象。

临床表现和放射学影像（图 9.1、图 9.2），牙周检查的结果如下。

	牙位	1	2	3	4	5	6	7	8	9	10	11	12	13	14	15	16
颊侧	PD (mm)	537		765	735		423	323	324	325	523	325	323	433	363		
	BOP			11						1	11						
	CAL (mm)	5		6	3					1	2				5		
	GR (mm)																
	KGW (mm)	345	656	656	655	565	589	999	995	599	888	886	556	656	656		
	Furc	1		3											3		
	PLQ	1		1											2		

	32	31	30	29	28	27	26	25	24	23	22	21	20	19	18	17
腭侧 PD (mm)	657		546	997		424	525	524	435	535	534	777	546	333		
BOP (1/2)			1					1					1			
CAL (mm)																
GR (mm)																
Furc	2 2		2 3										3 2			
Mobil			1				1	1		1		1	1	1		
PLQ	2		2			1	1	1	1	1	1	1	1	2		
牙位	32	31	30	29	28	27	26	25	24	23	22	21	20	19	18	17
舌侧 PD (mm)		634	455	443	323	312	323	324		323	222	323	346		623	323
BOP		5											5		5	4
CAL (mm)																
GR (mm)																
KGW (mm)		888	888	777	666	555	555	555	555	555	555	666	777		889	999
Furc		3	1													2
PLQ		1	1	1	1	2	4	4		4	4	2	2		3	3
颊侧 PD (mm)		753	423	323	323	233	324	325		323	323	323	323		623	323
BOP																
CAL (mm)		8			23	23	2	4	4	4	3	4	4			
GR (mm)																
KGW (mm)		555	666	555	544	555	666	665		665	555	455	555		555	543
Furc		3	2												1	
Mobil		1	1													
PLQ		2	1			3	3			3					1	1

注：PD 英文全称是 probing depths，表示探诊深度；BOP 英文全称是 bleeding on probing，表示探诊出血，1 代表出血，2 代表溢脓；CAL 英文全称是 clinical attachment level，表示临床附着水平；Furc 英文全称是 furcation involvement（Glickman class），表示根分叉病变（Glickman 分度）；GR 英文全称是 gingival recession，表示牙龈退缩；KGW 英文全称是 keratinized gingiva width，表示角化龈宽度；Mobil 英文全称是 tooth mobility，表示牙齿松动度；PLQ 英文全称是 plaque level，表示菌斑水平，0 代表无菌斑。

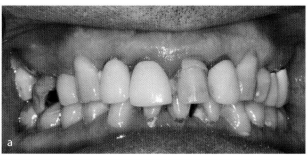

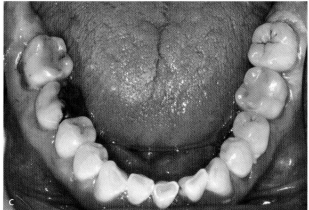

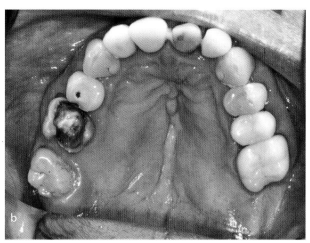

图 9.1　（a~c）颊面及𬌗面观

227

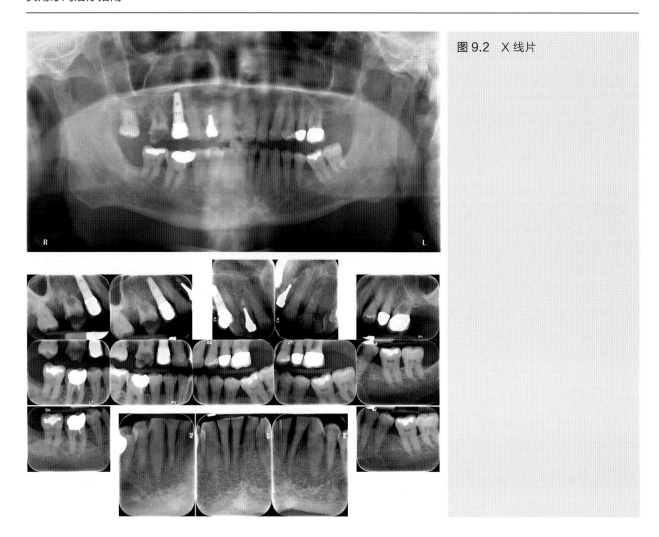

图 9.2 X 线片

龈下刮治、根面平整和牙拔除术后，探诊深度如下：

牙位	1	2	3	4	5	6	7	8	9	10	11	12	13	14	15	16
颊侧 PD (mm)	433		565			433	333	323	325	323	323	423	434	346		
BOP																
腭侧 PD (mm)	566		536			423	533	434	325	533	323	573	334	334		
BOP																

牙位	32	31	30	29	28	27	26	25	24	23	22	21	20	19	18	17
舌侧 PD (mm)		333	333	333	323	222	222	222		222	223	323	333		333	333
BOP																
唇侧 PD (mm)		653	423	323	323	223	222	215		222	223	323	323		323	323
BOP																

从这个病例中可以学到什么？

此病例的特点是初诊时就有殆创伤症状。在颊向照片中，可发现 3、9、10、11、13 号牙存在不均匀的殆平面，14 号牙突出于殆平面。另外，存在深覆殆，以及 9 号牙修复体脱落，且在近中轴面角处暴露出破裂的预备边缘。3 号牙部分修复体脱落，伴有继发龋，并且出现折裂。在颊面靠近牙龈边缘的部位，多颗牙齿上有楔状缺损，例如 3，8、10、11、12、13 号牙，存在病变风险的牙齿包括 14、20、21、22、23、24、25、26、29 和 30 号牙。在上颌牙的殆面，注意到 6、11、12 号牙存在牙本质暴露的磨耗，4 号牙的修复体殆面瓷已磨穿。殆面瓷的完全磨损非常有意义，其表明功能异常的咀嚼运动所产生的咬合力，能够磨穿耐用的厚瓷层或其他耐磨陶瓷。前牙切端磨损严重，且修复性牙本质已暴露。

影像学上，牙槽嵴水平和𬌗平面都不均匀且相互平行，8、9、19、20、21 和 30 号牙存在小的漏斗形骨缺损。12、13、28 和 29 号牙牙周膜间隙增宽。30 号牙存在近中根管桩延伸到根分叉区的疑似折裂线。

患者也有明显的牙周病症状，如深牙周袋、探诊出血以及广泛的骨 / 附着丧失。还存在与局部因素相关的垂直性骨缺损，例如 2、3、14、30 和 31 号牙的根分叉入口；31 号牙的远中根缺损区，影像学显示有牙石附着。4 号牙的种植体周围显示出由于种植体周围炎引起的骨丧失迹象，且在 7 号牙和 9 号牙根尖有低密度透射影，提示有牙髓感染。

所有这些都表明受损的牙齿是很难恢复健康的，因为许多牙齿表现出明显的牙松动。此外，龈下刮治和根面平整以及戒烟并不能完全解决深牙周袋的问题，也不能完全改善牙齿松动情况。

1、3 和 14 号牙的残余深牙周袋最有可能因为这些牙有深的根分叉病变，而 7、9 和 10 号牙周围的牙周袋是由于粗糙的牙面和继发龋引起的。31 号牙周围的深牙周袋很可能由根分叉病变和深部龈下牙石导致。12 号牙周围的牙周袋是由于近中根凹陷和相关骨缺损引起的。

牙齿松动的原因主要是大多数牙的牙根很短，重度牙周炎（Ⅲ 期，C 级）进一步增加了骨吸收。SRP 不会改变这种不良的骨支持，这解释了为什么牙齿松动没有改善。考虑到患者有磨牙史，会对牙齿产生过大𬌗力，这解释了为什么该患者有𬌗创伤和牙齿松动等症状。

9.3 牙齿松动病因分析

牙齿松动可能是最困难和棘手的牙周问题，如果不进行多学科联合治疗，通常无法解决。这是因为除牙周病外，其他疾病也可能导致牙齿松动。

9.3.1 牙齿松动的原因

在大多数患者中，牙齿通过大量的牙周膜纤维锚定在周围牙槽骨上来获得支持。与此不同的是，对于严重牙槽骨丧失或牙根严重吸收的患者，大部分牙的支持来自牙龈纤维。下面解释了牙齿松动的三个常见原因（图 9.3）。

根尖周 / 牙周炎症

炎症会引起水肿和组织肿胀。对于牙周膜而言，由病原微生物和局部因素联合引起的重度炎症将导致牙周膜肿胀，进而破坏胶原纤维。同样，牙髓感染会破坏牙周膜的根尖纤维，且在根尖周组织

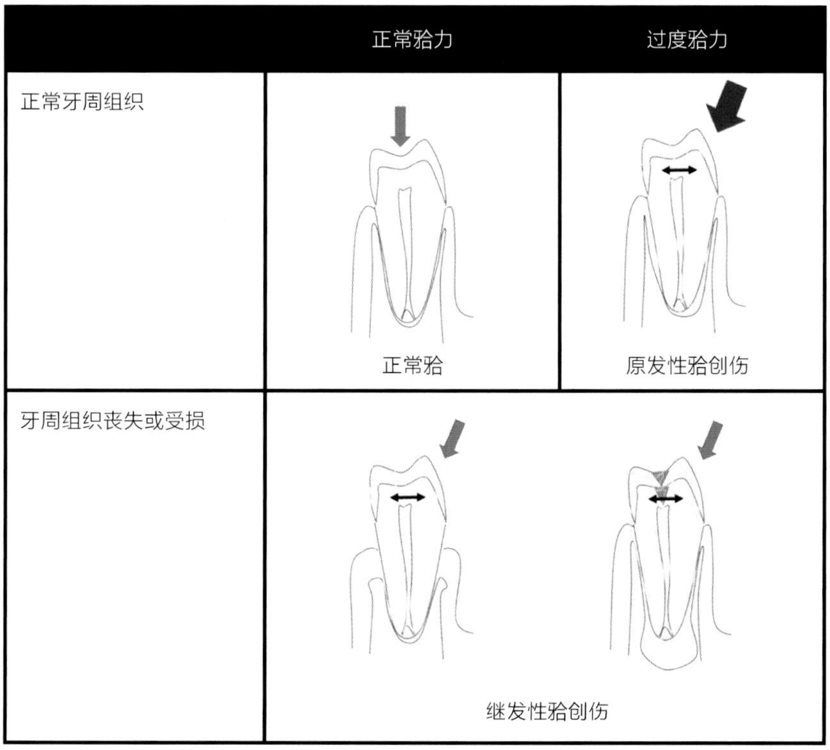

	正常𬌗力	过度𬌗力
正常牙周组织	正常𬌗	原发性𬌗创伤
牙周组织丧失或受损		继发性𬌗创伤

图 9.3 牙齿松动和𬌗创伤的原因。在正常牙周膜和正常沿牙齿长轴𬌗力的情况下，没有临床上可观察到的牙齿松动。反复的过度𬌗力会导致牙周膜和牙槽骨重建，因此牙周组织可以吸收𬌗力。这通常会导致牙周膜增宽，从而造成牙齿松动，这样牙齿就可以避开过度𬌗力。如果有干扰接触导致牙齿侧向力存在时，这种现象是可以见到的。如果牙周组织是正常的，这种情况被称为原发性𬌗创伤。如果牙周病已造成牙周组织丧失，即使是正常𬌗力也会导致牙齿松动，因为没有足够的支持来抵抗牙齿移动，这种情况被称为继发性𬌗创伤。如果牙周组织中有严重的炎症（如由牙髓感染引起），牙周膜会增宽且牙齿会发生移动

中积聚的液体会牵拉其他牙周膜韧带，从而将牙齿向冠方轻度推动。在这两种情况下，纤维支持的丧失和牙周膜的肿胀会造成更多的牙齿移动，有时会导致牙松动的临床表现（图9.3：受损的牙周膜位于右侧）。

骨组织支持减少

这是重度牙周炎患者出现牙松动的常见原因。持续的牙周炎症会破坏牙周膜的胶原纤维，而骨吸收的趋势会导致覆盖牙根的骨组织逐渐丧失。在某些情况下，这将会造成没有足够的纤维组织，将牙齿连接到下面的骨组织上，从而无法阻止可见的牙齿移动（图9.3：牙周组织丧失）。这种情况在每个牙齿上是不同的，取决于牙根表面的形态。任何增加根部表面和附着纤维数量的根面形态都会延缓牙齿松动的发生。

例如，对于具有圆锥形牙根形态的上颌中切牙，这种情况发生在骨丧失约60%之后，但是对于上颌磨牙，只有在骨接近完全丧失后，才产生可见的松动。还应考虑到，即使没有牙周骨丧失，下颌切牙也常常会出现小幅度的牙松动，这主要是由于牙根较窄以及周围牙槽骨较薄的特点造成的。

𬌗创伤

如果牙齿上的过度𬌗力损伤了牙周组织，那么可能在没有牙周或牙髓感染情况下，也会出现牙齿松动。在这种情况下，过大的𬌗力会导致牙周膜纤维被拉断或压碎，从而造成纤维支持的即刻丧失。更常见的是，持续的外力刺激会诱发牙周膜的重新改建，导致远离𬌗创伤力一侧的骨吸收以及纤维增长。两种情况都会造成牙齿移位以应对过大的外力，导致临床上牙齿松动。

9.3.2 如何判断引起牙齿松动的原因？

除了能够探查到牙齿松动，诊断牙齿松动还需要评估炎症程度、过度的𬌗力，以及支持组织丧失对可见牙齿松动的影响。

支持骨组织的丧失是牙齿松动的最简单的可识别原因。如果影像学上显示严重的骨丧失导致了冠根比小于1∶1，则一些可见的牙齿松动很可能是由于骨支持丧失导致的。通常，如果骨组织缺失了一半以上，切牙将出现明显的松动，而上颌磨牙需要几乎全部的骨丧失才能出现大于Miller Ⅰ级的松动。一般而言，严重的牙松动（即Miller Ⅲ级）几乎都是由完全的骨丧失引起的。

炎症引起的松动相对容易诊断。严重炎症引起的牙周膜肿胀，会导致轻微的牙齿松动（Ⅰ级），如果牙齿周围被严重肿胀的红色牙龈包裹，并且用很小的力探查时就会大量出血，则该牙应为可疑牙。另外，牙髓疾病引起的根尖周炎症可能导致轻微的牙齿松动，这可以通过根尖影像片确诊，表现为根尖周的放射透射影或放射片显示在完全萌出牙齿周围的根尖牙周膜间隙增宽。通过控制炎症（如SRP和根管治疗），发现牙齿松动度减轻，因此，最终确定炎症是造成牙龈松动的原因。

得出过度𬌗力造成牙齿松动的诊断很难，因为它涉及一定程度的咬合分析，需要仔细寻找牙齿和放射学上𬌗创伤的指征（如何识别𬌗创伤请见章节9.4.4）。通常，在没有牙周炎症和骨丧失的情况下，𬌗创伤会产生较轻的牙齿松动（Miller Ⅰ级）。

9.3.3 如何治疗牙齿松动

治疗牙齿松动取决于对三种造成牙齿松动病因的初步诊断（图9.4）。通常，如果有任何明显的牙周或牙髓炎症，则必须首先进行治疗。

一旦通过治疗，牙周和牙髓炎症减轻，就须再次评估牙齿松动度。通常，没有𬌗创伤的轻度牙周炎患者在存在严重的牙周炎症并伴有大量的牙菌斑和牙石沉积的情况下，进行SRP可以完全解决轻微的牙齿松动（Miller Ⅰ级）的问题。

然而，牙齿松动常常是由于支持骨组织减少和过大𬌗力造成的。去除任何可能的𬌗创伤是我们应该关注的重点，因为这个改变通常容易实现。在安装好的模型上进行咬合分析，能够为消除𬌗创伤提供方案，如果方案可行，可以通过咬合调整在患者口内重复出咬合分析结果。在有限的咬合调整中，咬合调整可能只是简单地从几个"高"咬合点中去除十分之几毫米的牙釉质或修复材料，而完全的咬合调整可能需要大多数𬌗平面的完全重建（关于如何进行咬合分析和调整，请见章节9.5.2）。

调𬌗可能不会消除因骨丧失或者牙根表面形态不佳（如短根、细根和锥形根）引起的牙齿松动。在这种情况下，如果患者没有受到牙齿松动的困扰，并且患牙不会对患者产生急性危害，则可决定让牙齿"保持原样"。除非患牙无法修复或存在无法治疗的龋坏或牙周感染，否则不能仅仅因为牙齿松动而拔除患牙。如果患者为牙齿松动所困扰，并且没有其他理由要拔除松动的患牙，保留患牙时使

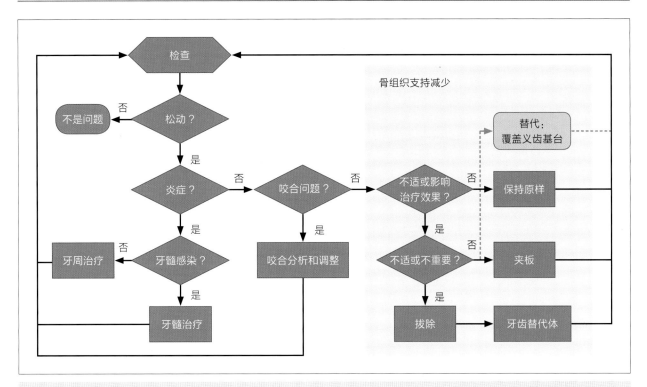

图 9.4 牙齿松动的治疗。如果在检查过程中发现牙齿松动，首先检查是否存在牙周或牙髓炎症，并应用合适的方法进行治疗。如果松动持续存在并证实有咬合问题，则分析咬合且在必要时进行调整。如果由于骨组织支持的减少而导致牙齿松动持续存在，则必须根据患者的舒适感，以及患牙治疗风险和价值来制订治疗计划。如果患牙没有不适感也不会对治疗带来负面影响，可将其保持原样，因为在没有炎症或殆创伤的情况下患牙松动度不会加重。如果患牙不舒服，只要患牙没有危害且患者有保留该牙的意愿，可用夹板消除松动症状。或者，如果患者正在接受部分或全口义齿修复，可以通过磨短牙齿改善骨支持，并使用剩余"残根"作为覆盖义齿的基台来提供额外的义齿支持。对于所有其他情况的牙齿松动，最可预期的治疗方法是将其拔除，并用义齿代替

用夹板可以减轻牙松动带来的不适。夹板将松动牙与周围不松动的牙齿连接在一起，如果操作正确能够减轻牙齿松动的感觉。

9.4 殆创伤

任何牙周检查都应包括检查患者的牙齿是否有殆创伤的表现[1]。

9.4.1 殆创伤的表现

殆创伤的表现是什么？殆创伤的临床表现包括以下方面：

- 震颤是患者咬合时可以观察到或感觉到的牙齿松动。震颤的存在可诊断殆创伤，而且作为初步非手术牙周治疗的一部分，震颤必须被消除。
- 牙齿松动不能用炎症进程或者骨组织支持的减少来解释。
- 在没有牙髓疾病的情况下存在叩痛。叩痛通常

提示有根尖周组织炎症，这可能是由牙髓疾病引起的，也可能是由过大殆力刺激引起的。

- 超出患者年龄和饮食习惯所造成的过度磨损和磨耗，可能表明存在殆创伤。随着年龄的增长，釉质会有所减少，但是殆面的牙本质暴露，不应该出现在以食用软、熟和加工食品为主的非老年患者中。不应将磨损和磨耗与酸性食品和医疗操作中的酸蚀相混淆。如果酸蚀过程造成修复边缘高出周围的牙齿结构，则可以将侵蚀与磨损区别开来。
- 楔状缺损可能提示殆创伤的存在。楔状缺损是指楔形的非龋性的牙颈部病变，可能是由过高殆负载引起的[2]。在评估楔状缺损时，检查患者在该牙齿上如何使用牙刷很重要，因为刷牙也会引起楔状型病变。同样，楔状缺损不应与磨损相混淆，如使用粗颗粒的牙膏或无烟烟草等机械磨损会使牙本质暴露。
- 牙齿和修复体折裂提示殆创伤的存在，尽管这

些情况也可能与根管治疗或大的直接修复体存在等诱发因素有关 [3]。

- 骨刺的生长。遗传等其他因素也可以促进骨刺的生长。
- 如果存在牙齿折裂和严重磨耗等牙齿受损的指征，夜磨牙症或紧咬牙的病史可能提示存在𬌗创伤。

𬌗创伤的影像学表现如下：

- 牙骨质撕裂。
- 不能归因于根分叉入口和牙石等其他因素的垂直骨缺损。通常，这些缺损会在𬌗面明显磨耗的牙上，表现为狭窄的、漏斗状骨缺损。
- 牙槽嵴附近的牙周膜间隙增宽 [4]。𬌗创伤引起的牙周膜间隙增宽应与临床上可观察到的牙齿松动相对应。罕见病（如硬皮病和骨肉瘤）也可引起牙周膜间隙增宽 [5]，因此在观察到牙周膜间隙增宽时，要仔细进行病史采集并进行口腔癌筛查，才能排除这些疾病。
- 根折可能与𬌗创伤或其他诱发因素有关。
- 没有龋齿、修复体失败和牙折裂，但有牙髓坏死及根尖周透射影进展。

以下病例（图 9.5）说明𬌗创伤可以在同一个患者口腔中以不同形式表现出来。

一名 60 岁的白人女性前来会诊，要求"就其牙龈问题给出其他治疗方案"。患者自述她的牙科医生建议下颌右侧行牙龈手术，这对她来说是可以接受的。她更关心的是左上颌的持续疼痛，并指向了 14 号牙。她回忆 10 年前这颗牙进行了根管治疗和冠修复，从那以后一直感觉不适。然而，在过去的几个月中，该部位疼痛加剧，让她感觉愈加烦恼。 患者自述有高血压病史，因此每天服用 100mg 氯沙坦一次。手术切除"过度活跃的甲状腺结节"后，患上了甲状腺功能减退症，并服用 50mg 左甲状腺素改善她现在较低的甲状腺激素水平。她还服用 100mg 加巴喷丁治疗右脚的慢性神经痛。血压为 117/80mmHg，脉搏为 84 次 / 分。

口外检查未发现明显异常，除牙周疾病外没有口内软组织病变。颞下颌关节功能正常，没有疼痛或张口受限，但触诊左侧颞肌有压痛。

牙周检查的结果如下，关于临床表现和放射学影像如图 9.5 所示。

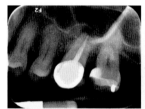
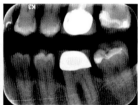
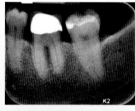
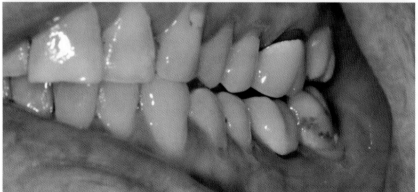

图 9.5 𬌗创伤可能会对每个对侧牙齿产生不同的影响。此病例中，不均匀的𬌗面导致第一磨牙存在干扰接触。𬌗翼片显示骨水平大部分平行于该牙的釉牙骨质界，但上颌磨牙的根尖存在大面积低密度透射影，与存在过度咬合磨损的松动冠下方的边缘微渗漏有关。下颌磨牙有根分叉区域骨丧失和近中面孤立的牙槽嵴顶骨丧失。相反，右侧的磨牙没有𬌗干扰，也没有任何明显的影像学异常（未展示）

	1	2	3	4	5	6	7	8	9	10	11	12	13	14	15	16
牙位	1	2	3	4	5	6	7	8	9	10	11	12	13	14	15	16
颊侧 PD (mm)		425	425	423	323	222	212	212	212	213	213	313	314	213	513	
颊侧 BOP						1						1				
CAL (mm)		3	3	1	1	1	1	1	1	1	3	1	2	3		
GR (mm)			1											2		
KGW (mm)		323	434	434	434	434	434	545	545	544	422	423	433	433	434	
Furc																
PLQ					1		1		2	2	1	1	1	1	2	
腭侧 PD (mm)		424	523	212	313	311	212	211	312	212	212	212	212	424	513	
腭侧 BOP (1/2)		1			1										11	
CAL (mm)				2											2	
GR (mm)			1	2										1		
Furc																
Mobil														2		
PLQ				2									1		2	

	32	31	30	29	28	27	26	25	24	23	22	21	20	19	18	17
牙位	32	31	30	29	28	27	26	25	24	23	22	21	20	19	18	17
舌侧 PD (mm)	213	514	313	222	223	212	212	213	312	212	223	313	521	333		
舌侧 BOP		1	1	1												
CAL (mm)		1									2	3	2		2	
GR (mm)		1												2		
KGW (mm)	323	222	212	223	212	212	212	212	222	223	333	334	334	444		
Furc														2		
PLQ	2	1	1	1	1	1	1	1	1	1	1	1		2		
颊侧 PD (mm)	213	412	212	212	213	413	213	313	313	313	313	224	593	324		
颊侧 BOP			1												1	
CAL (mm)			2	1	2	2	1				1	1		9		
GR (mm)			1	1	2	1	1						1	1		
KGW (mm)	223	212	222	323	444	655	554	555	655	433	000	101	222	122		
Furc														2		
Mobil																
PLQ	1	1	1	2	2	2	2	1	1	1	1	2		1		

注：PD 英文全称是 probing depths，表示探诊深度；BOP 英文全称是 bleeding on probing，表示探诊出血，1 代表出血，2 代表溢脓；CAL 英文全称是 clinical attachment level，表示临床附着水平；Furc 英文全称是 furcation involvement（Glickman class），表示根分叉病变（Glickman 分度）；GR 英文全称是 gingival recession，表示牙龈退缩；KGW 英文全称是 keratinized gingiva width，表示角化龈宽度；Mobil 英文全称是 tooth mobility，表示牙齿松动度；PLQ 英文全称是 plaque level，表示菌斑水平，0 代表无菌斑。

龈下刮治、根面平整和牙拔除术后，探诊深度　结果如下：

	1	2	3	4	5	6	7	8	9	10	11	12	13	14	15	16
牙位	1	2	3	4	5	6	7	8	9	10	11	12	13	14	15	16
颊侧 PD (mm)	325	422	323	323	314	313	313	213	323	323	313	312	313	323	223	
颊侧 BOP	111							1								
腭侧 PD (mm)	435	424	323	323	334	322	323	213	312	212	212	212	212	335	333	
腭侧 BOP					111										111	

	32	31	30	29	28	27	26	25	24	23	22	21	20	19	18	17
牙位	32	31	30	29	28	27	26	25	24	23	22	21	20	19	18	17
舌侧 PD (mm)	423	323	312	212	212	212	212	212	212	212	313	223	214	413	513	
舌侧 BOP																
颊侧 PD (mm)	414	315	313	212	212	213	312	212	213	213	213	213	313	463	333	
颊侧 BOP																

在此病例中，去除牙菌斑和牙石对牙周健康有一定的益处，但由于尚未去除其他病因，治疗效果有限。19 号牙的牙周问题是最严重的，有深的根分叉病变，根分叉中央骨丧失，并且在根分叉区域有持续的深牙周袋。虽然根分叉本身是造成持续深牙周袋的可能原因，但其对颌 14 号牙独特的咬合关系，可能解释了为什么 19 号牙有根分叉病变，而 30 号牙没有。

可能是 14 号牙齿所行的冠修复导致其与对颌牙齿的咬合接触过紧，造成患者总是感觉不适。相比于口内其他牙齿，由于 14 号牙和 19 号牙都遭受过大𬌗力，加剧了牙齿周围的炎症，进而导致牙齿周围严重的疾病。因为 14 号牙已行根管治疗，过度𬌗力可能导致了粘接剂降解和冠边缘微渗漏，从磨牙𬌗翼片可以看出粘接剂降解和冠边缘微渗漏可能是从远中开放边缘开始的。多年后，这导致整个充填根管的污染，以及根尖周感染的再次出现，最终造成患者出现症状。

19 号牙既没有行根管治疗也没有开放边缘，但是存在牙周病引起的骨丧失，从而使颊侧根分叉入口暴露。这在放射片上很明显，因为在下颌近根分叉水平处有轻微骨丧失，以及一些表浅的邻间骨缺损，均提示慢性牙周炎病史。不同于患者上颌磨牙具有不清晰根分叉入口和较长根柱的圆锥状牙根，其下颌第一磨牙根分叉入口明显且根柱正常，使得下颌磨牙更容易发生根分叉病变。由于 19 号

牙也遭受过大𬌗力，加剧了已有牙周病的发展，导致更快的骨丧失，从而使根分叉暴露，导致根分叉入口内更多的骨丧失。

9.4.2 𬌗创伤的类型

𬌗创伤可根据引起创伤的主要原因、持续时间和牙齿受力类型来描述。

原发性与继发性𬌗创伤

𬌗创伤以下述 2 种方式出现。

原发性𬌗创伤

一种方式是过大的𬌗力加载到了正常、健康的牙周组织。施加在牙齿上的过大的𬌗力会撕裂或挤压牙周膜纤维，触发牙齿附着的重建，从而使牙齿避开过大𬌗力，或者促进产生更柔软且宽的牙周膜纤维以吸收过大的力量。通常，原发性𬌗创伤会导致牙齿折裂、牙周膜间隙增宽或受累牙齿周围的骨沉积（表 9.1）。如果𬌗创伤长时间持续存在，将会导致牙髓坏死，或加重𬌗创伤牙齿周围的牙周病。

虽然在没有其他因素存在的情况下，很少发生原发性𬌗创伤，但是在某些情况下，原发性𬌗创伤可能是牙齿单独出现深附着丧失和骨丧失的原因（图 9.6）。此病例中，孤立的深牙周袋、骨丧失和牙齿松动对应了 20 号牙颊侧的异常重度接触，由于此位点的磨损面与其他接触点的磨损面大小相同，表明该牙齿的过度𬌗力可能存在了很长时间。

表 9.1 原发性𬌗创伤的症状和体征

- 患者自述咬合痛
- 牙骨质撕裂
- 牙周膜间隙增宽
- 硬骨板或皮质骨增厚
- 牙髓钙化
- 遭受过度𬌗力的牙齿，周围骨刺或骨突生长
- 没有大修复体等诱发因素的牙齿折裂
- 没有设计不良和使用很久的旧修复体等诱发因素的修复体折裂
- 不存在修复体或根管治疗的根折
- 与其他𬌗创伤症状相关的重度接触或干扰接触
- 与其他咬合创伤症状相关的磨损面
- 伴有严重咬合接触的牙存在孤立的轻度至中度牙齿松动
- 与重度咬合接触或干扰接触相关的震颤
- 伴有重度咬合接触牙齿周边的漏斗状环形骨缺损
- 伴有重度咬合接触患牙出现的牙髓坏死或根尖周病变，且没有其他可解释牙髓感染的因素

牙齿探诊深度如图 9.6 所示（注意 20 号牙孤立的深牙周袋）：

牙位	24	23	22	21	20	19	18	17
舌侧 PD (mm)			313	323	733	343		
BOP					1	1		
颊侧 PD (mm)			313	413	815	413		
BOP		1	1	1				

继发性𬌗创伤

另一种方式是𬌗力加载到了破坏了的牙周组织上。此种情况下，无论是过大𬌗力还是正常𬌗力都会造成重度牙周炎损害的牙周膜继续受损，从而加速牙周组织的丧失。此种情况更为常见，因为牙周炎引起的骨丧失会导致牙支持组织的丧失以及𬌗创伤的进展，这是牙周炎正常进展的一部分。

继发性𬌗创伤的常见特征是在牙根过短或牙周组织减少的牙齿上出现松动（表 9.2）。

通常，如果𬌗创伤和牙周炎同时存在，除非治疗过程包括咬合疗法，否则牙周治疗的效果会大打折扣。下面这个病例是展示继发性𬌗创伤的典型案例（图 9.7），此病例中，牙齿松动发生的主要原因是牙根短小造成的支持组织减少及牙周病导致的骨丧失。

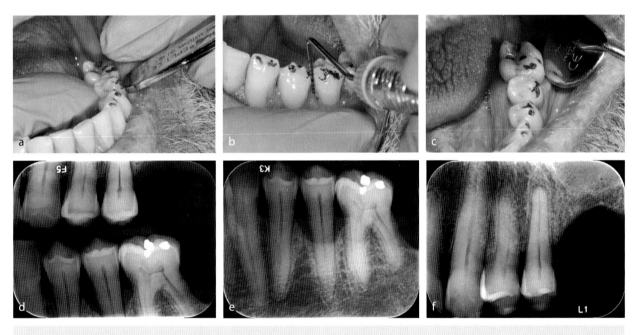

图 9.6　原发性𬌗创伤可导致局部牙周病加重的病例。（a）这位有吸烟史的 65 岁男性患者，20 号牙存在独立的 Miller Ⅰ 级松动，牙齿在水平方向有大约 0.5mm 的移动，此移动可以通过其颊尖相对于磨牙牙尖的位置来证实（将 a 与 c 进行比较）。（b）这颗牙齿周围也有较深的牙周袋，而口内其他牙齿没有。（c）牙齿的颊侧接触很紧，但不是尖或窝接触。注意所有牙齿均存在较大的磨损面，且 20 号颊侧的异常磨损面与其他牙齿上的磨损面大小相同，表明患者这种咬合关系持续了很长的时间。（d）𬌗翼片显示 20 号牙存在孤立的深骨丧失，而其他地方很少出现。（e）20 号牙存在环状漏斗状骨缺损，这是牙周病和𬌗创伤的典型特征。（f）对颌 13 号牙也遭受过大𬌗力的影响，但其反而形成了一个增厚的硬骨板。注意 20 号牙的缺损轮廓清晰，周围有密质骨包绕，再次表明病变及𬌗创伤以一种稳定的状态存在了很长时间

表 9.2　提示继发性𬌗创伤的症状和体征

- 患者自述牙齿变得松散，并伴有其他牙周病症状
- 具有短、圆锥形或细长牙根牙齿的松动
- 具有重度骨丧失的牙松动
- 具有正常咬合接触和少量骨支持的牙发生震颤
- 牙齿松动趋于广泛而普遍
- 咬合接触可能正常

上颌（图9.7）牙周检查结果如下：

	牙位	1	2	3	4	5	6	7	8	9	10	11	12	13	14	15	16
颊侧	PD (mm)		864	634	625	524	524	524	434	434	325	325	523	325	576	654	
	BOP		7	6	5	3	3	4	4	3	3	5	2	2	10	4	
	CAL (mm)		1	1 1	1		1 1	1 1	1 1	111	1 1						
	GR (mm)		3	113											532		
	KGW (mm)		225	446	656	535	434	535	756	666	656	746	645	535	444	434	
	Furc			2		2									2	2	
	PLQ		1			2									3	3	
舌侧	PD (mm)		535	535	535	535	735	557	735	535	534	434	534	323	326	544	
	BOP																
	CAL (mm)																
	GR (mm)																
	KGW (mm)																
	Furc		1	1	1	1	1	1	1	1	1			1	2		
	PLQ		2		1	1	2	2	2	2	2	2	2	2	2	2	

注：PD 英文全称是 probing depths，表示探诊深度；BOP 英文全称是 bleeding on probing，表示探诊出血，1 代表出血，2 代表溢脓；CAL 英文全称是 clinical attachment level，表示临床附着水平；Furc 英文全称是 furcation involvement（Glickman class），表示根分叉病变（Glickman 分度）；GR 英文全称是 gingival recession，表示牙龈退缩；KGW 英文全称是 keratinized gingiva width，表示角化龈宽度；Mobil 英文全称是 tooth mobility，表示牙齿松动度；PLQ 英文全称是 plaque level，表示菌斑水平，0 代表无菌斑。

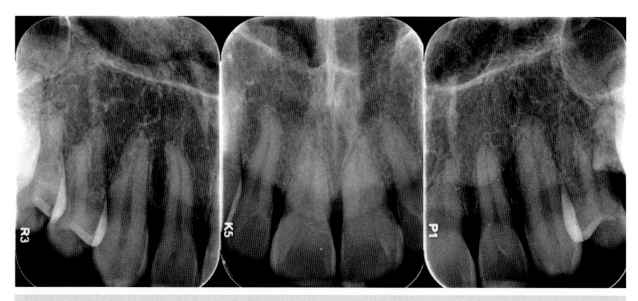

图9.7　牙周组织破坏引起的牙齿松动和继发性𬌗创伤。一位 36 岁的健康男性自述牙齿松动且咀嚼不适。上颌根尖周放射片显示普遍较短的、圆锥形牙根存在牙周病引起的骨丧失。1 号牙、13 号牙和 14 号牙存在龋坏和牙髓感染。由于缺乏支持组织，某些牙齿松动的进展不足为奇

在这个病例中，已存在圆锥形短根的牙齿周围伴发牙周炎引起的骨丧失，导致了普遍的牙齿松动。由于牙齿支持组织很少，这种情况下即使正常𬌗力也可引起牙齿松动。

急性与慢性𬌗创伤

𬌗创伤也可分为急性或慢性。急性𬌗创伤是指一次短暂的𬌗创伤。一个例子可能是患者不小心咬到坚硬物体，然后可能损坏牙齿或损伤牙周膜。如果牙周膜因急性𬌗创伤而受损，则通常对叩击敏感，患者可能会感到强烈的、无法消失的疼痛感。急性𬌗创伤通常会导致牙齿折裂或牙骨质撕裂，而慢性𬌗创伤通常会导致牙周膜间隙增宽或骨缺损，

因为慢性骀创伤需要一定时间发展。只要没有牙髓或牙齿损伤，急性骀创伤可能不会有任何持续的后果，因为在无细菌的情况下牙周膜会愈合到其原始的状态。

慢性骀创伤表现为骀创伤反复或持续地长时间作用。慢性骀创伤的病例包括来自"高"修复体的干扰接触或导致骀创伤其他症状的磨牙症。这种类型的骀创伤更值得注意，且需治疗，因为它可能妨碍牙周膜正常愈合且更容易发生牙周组织破坏（表9.3）。

表9.3　急性与慢性骀创伤的症状和体征

急性	慢性
趋向于引起牙损伤	• 患者通常不记得发病时间，症状逐渐发生 • 很可能自述牙齿松动而不是疼痛 • 容易造成牙周膜（牙周膜间隙增宽）或骨组织（骨丧失）的改变

9.4.3　过度、轻度骀力和骀力缺失的影响

骀力的大小决定了骀创伤所造成的损害程度。

显然，正如暴力拔牙或外伤性牙齿撕脱时所见，过大的骀力会损坏牙齿和周围的骨组织。由于意外咬到硬物或牙齿修复后有"高"的接触点，特定牙齿上也会突然产生过大的骀力。过大的骀力会导致牙齿折裂，该折裂始于牙齿的机械薄弱点，例如备洞后的部位、龋齿、牙根狭窄处或经过根管预备后的牙根薄弱区。或者，过大的骀力会损坏周围的牙周组织，特别是当牙齿未修复且缺损较大时。如果过大的骀力直接指向根尖，可能会对进入根尖的血管造成压迫，导致牙髓坏死。在牙周膜内，与过大骀力方向相反的牙周膜纤维被撕裂，而受力侧的牙周组织被压碎。同样，受力侧硬骨板的骨也被压碎，组织中相关的骨细胞被破坏。碎裂的骨组织本身无法重塑，但需要被从骨髓外新招募的破骨细胞溶解，此过程称为"破骨吸收"。

正常或轻度骀力通常不会引起组织损伤，但是如果某个方向持续存在一定程度的力，则可能会触发组织生理重塑。支持纤维和骨组织的重塑可能会在中等程度的力量作用下将牙齿移动到新的位置。这是刻意通过正畸治疗实现的，也是牙齿修复后位置轻微移动的原因。

骀力的缺乏对牙周膜也有损害。没有正常的机械刺激，牙周支持组织中的成纤维细胞和成骨细胞将失去活性，无法重建胶原蛋白和骨基质。因此，牙周膜间隙变窄并包含较少的牙周纤维，其周围的硬骨板也会减少。尽管这主要对无对颌牙的牙齿拔除造成了影响，但针对先前无对颌牙的牙齿，去除骀力负载牙齿之后如又重新实现了咬合接触，则可能存在骀创伤的风险。

恒力与摇晃力

一个同样重要的问题是，力是像正畸装置一样持续性地直接指向牙齿，还是间歇性地施加。除了正畸治疗，持续力不应是造成骀创伤的原因，在正畸治疗中，允许牙齿通过骨内轻微的力量移动，如果外力过大则会导致牙根吸收。出于临床目的，间歇力更值得关注，因为这种情况在"高"修复体或干扰接触时发生。在这种情况下，每次患者闭口咬合，骀力都会集中于具有干扰接触点的牙齿，然后将骀力直接传导到牙周膜。这种反复的"摇晃"损伤，牙周组织通常无法适应，一般会形成增宽的漏斗状牙周膜，用来吸收反复冲击的外力。

9.4.4　如何诊断骀创伤？

除了震颤，大多数骀创伤的症状均不易诊断，因此需要获取全面的临床照片，以判断是否存在骀创伤：

- 检查骀创伤的症状。
- 检查咬合：
  ○ 严重的正中骀干扰。
  ○ 侧方骀运动时不期望的散在接触，对颌牙引起的前伸骀干扰。
- 检查或回顾异常咬合习惯：
  ○ 患者是否意识到存在磨牙症和紧咬牙？是否有口腔不良习惯？
  ○ 其他人（如配偶）是否知道患者有磨牙症、紧咬牙或其他不良习惯？
- 评判不良咬合习惯病史与骀创伤指征之间的相关性：
  ○ 正中骀和随意骀运动时会产生震颤吗？
  ○ 牙齿磨损程度是否与患者的磨牙史（夜磨牙症）一致？
  ○ 牙齿/修复体折裂的水平是否与磨牙史一致，并且是否是磨牙过程中接触过紧的牙齿？

◦ 咀嚼肌大小与患者的功能异常障碍相符吗？

◦ 具有重度正中殆干扰或侧方殆干扰的牙齿是否存在牙周袋深度、附着丧失和骨丧失加重情况？

◦ 具有重度侧方殆干扰的牙齿是否存在折裂？

• 如果对以上问题的回答是肯定的，则异常咬合习惯、咬合和殆创伤之间可能存在联系。

例如，如果具有重度磨损面的松动牙周围牙周膜间隙增宽、骨丧失明显，同时存在磨牙症病史，那么殆创伤可能是造成当前状况的主要原因。另一方面，具有小磨损面但没有牙松动以及局部骨丧失没有增加的患者，不太可能伴有严重的殆创伤。

9.4.5 殆创伤对牙周组织的破坏程度影响

自 1900 年代初期以来，殆创伤对牙周组织的破坏程度影响一直都是牙周治疗领域最古老的备受争议的问题之一。部分学者认为咬合在牙周破坏中起主要作用。诸如卡罗利（Karolyi）博士和斯蒂尔曼（Stillman）博士等有影响力的牙科医生首先在 20 世纪前半叶提出了这个想法，并且许多著名的学者和牙科医生通过动物实验研究、尸体解剖和临床研究，为这一想法提供了理论依据[6]。然而，另一流派学者认为，咬合在牙周破坏中起着较小的作用。同样，他们利用动物实验、尸体解剖和临床研究实验证实了咬合在牙周组织破坏中起有限作用。

尽管殆创伤对牙周破坏的影响程度存在争议，但普遍的共识是其不会诱发牙周病，而是促进牙周病的发展。咬合评估在牙周评估中占据重要地位的原因是咬合问题与牙周病加重密切有关。

• 与不存在咬合干扰的患者相比，未接受咬合干扰治疗的患者，其牙周袋深度会缓慢增加[7, 8]。

• 安氏 Ⅱ 类和 Ⅲ 类错殆患者伴有牙槽骨高度降低和牙龈退缩[9]，但其与牙周病的严重程度密切相关[10]。

• 震颤、牙齿磨损和牙松动与牙龈退缩相关性较小[11]。

• 不良咬合习惯与牙周炎和牙齿丧失几乎没有关联。

9.4.6 殆创伤纠正时机

由于牙周炎症会引起牙周组织肿胀，可能会将牙齿推向殆面，并改变咬合接触，最好首先治疗牙周炎症。患牙拔除、牙髓感染得到控制、龋齿得到

治疗、口内菌斑得到良好控制，以及 SRP 完成后，再进行咬合分析和治疗。

9.5 纠正殆创伤

9.5.1 生理性咬合关系应该符合什么条件？

生理性咬合应使下牙与上牙接触，并满足以下五个目标：

• 正中颌位关系。

• 前牙即刻殆分离。

• 尖窝关系。

• 稳定的、从一侧到另一侧、从前至后的咬合。

• 功能范围。

这些目标不仅对个别牙齿重要，而且对全口牙齿咬合都很重要。虽然前两条可能被认为是最重要的，但实现所有目标可能会产生更好的结果，包括牙齿寿命和患者满意度。

正中颌关系

生理性咬合的第一个要求是使下颌骨髁突舒适地位于关节窝中央前上位置，并且关节盘位于髁突和关节窝之间。同时闭口时，牙齿可以直接闭合到习惯性位置。正中关系位是每天发生大约 2000 次吞咽动作期间下颌所在的位置。如果在下颌处于放松的吞咽位置时，牙齿无法从一侧到另一侧、从前到后、均匀地接触在一起，那么关节、牙齿和牙周膜之间可能会发生力量过载，因为咀嚼肌会尝试通过增加力量和过度运动找到稳定的下颌位置。

前牙即刻殆分离

下颌骨从该放松的中心位置向前或左右移动后，上颌前牙的舌面应使下颌骨张开并离开后牙的殆面。在闭合运动过程中，下颌应处于中央位置，后牙应该在从一侧到另一侧和左右的运动过程中均匀接触，并随着咀嚼肌以最大的力收缩时使前牙免受殆力的影响。同时，前牙相互毗邻不接触，在初始的开颌运动时准备将后牙分开。这样就可以交替保护两组牙齿，因为前牙有较长的锥形根和较薄的支撑骨，可以免受过大殆力的损伤，而后牙的短根可以保护它们免受破坏性的侧向力和剪切力。

如果前牙没有即刻，殆分离会发生什么情况？

如果习惯性咬合与正中颌位位置不同，则所有咀嚼或吞咽过程中，在下颌骨以上颌前牙方向向前滑动时，后牙的殆面会相互碰撞并弹回。这些碰撞被称为殆干扰。随着时间的推移，这些干扰将导致

釉质磨损，从而形成磨损面，或导致釉质中的裂纹进展为更大的裂纹、碎裂和牙齿折裂。由于这些干扰使牙齿反复晃动，这也可能会使牙周膜纤维超负荷或引起支持骨组织的退行性变化。牙齿、牙周膜和骨组织上的这些变化会导致𬌗创伤的临床症状或"危险信号"，可能产生多种临床表现，例如咬合时疼痛。

如果缺乏前牙即刻𬌗分离，𬌗创伤症状将集中在后牙，因为它们最接近咀嚼肌，承受最大的力，并且缺乏可以承受侧向力的牙齿解剖结构。这种情况下，由𬌗干扰引起的滚动或摇摆运动，也会以后牙骨丧失和牙周膜间隙增宽的形式，将损害集中在牙周组织上。

除了𬌗创伤的局部症状，随着时间的推移，颌骨关节和肌肉也可能受损，因为𬌗干扰会妨碍𬌗面的正确接触，并迫使咀嚼肌使用更大的力量和更频繁的肌肉收缩来使𬌗面吻合。因此，肌肉活动的增加可能导致过度的肌肉生长、肌肉紧张和肌肉痉挛。咀嚼肌力量的增加还将传递更大的力到下颌关节，这可能会导致关节的退行性改变，如关节盘破裂、关节盘移位或髁突关节炎。

因此，及时的前牙即刻𬌗分离为牙齿提供了适当的运动能力，同时保护了后牙免受侧向力的损伤。保护后牙免受侧向力的前牙与保护前牙免受垂直力的后牙一起，被称为相互保护𬌗。使颞下颌关节位于舒适的"家"中，即关节窝的前方，这时所

有后牙同时接触，并且张口运动时前牙在各个方向上都可分离，这被称为生理性咬合。

尖 - 窝关系

尖 - 窝关系主要是指后牙的接触方式。上颌牙的牙尖应精确地插入下颌牙的凹窝，反之亦然，下颌牙的牙尖应插入上颌牙的凹窝（图9.8a）。咀嚼面上的牙嵴和各种沟槽与下颌的咀嚼运动相协调，下颌咀嚼运动由关节窝内关节结节的倾斜度和前牙角度控制，前牙在分离过程中彼此摩擦。

当下颌必须从其舒适的正中颌位关系中寻找咬合位点时，患者会产生一种紧咬牙和磨牙的冲动，以寻求咬合稳定。大多数患者自述说，他们的咬合达到"平衡"后，紧咬牙和磨牙的趋势就消失了。生理性咬合建立后，这种改变会很快发生。

如果尖和窝由于紧咬牙和磨牙（磨牙症）而"变平"，则𬌗面看起来像平坦的桌面，这将进一步增加夜间磨牙的趋势。平坦的牙齿不能很好地咀嚼食物，食物可能被捣碎但不能被切碎。这导致咀嚼时间延长，肌肉活动增加，𬌗力增大以及最终肌肉肥大。它还可能导致牙周膜和颞下颌关节超负荷。

关节窝解剖和牙尖设计匹配的重要性

牙尖的角度和形状不仅需要适应相对应的𬌗面，而且还需要与关节窝和关节内侧壁的形状相匹配。重建牙齿的尖窝结构，其高于或低于关节结构所允许的范围，将会给系统带来问题，并导致其崩溃。原因是下颌骨在咀嚼运动时呈圆弧状弯曲，并

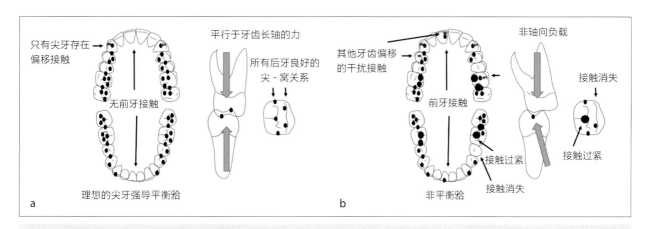

图9.8　用两种类型的咬合纸检查后的平衡𬌗与非平衡𬌗。（a）在平衡𬌗中，每个牙尖都与对应的窝相吻合，在正中关系时所有后牙均匀接触。当患者应用黑色咬合纸时，所有后牙和尖牙出现"黑色"接触点。在尖牙引导𬌗下，当尖牙引导下颌做初始张闭口运动时，后牙在所有偏移运动中分开。当患者使用红色咬合纸进行磨牙动作时，只会在尖牙上产生偏移的"红色"标记，其他任何地方都不会产生。（b）在非平衡𬌗中，某些接触会很重，而另一些会消失，并且存在异常的正中和侧方接触。这将导致牙齿上的不平衡的、非轴向负载的𬌗力，从而可能造成牙齿或周围组织的损害

且圆弧的陡度是由关节窝解剖结构决定的。陡峭的关节窝必须与陡峭的牙尖相对应，而平坦的关节窝必须与平坦的牙尖相对应。如果关节窝较平坦，但牙齿按照陡峭的牙尖修复，由于关节窝不能正确地引导下颌骨运动，会使其反方向的下颌与过陡的牙尖发生碰撞。

患者在咀嚼过程中可能会注意到这些干扰，造成不舒适的咬合并产生紧咬牙和磨牙的风险。咬合分析可以检测到这些干扰，咬合调整可能帮助消除这些干扰并改善患者的舒适度。

在许多情况下，无视咬合原理可能不会导致明显的问题，因为患者通常可以适应咬合问题。然而，这些问题长期存在可能不利于患者的口腔健康，通常可以通过达到合适咬合来避免这些问题。

稳定的、从一侧向另一侧、从前至后的咬合

稳定意味着当我们习惯性地咬合时，牙齿应立即相互接触，且不存在从一侧滑向另一侧的现象（图9.8b）。上下颌牙齿应该彼此接触而没有任何移动或滑动。当髁突紧贴在关节窝的前上部分时，上下颌牙齿也应该接触在一起，且不引起髁突半脱位（首要要求）于关节外。

通过让患者咬一块聚酯薄膜垫片（12μm厚），可以很容易地检测其稳定性，且当患者咬住聚酯薄膜垫片时，根据产生"咬合"或"拖拽"牙齿的数量，我们可以了解在习惯性咬合的位置上有多少颗牙齿发生实际接触。如果在不存在4颗第三磨牙的情况下，且4颗切牙没有咬到聚酯薄膜垫片上，这4颗切牙不应处于正中位置，则将有10组聚酯薄膜垫片接触，5组在口内一侧，5组在另一侧。如果有10组聚酯薄膜垫片咬合点，则咀嚼力可以均匀地分布在所有牙齿上，并且折裂发生的可能性可大幅度降低。适当的前牙即刻𬌗分离和适当的尖 - 窝关系相结合，有助于最大程度地减少折裂。

咬合不平衡

平衡𬌗意味着当下颌从放松的正中关系闭合时，所有的磨牙、前磨牙和尖牙同时接触。如果有1颗或者2颗牙齿先接触，然后由一侧滑向习惯性咬合位点，则咬合是不平衡的。

有时，由于存在牙齿萌出或牙齿缺失时发生移位，平衡𬌗是很难实现的。甚至有可能导致一侧𬌗平面高于另一侧。在这种情况下，应考虑采用正畸治疗以恢复稳定的平衡𬌗。

咬合不平衡的后果

当一颗牙齿先于另一颗牙齿接触时，会导致：

- 随着时间的推移，牙齿会发生磨损并存在折裂的风险，最终导致牙齿脱落。
- 制造出了1个支点，会对颞下颌关节施加压力。
- 将𬌗力集中在牙周组织的某点上，可能会造成牙周组织的不可逆损伤，并导致牙龈退缩、异常的骨组织形成、牙周病引起的骨丧失增加、牙齿松动或这些情况的并发，具体情况取决于过度𬌗力的方向。

修复治疗中导致咬合不平衡的常见错误

常规修复过程中的一个常见错误，是没有在修复之前考虑原始𬌗，并且无法将咬合恢复到其原始正常位置。通常的修复过程是，立即去除龋坏组织，然后用修复材料充填备好的窝洞，有时过度的填充会产生高（过度𬌗）接触点。接下来，用一张较平时厚的咬合纸，嘱接受过麻醉、"麻木"的患者上下轻咬，左右摩擦咬合，然后检查放咬合纸的牙齿/修复体上哪些位点出现了咬合痕迹。如果修复体上有标记，他们会调磨这些标记位点，同时多次询问患者："感觉如何？"

这当然是有问题的，因为仍然"麻木"的患者很难有意识地做出正常的咀嚼运动，并且这颗牙齿还缺乏正常的感觉。此方法经常导致对理想𬌗的误解，这也是有问题的，因为原始𬌗从未被评估过，并且在窝洞预备的过程中可能永远地改变了。该方法充其量只能使患者恢复到放置修复体之前的𬌗状态，这也是问题所在。

由于所有这些问题的存在，患者可能会带着有咬合高点的牙齿而离开诊所，但麻醉会掩盖这种感觉，因此患者意识不到。在下次进餐咀嚼时，支持该牙齿的牙周膜将受损，并且由此产生的炎症会在数小时后导致严重的牙齿疼痛，这种情况通常在就诊后的深夜发生。

修复治疗后避免咬合不平衡的方法

为了避免产生这些问题，使用聚酯薄膜垫片进行快速的咬合分析可能会有所帮助：

- 麻醉前，取聚酯薄膜垫片，并找出上下颌两侧哪些牙齿咬到了垫片上。
  - 这也将为现有的咬合不平衡提供线索，并建议根据咬合紊乱的严重程度进行调𬌗或正畸治疗。
- 记录该信息以供参考。

- 进行局部麻醉并完成修复。
- 取下聚酯薄膜垫片，在修复治疗之前检查是否保持原始殆，在修复结束后保持相同的咬合情况。
  - 如果不是，请使用薄的咬合纸，例如 Accufilm Ⅱ（24μm），检查并尽可能减少与修复体的接触，直到聚酯薄膜垫片保持原状为止。
  - 调整修复体后，与聚酯薄膜垫片相似的原始接触感觉就会出现，从后牙最先开始逐步扩展到前牙。

将患者的殆关系恢复到原始状态，很可能在修复后提供更好的舒适度，并避免不满意患者的深夜来电。

功能范围

功能范围是指为咀嚼活动提供的空间。此要求包含几个组成部分。

首先，我们口内的空间应该足够大，以允许我们的舌头自如活动。如果没有足够的空间，那么我们的牙齿和骨弓将不允许牙齿进入适当位置，并提供我们所需要的咬合。

第二，它是指上下颌之间的空间，称为垂直距离。这个空间应足够大，以允许息止颌位和习惯性咬合之间留有 2~3mm 的空间。

第三，功能范围存在障碍，例如牙齿错位，就会干扰下颌上下左右的顺畅移动。牙尖交错殆是另一个例子。由于缺乏空间或下颌骨太小，被挤出牙弓的牙齿经常向舌侧移动，这可能会限制功能范围。

确定息止殆间隙

在下颌处于放松位置时，口腔肌肉决定了殆面之间的距离。至少有三种方法可以确定该距离：

- 让患者舔唇并做吞咽动作，然后放松。接下来，让患者将牙齿咬到一起。观察该患者，在下唇放松的位置和咬合位置之间是否存在一点距离？ 如果观察到的距离为 2~3mm，则该距离是正常的。
- 在鼻子上放一个小点，在下颌上放一个小点，从放松位置和咬合位置分别测量这两点之间的距离。两次测量之间的差异即是息止颌间隙。
- 让患者连续说"m"，并测量这两个位置。

当咀嚼肌因过度运动而发生炎症时，例如紧咬牙和磨牙，息止颌间隙可能会受影响。若修复体、护牙托或夹板破坏息止颌间隙，将会产生无法预料

的后果，因为肌肉可能无法适应垂直空间，并导致明显的不适和过度的肌肉活动。

9.5.2 咬合分析与调殆

如果习惯性咬合和正中颌位关系不一致，或者习惯性咬合不稳定或其存在明显的紊乱症状，则需要进行咬合分析和调殆。

准备

咬合分析要求如下：

- 两组研究模型。一组将在咬合分析模型中永久修改，并且记录治疗之前的原始咬合，这会对在调整前给患者展示调整区域有所帮助。
- 精确的研究模型的咬合面上没有气泡和空隙，并进行适当修整。
- 必须使用面弓记录仪，将上颌研究模型组装在相对于颞下颌关节的正确位置上。
- 必须使用可靠的正中记录，将下颌骨模型组装到相对于上颌骨模型的正确位置上。

通常，获得一个可靠的正中记录存在很大困难。

一种获取准确正中记录的方法

- 使用聚酯薄膜垫片，记录在正中关系位和习惯性咬合位置时哪些牙齿接触。
- 正中关系位必须在肌肉处于放松状态时获得。如果它们受到拉力或压力，则需要对其进行调整。通常，在放松时仍处于收缩状态的肌肉是翼外肌。在下颌的每一侧各放一个棉卷，让患者咬 15 分钟，然后重新检查一下收缩的翼外肌是否已放松，此时可以获得正中咬合关系位（CR）。
- 当患者将颌骨引导到该位置时，请勿获取中心关系记录。肌肉不应该控制下颌的闭合。 如果肌肉控制着下颌，并且患者完全用力咬下去，那么在其余牙齿咬合之前，首先接触的牙齿可能会被推动移位。相反，首先让患者做吞咽动作并放松，以放松肌肉。在发出口头命令"放松"的同时，仅用很小的手部压力闭合下颌。
- 根据需要重复第二点，以感觉到可预测的下颌位置处于正中关系。
- 在牙齿之间放一块加热变软的蜡片，再重复一次。
- 让蜡冷却，并小心取出而不使蜡片变形。
- 观察蜡印，确保所有牙齿都被清楚地印上蜡片。如果看起来不精确或存在变形，请重复蜡记录。

- 使用压印的蜡片，将下颌骨组装到相对于上颌骨的位置。
- 验证模型并检查模型牙齿接触是否与患者处于正中关系位时相同。检查下颌模型将如何移动，以匹配患者的习惯性咬合，并检查这是否与患者口腔中发生的情况相类似。

研究模型中所期望的"理想"咬合

借助面弓和获取可靠的中心关系记录，来组装精确的研究模型，要求当下颌处于其中心关系位置且 4 颗切牙几乎无接触时，尖牙必须与后牙同时咬住聚酯薄膜垫片（这意味着聚酯薄膜垫片可"滑过"切牙区，而在后牙区"保持"）。

健康牙周组织对咬合分析的重要性

根据牙周膜的健康状况，牙周膜存在不同程度的紧张或松弛状态。用力咬牙，牙齿被推入的距离可能高达 $20\,\mu m$。因此，根据牙龈和牙周膜的健康状况，$20\,\mu m$ 可能会变化到 $50\,\mu m$。为了在咬合分析和调整过程中获得最佳准确度，尽最大努力改善牙周纤维和牙龈纤维的紧密连接，以达到牙周健康的目的。在具有良好的牙周健康的病例中，患者通常可以检测到最小 $10\,\mu m$ 甚至 $5\,\mu m$ 的咬合差异。

咬合调整的益处

从患者的角度来看，纠正咬合差异的好处是极大地改善了日常舒适度。如果忍受多年功能不良咬合的患者，接受了良好咬合方案的咬合调整，那么患者通常会说自己现在的咬合感觉很好。对于患者来说，咬合调整获益明显，并且部分患者会立即感受到。首先，患者可能只有 1 颗或 2 颗牙齿接触，然后患者不得不"打滑"或"转移"到习惯性的咬合状态，此时可能有 16 颗或 20 颗牙齿接触。调整后，由于所有牙齿都在接触，因此单颗牙齿上的受力要小得多，咀嚼食物所需的肌肉活动也大幅度减少了。

由于需要较小的力和肌肉活动就可以使牙齿保持在稳定的咀嚼位置，因此可以保护肌肉和牙周组织免于超负荷。

咬合调整对下颌关节也有利。当咬合不佳时，牙周膜中的神经纤维可将咬合错误这一信息传递给大脑。这将触发肌肉反射，使下颌移动到其他位置，在这些位置牙齿之间不会相互干扰，从而可以更好地实现牙齿接触咬合，但此时下颌关节位置较差。虽然此系统可以保护牙齿和肌肉，但不能保护下颌关节。换句话说，当在牙齿咬合最舒适的位置

和下颌骨在关节窝中最舒适的位置做选择时，牙齿的最佳咬合位置总是获胜。牙齿试图适应其最佳位置时，下颌会被轻微地拉出关节位置，这可能导致颞下颌关节错位，以及韧带和肌肉拉伸。

咬合调整的风险

患者可能会担心损失部分牙釉质。这种情况下，必须向患者说明仅去除了少量釉质，演示咬合调整模型可以进行佐证。通常，这有助于使患者放心，正在去除的高点会妨碍下颌骨运动到其正常、放松且舒适的位置。在某些情况下，要去除的不是釉质，而是一些修复材料，如充填材料、银汞合金、复合材料或冠材料。

该操作不应该引起疼痛，并且由于没有去除或暴露活组织，因此无须麻醉。唯一的例外是意外的牙本质暴露可能会引起疼痛（这可以通过模型的"演示"来预判）。牙齿偶尔会存在一定的敏感，具体取决于牙齿上存在多少釉质，以及必须去除多少釉质才能获得平衡的咬合效果。此过程产生的牙齿敏感通常会在 1 个月内消退，但是可以通过应用脱敏药物（如 Gluma、Thermatrol）来缩短这一过程。

患者可能会问，妨碍咬合的牙齿结构是否可以通过自我磨损来达到更好的舒适度，并且磨牙症患者自身可能会磨损牙齿结构。但是，最好让牙医进行去除，因为牙医可以更保守的方式进行清除，而没有牙齿折裂的风险。这种情况可用一句话进行描述："口腔不会将自己打磨合适，它只会磨损自己"。

在严重的情况下，调𬌗可能需要去除较多的牙齿结构。在这种情况下，许多牙可能需要行全冠修复，这被称作是全口咬合重建。

转诊时机和对象

咬合问题的程度由轻到重程度不等。下面概述的咬合分析过程将展示必须去除多少牙齿结构才能使咬合协调。如果要解决咬合问题需要大量去除牙齿结构，或者看起来很可能损坏了修复体，请考虑转诊该患者：

- 如果咬合差异似乎是由于牙齿错位引起的（如倾斜、旋转的牙齿），请考虑转诊正畸医生，进而评估和治疗错位的牙齿。
- 如果牙齿看上去处于正常位置，但是咬合矫治需要对许多牙齿进行过多的牙齿结构磨除，或者可能损坏复杂的修复体（如大跨度固定局部义齿和种植体支持的混合义齿），请考虑转诊患者给口腔修复科医生，进行咬合重建。

9.5.3 咬合分析

安装研究模型可以用来显示患者的咬合问题所在，并辅助制订治疗方案。牙齿的咀嚼面的矫治涉及消除"干扰"以矫治牙齿的咬合位置，使其与关节的下颌正中关系保持一致。这是指协调最大程度的牙间交错位，使其与正中关系位相一致。

如何做呢？首先从研究模型中去除少量的牙齿结构，然后从患者口腔中去除少量牙釉质，每次去除少许，直至最大程度的牙间交错𬌗（maximum intercuspation position，MIP）与正中关系位（centric relation，CR）重合为止。在某些情况下，可能需要对牙齿进行少量充填以实现这种一致状态。

在目前的𬌗学中，去除牙齿结构的顺序存在一些争议。在本章中，我们将首先评估和调整正中𬌗干扰，然后是调整侧方𬌗干扰。如果首先进行侧方𬌗干扰调整，许多临床医生会发现需要去除的牙齿结构太多。

9.5.4 调𬌗

调𬌗被认为是治疗颞下颌关节疾病的首选解决方案之一。调𬌗以使牙齿位于适合位置，使髁突位于关节窝的前上部分内，从而使咬合与颞下颌关节的功能协调一致。

调𬌗的步骤如下（临床病例见图9.9）：

- 对于任何咬合调整，除最简单的咬合差异外，在与患者进行调𬌗之前，均须在已安装好的模型上进行以下步骤。这至少可以作为患者就诊前的实践练习。更重要的是，首先调整模型可以判定患者是否适合进行调𬌗。
  - 如果在模型上进行咬合调整需要去除过多的牙齿结构（牙釉质表面大于0.5mm），则应考虑采用正畸治疗作为替代方案。

- 如果模型上的咬合调整需要对填充物、牙冠或固定桥（大于0.5mm）进行大量调整，请考虑重新制作修复体。如果这需要更换许多修复体（6个或更多），那么患者可能需要进行全口咬合重建，这只能由经验丰富的牙医进行。
- 应用聚酯薄膜垫片确定是否需要进行咬合调整。
  - 在右侧末端磨牙之间放置聚酯薄膜垫片，让患者迅速咬下去。拖拽聚酯薄膜垫片，观察其是否保持不动。对每组相对的上颌和下颌牙齿重复此操作。记录哪些牙齿保持稳定。
  - 如果在可能咬住聚酯薄膜垫片（双侧尖牙、前磨牙和磨牙）的10组牙齿中，只有少数几组牙齿能咬住聚酯薄膜垫片，则需要进行咬合调整。
- 确定咬合接触：
  - 干燥牙齿。
  - 将咬合纸（蓝色或黑色）放在患者的牙齿上。咬合纸（即 AccuFilm Ⅱ—24μm）的厚度应与聚酯薄膜垫片相似。
  - 使患者肌肉处于放松的位置，让他们在后牙上轻咬几次，同时将下颌轻轻地保持在正中颌位关系。
  - 检查咬合标记，看它是否与聚酯薄膜垫片的咬合相匹配。如果只有几颗牙齿可以接触，那么这些点是正中𬌗干扰的接触点。
- 在有充足的冲洗下，使用精细的金刚砂车针，磨除（减去）被标记的少量釉质或修复材料。使用聚酯薄膜垫片，检查当患者咬下去时接触点是否在尖牙上。简要磨除方法如下：
  - 磨除带有标记的狭窄牙尖，而不是加深相对应的窝。

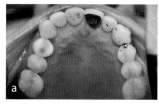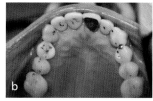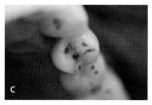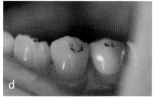

图9.9　咬合分析和调整。（a）最初，前牙存在严重的早接触，而后牙没有接触。（b）去除这些前牙早接触点，使正中接触位所有牙齿接触分布更均匀（黑色）。（c）侧方运动产生了明显的干扰接触点，位于上颌第一前磨牙非功能尖上（红色）。（d）在相对应的下颌前磨牙上，在正常中心𬌗接触点（黑色）的周围也出现了大量红色干扰点。去除了红色的干扰接触点，可明显地改善了患者的舒适度，并降低了该区域日后发生牙齿松动的概率

- 从被标记的尖端磨除标记。
  - 对于存在颊舌尖的牙齿，只要不缩短牙尖，就从下颌磨牙尖的一侧去磨除。尽量避免磨上颌牙。
- 重复第三点和第四点，直到尖牙咬合在一起并咬住聚酯薄膜垫片。现在，在正中殆处的咬合是平衡的。在此点之后继续磨除标记物会缩小患者的垂直咬合距离，并使下颌更靠近鼻子，这并不是医生所期望的。
- 确定侧方干扰接触：
  - 干燥牙齿。
  - 将红色的咬合纸放在咬合面上（即 Accu Film Ⅱ—24μm）。
  - 在牙齿之间放置咬合纸，嘱患者咬牙，使上下牙保持在一起，让患者左右移动牙齿。指导患者"像牙齿之间存在砂纸一般，来回摩擦牙齿"。
  - 这应该在中央凹槽和牙尖边缘嵴之间的牙齿斜坡上产生标记。一旦红色的咬合纸标记侧方运动后，放置蓝色或黑色咬合纸，让患者轻轻上下咬牙几次。
  - 在牙齿的倾斜处寻找"纯红色"标记。这些是侧方干扰的接触点。
- 用精细的金刚石车针磨除"纯红色"的标记。
- 重复第六点和第七点，直到侧方运动时斜面上没有任何红色的标记。
- 在这一点上，尖牙或组牙功能殆（尖牙、前磨牙和第一磨牙的近中尖）应提供适当的殆分离方式，以使后牙分离而不引起任何侧方干扰。

调殆过程现已完成。如果对患者完成咬合调整，请让患者休息 2 周，以使肌肉愈合并适应新的咬合。在 2 周内，重新安排患者复诊时间，以检查正中殆和侧方殆是否受到干扰。根据病例的严重程度，可能需要进行多次咬合调整才能达到稳定的咬合。

9.5.5 治疗预期

一旦咬合调整到正中关系位后，预期如何？患者可能会注意到的第一件事是，在下颌处于其中心关系位时，牙齿可以轻松闭合到习惯性咬合位点。下颌关节应处于良好状态，髁突位于关节窝的前上方，并且牙齿能够摆动至其习惯性咬合位置或 MIP 的位置，而途中没有任何的"碰撞"或"打滑"。由于目前在 MIP 的位置上有更多的牙齿接触，因

此患者在牙齿接触时可能会听到比平时更大的咀嚼声。如果患者试图将牙紧咬在一起，患者会注意到牙齿不再移动。一切咬合都很舒适。许多患者说："这是我的牙齿第一次像这样咬合在一起，感觉很棒！"患者还感觉到面部肌肉和关节周围的肌肉更加放松。

新的咬合与下颌正中关系位协调一致后，可观察到愈合过程。髁突与关节窝之间的关节盘不会像以前那样被压缩。以前受力过大的牙齿，现在会明显感觉好转，因为在下颌闭合时会有更多的牙齿接触。负载力会更均匀地分散。以前感觉松动的牙齿现在变得更稳固。放射学影像上，可以看到增宽的牙周膜间隙正在缩窄。

通过一系列步骤，使咬合与正中颌位关系保持一致，牙科治疗得到了改善。咬合调整后，牙周病的治疗反应更佳，松动牙变得更稳定，磨牙习惯逐渐消失，颞下颌关节问题消退。如前所述，这些调殆的内容超出了本书的范围。牙医可以为患者提供的最重要的东西是，与下颌正中颌位关系协调一致的生理性咬合。

9.6 减轻牙齿松动的方案

牙松动是由支持组织的丧失、殆创伤或支持组织炎症造成的。通常，牙松动的治疗方案根据引起牙松动的病因来制订：

- 如果殆创伤导致了牙齿松动，则咬合调整及调殆是必需的。
- 如果是牙周或根尖周炎引起的牙齿松动，则需要进行牙周或牙髓治疗。
- 如果牙齿松动是由于支持组织丧失而导致的，那么除非进行再生方法使失去的骨组织再生，否则几乎无济于事，这在大多数牙齿松动的病例里是不可能实现的。

由于支持组织丧失导致的牙齿松动通常无法逆转，因此治疗目标是使患者更加舒适，并通过夹板将牙齿固定在一起，从而减轻单颗牙齿的负荷。这种情况下，支持组织减少的牙齿须与具有良好骨组织支持的牙齿（例如尖牙）相连。

即使牙齿活动的根本原因没有被去除，通常也会有消除牙齿松动的感觉。

牙周夹板的分类（不同类型见图 9.10）：

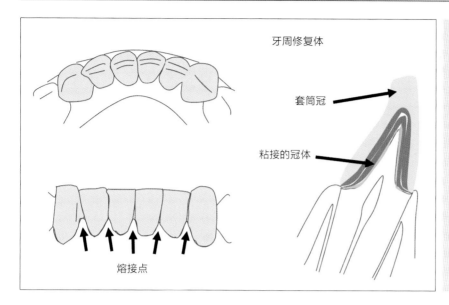

图 9.10 使用固定在单颗牙齿上的固定局部义齿的牙周修复体。由于冠体与固定局部义齿之间没有粘接，因此它可以使单颗牙齿轻微移动，同时防止粘接剂折裂和继发龋发生。这种类型的义齿具有良好的美观性和持久性，并具有良好的牙周维护性能，但是它们也很昂贵，并且需要能做精确操作的实验室技工完成

牙周修复体

套筒冠

粘接的冠体

熔接点

- 诊断性、暂时性或确定性夹板。
- 冠外或冠内夹板。

9.6.1 牙周夹板类型

冠外夹板

夹板材料通过粘接牙釉质而附着在一组牙齿上，从而更加坚硬。这是一般情况下最常见的夹板，优势如下：

- 非侵入性：不需牙齿预备。
- 夹板较易移除。
- 夹板制作过程相对容易。

该类型夹板的缺点如下：

- 夹板固定之后会产生异样的感觉。通常是在下颌切牙上完成，会感觉夹板像一条横穿牙齿的条带。
- 夹板使口腔卫生维护变得更加困难。固定住的牙齿不能使用牙线清洁，但需要使用牙间隙刷来保持口腔卫生。夹板也容易积聚牙石。
- 夹板不会持续很长时间。通常，夹板几年内可能就会断裂并且从某些牙齿上脱落。脱落区域易发生龋齿。
- 上颌前牙很难用夹板固定，因为通常在唇侧可以明显地看到夹板。在大多数情况下，这些牙齿的舌侧不能被固定，否则会干扰咬合。

冠内夹板

冠内夹板须在牙齿上切出一个细小的通道，插入定制的刚性金属夹板，然后将其粘合在适当的位置以稳定牙齿。固定元件放置在预备好的牙齿的凹槽内。

该类型夹板的优势如下：

- 由于夹板隐藏在牙冠内，美观效果好。
- 尽管邻间无法使用牙线进行清洁，但对咬合和口腔卫生的干扰较小。

该类型夹板的缺点如下：

- 仅在牙齿以良好弓形排列时才有效。
- 更加具有技术挑战性。

诊断性夹板

这种夹板只是由正畸钢丝制成的简易夹板，将其绑扎到牙齿上。可以暂时固定牙齿或测试夹板是否能改善舒适度。它们通常会在几周内拆掉，并替换为其他类型的夹板。

暂时性夹板

这种夹板是最常见的类型。它们通常由可流动的复合树脂制成，该复合树脂常常粘合到下颌切牙的舌面，并用一些正畸弓丝或纤维带加固。

永久性、确定性或固定性夹板

这种夹板是将松动牙齿永久性地固定在一起，通过对松动的牙齿加冠，并制作夹板将各牙冠连接或熔接在一起。

咬合夹板或护板

如果功能异常的咬合或磨牙习惯很明显，那么可拆卸的咬合夹板或保护夹板可能进一步保护牙齿免受过大𬌗力的影响。由于异常𬌗力和咬合习惯往往与压力有关，因此这些可拆卸的保护性夹板可在紧张、压力过大或不良习惯出现时使用。

牙周修复体

这是一个固定的夹板，用于修复和稳定支持骨组织减少的牙齿。由于它们需要制造单独的金属冠

体和覆盖所有冠体的固定局部义齿，因此制作起来具有挑战性且价格昂贵。当冠体被粘接到牙齿上时，固定的局部义齿将被精确地固定在冠体上，且不会干扰粘接（图9.11）。这样可以使个别牙齿轻微移动，同时防止单个冠体下的粘接剂被冲洗掉和继发龋的发生。毋庸置疑，戴有牙周修复体的患者需要保持良好的口腔卫生和定期进行牙周维护。但是，这些修复体的好处在于，在患者保持良好的口腔卫生环境和良好牙周维护的条件下，可以维持受损牙列数十年，对于利用种植体支持覆盖义齿进行全口重建的患者，这是一种良好的替代方案。

9.6.2 何时拔除松动牙？

牙齿一般不会因为松动而直接拔除。只要牙周组织是健康的并且没有其他牙齿问题，如伴有龋齿，松动的牙齿就可以无限期地保留。

相反，决定拔除松动牙需要遵循以下几点：

- 存在由于牙齿松动而无法控制的急性感染（如龋齿、复发性牙周脓肿和牙髓感染）。
- 因为影响生活患者不想保留牙齿，且患者不想尝试将其固定。
- 牙齿已无法修复。
- 松动牙的存在妨碍了该区域其他牙齿行必要修复。

9.7 关键要点

- 牙齿松动容易被患者所理解，并且通常需要跨学科的治疗。没有咬合治疗，牙周治疗的效果将会大打折扣。
- 过度𬌗力（原发性𬌗创伤）或牙周支持组织减少（继发性𬌗创伤）可能造成牙齿松动。
- 𬌗创伤会加速牙周病的骨丧失；但在没有炎症的情况下，牙松动不会加重。
- 震颤、叩击敏感、牙根折裂、存在磨损面和过度磨耗是𬌗创伤的指征。其他指征包括骨刺、牙骨质撕裂、增宽的牙周膜和垂直骨缺损。
- 生理性咬合保护所有牙齿免受有害𬌗力的影响；在相互保护𬌗中，前牙保护后牙，反之亦然。
- 平衡𬌗支持下颌关节和咀嚼肌，并提供稳定的咬合；牙齿的解剖结构应与关节窝的解剖结构相协调。
- 正确的咬合调整可减轻𬌗干扰，并且能在放松的、稳定的正中颌位关系中保持最大程度的牙尖交错𬌗。
- 可以使用夹板改善患者的舒适度，同时在仔细护理的情况下，可以较长时间地保留松动牙。

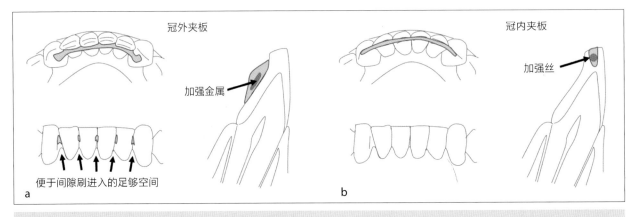

图9.11（a，b）各种夹板类型。常见的夹板是冠外夹板，以一根金属丝或纤维带粘接在松动牙和相邻的固定牙齿上。在牙龈和夹板之间留出足够的空间是非常重要的，这可以方便使用较小的牙间隙刷进行邻间隙的清洁。可使用临时的钢丝夹板来检查夹板是否可以改善患者的舒适度。为此，一对正畸钢丝用于牙齿的唇面和舌面夹板固定，用软的结扎丝固定在正畸钢丝上方和接触点的下方，并将其末端塞在接触点下方。如果这可以改善患者的舒适度，则应考虑使用更牢固的夹板。如果下颌切牙或后牙排列整齐，则可以在切缘或现有修复体中预备出一条小凹槽，并在该凹槽中嵌入一根金属丝，将所有牙齿连接在一起。这使患者感到很舒适，而且夹板几乎看不见，但是只适用于某些特定的病例

9.8 复习题

一位 52 岁健康的女性向您抱怨说她的牙齿松动并需要"清洁"。她没有已知的过敏反应，只服用复合维生素补充剂。她频繁往返于当地和另一个国家之间，且由于费用原因，大部分牙科治疗都在国外进行。然而，她注意到在过去的一年里，她的部分牙齿开始出现松动，因此认为需要更多的牙齿清洁。她最初就诊于卫生室，但医生认为她的牙周疾病"太严重"而无法进行治疗，因此转诊到您这里。现在，她每天刷牙 3 次，使用牙线 1 次。患者否认磨牙或紧咬牙习惯。

口外检查表明，淋巴结、颅面肌肉组织、皮肤和颞下颌关节区域均无明显异常。除了龋齿和牙周病等牙齿疾病的症状，包括唾液腺在内的口内组织均正常。

您注意到患者习惯性地向前滑动下颌骨。因此，后牙几乎没有咬合接触，而切牙之间具有接触过紧。但是，当您要求患者吞咽并引导患者向后放松下颌骨时，发现咬合接触由前牙移至了磨牙。但是，患者自述说她不喜欢这个姿势，因为她感觉不舒服。

血压为 103/55mmHg，心率为 63 次 / 分。

临床表现如图 9.12 所示，影像学检查如图 9.13 所示。

龈下刮治、根面平整和拔除术后，牙周探诊结果如下：

	牙位	1	2	3	4	5	6	7	8	9	10	11	12	13	14	15	16
颊侧	PD (mm)		323		423	524	423	636	725	414	313	341	352	627		1433	
	BOP							1						111		1	
腭侧	PD (mm)		425		422	423	423	514	557	433	535	512	436	536		316	
	BOP							1									
	Mobil							1	1		1						
	牙位	32	31	30	29	28	27	26	25	24	23	22	21	20	19	18	17
舌侧	PD (mm)		434			215	324	612			215	412	323	323	425	324	
	BOP																
颊侧	PD (mm)		434			215	324	512			215	412	323	323	426	324	
	BOP																
	Mobil		1			1		1			1						

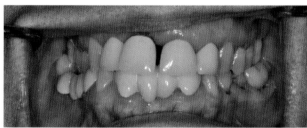

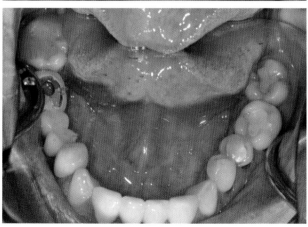

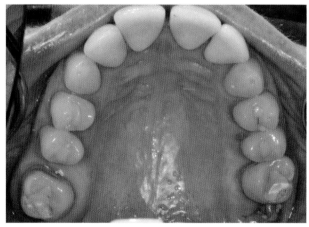

图 9.12 （a~c）颊面观及𬌗面观

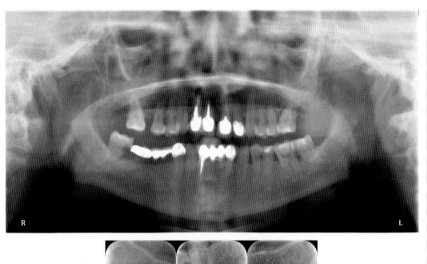

图 9.13　系列放射片

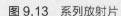

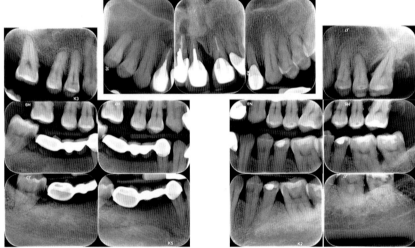

学习目标：认识牙齿松动的原因。

1. 患者自述 8 号牙松动。这颗牙松动的原因可能是什么？

　　A. 咬合

　　B. 牙周支持组织丧失

　　C. 先前的面部创伤

　　D. 牙发育异常

2. 患者 7 号牙松动且存在明显牙髓感染。这些发现之间有什么关系？对于牙髓感染，以下哪个观点是正确的。

　　A. 引起牙周膜炎症，导致牙齿松动

　　B. 通常是由牙齿松动引发的

　　C. 是重度牙周病最终结局，也导致了牙齿松动

　　D. 通常是由𬌗创伤引起的

3. 28 号牙松动的可能原因是什么？

　　A. 咬合

　　B. 牙周支持组织丧失

　　C. 先前的面部创伤

　　D. 牙发育异常

学习目标：识别咬合创伤。

4. 对以下说法做出判断。

说法 1：由于 8 号牙松动，它也一定表现出震颤。

说法 2：由于 7 号牙有牙髓感染，检查该牙是否存在震颤是没有意义的。

　　A. 两种说法都正确

　　B. 两种说法都不正确

　　C. 只有说法 1 正确

D. 只有说法 2 正确

5. 哪种殆创伤的指征在上颌是不存在的?

A. 牙骨质撕裂

B. 漏斗状骨缺损

C. 修复体折裂

D. 磨损

6. 在前牙列所见到的损伤最有可能因以下何种原因而加剧?

A. 原发性殆创伤中的恒力

B. 继发性殆创伤中的恒力

C. 原发性殆创伤中的摇摆力

D. 继发性殆创伤中的摇摆力

7. 患者有:

A. 由严重牙髓感染引起的急性殆创伤

B. 由不良修复体引起的急性殆创伤

C. 来源于固定局部义齿的恒力引起的慢性殆创伤

D. 不平衡的咬合方案引起的慢性殆创伤

学习目标:纠正殆创伤。

8. 在该患者中,哪项检查结果最能表明该患者的咬合分析和调整是必要的?

i. 右侧反殆

ii. 严重的牙周病

iii. 弯曲的殆平面

iv. 习惯性咬合与正中关系之间的差异

v. 楔状缺损

vi. 垂直骨缺损

vii. 尖牙磨损面

A. i 和 ii

B. ii 和 iii

C. iv 和 v

D. vi 和 vii

9. 在该患者中,咬合调整应达到以下目的:

A. 前牙即刻殆分离

B. 正中关系时仅在磨牙上有接触

C. 与当前咬合相似的正中咬合

D. 侧方殆时的磨牙接触

10. 减少 28 号牙松动的最重要的步骤是什么?

A. 进行咬合分析和调整

B. 消除牙周袋

C. 通过降低咬合使牙冠变短

D. 去除连接桥体

学习目标:减缓牙齿松动。

11. 患者自诉上颌切牙松动。什么样的治疗方案可以帮助解决这个问题?

A. 冠内固定夹板

B. 冠外固定夹板

C. 活动性夹板

D. 不能使用夹板

12. 如果该患者上颌切牙周围没有骨丧失,并且没有根管感染,但是该患者切牙仍然松动,那么哪种夹板合适?

A. 固定的冠外夹板

B. 固定的冠内夹板

C. 活动的冠外夹板

D. 活动的冠内夹板

9.9 参考答案

1. B. 支持组织丧失是牙齿松动首要原因。该牙齿伴有深达根尖的垂直骨缺损,且骨内剩余的牙根结构呈圆锥形且细长。同时,该牙齿还支撑了一个大的牙冠。冠根比极差,并且支持组织的丧失很可能导致了牙齿松动。殆创伤可能是次要原因,因为在牙齿附近有一个线性不透射线的影像,提示了牙骨质撕裂的存在以及该撕裂可能会加剧骨丧失。咬合接触过紧可能诱发了牙骨质撕裂。也有其他原因,如根管感染或根部折裂的可能,尽管到目前为止该病例的描述仍未提供相关证据证明此情况。

2. A. 牙髓感染通常会引起根尖周炎和牙周炎,从而使牙周纤维和支持骨组织变弱,最终导致牙齿松动。牙齿松动本身通常不会引起根管感染。严重的牙周病可能引发根管感染,但在这种情况下,已证实牙髓感染首先发生于大量的根尖周病变。

3. A. 28 号牙可能在正中关系时遭受过大殆力,因为它是该区大跨度固定局部义齿上唯一保留的基牙。右侧的所有后牙咬合力都集中在该局部义齿上,而该义齿又作为小前磨牙上的一个杠杆。即使该牙有深牙周袋,但其冠根比仍然可以接受,并且在该牙齿上没有牙髓疾病的迹象。

4. B. 都不正确。虽然震颤要求牙齿能够移动,但这并不意味着所有松动的牙齿都会表现出颤动。牙齿可以移动,但如果没有殆力或殆力指向健康牙周膜,则不会表现出震颤。由于牙髓感染和殆创伤可以独立发生于同一颗牙齿,因此您应该检查所有牙齿是否存在牙髓感染和殆创伤。

5. C. 殆创伤的表征有很多。8 号牙有牙骨质撕裂（A）。8 号牙和 15 号牙有漏斗状骨缺损（B）。在某些牙齿上可以看到磨损面，尤其是在左侧上颌尖牙，该牙齿磨损的尖端已露出较暗的牙本质。

6. C. 鉴于患者有习惯性的前牙咬合，前牙修复体看起来很大，导致牙齿上的过度摆动力进而造成牙齿折裂和牙周受损。由于患者不能一直保持牙齿咬合，因此它不是恒力（A-B）。垂直缺损的存在提示我们在这种情况下殆创伤加剧了骨丧失，并且牙支持组织的丧失不会先于殆创伤发生（D）。

7. D. 患者不太可能患有急性殆创伤，因为病史并未提示咬合事故或突然发作的症状。即使将接触点制作得紧密，修复体也可以施加恒定压力，但这种效果仅限于刚放置后几天，一旦牙齿适应了新的修复体就会消失。

8. C. 一般而言，如果存在组织破损和咬合不平衡的迹象，则应进行咬合调整。在呈现的牙齿队列中，磨损面、垂直骨缺损和楔状缺损明显地与咬合创伤有关，正中关系与习惯性咬合之间的差异最有利于促使患者形成异常和创伤性咬合形式。咬合面通常略微弯曲，可能会发生咬伤，但不会产生不利的影响。没有咬合创伤，牙周病也可能会很严重。

9. A. 在平衡的互相保护殆中，后牙应提供中心接触（不仅是磨牙——B），并且在侧方运动过程中应停止接触（A，而不是 D）。习惯性前牙咬合是导致患者殆创伤的一种指征（C）。

10. D. 牙齿松动度是由原发性殆创伤引起的，因为无功能的固定局部义齿在该牙上作为杠杆，能够放大殆力的作用。因此，去除桥体将最有利于防止殆创伤并促进牙周膜愈合。该患者可能需要进行咬合分析和调整，但优先级较低，因为一旦去除桥体，该牙齿的咬合方案可能不会受到 3 号牙和 4 号牙反殆的影响。减少牙周袋深度也很重要，但由于没有进行任何治疗，因此其优先级不如移除桥体，并且在去除桥体后，龈下刮治和根面平整将变得简单。在该病例中，牙齿没有突出到殆平面上方，因此降低咬合没有用。

11. D. 7 号牙和 8 号牙存在严重疾病，因此传统的牙髓治疗和牙周治疗效果难以预测，夹板使用可能也不会延长牙齿的使用时间。夹板适用于活动但稳定的牙齿，其中夹板的使用可提高患者的舒适度。

12. B. 在没有骨丧失和牙髓感染的情况下，夹板可以帮助减少上颌牙齿的松动。冠外夹板在该患者中不起作用，因为舌侧带会干扰咬合，而唇侧带会影响美观。可移动的夹板覆盖在该牙边缘并打开咬合，在该患者中将充当咬合保护器。尽管这可能对某些患者有用，但这并不会减少牙齿松动。冠内夹板可以应用，特别是牙周夹板，因为它将保留殆面，但将牙齿连接在一起，以美观的方式改善牙周支持。

9.10 循证活动

- 根据科学文献讨论殆创伤在牙周疾病中起主要作用还是次要作用（请参阅参考资料）。
- 登录得克萨斯大学圣安东尼奥健康科学中心网站，网址为 https://cats.uthscsa.edu/，点击牙科学版块的 CAT，并检索与咬合相关主题的综述。阅读您所找到的所有 CAT，基于现有文献判断结论是否仍然正确。
- 根据 Sauve S 等人在 "CAT：学习如何批判性评价" 中提供的大纲，新建一条有关种植体的咬合/轴外载荷的 CAT（或其他无法获取 CAT 的主题）（Ann R Coll PhysDoctors Surg Can. 1995;28:396−398）。

参考文献

[1] American Academy of Periodontology. Parameter on comprehensive periodontal examination. J Periodontol 2000;71(5, Suppl):847−848

[2] Sneed WD. Noncarious cervical lesions: why on the facial？A theory. J Esthet Restor Dent 2011;23(4):197−200

[3] Fennis WM, Kuijs RH, Kreulen CM, Roeters FJ, Creugers NH, Burgersdijk RC. A survey of cusp fractures in a population of general dental practices. Int J Prosthodont 2002;15(6):559−563

[4] Zhou SY, Mahmood H, Cao CF, Jin LJ. Teeth under high occlusal force may reflect occlusal trauma-associated periodontal conditions in subjects with untreated chronic periodontitis. Chin J Dent Res 2017;20(1):19−26

[5] Mortazavi H, Baharvand M. Review of common conditions associated with periodontal ligament widening. Imaging Sci Dent 2016;46(4):229−237

[6] Harrel SK, Nunn ME, Hallmon WW. Is there an association between occlusion and periodontal destruction?: Yes—occlusal forces can contribute toperiodontal destruction. J Am Dent Assoc 2006;137(10):1380−1382, 1384 passim

[7] Harrel SK, Nunn ME. The association of occlusal contacts with the presence of increased periodontal probing depth. J Clin Periodontol 2009;36(11):1035−1042

[8] Harrel SK, Nunn ME. The effect of occlusal discrepancies on periodontitis. Ⅱ. Relationship of occlusal treatment to the progression of periodontal disease. J Periodontol 2001;72(4):495−505

[9] Ustun K, Sari Z, Orucoglu H, Duran I, Hakki SS. Severe gingival recession caused by traumatic occlusion and mucogingival stress: a case report. Eur J Dent 2008;2(2):127–133

[10] Geiger AM. Malocclusion as an etiologic factor in periodontal disease: a retrospective essay. Am J Orthod Dentofacial Orthop 2001;120(2):112–115

[11] Kundapur PP, Bhat KM, Bhat GS. Association of trauma from occlusion with localized gingival recession in mandibular anterior teeth. Dent Res J(Isfahan)2009;6(2):71–74

索 引